JN301946

柔道整復師のための
救急医学

公益社団法人 全国柔道整復学校協会
監修

太田祥一
編

南江堂

■監　修
　公益社団法人　全国柔道整復学校・教科書委員会
■編　集
　太田祥一　　医療法人社団親樹会恵泉クリニック院長/埼玉医科大学総合医療センター高度救命救急センター客員教授
■執　筆（執筆順）
　横田裕行　　日本医科大学救急医学教授
　大松健太郎　帝京平成大学現代ライフ学部救命救急コース
　鶴本一成　　帝京平成大学現代ライフ学部救命救急コース
　大橋教良　　帝京平成大学現代ライフ学部救命救急コース教授
　濱中訓生　　杏林大学医学部救急医学
　山口芳裕　　杏林大学医学部救急医学教授
　三島史朗　　東京医科大学救急医学准教授
　島津和久　　大阪市立大学救急生体管理医学講師
　溝端康光　　大阪市立大学救急生体管理医学教授
　川原千香子　東京医科大学病院救命救急センター看護師長
　船曳知弘　　済生会横浜市東部病院救命救急センター医長
　天野景裕　　東京医科大学臨床検査医学准教授
　須田高之　　水戸済生会総合病院救命救急センター部長
　下澤信彦　　聖マリアンナ医科大学救急医学医長
　箕輪良行　　聖マリアンナ医科大学救急医学教授
　山畑佳篤　　京都大学大学院医学研究科初期診療・救急医学分野
　小池　薫　　京都大学大学院医学研究科初期診療・救急医学分野教授
　栫井裕子　　埼玉医科大学国際医療センター救命救急科
　根本　学　　埼玉医科大学国際医療センター救命救急科教授
　又野秀行　　福井県立病院救命救急センター医長
　林　寛之　　福井県立病院救命救急センター医長
　大貫隆広　　帝京大学医学部救急医学
　坂本哲也　　帝京大学医学部救急医学教授
　鈴木　昌　　慶應義塾大学医学部救急医学
　太田　凡　　湘南鎌倉総合病院救急総合診療科医長
　三宅康史　　昭和大学医学部救急医学准教授
　小豆畑丈夫　日本大学医学部救急医学系救急集中治療医学分野講師
　丹正勝久　　日本大学医学部救急医学系救急集中治療医学分野教授
　山田賢治　　杏林大学医学部救急医学講師
　張替喜世一　国士舘大学大学院救急救命システムコース講師
　清水直樹　　君津中央病院救命救急センター救急・集中治療科部長

太田祥一	医療法人社団親樹会恵泉クリニック院長／埼玉医科大学総合医療センター高度救命救急センター客員教授
鳴海篤志	別府医療センター救急科医長
稲福全人	学校法人湘央学園理事長
岸田全人	埼玉医科大学国際医療センター救命救急科
関根和弘	野田市野田消防本部救急救命士
龍神秀穂	埼玉医科大学国際医療センター救命救急科講師
河相開流	埼玉医科大学国際医療センター救命救急科講師
高平修二	埼玉医科大学国際医療センター救命救急科講師
吉岡勇気	八戸市立市民病院救命救急センター医長
今　明秀	八戸市立市民病院救命救急センター所長
加地正人	東京医科歯科大学救急災害医学講師
大友康裕	東京医科歯科大学救急災害医学教授
田中秀治	国士舘大学大学院救急救命システムコース教授
井上貴昭	順天堂大学医学部救急災害医学准教授
田中　裕	順天堂大学医学部救急災害医学教授
吉原智之	順天堂大学医学部附属浦安病院救急診療科准教授
大出靖将	順天堂大学医学部附属浦安病院救急診療科講師
吉澤秀和	順天堂大学医学部附属浦安病院救急診療科
浅沼博司	近畿大医学部附属病院救急診療部講師
嶋津岳士	近畿大医学部附属病院救急診療部教授
野田真理子	東京医科大学八王子医療センター救命救急センター
大髙祐一	東京医科大学救急医学
中野八重美	東京医科大学病院安全管理室統括安全管理者
細野　昇	呉竹医療専門学校校長
森村尚登	帝京大学医学部救急医学准教授

■教科書委員会担当理事
　森　俊豪　　森ノ宮医療学園専門学校

■教科書委員会

西巻英男	附属北海道柔道整復専門学校	杉山直人	呉竹鍼灸柔整専門学校
植田正博	日本工学院北海道専門学校	井口満広	専門学校浜松医療学院
賀川秀眞	北東北東洋医療専門学校	片桐幸秀	米田柔整専門学校
柴田仁市郎	仙台接骨医療専門学校	木全健太郎	中和医療専門学校
太田作郎	赤門鍼灸柔道整復専門学校	渋谷利之	北信越柔整専門学校
飯島正治	福島医療専門学校	小島弘光	信州医療福祉専門学校
前川民夫	前橋東洋医学専門学校	藤原清治	関西医療学園専門学校
金島裕樹	大川学園医療福祉専門学校	岡田成賛	行岡整復専門学校
川東信秀	さいたま柔整専門学校	鑪野佳充	明治東洋医学院専門学校
田中康文	日本柔道整復専門学校	和泉克典	アムス柔道整復師養成学院
深井伸之	東京柔道整復専門学校	小原教孝	平成医療学園専門学校
◎細野　昇	東京医療専門学校	吉川　徹	森ノ宮医療学園専門学校
稲川郁子	大東医学技術専門学校	繁田泰彦	西日本柔道整復専門学校
川崎一朗	帝京医学技術専門学校	田中雅博	履正社医療スポーツ専門学校
○樋口毅史	日体柔整専門学校	熨斗眞人	日本統合メディカル学院
金　泰京	了德寺学園医療専門学校	中村　満	関西健康科学専門学校
湯浅克雄	朋友柔道整復専門学校	植田康平	甲賀健康医療専門学校
中村哲佳	中央医療学園専門学校	大橋　淳	仏眼医療学院
藤崎隆行	東京メディカル・スポーツ専門学校	大村晋司	朝日医療専門学校岡山校
本澤光則	日本工学院八王子専門学校	古山喜一	IGL医療専門学校
金子浩之	日本健康医療専門学校	細井昭宏	朝日医療専門学校広島校
奥田久幸	日本医学柔整鍼灸専門学校	浪尾敬一	四国医療専門学校
山口登一郎	東京医学柔整専門学校	坂　逸平	福岡柔道整復専門学校
米山博之	山野医療専門学校	米女博司	福岡医健専門学校
仲矢　良	関東柔道整復専門学校	谷口禎二	福岡天神医療リハビリ専門学校
赤池誠司	神奈川柔道整復専門学校		

◎委員長　○副委員長　［平成22年3月31日現在］

監修のことば

　社団法人全国柔道整復学校協会では，各養成施設の教育水準の向上の一助として柔道整復師の養成に必要となる教科書，教材などを検討し，発刊してまいりました．現在までに協会が監修している教科書は，柔道整復師養成施設の指定規則に沿った教育科目であり，かつ，柔道整復師国家試験科目となるものであります．これらの教材の発刊には，数多くの執筆者をはじめ，協会内に設置されている教科書委員会の各位ならびに出版社の方々のご尽力により成されたものであり，あらためてここに深甚なる敬意と感謝を申し上げる次第です．

　さて，本書，「柔道整復師のための救急医学」については，各養成施設からかねてより救急医学のテキスト編纂の要望をいただいてきたこともあり，数年前より教科書委員会で検討していたものであります．元来，柔道整復師は，応急処置の担い手として広く活躍している人材でもあり，卒前の教育の中でも救急に関する知識を幅広く教授する必要があることは，いうまでもありません．したがって，少なくとも柔道整復師として絶対知らなければならない知識，技術を教授するためのテキストづくりは急務の課題でもありました．このたび，東京医科大学太田祥一教授に編集をお願いし，救急医療の第一線でご活躍されている多くの先生方にご執筆をいただきました．本書は，救急医学を体系的に学習するうえで必ず役立つものであると同時に，柔道整復師が日常で遭遇する可能性のある応急処置についても詳細にわたる記述をしていただいております．医療従事者でもある柔道整復師を目指す諸氏は，救急医療の一翼を担う人材となることをしっかりと自覚され，有事に瞬時に適切な行動がとれる知識と技術を身につけていただくために，本書をぜひご活用されることを期待しております．

　末筆ではありますが，本書の編纂に多大なご尽力をいただいた太田祥一教授をはじめ執筆者各位に心からの感謝を申し上げるとともに，大変な時間をかけてご苦労いただいた出版社である南江堂の皆様ならびに教科書委員会各位に厚く御礼を申し上げます．

2010年3月

社団法人 全国柔道整復学校協会
会長　坂本　歩

序　文

　救急救命士が誕生して救急現場での処置が拡大され，さらに，非医療従事者が自動体外式除細動器（AED）を使用できるようになった．街には当たり前のようにAEDが多く設置され，多くの人に心肺蘇生法が普及し，その結果，心肺停止から多くの人が生還し社会復帰するようになった．現場から救急医療が始まっている．このような流れ，社会の中で，医療従事者，コメディカルが社会から求められ，期待されていることは何だろうか．それぞれの専門領域のプロとしての知識と技能を身につけ，発揮することは当然のこととして，医療従事者ならでは，専門職ならではの，救急の知識と技能も求められているのではないだろうか．そのための教育体制はどうあるべきであろうか．常々考えていたことである．今回，柔道整復学校協会より救急医学のテキストをという話をいただいた．コメディカル教育の中でも画期的な取り組みだと思う．その意向を受けて，学会をリードする現場の第一線の若手救急科専門医をはじめ，救急になじみの深い方々に，今の時代の，現場の生きた救急医学をわかりやすく執筆していただいた．救急医学だけでなく，リスクマネジメントなど，関連が深い重要な項目も網羅し，わかりやすく解説していただいた．これで救急医学教育の材料は十分に整った．あとはどのように興味深い教育を展開できるかにかかっている．

　医療崩壊といわれている昨今，わが国の医療を考えるには，医療を提供する側と，受ける側が一体となって，取り組んでいくことが，今後ますます重要になると思う．多くの人が助かる社会にするために，どんな医療従事者でも必要最低限の救急の知識と実践を身につけ，いざというときに自身が率先して行動できるのは当然のこと，普段から職場や地域で救急蘇生法等を啓発していくことも重要なことではないだろうか．一般市民が実際にAEDを使用したのはごくわずかであるとの新聞報道もあった．この教科書をきっかけに少しでも多くの人が救急医学に興味を持ち，正しく身につけて普及させていただき，さらに多くの命が助かるような社会になれば望外の喜びである．

2010年3月

東京医科大学救急医学教授
太田　祥一

目　次

第1章　総　論

A●救急医療体制 ────────── 横田裕行　1
　1 救急医療体制とは ……………………………… 1
　2 救急医療機関 …………………………………… 1
　3 救急組織と救急搬送体制 ……………………… 2
B●病院前救護体制
　────── 大松健太郎・鶴本一成・大橋教良　4
　1 病院前救護の歴史 ……………………………… 5
　2 病院前救護と救命の連鎖 ……………………… 5
　3 病院前救護の担い手 …………………………… 6
　4 救急用自動車と救急隊 ………………………… 9
　5 ドクターカー，ドクターヘリコプター ……… 9
　6 病院前救護とメディカルコントロール ……… 10
C●救急医学概論 ──────── 濱中訓生・山口芳裕　11
　1 救急医学の概念 ………………………………… 11
　2 救急患者へのアプローチ ……………………… 12
　3 蘇生のABC …………………………………… 15
　4 薬物療法 ………………………………………… 15
　5 救急医療と医療法事制 ………………………… 15
D●集中治療医学概論 ────────── 三島史朗　16
　1 集中治療医学とは ……………………………… 17
　2 生命の維持 ……………………………………… 17
　3 集中治療の実際 ………………………………… 18
E●災害医学概論 ────── 島津和久・溝端康光　22
　1 災害とは ………………………………………… 22
　2 災害のサイクル ………………………………… 22
　3 災害の種類 ……………………………………… 23
　4 災害対応 ………………………………………… 26
　5 災害医療 ………………………………………… 27
　6 各機関の活動 …………………………………… 27
　7 災害拠点病院 …………………………………… 28
　8 被災者心理とPTSD …………………………… 28
　9 災害と法律 ……………………………………… 29
F●救急看護概論 ───────── 川原千香子　29
　1 救急看護とは …………………………………… 29
　2 救急看護の実際 ………………………………… 31
　3 災害看護に必要な知識，技術，能力 ………… 32
G●救急画像診断概論 ───────── 船曳知弘　33
　1 単純X線撮影 …………………………………… 33
　2 コンピュータ断層撮影（CT） ………………… 33
　3 超音波装置（US） ……………………………… 36
H●緊急検査概論 ─────────── 天野景裕　38
　1 検体検査の種類と目的 ………………………… 38
　2 検査の読み方 …………………………………… 40
　3 重症外傷時の検査 ……………………………… 43
I●麻酔・疼痛管理概論 ──────── 須田高之　44
　1 全身麻酔 ………………………………………… 45
　2 局所麻酔 ………………………………………… 45
　3 全身麻酔の実際 ………………………………… 45
　4 脊髄くも膜下麻酔（脊椎麻酔）の実際 ……… 45
　5 麻酔と集中治療 ………………………………… 46
　6 ペインクリニック ……………………………… 47

第2章　症候学

A●総　論 ───────────────── 49
1●救急時の観察と評価のポイント
　────────── 下澤信彦・箕輪良行　49
　1 救急のABC（観察と評価） …………………… 49
　2 バイタルサイン等の測定と評価 ……………… 50
　3 各部位別の観察（主訴，症状に応じて） …… 52
　4 外因性（主に多発外傷）の場合の観察，評価，
　　処置の相違 ……………………………………… 54
2●救急診療室での診断と治療の要点（流れ）
　────────── 山畑佳篤・小池薫　55
　1 生命維持の基本 ………………………………… 56
　2 初期評価 ………………………………………… 57

③ バイタルサイン等の測定 …………………… 57
④ 安定化のための初期治療介入 ……………… 59
⑤ 救急初療室での情報収集 …………………… 60
⑥ 危険な主訴の認識 …………………………… 63
B●各 論 ──────────────── 63
1●心肺停止 ………………… 椿井裕子・根本学 63
  ① 成人における心肺停止の原因 ……………… 64
  ② 小児における心肺停止の原因 ……………… 67
  ③ 心肺蘇生法 …………………………………… 70
2●ショック ……………………… 又野秀行・林寛之 73
  ① 初期評価 ……………………………………… 74
  ② 初期治療 ……………………………………… 74
  ③ ショックの原因別治療 ……………………… 75
3●意識障害 ……………………… 大貫隆広・坂本哲也 75
  ① 診療の特徴 …………………………………… 75
  ② 意識レベルの判定 …………………………… 76
  ③ 治療の実際 …………………………………… 76
  ④ 意識障害へ標準的な対応(PSLS, ISLS)
     ……………………………………… 横田裕行 78
4●失 神 ………………………………… 鈴木昌 83
  ① 失神の原因 …………………………………… 84
  ② 失神における検査 …………………………… 85
5●呼吸困難 …………………………… 太田凡 85
  ① 救急対応のポイント ………………………… 86
  ② 呼吸困難の原因として代表的な疾患 ……… 86
6●発 熱 ……………………… 又野秀行・林寛之 88
7●頭 痛 ………………………………… 三宅康史 90
  ① 病 態 ………………………………………… 90
② 緊急度・重症と別の代表的疾患とその特徴
   （頭痛を主訴とする場合）…………………… 91
③ 鑑別診断へのアルゴリズム ………………… 93
④ 治療の概略 …………………………………… 93
⑤ 応急処置 ……………………………………… 93
8●痙 攣 ………………………………… 三宅康史 93
  ① 病 態 ………………………………………… 94
  ② 緊急度・重症度別の代表的疾患とその特徴 … 95
  ③ 鑑別診断へのアルゴリズム ………………… 96
  ④ 治療の概略 …………………………………… 96
9●胸 痛 ………………………………… 鈴木昌 96
  ① 胸痛をきたす主な致死的心大血管疾患 …… 96
  ② その他の胸痛をきたす疾患 ………………… 99
10●腹 痛 ……………………… 小豆畑丈夫・丹正勝正 99
  ① 発生機序 ……………………………………… 99
  ② 診 断 ………………………………………… 100
  ③ 治 療 ………………………………………… 102
11●腰 痛 ………………………………… 山田賢治 102
  ① 考えられる代表的疾患とその特徴 ………… 102
  ② 鑑別診断（必要な検査など）……………… 105
  ③ 治療の概略, 応急処置 ……………………… 107
12●めまい ……………………… 又野秀行・林寛之 107
  ① 病 態 ………………………………………… 108
  ② 病歴聴取, バイタルサインの把握, 簡単な
     身体診察 …………………………………… 108
  ③ 初期治療 ……………………………………… 108
13●嘔気・嘔吐 ………………… 又野秀行・林寛之 109
  ① 初期評価・対応 ……………………………… 109

第3章　救急蘇生法

A●心肺蘇生法 ──────────── 113
1●成人のBLS ………………… 張替喜世一 113
  ① 心肺停止状態とは …………………………… 113
  ② 心肺蘇生法とは ……………………………… 113
  ③ 心肺蘇生法の目的 …………………………… 113
  ④ 心肺蘇生法の必要性 ………………………… 114
  ⑤ 救命の連鎖 …………………………………… 114
  ⑥ 早期除細動の概念 …………………………… 116
  ⑦ 心肺蘇生法の手順 …………………………… 116
2●小児のBLS ………………………… 清水直樹 125
  ① 小児の定義 …………………………………… 125
② 小児のBLSのポイント ……………………… 125
③ 小児の心肺停止事象の特性とその防止 …… 126
④ 小児の心肺蘇生法（小児のBLS）の特異性 … 126
3●2次救命処置（ALS）……………… 太田祥一 128
B●けがきずと止血法 ──────── 鳴海篤志 131
  ① 外出血と内出血 ……………………………… 131
  ② 出血の種類 …………………………………… 131
  ③ 骨折と出血 …………………………………… 133
  ④ 出血とショック ……………………………… 133
  ⑤ 止血機構〜血液凝固の仕組み〜 …………… 133
  ⑥ 止血に影響する疾患・薬剤 ………………… 134

| 7 緊急止血法 …………………………… 135
C ● 打撲, 捻挫, 骨折と RICE ——— 稲福全人 138
　 1 打　撲 ……………………………… 138
　 2 捻　挫 ……………………………… 138
　 3 骨　折 ……………………………… 138
　 4 RICE ……………………………… 142
D ● 気道異物, 異物除去（溺水）
　　　　　　　——— 岸田全人・根本学 145

1 気道異物 …………………………… 145
2 溺　水 ……………………………… 148
E ● 体位管理と搬送 ——— 関根和弘 150
　 1 体位管理の目的 …………………… 150
　 2 体位管理の種類 …………………… 150
　 3 体位変換するときの注意点 ……… 151
　 4 搬送法 ……………………………… 151
　 5 搬送時の注意点 …………………… 153

第4章　内因性疾患

A ● 中枢神経系疾患 ——— 大貫隆広・坂本哲也 155
1 ● 脳血管障害 ………………………… 155
　 1 脳梗塞 ……………………………… 155
　 2 脳出血 ……………………………… 157
　 3 くも膜下出血 ……………………… 158
2 ● 感染症 ……………………………… 159
　 1 髄膜炎・脳炎 ……………………… 159
　 2 脳膿瘍 ……………………………… 160
B ● 心血管疾患 ——— 鈴木昌 160
1 ● 虚血性心疾患 ……………………… 160
　 1 狭心症 ……………………………… 160
　 2 急性心筋梗塞, 急性冠症候群 …… 161
2 ● 心不全 ……………………………… 162
3 ● 不整脈 ……………………………… 164
4 ● 大動脈解離, 大動脈瘤 …………… 165
　 1 大動脈解離 ………………………… 165
　 2 大動脈瘤 …………………………… 166
5 ● 急性動脈閉塞症 …………………… 166
C ● 呼吸器疾患 ——— 龍神秀穂・根本学 166
1 ● 気管支喘息 ………………………… 166
2 ● 肺　炎 ……………………………… 168
3 ● 過換気症候群 ……………………… 170
4 ● 慢性閉塞性肺疾患（COPD） …… 170
5 ● 呼吸不全 …………………………… 172
D ● 消化器系疾患 ——— 小豆畑丈夫・丹正勝正 173
1 ● 急性腹症（腹膜炎） ……………… 173

2 ● 消化管出血 ………………………… 176
E ● 代謝性疾患 ——— 河相開流・根本学 177
1 ● 高血糖・低血糖 …………………… 177
　 1 高血糖 ……………………………… 177
　 2 低血糖 ……………………………… 179
2 ● ビタミン B_1 欠乏症 ……………… 180
3 ● 電解質異常 ………………………… 181
　 1 低ナトリウム（Na）血症 ………… 181
　 2 高ナトリウム（Na）血症 ………… 181
　 3 低カリウム（K）血症 ……………… 182
　 4 高カリウム（K）血症 ……………… 182
　 5 低クロール（Cl）血症 …………… 183
　 6 高クロール（Cl）血症 …………… 184
　 7 低カルシウム（Ca）血症 ………… 184
　 8 高カルシウム（Ca）血症 ………… 184
4 ● リン（P）異常 …………………… 185
　 1 低リン（P）血症 …………………… 185
　 2 高リン（P）血症 …………………… 185
F ● 腎疾患 ——— 高平修二・根本学 186
1 ● 腎不全 ……………………………… 186
2 ● 糖尿病性腎症 ……………………… 190
3 ● 尿路感染症 ………………………… 192
　 1 膀胱炎 ……………………………… 192
　 2 腎盂腎炎 …………………………… 193
4 ● 前立腺肥大症 ……………………… 194

第5章　外因性疾患

A ● 外　傷 ——————————— 197
1 ● 頭頸部 ——— 横田裕行 197

1 頭部外傷 …………………………… 197
2 頸部外傷 …………………………… 201

2●胸　部 ………………… 吉岡勇気・今明秀　203
　①肋骨骨折 ……………………………… 203
　②フレイルチェスト(胸壁動揺) ……… 204
　③気　胸 ………………………………… 204
　④血　胸 ………………………………… 206
　⑤肺挫傷 ………………………………… 206
　⑥心損傷 ………………………………… 207
　⑦大動脈損傷 …………………………… 208
3●腹　部 ………………… 加地正人・大友康裕　208
4●骨盤・四肢 …………………… 山田賢治　212
5●外傷への標準的な対応 …………………… 221
　①外傷病院前救護ガイドライン(JPTEC™)
　　 ………………………………… 田中秀治　221
　②外傷初期診療ガイドライン(JATEC™)
　　 ……………………… 井上貴昭・田中裕　227
　③外傷初期看護ガイドライン(JNTEC™)
　　 …………………………………… 川原千香子　232
B●環境障害 ──────────── 235

1●熱中症 ………………… 吉原智之・田中裕　235
2●熱　傷 ………………… 大出靖将・田中裕　238
3●凍　傷 ………………… 大出靖将・田中裕　243
4●低体温 ………………… 吉澤秀和・田中裕　243
C●急性中毒 ─────── 浅沼博司・島津岳士　247
　①急性中毒とは ………………………… 247
　②発生頻度 ……………………………… 248
　③中毒物質 ……………………………… 248
　④摂取経路 ……………………………… 248
　⑤急性中毒患者の診断 ………………… 248
　⑥急性中毒患者の治療 ………………… 250
　⑦遭遇することの多い急性中毒 ……… 252
　⑧中毒の情報 …………………………… 254
D●侵襲学 ─────── 野田真理子・太田祥一　254
1●全身性炎症反応症候群(SIRS) ……… 255
2●敗血症 …………………………………… 256
3●播種性血管内凝固症候群(DIC) ……… 257
4●臓器不全・多臓器不全 ………………… 258

第6章　特殊救急医療

A●高齢者救急のポイント ── 又野秀行・林寛之　261
　①心疾患 ………………………………… 261
　②失神，めまい感 ……………………… 262
　③外　傷 ………………………………… 263
　④転　倒 ………………………………… 263
　⑤感染症，敗血症 ……………………… 264
B●小児救急のポイント ─────── 清水直樹　264
　①子どもとの邂逅(出会い) …………… 264
　②病歴聴取 ……………………………… 264
　③病態把握と対応 ……………………… 265
C●精神科救急のポイント ── 太髙祐一・太田祥一　266
　①精神科救急の特徴 …………………… 267
　②救急で多くみられる病態 …………… 267

第7章　救急医事安全管理

A●総　論 ────────────── 太田祥一　271
　①救急医事安全管理とは ……………… 271
　②情報伝達(119番通報) ……………… 271
　③観察・応急手当・1次救命処置 …… 272
　④PAD …………………………………… 272
B●医療安全(リスクマネジメント)とは
　　 ───────────── 中野八重美　274
　①リスクマネジメントの実際 ………… 274

　②医療安全(リスクマネジメント)とは ……… 274
　③医療安全の考え方の基本 …………… 275
　④安全管理室，医療安全管理者
　　(リスクマネージャーの役割) ……… 276
　⑤医療過誤の実際 ……………………… 280
C●接(整)骨院での実際 ────────── 細野昇　283
D●スポーツ現場での実際 ───────── 稲福全人　290

[コラム]
- ♯7119, ♯8000 ……………… 森村尚登　6
- 119番通報の方法 ……… 鶴本一成・大橋教良　7
- 救急救命士とは・救急救命士になるためには
  ………………………… 鶴本一成・大橋教良　9
- ドクターヘリコプターシステム …… 横田裕行　10
- マスギャザリングの医療体制 ……… 森村尚登　25
- NBC災害 ……………………………… 山口芳裕　26
- 救急で用いられる簡易検査法 ……… 天野景裕　44
- 麻酔前の準備 ………………………… 須田高之　46
- これは緊急！(必要な処置)
  ………………………… 下澤信彦・箕輪良行　53
- 心臓性突然死 ………………………… 鈴木昌　67
- ハンズオンリーCPR ………………… 楢井裕子　71
- AED(自動体外式除細動器) … 張替喜世一　124
- 創処置の基本：洗浄, デブリードマン, 破傷
  風予防 ……………………………… 鳴海篤志　137
- 徒手整復の基本的考え方 …………… 稲福全人　141
- 三角巾の使い方 ……………………… 稲福全人　143
- わが国の外傷診療体制と現状 …… 田中秀治　149

- メタボリック・シンドローム ……… 鈴木昌　162
- DCS, ACS, Deadly Traid ………… 田中裕　175
- CKD …………………………… 高平修二・根本学　187
- 難しい糖尿病の研究 …… 高平修二・根本学　191
- 国民病になった前立腺肥大
  ………………………… 高平修二・根本学　195
- プライマリ・サーベイと蘇生
  ………………………… 加地正人・大友康裕　211
- 高エネルギー外傷と大量出血 …… 山田賢治　212
- 傷病者の初期評価 ………………… 田中秀治　223
- EBMとガイドライン …… 又野秀行・林寛之　224
- メディカルコントロールの発展 …… 田中秀治　227
- 院内救急体制 ……………………… 川原千香子　231
- 動物咬傷 …………………………… 鳴海篤志　249
- 褥瘡, その成り立ち ……………… 鳴海篤志　263
- 小児救急に特徴的な状態：発熱 …… 清水直樹　264
- トリアージ ………………………… 太田祥一　273
- CSATTT …………………………… 太田祥一　274
- スポーツ現場と多様化する医療の実際
  ………………………………………… 稲福全人　294

参考文献 ……………………………………………… 295
略語集 ………………………………………………… 297
索　引 ………………………………………………… 303

第1章　総　論

A●救急医療体制

1 救急医療体制とは

　　救急医療体制は大きく救急医療機関が行う**医療**と消防機関，救急隊が行う**救急患者搬送**の2つから成り立っている．わが国における救急医療体制は後述のように患者の重症度や緊急度を考慮して初期（第1次），第2次，第3次に分類されている．また，救急医療体制を総合的に統括するため医療機関だけでなく，消防機関，行政が参画する**メディカルコントロール Medical Control (MC) 協議会**が組織されている．

2 救急医療機関

　　2008（平成20）年4月1日現在，4,370施設の救急医療機関があるが，その多く（3,098/4,370：70.8％）が私的医療機関で，国立は167施設，公立は738施設である（**表1・1**）．1977（昭和52）年に救急医療機関は初期，2次，3次救急医療機関に分類されて以来，その基本的な体制は現在も同様である．初期，2次，3次救急医療機関はその対象患者やその機能に関して以下のような特徴を有している．

a. 初期救急医療機関

　　外来診療によって救急患者の医療を担当する医療機関であり，救急医療に携わることを表明する医療機関と定義されている．地域の在宅当番医，休日・夜間急患センターを指す．

　　したがって，その対象となるのは入院を必要としない軽症救急患者である．ちなみに，**休日・夜間急患センター**は地域住民の急病患者の医療を確保するために，地方公共団体が整備した初期救急医療機関で，休日は午前8時から午後6時まで，夜間は午後6時から翌日午前8時までの診療が行われていることが多い．厚生労働省の研究班報告書（平成19年度厚生労働省科研費補助金「近藤久禎，メディカルコントロール体制の充実強化に関する研究」）によると，救急患者は全国で1日あたり約10万人と報告されているが，その大部分を初期救急医療機関が対応している．

b. 第2次救急医療機関

　　入院治療を必要とする重症救急患者の医療を担当する医療機関であり，具体的には，精神科救急を含む**24時間体制の救急病院**，病院群輪番制病院および有床診療所を指す．第2次救急医療機関は①救急医療について相当の知識および経験を有する医師が常時診療に従事していること，②X線装置，心電図，輸血および輸液などのための設備，その他救急医療を行うために必要な施設および設備を有すること，③救急医療を要する傷病者のために優先的に使用される病床または専用病床を有すること，④救急隊による傷病者の搬送に容易な場所が所在し，かつ傷病者の搬入に適した構造設備を有することを要件として満たすことが必要とされている．

表 1・1 開設者別救急医療機関の状況

区分＼開設者	公設医療機関				私的医療機関	合計
	国立	公立	公的等	小計		
救急病院	167	738	367	1,272	2,692	3,964
救急診療所					406	406
合計	167	738	367	1,272	3,098	4,370

(平成 20 年 4 月 1 日現在)

第 2 次救急医療機関は地域救急医療の根幹を果たす役割を担っているが，最近の救急医療を取り巻く諸問題の影響を受けて，その数が減少している地域もあり社会的な問題となっている．

c. 第 3 次救急医療機関

第 2 次救急医療機関では対応できない複数の診療科領域にわたる重篤な救急患者，たとえば多発外傷や心肺危機が迫った重篤な疾患に対し高度な医療を総合的に提供する医療機関と定義され，具体的には**救命救急センター**がこれを担当し，2009(平成 21)年 4 月 1 日現在で全国に 218 箇所存在している．救命救急センターが具体的に備える要件としては①重篤な救急患者を，常に必ず受け入れることができる体制をとること，② intensive care unit(ICU)，coronary care unit(CCU)などを備え，常時，重篤な患者に対し高度な治療が可能なこと，③医療従事者(医師，看護師，救急救命士など)に対し，必要な研修を行う体制を有することとされている．規模は概ね 30 床以上とされているが，2003(平成 15)年度より病床数が 10 床規模の新型救命救急センターも設置されている．

3 救急組織と救急搬送体制

a. 救急搬送の現状

1963(昭和 38)年の消防法改正以来，救急現場から医療機関への搬送は消防職員としての救急隊員が担っている．救急車の出場は全国一律に 119 番を通じて行われ，救急情報管理，救急活動，および救助活動などを消防機関は 24 時間体制で提供している．救急車による出動件数は年々増加傾向で，1963(昭和 38)年の制度施行当初には全国で年間 21 万件であったのが，2007(平成 19)年は 520 万件を超えている(**図 1・1**)．救急出場件数の急激で飛躍的な増加に伴い，救急要請に対する円滑な対応が徐々に困難となっている．2007 年では救急車要請から現場到着までの時間が 5 分未満であるのが全体の約 23％であった．救急車要請件数の増加とともに，直近の救急車が活動中である事例が増加し，救急要請から現場到着までの所用時間は次第に延長する傾向がある．そのため，救急車の要請内容，あるいは救急現場における傷病者の病態から明らかに軽症であると判断された場合に限って，自発的な医療機関への受診を促すことで，救急要請件数増加に対応している地域も存在する．

b. 救急隊と救急隊員

2008 年 4 月 1 日現在，消防本部は全国に 807 本部存在し，すべての消防本部において救急業務が行われている．一方，市町村の合併が進む中で救急隊は全国の 1,753 市町村に 4,871 隊設置され，59,222 人の救急隊員が活動しているが，このうち救急業務以外の消防業務を兼務しているのが 39,386 人(66.5％)である．後述の救急救命士が活動しているのは 806 本部(99.9％)，4,310 隊

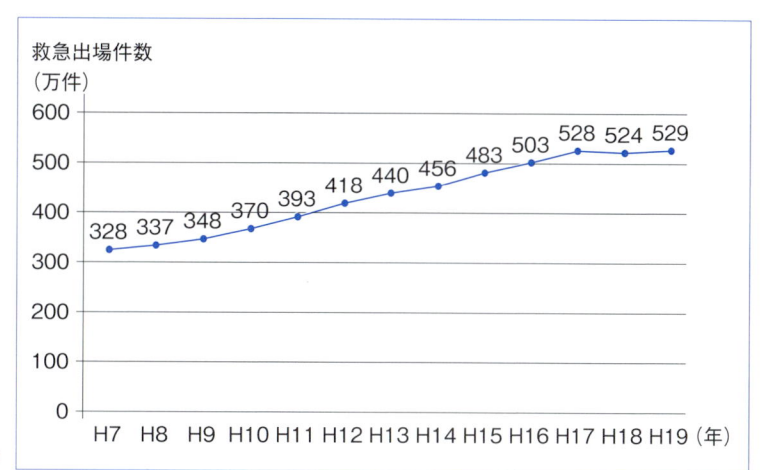

図1・1　救急出場件数の年次推移

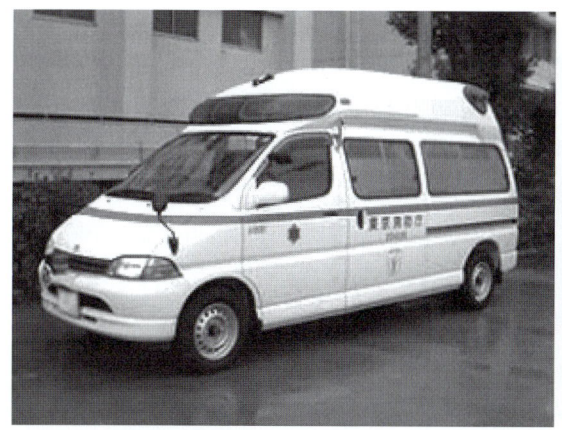

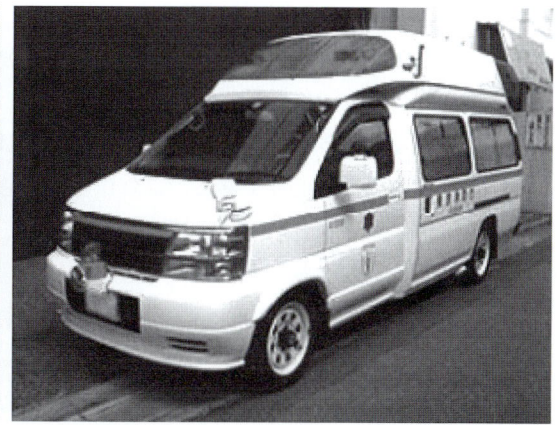

図1・2　高規格型救急車
東京消防庁ホームページより転載．

(88.5%)であり，毎年着実に増加している．

c. **救急車**

　2008(平成20)年，救急車は非常用を含めて5,899台で，その台数は毎年1〜2%ずつ増加しているが，最近はその多くが救急救命士が同乗して高度な処置を行える高規格型の救急車である(図1・2)．

d. **救急救命士**

　病院前救護(プレホスピタル・ケア)の充実，とくに突然の心肺機能停止例における蘇生率の改善を目的として，1991(平成3)年4月救急救命士法が成立した．救急救命士は国家資格で，医師の指示のもとに心肺停止症例に対して特定行為，すなわち器具を用いた気道確保，除細動，静脈路確保を行うことが可能である．また，当初は行うことができなかった気道確保としての気管挿管も，2004(平成16)年7月からは所定の教育と研修を受けた救急救命士は医師の指示のもとに施行可能となった．さらに，2006(平成18)年4月からは心肺停止例における薬剤(アドレナリン)

投与も可能となっている．さらに2009(平成21)年3月，アナフィラキシーショックを生じた傷病者が自己注射用アドレナリン(エピペン®)を所持している場合で，傷病者がその使用ができないとき，救急救命士が自己注射用アドレナリンを使用することが可能となり，各消防本部で活動基準が作成されている．現在(平成20年4月)，全国の消防組織には19,245人の救急救命士が活躍している．総務省消防庁の2008(平成20)年度「救急・救助の現況」によると2007(平成19)年中に救急隊が搬送した心肺停止傷病者で，救急救命士によって処置された場合と一般救急隊員によって処置された場合を比較すると，救急救命士が行った場合は生存率が1.4倍であることが報告されている．

e．メディカルコントロール(MC)体制

　2001(平成13)年に搬送中の傷病者の救命効果向上を目指し，救急救命士を含む救急隊員が行う応急処置の質を向上させる目的で，医師の指示体制，指導・助言体制を高度化，救急活動の医学的観点からの事後検証体制の充実および救急救命士への再教育体制の充実を図るためのメディカルコントロール体制が構築された．

　救急医療体制は対象とする地域の人口，年齢分布，医療事情(医療機関数など)，および消防機関の事情で全国さまざまな様式が存在することにより，一律の救急医療体制を構築することは困難である．効率的で，質の高い救急医療を提供するには，地域のメディカルコントロール体制が機能することが必要である．これには，救急医療の担い手である救急医療機関(医師，看護師，コメディカルなど)や消防組織が中心となり，地域医師会，消防機関，行政担当者などが協力することが必須である．それらの組織はメディカルコントロール協議会と呼ばれている．現在，全国には約800のメディカルコントロール協議会が存在するが，その活動状況や規模，財政的な基盤などさまざまである．

　メディカルコントロール協議会の具体的な活動としては，**オンラインメディカルコントロール，オフラインメディカルコントロール**が存在する．次項で詳説するが，オンラインメディカルコントロールは医療機関や消防署内に待機する医師が，救急現場の救急隊員に電話や無線を用いて直接的に活動方法や観察方法，処置方法や病院選定に指導や助言を与えるものである．一方，救急活動指針の作成や救急隊員による活動記録の検証，教育カリキュラム作成などはオフラインメディカルコントロールと呼んでいる．

B● 病院前救護体制

　病院前救護(pre-hospital care プレホスピタル・ケア)とは救急現場および救急現場から医療機関への搬送中に行われる**病院までの救護(医療)**のことである．わが国においては主に消防機関が救急業務として救急用自動車(救急車)を運用しており，その中には病院前救護を専門とする医療職として**救急救命士**が存在する．また，救急隊が到着するまでの居合わせた市民(バイスタンダー)による救護も重要な要素である．本項では市民から始まり，救急隊を経て医療機関に至るまでの病院前救護体制について概説する．

1 病院前救護の歴史

a. 救急搬送の始まり

日本で最初に救急用自動車が走り出したのが1932(昭和7)年の日本赤十字社大阪府支部によるもので，消防機関としては神奈川県警察部が1933(昭和8)年に横浜市中区山下消防署に配置した．戦前までは消防活動は警察が運用しており，1947(昭和22)年に消防組織法が制定され，消防が警察から独立分離した．救急車による搬送は，交通事故で負傷した人を路上にそのままにできないとの理由で始まった．1963(昭和38)年に法制化されるまで救急車の配備はその自治体の判断によるものだった．

b. 救急業務の法制化

1964(昭和39)年に東京オリンピックが開催されるため，全国で交通網の整備が行われていた．道路の整備も例外ではなく，同時に自動車も増え交通戦争といわれる事態になり，交通事故による負傷者が増えたため，消防機関による救急業務が法制化されたのである．救急業務法制化の翌年の1964(昭和39)年に「救急病院等を定める省令」(厚生省)により，救急患者を受け入れる医療機関が定められた．これを受け都道府県知事が，一定の条件を満たす医療機関からの申し出に応じて**救急病院**，**救急診療所**と告示した．これらは救急告示病院と呼ばれた．

c. 初期・第2次・第3次救急医療体制

救急業務が法制化され救急告示病院が制度化されたが，増加する交通事故と重症外傷患者や多発外傷患者に対応できる施設が少なかった．これに加えて食の欧米化なども進み，想定されていなかった疾病救急患者が著しく増加し，その結果重症患者の「たらい回し」が社会問題となり，救急告示病院制度だけでは対応不能となった．そこで**救急医療懇談会**の報告を受け救急告示病院制度に加え，1977(昭和52)年から初期・第2次・第3次救急医療機関の3層構造と救急医療情報センターからなる救急医療体制の整備が行われた．

d. 疾病患者搬送と救急救命士制度

交通事故による患者の増加とともに急病による救急要請も増加したことから，1986(昭和61)年に消防法の一部改正が行われた．これにより救急業務の対象が事故だけでなくその他の事由による傷病者にまで拡大され，急病人を含む救急患者も搬送することとなった．

それから数年経ち，重症患者の救命を向上させるには病院前救護が不可欠であるとの認識が高まり，救急隊員に応急処置の知識・技術の標準化が図られると同時に，病院前救護の充実，とくに病院前での心肺停止患者の救命・予後改善を目的とし，1991(平成3)年4月に救急救命士法が成立した．

2 病院前救護と救命の連鎖

病院前救護は，1分1秒でも早く始まることが望ましい．突然の心停止に見舞われた傷病者を救命し，社会復帰に導くためには市民・救急隊・医療機関が協働するシステムが必須である．それをわかりやすく示しているのが**救命の連鎖** chain of survival である．救命の連鎖は4つの輪で構成され，それぞれが途切れることなくつながっていくことにより，救命のチャンスを高めることを示している．

第1の輪は**迅速な通報**である．心停止を起こした傷病者を発見したら速やかに119番通報を行

い，救急車を呼ぶとともに**自動体外式除細動器** automated external defibrillator（AED）を手配する．病院内であれば緊急コール（各病院で定められた緊急事態を知らせるコール）に通報し，救急カートやAEDの手配およびスタッフを集める．

第2の輪は**迅速な心肺蘇生**である．心停止の傷病者に対し，速やかに**人工呼吸，胸骨圧迫**を行う．

第3の輪は**迅速な除細動**である．AEDが到着したらすぐに装着する．AEDからショックが必要であるとメッセージが流れたら速やかにショックを実行する．

第4の輪は**迅速な2次救命処置**である．2次救命処置とは救急隊や医療機関において行われる薬剤やさまざまな医療機器を用いた高度な救命処置のことであり，市民から託された命のリレーの最終走者である．

第3の輪までは医療資格をもたない市民でも行うことができる．AEDはかつて医師，看護師，救急救命士および国際線の客室乗務員だけが使用できたが，2004年7月に心肺停止患者の救命率のさらなる向上を目指して市民に対しその使用を解禁した．いわば市民が病院前救護の第1走者といえる．心停止傷病者の救命は時間との勝負であり，最も重要なのは現場に居合わせた人（バイスタンダー）による心肺蘇生とAEDを用いた除細動である．それがあってはじめて心停止から救命できることをよく覚えておいてほしい．

3 病院前救護の担い手

a．市　民

交通事故でけが人が発生した場合や心肺停止となった人を発見した場合，119番通報をすると全国平均約7分で救急車は到着する．しかし，とくに心肺停止の場合は救急車を待っていては手遅れとなってしまう．そこで，バイスタンダーによる手当が重要になる．**バイスタンダーは**119

◆ **［コラム］ #7119, #8000**

#7119，#8000はともに傷病の緊急性に迷う市民に対するアクセスフリーの公的救急電話相談窓口の受付番号である．

#7119は，東京都における救急相談センターの短縮受付番号である．救急相談センターの設立目的は，救急車利用の増加への対策とともに，他方救急車利用を躊躇する市民への窓口でもある．救急相談センターは東京都重点事業の一環として2007（平成19）年6月からスタートしたもので，東京都福祉保健局，東京都医師会，東京消防庁，都内救急医学専門医の四者の代表で構成される救急相談センター運営協議会によって運営されている．同センターは東京消防庁総合指令センター（119）に隣接しており，24時間体制で常時医師1人，看護師3～4人，通信員4～8人が待機し，傷病の緊急性の判断，応急処置の口頭指導，緊急性に応じた受診時期，受診科目および医療機関情報を提供している．傷病の緊急性の判断や受診時期・受診科目については医師が作成したプロトコールに従い看護師が対応している．老若男女を問わず相談を受け付けており，開設1年間で約26万件のアクセスがあり，うち約90%は相談者自身による科目指定

に対する医療機関情報の提供のみで，残りの約10%が看護師，医師によって対応され，うち1,000人は最緊急と判断されて119に転送後救急車が派遣され，そのうち約3割が緊急入院に至っている．事業開始前後で救急車利用率の減少および救急車搬送症例の緊急入院率の増加を認めており，より重症な症例への救急車利用の実現に寄与しているとともに，上述のように119番通報を躊躇する市民に対する第2の篩（ふるい）として機能している．

#8000は，小児救急相談電話の全国同一の短縮受付番号である．厚生労働省事業で，都道府県が実施主体である．厚生労働省が必要経費の一部を補助するかたちで，2004（平成16）年4月から各地で順次始まり，現時点でほぼ全県で稼働している．休日・夜間の急な子どもの病気にどう対処したらよいか，病院の診療を受けたほうがいいかなど判断に迷う市民に対して，小児科医師・看護師によって電話で適切な対処の仕方や受診する病院などのアドバイスを提供するものである．厚生労働省は，患者や保護者の不安を解消できるだけでなく，軽症者による受診を減らすことで救急現場の負担軽減にもつながると見込んでいる．

番通報を行い，病院前救護システムを起動する重要な役割である．また，現場において**1次救命処置**や**応急手当**を開始する**第1救助者**となる．1次救命処置とは心肺蘇生，AEDと気道異物除去を指し，応急手当とは止血法，頸椎固定，やけどや骨折の手当て，体位管理，搬送などを指す．

b. 消防職員

　119番通報はほぼすべて消防が受信する．消防業務は市民の生命，身体，財産を火災などの災害から守るために火災などの防除・鎮圧，救助業務および救急業務とある．つまり24時間体制で火災，救助，救急体制を整えている．

　救急事案で活動する消防職員は指令員，救急隊員，救急救命士，消防隊員，救助隊員である．

1. 指令員

　119番通報を指令員が受信し，救急隊へ出動命令を下す．そのほかに指令員は，救急車到着までに心肺蘇生や異物除去，止血の口頭指導を実施する．また救急隊からの現場報告に基づき，搬送先の病院選定を行っている地域もある．

　最近では効率的な救急隊の運用を行うため，通報者からの情報をもとに緊急性が高いか否かを判断し，状況に応じて救急隊を増減するシステムを採っている地域もあり，指令員にも医学的知識が要求される．

2. 救急隊員

　救急救命士でない消防職員が救急隊員として業務するには，消防職員となった後に救急標準課程の修了をもって資格（救急隊員資格）を取得することが義務づけられている．救急隊員の業務範囲については**表1・2**の通りである．

3. 救急救命士

　救急救命士は救急救命士法により制度化された医療関連資格である．救急救命士は医師の指示の下で救急救命処置を行うことが認められている．除細動はもちろんのこと，器具を用いた気道確保（気管挿管など），静脈路確保，アドレナリン投与などの救急救命処置を実施する（**表1・2**）．

　救急救命士になるには大きく分けて2つの方法がある．

◆ ［コラム］119番通報の方法

　急病や事故などで助けを呼ぶ際に要請するのは救急車であり119番通報である．では実際に119番に電話をかけると何を聞かれるのだろうか．現在の救急業務は消防機関が担っており，消防機関はそのほかに消防業務・救助業務がある．そのためそれらを区別するため「火事ですか？救急ですか？」と聞かれる．（ちなみに，警察の場合は「事件ですか？事故ですか？」と聞かれる）．この通報が「救急」であることを伝えると，次に「場所はどこですか？」と聞かれ，その後に「どうされましたか？」と聞かれる．消防本部と救急車は無線にて交信することが可能であり，救急車の平均到着時刻は7分である．したがって，いち早く救急車を現場に到着させるために先に場所を聞き出し，救急車が現場に向かっている途中に無線にて詳細な情報を救急隊に送るのである．

　119番通報で難しいのは「場所」の連絡ではないかと考えられる．なぜこれが難しいのか．理由の1つに携帯電話の普及がある．携帯電話の普及前の救急通報は，固定電話または公衆電話からの通報であったため，ピンポイントで通報位置を確定することができたが，携帯電話は基地局を介して通報されるため，「この辺」とまでしかわからないのである．そのため詳細な位置を聞き取るのに時間を要する．さらに市境で携帯電話を使って救急通報をした場合，隣市の消防本部に連絡が行く可能性があり，その場合は救急通報を転送することとなりその分時間を要する．

　これらを勘案すると救急通報はなるべく固定電話または公衆電話から行ったほうがよく，止むを得ず携帯電話から行う場合は交差点名や電柱を探すようにするとよい．

表1・2 救急救命士の(救急隊員)の行う業務

救急隊員(標準課程)の行う応急処置の基準(総務省消防庁)	観察	主訴・原因・既往歴の聴取	
		顔貌・意識・出血・脈拍・呼吸・皮膚・四肢運動・周囲の状況	
		血圧計による血圧測定	
		聴診器による心音，呼吸音などの聴取	
		血中酸素飽和度の測定	
		心電図	
	応急処置	気道確保	口腔内の清拭・吸引
			異物の除去(背部叩打，ハイムリック法，喉頭鏡とマギール鉗子の使用など)
			用手気道確保(頭部後屈，下顎挙上)
			エアウエイ(経口および経鼻)の使用
		人工呼吸(息吹き込み，マスクバッグ，自動式人工呼吸器など)	
		胸骨圧迫心臓マッサージ(用手または自動式心臓マッサージ器の使用)	
		自動体外式除細動器の使用	
		ショックパンツの使用	
		特定在宅療法継続中の傷病者の処置の維持	
		酸素吸入	
		直接圧迫または間接圧迫による止血	
		創傷の処置(ガーゼなどによる被覆と包帯)	
		副子固定	
		体位	
		保温	
		その他	
救急救命士の業務 上記救急隊員の行う観察処置に加えて右に示す処置を行う(厚生労働省通知)	乳酸リンゲルを用いた静脈路の確保*		
	器具を用いた気道確保(気管挿管，食道閉鎖式エアウエイ，ラリンゲルマスク)*		
	アドレナリンの投与*		
	精神科領域の処置		
	小児科領域の処置		
	産婦人科領域の処置		
	気管内チューブを通じた気管吸引		

救急救命士の業務のうち，*のついている項目は医師の具体的な指示のもとに行われる(特定行為)．特定行為のうち気管挿管は，心機能停止かつ呼吸機能停止のときにのみ行うことができる．
(総務省消防庁通知および厚生労働省通知をもとに改変してまとめたもの)

(1) 5年または2,000時間以上の救急隊員としての現場経験を有する者が救急救命士養成所に入所し約7ヵ月間の教育を受ける．
(2) 大学，専門学校で教育を受ける．

以上のような教育課程を経て医学的知識・技術を修得した後，国家試験に合格し，免許を付与されなければ救急救命士として活動できない．

4. 消防隊員

火災が発生しているわけではないのに，1台の消防車が救急車の後ろについていたり，消防車から隊員が降りてきて患者の処置をしたりという光景を見たり聞いたりしたことはないだろう

か．全部の事案がそうだとはいえないが，これはPA連携といわれる活動である．**PA連携のP**はpumpの略であり消防車を指す，Aはambulanceの略で救急車を指す．近年救急出場の増加に伴い，管轄の消防署の救急車が他の事案で出場している場合に先に消防車が現場に向かう場合や，多くの人的資源が必要な事案に対して消防車が救急車と同時出動する．これがPA連携である．消防隊員の中には救急隊員資格をもっている隊員がおり，救急隊が到着するまで観察・処置を行う．

5．救助隊員

救急車には患者を観察・処置を行う器材はあるが，交通事故などで車に閉じ込められたり，下敷きになったりした場合に傷病者を救助する器材は積載されていない．この場合活躍するのが救助隊員である．

4 救急用自動車と救急隊

救急隊は救急用自動車(救急車)に乗務し，119番通報によって要請され，現場に急行する．要請から全国平均約7分で現場に到着し病院前救護を開始する．

救急車には医療機器や搬送用資器材が搭載されており，病院外においても高度な医療を提供することが可能となっている．

各市町村の救急隊数は救急業務実施基準に「人口15万人以下の市町村では，概ね人口3万ごとに1，人口15万をこえる市町村では5，人口15万をこえる人口について，概ね人口6万ごとに1を加えた数とする」と定められている．つまり，人口30万人の市であれば7隊を編成する必要がある．

各救急隊の救急隊員数については消防力の基準に「救急用自動車1台につき3人．1人以上は救急救命士」と定められている．救急隊員の資格について消防法施行令では「救急標準課程を修了した者を隊員にするようにしなければならない」と定めている．

5 ドクターカー，ドクターヘリコプター

医師による救急医療を1分1秒でも早く開始するために**ドクターカー**や**ドクターヘリ**がある．

◆ [コラム] 救急救命士とは・救急救命士になるためには

救急救命士とは本文で述べたように，事故や急病の発生現場から医療機関へ搬送するまでの間に，医師の指示のもと観察・処置を行う国家資格医療従事者である．

救急救命士になるには高校卒業後2年制の専門学校，3年制の専門学校，大学を卒業し国家試験に合格するほか，消防機関に就職し救急隊員として5年間または2,000時間以上業務に就いた後，救急救命士養成所にて半年以上修学し国家試験に合格した場合，救急救命士になることができる．「半年で取れる資格」といわれているが全くの大間違いであり，高校卒業者が救急救命士国家資格を取得するまでに，最短で2年を要することになる．

救急救命士の資格を取得したからといって，すぐに業務に就けるわけではない．事故や急病の発生現場から医療機関への傷病者搬送は消防機関が担っているため，救急救命士として活躍したいと考えるならば国家試験に合格すると同時に，消防職採用試験にも合格し採用されなければならない．採用された場合は消防職員として採用されることになるので消防学校に入校し，消防・救助の知識および技術を修得しなければならない．消防学校を卒業後，救急隊に配属されればはじめて救急救命士として活躍ができる．

最近では医療機関に就職する救急救命士も増えており，転院搬送での患者管理，救命救急センターや救急部に実習に来た学生らへの実習指導などを行っているが，医療機関に就職している人の割合はかなり少ない．そのほかに海上保安庁，自衛隊衛生隊，警察救助隊，民間の患者搬送等事業者に就いているが，特定行為を行うには消防(一部，海上保安庁，自衛隊を含む)に就職し，医師のMCを受ける必要がある．

救急救命士の業務範囲は主に心肺停止患者に的を絞っているため，緊急に外科的な救命処置を必要とする重症外傷患者などでは，早期に医師が救命処置を行うことが救命・予後改善の鍵である．また，心疾患や脳血管障害に関しても早期に医師による診療が始まることが予後の改善につながる．

医師が乗務している救急車がドクターカーであり，現場から高度な救急医療が始まる．医療機関の救急車によって運行されるタイプと消防機関の救急車が医師をピックアップし現場に向かうタイプが存在する．

ドクターヘリは現場の救急隊員の判断または転送を行う医療機関の要請によって出動する(コラム参照)．出動要請から約3分以内に医師，看護師を乗せて離陸し，救急車とのランデブー・ポイント(合流地点)に着陸する．現時点では夜間や悪天候では運航できないことや運航に際して多額の費用がかかることが課題である．

6 病院前救護とメディカルコントロール

病院前救護を担う救急救命士は，病院前において救急救命処置を行う．当然，医療行為を行うには医師による具体的な指示が必要になる．しかしながら，救急車には医師が同乗していないため，救急救命士には他の医療職には見られない独自の指示系統が存在する．それが**メディカルコントロール(MC)**である．MCには**オフラインMC**と**オンラインMC**がある．

a．オフラインMC

オフラインMCとは再教育，プロトコールの作成，事後検証などを指す．

再教育とは救急救命士の知識・技術の維持のために行われる生涯学習であり，一定の期間ごとに救急救命士は医療機関などで研修を行い，知識・技術の維持に努めている．

プロトコールとは，救急隊員・救急救命士に対する**事前指示書**のことである．地域の実情に合わせて，医師によって定められるものである．たとえば心肺停止傷病者に対応する際の手順や重症外傷傷病者への対応の手順などがあげられる．救急救命士はこのプロトコールに従って活動をすることによって医師の包括的指示下で活動していることになる．

事後検証とは救急隊員・救急救命士が実施した救急活動に対し，事後医師が医学的見地から指導・助言を行うことである．救急隊は活動記録票に救急活動中の情報を記載するとともに，救急救命士が救急救命処置を行った場合には**救急救命処置録**に記録する．それをもとに医師が事後検証を行う．なお，各種研修会，学会などへの参加も救急隊員，救急救命士の技量の向上に不可欠であり，オフラインMCに含まれる．

◆ [コラム] ドクターヘリコプターシステム

2007(平成19)年6月に「救急医療用ヘリコプターを用いた救急医療の確保に関する特別措置法(通称ドクターヘリ法)」が可決，成立した．救急医療に必要な資器材を装備したドクターヘリは救急医や看護師が搭乗している．とくに地方や山間地，離島などにおいては病者発生現場や現場の救急隊と密接に連携することで，重篤な救急患者に迅速な処置や治療が可能となり，さらにドクターヘリ内でも利用にあたることができるため，「空飛ぶ救命救急センター」とも呼ばれている．その最大の特徴は医療機関に常駐し，救急要請から数分以内に出動し，交通の不便な地域でも短時間内に到達し，傷病者を収容することで高度な医療機関への搬送も可能なことである．現在(平成20年6月)，全国の13道府県でドクターヘリが活動している．さらに11県がドクターヘリを導入する方向で検討を始めているという．

b. オンラインMC

　一方，オンラインMCとは，無線機や携帯電話・PHSなどの通信機器を用いて医師が救急救命士に具体的指示や医学的な助言を与えるシステムである．救急救命処置の中でも**特定行為**と呼ばれる**器具を用いた気道確保，静脈路確保，薬剤投与**といった処置は，そのつど医師の具体的指示を要する．つまり，病院外で活動する救急救命士は特定行為が必要と判断した際に指令センターや医療機関の救急隊指導医に連絡をし，医師の具体的指示下で活動しているのである．

　以上のようなシステムにより，救急隊員・救急救命士が医師の包括的・具体的指示下で救急活動ができるよう整備されている．

C●救急医学概論

1 救急医学の概念

a. 救急医学とは

　救急医療は医の原点であり，かつ，すべての国民が生命保持の最終的な拠り所としている根元的な医療である．その対象は患者の年齢，性別に関わらずすべての疾患にわたるが，なかでも交通事故などによる外傷や，脳卒中，心筋梗塞などのような急激に生命に関わるような疾患が中心となっていた．この救急医療を「学問する」救急医学においては，生命の危機に瀕する患者に対して行われる重症救急疾患の診断，治療，研究が最も重要なテーマであった．一方で，救急患者は1日24時間365日昼夜を問わず発生し，これに対し救急医療は休みなく実施されている．とくに現代人が夜型の生活になるにつれ，緊急度・重症度の低い時間外受診患者が大幅に増加しているという現実がある．すなわち，救急医学は重症軽症を問わず，救急来院されるすべての救急疾患に対して治療・教育・研究を行う学問でもなければならない．今日の救急医学は，重症患者を対象とする**集学的治療**という一面と，軽症患者に対しても行われる24時間型**時間外診療**という一面の両者を兼ね備えることが必要とされる．

b. 救急医学の歴史

　日本の救急医療体制，救急医学分野の歴史はわずか40年であり，1950年代までは，医療に大がかりな装置は登場しておらず，医師は聴診器1つで診断・治療をしていた時代であった．夜間の救急患者の対応も開業医が行っており，救急医療対策として何ら国としての施策は行われていなかったが，問題となることはなかった．1960～1970年代前半，日本は高度成長期に入り，自動車台数の急激な増加とそれに伴う交通事故の急増が起こった．増加の一途をたどる交通外傷に対して，開頭手術をはじめ種々の外科手術や集中治療などの必要性が増し，社会からの救急医療に対する欲求（ニーズ）が膨張した．救急医学はこれに応える形で長足の進歩を遂げたのである．とりわけ，重症患者の治療・管理手段の発達（集中治療）である．一方で，近年の医学の専門化，細分化に伴い，医師の専門医志向が強くなったことから，全身を診ることができる医師育成の必要性が指摘され，救急医療分野の進歩を後押しする格好となった．

2 救急患者へのアプローチ

a. 初期診療の重要性

初期診療の原則は，(1)生命に関わることを最優先する，(2)最初に生理学的徴候の異常を把握する，(3)確定診断に固執しない，(4)時間を重視する，(5)不必要な侵襲を加えない，である．

救急診療に求められる最大の課題は，急性期に**防ぎうる死亡**を回避することである．救命後の良好な機能予後と質の高い社会復帰も，初期診療の是非に大きく依存している．この意味において，初期診療にあたる医療者の責任はきわめて重要であるといえる．

b. 救急患者の特殊性

救急患者には，疾患，年齢，重症度によりさまざまな症例が含まれる．患者自身が主訴をはっきりと述べることが可能な比較的軽症の場合から，意識が障害されていたり，ショックや呼吸困難のために自分では症状を系統だてて語ることができないような重症の場合までさまざまである．

c. トリアージ

トリアージ triage とは元来，人的物的資源の制約を受ける災害医療において最善の救命効果を得るために，発生した多数の傷病者をバイタルサイン(項目 e. で述べる)と簡単な問診から緊急性によって分類し，治療の優先度を決定することである．少ない資源を有効に活用し，一刻も早い処置が必要で，かつ救命の可能性がある患者を優先して診療することが目的である．トリアージはあくまで**緊急性の評価**であり，重症度の評価ではない．この考え方は災害医療以外でも，日常の救急医療において応用されている．救急外来に押し寄せる大量の救急患者の中で，生命の危機に直面している患者を選別し，軽症患者よりも優先して診察し加療するという手順は，まさにトリアージの実践に他ならない．このように，トリアージは救急医療の中枢をなすもので，その判断の誤りは，救急患者に対して致命的な影響を与えかねない．したがって，救急現場では豊かな経験に基づく的確な観察，高度な判断が要求されるわけである．

d. 緊急度と重症度

救急外来に重症の患者が運ばれてきたときや，患者の容態が急変した場合，直ちに要求されることは，緊急性の要否の的確な判断である．**緊急度**とは生命を脅かす危険性の強さであり，時間的要素を重視した尺度である．一方，**重症度**は死亡率，合併症・後遺症の頻度や罹病期間などの観点から総合的に評価される指標である．緊急度と重症度は異なる概念であり必ずしも相関しない．

たとえば，大腿骨骨折は全治1ヵ月の治療を要する重症度の高い疾患であるが，1分1秒の治療の遅れが予後を大きく変えることは少なく，緊急度は高くない．これに対し，気管内異物や緊張性気胸は直ちに的確な処置・治療がなされなければ死を招き，緊急度はきわめて高い反面，適切な処置治療によって，緊急の状態を回避することができれば，重症に陥ることは少なく，すなわち重症度は低い．他方，心筋梗塞，心原性ショック，切迫脳ヘルニアなどは重症度も緊急度も高い疾患ということになる(図1・3)．

e. バイタルサインの重視

バイタルサイン vital sign とは，血圧，脈拍，呼吸数，体温などの**生命徴候**をいう．重症度，

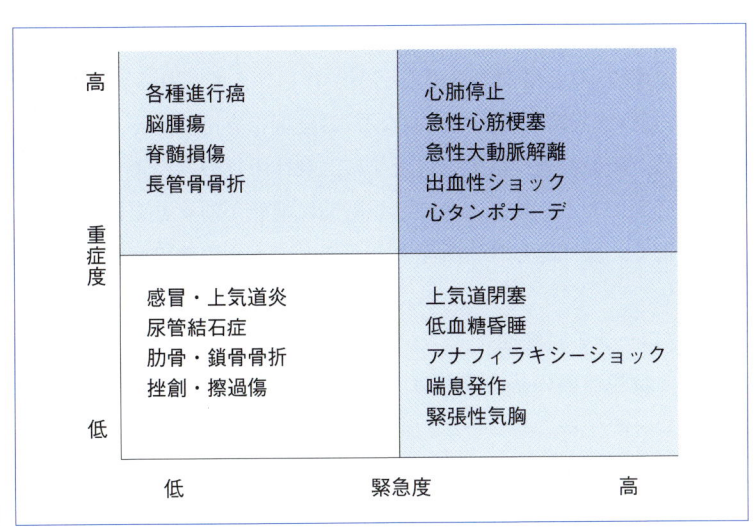

	低　　　　　緊急度　　　　　高
高 重症度 低	各種進行癌／脳腫瘍／脊髄損傷／長管骨骨折　　　　　心肺停止／急性心筋梗塞／急性大動脈解離／出血性ショック／心タンポナーデ 感冒・上気道炎／尿管結石症／肋骨・鎖骨骨折／挫創・擦過傷　　　　　上気道閉塞／低血糖昏睡／アナフィラキシーショック／喘息発作／緊張性気胸

図1・3　重症度と緊急度

緊急度の指標として用いられ，救急の現場では診察の最初にまずバイタルサインなどを測定するのが標準的である．会話によって症状や現病歴を聴取することが困難なことが多い救急医療において，バイタルサインは患者から得られる最も迅速で信頼性のある情報である．いずれも具体的な数値で表すことができるので，患者の状態を客観的に評価できるばかりではなく，情報交換が必要な場面でも，情報の伝達が正確に行える．また，バイタルサインと主訴によって致死的とみなされる患者の大部分を見つけ出すことができるため，トリアージの手段としても有用である．

救急で必要な身体所見としてのバイタルサインなどは，意識（意識レベル，対光反射の有無，瞳孔径），呼吸（呼吸数，呼吸状態，呼吸音），血圧，脈拍，体温が上げられる．意識の状態は，他のバイタルサインと異なり，数値で表現されないため，ジャパン・コーマ・スケール Japan Coma Scale（JCS）（表2・14）やグラスゴー・コーマ・スケール Glasgow Coma Scale（GCS）（表2・15）といったスコアを使用することにより数値化されている．患者のバイタルサインが正常かどうかを判断するうえで，年齢，もともとの健康状態，医学的な問題（高血圧など），最近の内服薬（β遮断薬など）などは考慮すべき重要事項である．たとえば，健康な運動選手が外傷のため臥位で搬送されてきたときの脈拍数が80回/分であったとする．一般的には脈拍数80回/分は正常であるが，この運動選手の正常な脈拍数が40〜50回/分であれば，臥位での脈拍数80回/分は相当量の出血を疑わなければならないバイタルサインということになる．

f. 身体診察

救急医療では，切迫する生命危機を把握し，遅滞なく適切な救急処置を行わなければならない．大切なことは迅速な病態把握である．この立場に立ったとき，病態診断は生理学的徴候からの解析が中心となり，必然的に身体所見がその中心となる．視診，触診，聴診といった診断手順は最も基本的であるが，同時に致死的な状態（上気道，下気道，循環のいずれかの異常）を見つける最良な手段でもある．

たとえば，ショック時の皮膚の触診では，ショックが冷汗を伴えば血管収縮を伴うもの（循環

血液量減少性，心原性），冷汗を伴わなければ血管拡張を伴うもの（敗血症性，神経原性，アナフィラキシー）と鑑別の重要な手がかりを与えてくれる．また，聴診は下気道に関連した致死的状態（気管支収縮，緊張性気胸など）の把握に有用である．さらに，緊張性気胸のような病態においては，画像検査の結果を待たずに，身体所見のみにより診断し，直ちに処置（緊急脱気）することが必要である．救急患者では短時間に病態が刻々と変化するため，血液検査や画像検査に頼ることなく，繰り返し身体所見をとることにより的確に病態の変化を捉えるように努めなければならない．

g. アプローチの特殊性

　　救急診療の基本姿勢は「何か生命の危機につながる要素がないか」という視点で患者にアプローチすることである．結果から見れば，救急外来を受診する患者のうち緊急に対応すべき問題を有しているのは10〜20%に過ぎないが，たとえ軽症と考えられる患者でもアプローチは一般の外来診療とは異なっている．一般診療では，訴えや身体所見をもとに統計的に頻度の高いものから順番に疑い，診断を確定していく．しかし，このアプローチの方法では頻度は高くないけれども命に関わる重篤な疾患を見逃してしまう可能性がある．そこで，救急診療においては，患者の症状を説明しうる最も重篤な疾患から順に，鑑別診断を進める．たとえば，嘔気，嘔吐，心窩部痛で受診した患者に対しては，最も頻度の高い胃腸障害からではなく，まず重篤な急性心筋梗塞を考慮して，適切な手順で患者を安定化し，心筋梗塞を除外するという手法をとる．そしてこのプロセスの繰り返しのすえ，正しい診断にたどりつくわけである．救急医療の役割は致死的な疾患を着実に除外していくことであり，必ずしも診断を確定することではないということを銘記する必要がある．

h. チーム医療

　　救急医療は多種多様な人々の連携によって成り立っている．その最も顕著な例が心肺停止の患者に対するものである．1分1秒を争う心肺停止例においては，現場の蘇生活動から，速やかな除細動，そして病院搬送までの連続性が重要視され，救命の連鎖（図3・2）chain of survival として広く啓蒙されている．救命の連鎖とは，**早期通報** early access，**早期心肺蘇生** early CPR（cardiopulmonary resuscitation），**早期除細動** early defibrillation，**早期病院搬送** early advance care で，この4つの鎖のどれ1つが欠けても蘇生は実現しない．さらに入院した後は，救急医，看護師はもちろんのこと，必要と判断されれば，循環器内科医，放射線科医，臨床工学技士など，種々の医療従事者が協力して治療にあたる．急性期を過ぎるとリハビリテーションのために理学療法士が関与する．このように，救急医療はさまざまな人々の連携により成り立っており，まさに**チーム医療**といえる．

i. 自分の診療能力を知る

　　多種多様な問題を抱える患者に対し1人の医療従事者がそのすべてに対応するのは不可能である．常に患者にはできる限り高いレベルの医療を提供するように努力しなければならない．休日や夜間であるからといって，低い水準の医療は許容されない．したがって，自分の能力では十分な診断・治療ができない場合には上級医あるいは専門医に相談したり，自施設で対応が困難と判断した場合には転送することを躊躇してはならない．

3 蘇生のABC

救急医療のあらゆる分野で基本となるのは**蘇生のABC**である．周知のように，ABCはそれぞれAirway（気道の確保），Breathing（十分な換気），Circulation（循環の安定）の頭文字をとったものである．これは生命の危機 life-threatening を回避するためには，①気道が確保されていること，②十分な換気が得られていること，③循環が保たれていることの3つが不可欠であることを示している．

a. 気道の障害

生命に最も重大な影響を与えるものの1つが気道の障害である．気道の閉塞あるいは窒息状態は緊急度が高く，直ちに適切な処置がなされなければ死を免れえない．異物による上気道閉塞，アナフィラキシーショック（薬剤やハチ毒による），仮性クループ，気道熱傷，有毒ガスなどの際に見られる咽・喉頭浮腫，意識障害の際に生じる舌根沈下などが原因となる．背部叩打法やハイムリック（Heimlich）法による気道異物の除去や気管挿管による気道の確保，さらには外科的気道確保などは，救急医療の現場で必須の手技である．

b. 換気の障害

肺炎や肺挫傷などによる低酸素や種々の原因で起こる換気障害が問題となる．酸素の投与や気管挿管，人工呼吸器による換気の補助が必要となる．

c. 循環の障害

一般にショックとして捉えられているが，脳，肝臓，腎臓などの主要臓器のみならず，あらゆる末梢組織の循環が障害されることにより，全身の細胞が機能障害に陥る病態をいう．心臓に問題がある心原性ショック，循環血液量減少による低容量性ショック，緊張性気胸や心タンポナーデによる閉塞性ショックなどさまざまな原因があり，それぞれの病態に応じた対応が必要となる．

4 薬物療法

救急医療や集中治療の現場では，薬物療法が重要な役割を果たす場面が多い（**表1・3**）．しかも，その使用に際しては，しばしば厳しい時間の制約のなかでの判断で実施される．本来，薬物は人体に有益となる作用を期待して用いられるが，使い方によっては有害な作用も生じうる．とくに救急医療で使用される薬物には，有害な作用が出た場合には直ちに生命の危険に直結する可能性のあるものが少なくない．このため，救急医療で使用する薬物については，その適応と禁忌，適切な使用方法について熟知しておく必要がある．

5 救急医療と医療法事制

医療従事者の行う医療行為については，これを規定する種々の法律が存在する．とくに救急医療の領域においては，法律および法的問題を十分に理解していないと，診療に支障をきたすことが起こる．とりわけ，医療文書の記載には細心の注意が必要で，不用意な公文書の発行は医療者の立場を危うくする可能性があることを銘記する．

a. 通常の診断書

診療行為なくして診断書を交付することはできない．また，診察をしたものについては正当な理由なく交付を拒むことはできない．診断書の内容に事実に反する記載があった場合は刑法の偽

表 1・3　使用頻度の高い薬剤

```
(1) 循環系薬
    強心薬（カテコラミン系，ジギタリス），抗不整脈薬
    降圧薬（Ca 拮抗薬，β遮断薬，利尿薬），亜硝酸薬，血栓溶解薬
(2) 呼吸器系薬
    呼吸促進薬，鎮咳薬，気管支拡張薬
(3) 消化器系薬
    消化性潰瘍治療薬（プロトンポンプインヒビター，$H_2$ 受容体拮抗薬），
    鎮痙薬，制吐薬
(4) 神経系薬
    催眠鎮静薬，鎮痛薬，抗てんかん薬，向精神薬
(5) ホルモン
    副腎皮質ステロイド，インスリン
(6) 抗菌薬
    抗生物質，破傷風トキソイド
```

造罪で罰せられる．

b. 死亡診断書と死体検案書

臨終に立ち会い死を見届けた場合には死亡診断書を交付し，死体を検案した場合は死体検案書を交付する．

c. 異状死体

「確実に診断された内因性疾患で死亡したことが明らかである死体以外のすべての死体」を異状死体と定義する．医師は死体を検案して異状があると認めた場合は 24 時間以内に所轄警察署に届けなければならない（医師法 21 条）．救急医療領域では異状死体を扱うことが多く，とくに来院時心肺停止の患者では確実な診断がついた症例以外は全例届け出る必要がある．

d. 検案，検視

検案とは医師が死体を外表所見より検査して死因，死亡時期などを判断すること，検視は検察官，警察官が行う検案のことである．

D　集中治療医学概論

1　集中治療医学とは

集中治療医学とは，原疾患の治療より生命維持を重視し優先する医学である．なぜ，原疾患の治療が後回しにされるのか．通常の医療では，けがにせよ病気にせよ原因を診断して治療するのが主体であり，治療が功を奏すれば患者は快方に向かう．しかし，重症度が上がるとそうはいかない．集中治療医学の対象となる患者は，生命を維持する内臓や組織の働きが障害されており，治療が奏功し始める前に命が尽きてしまう．原疾患の治療とは別に，生命を維持する手当てが必要となる．また治療手段，たとえば抗癌薬や手術などは，それ自体が患者の身に負担をかけ，耐えきれずに，命運が決してしまうこともある．集中治療では後述するように，モニタリングと臓器機能補助により，患者の身体に多種多様な機器や薬剤が装着される（図 1・4）．生命をつなぎ，

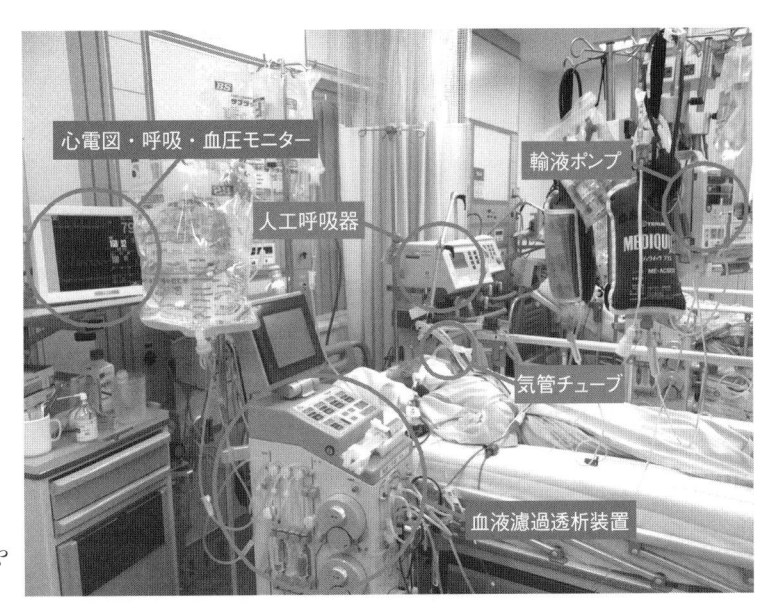

図1・4 集中治療室(ICU)の光景
集中治療医学ではさまざまな機器や薬剤が同時に使用される．

原疾患の治療に堪えられるまでに患者を元気にする，それが集中治療医学である．

2 生命の維持

a. モニタリング

集中治療医学はいかに生命維持を図るか．それは生命徴候の持続的監視すなわちモニタリングと，臓器の薬理学的・機械的補助で行う．生命徴候（呼吸数，心拍数，血圧，体温）に加えて血中酸素飽和度（後述），種々の神経・呼吸・循環・代謝動態を，専用の測定機器で連続的に評価するのがモニタリングである．モニタリングは医療者の手間を省いて見落としを防止する．異常値に対して警報を発し，履歴を参照して経過を振り返り，遠隔操作で患者の集中管理を可能とする．その一方，種々の電極や測定端末が身体に装着され，計器が常に枕元で光と音を発することが，患者の精神的・肉体的負担となる．**ICU症候群**と呼ばれる集中治療患者の精神症状の誘因となる．またモニタリングは万能ではなく，生理状態の一側面を表現するものに過ぎない．背後にある病態を理解せずに，異常値の高低にのみとらわれていては，たとえば尿量が少ないといっては輸液をし，尿量が多ければ抗利尿ホルモンを投与するという具合に，検査値に振り回されて患者を見失うことになるだろう．

b. 臓器機能の補助

臓器機能の補助は，気道確保のための気管チューブ，呼吸を助ける人工呼吸器，昇圧，降圧，強心などの薬理作用をもつ循環作動薬とそれを投与する輸液ポンプ，大動脈バルーンパンピングや人工心肺などの補助循環機器，血液の濾過透析や除水を行う人工腎臓（血液濾過透析），高カロリー輸液を行う中心静脈栄養などで行う．これらは生理機能の一部を代用する．しかし，臓器の治療を行うわけではない．たとえば人工呼吸器は，ポンプの陽圧が肺に空気を送り込むことで，肺の酸素化や換気といった働きを補助するが，肺自体を良くするわけではない．むしろ，強制的に肺を膨らませることで，肺に圧損傷と呼ばれる合併症を起こすことも知られている．また，人

工臓器は生理機能のごく一部しか代用しない．たとえば血液濾過透析装置は，余分な体液を体外に除去することができるが，本来腎臓のもつ，最適な体液量を判断して恒常性を維持する働きはできない．だから使用法を誤れば，医原性に患者の状態を悪化することもありうる．これらモニタリングや臓器機能補助は，個々には普通の病棟で運用される一般的な診療法であるが，これらを同時に複合的に用いることが，集中治療医学の特徴といえる．

3 集中治療の実際

集中治療医学の現場では，常に時間的制約下での対応が求められる．手当てするタイミングや順序を誤れば，治療は奏功せずむしろ悪化することもある．したがって，いかなる順番でモニタリングし臓器の補助を行うかは，集中治療医学で重要な課題であって，この原則を示すのが**蘇生のABC**といえる(前項参照)．生存に必須な酸素を外界からA(Airway 気道)を通して取り込み，B(Breathing 呼吸)によって血液に含ませ，C(Circulation 循環)が組織・細胞に届けるという，構造を示している．ルールとしては根拠に乏しく，例外も多くて不正確ではあるが，1つの典型を表しており，これを呪文のように唱えながら現場に臨めば，抜け落ちを防げるので有用である．そこで以下に，この蘇生のABC順に，モニタリングと臓器補助の側面から集中治療医学を解説する．

a. 気道管理

脳は3分間酸素を断たれると不可逆的に損傷するといわれるが，心肺停止のように最も極端な状況を除けば，呼吸不全や循環障害といえども，完全に酸素が断たれることはない．唯一の例外が気道閉塞である．そもそも外界から酸素が入ってこなくなるので，肺や心臓がいくら頑張っても脳に酸素を送れない．だから，気道緊急と呼ばれる，口と鼻から気管に至る空気の通り道の異常は，集中治療医学で最初に評価し処置する必要がある．**気道緊急**では，気道を開く治療つまり気道確保を行う．**気道確保**の適応は3つに分けられる．①物理的な気道の狭窄や閉塞，②呼吸管理，③意識障害である．気道の閉塞は，けがで出血や組織損傷が咽喉を塞いだり，喉頭炎(クループ)のようなひどい炎症を起こしたり，あるいは気道熱傷での咽喉のむくみ，アナフィラキシーという最も強いアレルギー反応の際に認められる．呼吸管理は，手術のための全身麻酔や肺が障害される呼吸不全で行う．

さて，気道確保の適応で最も重要であり，かつ見過ごされやすいのが意識障害である．昏睡などのように意識の状態が悪いと，全身と同時に咽喉の筋肉の働きも鈍くなり，舌が弛んで咽喉に落ち込み気道を塞ぐ．**舌根沈下**と呼ばれ，脳卒中などで突然意識を失うと，急にいびきをかき始めるという状態に相当する．この，まだ呼吸や循環が冒されておらず，気道だけが障害されつつあるときこそ，最もクリティカル(危険)な一瞬である．呼吸や循環が良いことから，不慣れな者ほど気道確保をためらい，気道と呼吸・循環を混同して患者を失うことがある．悪くなってからでは遅い．呼吸が悪くなってからの気道確保は，熟練者にとっても困難を極める．慣れた者ほど呼吸や循環が良いうちに気道を確保する．それが気道緊急であり，ゆえに気道管理は単純ではあるが，最も集中治療医学らしい処置といえるであろう．

気道確保には，道具を使わない**用手的気道確保**と専用の道具を用いる手技がある．前者は1次救命処置でいう頭部後屈あご先挙上法などで，簡便で効果的だが長時間の確保には不向きであ

る．道具を使うのは，口や鼻から太さ1 cm 程度のビニールやシリコン製の気管チューブを，声門を通して気管に入れる**気管挿管**と，咽喉を切り気管に開孔して挿管する**気管切開**とに大別される．前者は緊急時の確保に向くが，チューブが咽喉の粘膜や声門を刺激するので，不要となって咽喉から抜いた後に，腫れによる2次的な気道狭窄を起こすことがある．そのため，気管挿管は数日から数週間程度の短期的使用に限られ，長期必要があれば気管切開に切り替える．気管切開は，甲状腺という血流豊富な障害物を避けねばならず，緊急時に向く手技ではない．したがって咽喉や声門が閉塞し，気管挿管すら困難な場合には，甲状輪状靱帯を穿刺・切開する外科的気道確保が有用である．さて，道具を用いた気道確保に共通する欠点は，人為的に気道を開きっ放しにすることで，本来の咽喉や気道がもつ，外敵に対するバリア機能を無効にすることである．そのため，気道は微生物の侵入を許し，これが院内感染の最大の要因となる．

b. 呼吸管理

　ヒトはブドウ糖などの栄養基質に酸素をくっつけ，電子を奪うことでエネルギーを引き出して生きる．基質は水と二酸化炭素に分解される．酸素を吸気から血中に取り込み，二酸化炭素を呼気に捨てる行為が呼吸である．酸素を取り込む能力を酸素化というが，これは吸入する酸素の濃度，気道の湿度，気道の終末端である肺胞から血中への酸素の移動（これを**拡散**と呼ぶ）など多くの要因が関わる．一方，二酸化炭素の排出は主に肺の空気の出し入れ（これを**換気**と呼ぶ）の量で決まり，呼吸管理では両者が別々に調整されていることの理解が必要となる．肺の障害によって**低換気状態**になると，血中の二酸化炭素が増える．二酸化炭素の増加は，延髄の呼吸中枢を刺激して換気を促す．このときヒトは「息苦しい」と感じる．つまり，呼吸中枢による換気の命令は，二酸化炭素の増加によっており，酸素の低下はこの場合脇役である．坑夫はなぜ，坑道にカナリヤを連れていくのか．低酸素が呼吸困難を感じさせるのであれば，息苦しくなったら地上に戻ればよい．しかし低酸素の症状は呼吸困難ではない．頭痛，めまい，集中力低下などの精神症状であり，だから息苦しくなる前に意識を失うことがありうる．このように，呼吸管理においては，酸素化と換気，酸素と二酸化炭素を混同することなく，分けて考えることが重要となる．

　酸素は赤血球中のヘモグロビン蛋白に結合して血中を運搬される．ヘモグロビンと酸素の結合を酸素飽和といい，血中のヘモグロビンが酸素と結合する割合を**酸素飽和度**と呼ぶ．酸素で飽和するとヘモグロビンは鮮やかな紅色になる．酸素の豊富な動脈血がピンク色をしており，少ない静脈血が暗赤色を呈するのはそのためである．そこで酸素飽和度は，光学的に測定が可能である．指や耳たぶなどの先端に，クリップ状の測定器を挟んで，動脈血の酸素飽和度を測定するのが**パルスオキシメータ**で，酸素化のモニタリングとなる．酸素飽和度の低下は低酸素の徴候であり，これに対して酸素投与と**呼気終末陽圧** positive end-expiratory pressure（**PEEP**）で酸素化を補助する．酸素投与は酸素マスクなどで行い，吸入酸素濃度を上げて，酸素化を改善する．PEEP は主に人工呼吸器で投与するが，呼気に圧をかけることで末梢気道の虚脱や閉塞を防ぎ，開存している肺胞の面積を増やすことで酸素化を良くする．海女が水面に出た際に歯笛で音を出す**海女笛**には，この PEEP の効果があるといわれ，また肺気腫患者が口をすぼめてゆっくり息を吐く**口すぼめ呼吸**も，同様の原理で酸素化の改善を図る行為といえる．

　二酸化炭素の排泄には，酸素投与や PEEP は無効である．これを外界に捨てるためには肺内

の空気を出し入れするしかない．この換気を助けるのが人工呼吸であり，多くの人工呼吸器はポンプで陽圧をかけて気道内に空気を送り込むことで，強制的に吸気を行う．呼気は主に肺と胸郭の弾性によって自然と吐き出されてくる．この吐き終わりに弁を閉じて，気道内に圧を残すのがPEEPであることは先述した．吸気圧とPEEPの差によって，肺の空気は出し入れされ，二酸化炭素が排出される．このとき，呼気内の二酸化炭素は概ね血中のそれと相関するので，呼気の二酸化炭素を測定することで，換気状態をモニタリングできる．呼気二酸化炭素の測定は，気管挿管が正しく行われたことを確認するためにも用いられる．呼気から二酸化炭素が出てこなければ，そのチューブは気管でなく食道に入っていることを意味する．このように**陽圧換気**は，二酸化炭素の排出を補助するが，人工的な加圧により，肺胞とその周囲を包み込む血管との間にずれの力(剪力)が生じる．この剪力が，人工呼吸の副作用である肺障害を引き起こすとされている．

c．循環管理

ヘモグロビンと結合した酸素を，末梢の組織に運ぶのが血液循環である．全身の末梢に十分な血液が届けられない状態が**急性循環不全(ショック)**で，酸素が届かない細胞は，栄養基質を酸化してエネルギーを引き出すことができなくなる．細胞内で酸化を行うミトコンドリアが働けなくなるので，細胞内には乳酸が蓄積する．たとえば肩こりは，乳酸などの代謝産物がたまることで生じるといわれるが，マッサージをすると血行が良くなるので，酸素が筋肉内の細胞に届き，乳酸が分解されてこりが解消する．つまり，ショックとは乳酸の蓄積で，いわば全身がひどい肩こりの状態にあるといえる．末梢組織の隅々まで酸素を届けるために，動脈の中膜には平滑筋が発達しており，血管に抵抗をかけて血流を維持する．そのため動脈は**抵抗血管**と呼ばれる．この動脈の血管内圧が血圧であり循環をモニタリングする．血圧は上腕に圧迫帯を巻いて加圧することで測るが，集中治療室では動脈内にカテーテル(医療用の細い管)を挿入して，圧波を電気信号に変え観血的に測定する．

血圧の低下は循環の障害を意味し，これを上げて酸素を末梢組織に運ぶために，循環を構成する3つの要素，つまり血液，心臓，血管の具合をモニタリングする必要がある．血液の具合とは血液の量のことであり，循環血液量は心臓の働きを決定する．心臓は筋肉の袋で，収縮することで内腔の血液を駆出して，血液を動脈内に送り出す．駆出のために収縮した心臓は次に拡張する．しかし筋肉が自らできるのは収縮だけで，拡張(伸展)は他の力を必要とする．たとえば関節には拮抗筋があり，一方が縮むと他方を伸ばす．心臓には拮抗筋がないので血液が流れ込んでくることで伸展して膨らむのである(**図1・5**)．したがって，血液量が豊富にあれば，心臓は十分に拡張して収縮の準備を整えるが，血液量が少なければ血流を生み出すことができない．このように血液量を知ることは，心臓の働きの評価に欠かせないが，その容れ物である血管は，全身を複雑多岐に巡っており実測は困難である．そこで，容量血管である静脈内の圧力測定で代用する．弾性体では内圧と容積は比例するので，血液量が多ければ内圧が高くなる．これを，心臓(右心房)の手前にある中心静脈(上大静脈と下大静脈)に留置したカテーテルで測定するのが**中心静脈圧**で，循環血液量のモニタリングに利用する．

心臓から駆出される血液流量を**心拍出量**という．血管内に体液と温度が異なる液体を注入し，それが周りの血液と混じって体温にまで**希釈**されていく様子を，心臓内に留置したカテーテルの

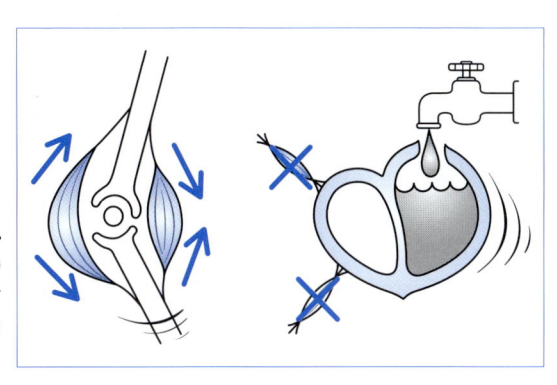

図1・5 心臓と血液量
骨格筋(図左)では拮抗筋が作用筋を伸展する．しかし心臓(図右)には外からこれを伸展させる拮抗筋がないので，循環血液が心臓内に流れ込んでくることで拡張する．循環血液量が少なければ，心臓の伸展が不十分となるので心臓の機能(＝血液の拍出量)が低下する．

温度計で測定する．血液流量が多ければ，早く希釈される．希釈される時間から心拍出量の実測が可能となった．さらに循環系は，閉じた回路であるので，電気回路でいうオームの法則(電圧÷電流＝電気抵抗)が応用できる．血圧と中心静脈圧の差が電圧に相当し，心拍出量を電流とみなす．前者を後者で除すことで**末梢血管抵抗**が算出でき，これを血管の(主に細動脈の)具合として評価する．つまり，中心静脈圧が低ければ，循環血液量が少ないと考えられるので輸液や輸血を行い，中心静脈圧が低くないのに心拍出量が少なければ，心臓の収縮力を増す強心薬を投与する．血管抵抗が低ければ，血管を収縮させる昇圧薬が適応となる．これが，循環のモニタリングとそれに応じた循環機能の補助である．その他循環補助には，専用の装置を使うものもある．**大動脈バルーンパンピング**は，下行大動脈に風船のついたカテーテルを挿入し，心臓の拍動に合わせてこれを膨らませることで，心筋を栄養する冠動脈の血流を増やし，大動脈内の血液を末梢に押しやることで心臓の負担を軽くする**補助循環**である．血流と血液のガス交換を機械的に行う人工心肺も，近年は集中治療室のベッドサイドで運転できるほど小型化されて使用されている．

d．栄養管理

蘇生のABCにより，酸素を末梢組織に供給しても，細胞に栄養基質がなければエネルギーを産生することができない．集中治療室の患者は，多くの場合自ら食事がとれないので，適切な栄養投与も集中治療医学では大事なテーマとなる．適切な栄養を知るためには，侵襲下の生体の代謝を理解する必要がある．生体は摂取した栄養を変化させて蓄積する．糖質をグリコーゲンに，アミノ酸を蛋白質に，脂質を脂肪に合成する過程を，自分の身体に同じくするという意味で**同化**と呼ぶ．一方，体構成成分を分解し血中に動員する作業を，身体と異なる形に変えるので**異化**という．病気やけがでは，ストレスにさらされるため異化が亢進し，ブドウ糖のように利用しやすい基質が血液中に増える．これは疾病に打ち勝ち，身体を治すために必要不可欠の作用である．ただ問題となるのは，集中治療室では患者への侵襲が強過ぎるためか，この異化が行き過ぎてしまう．必要以上の栄養基質が分解され，血中のブドウ糖濃度すなわち血糖値が増加する．患者は糖尿病でもないのに血糖値が高くなる．インスリンを使っても調整困難なこの高血糖を，外科的糖尿病状態と呼ぶ．

侵襲下では，患者は体構成成分を失い日増しにやせてゆく．なぜか末梢組織では，血中に動員された栄養基質の利用が障害され，制御困難な**高血糖**が続く．そして，栄養を外から与えても，

この異化亢進を抑えることができない．行き過ぎた異化と外因性基質の利用低下，これが集中治療室患者の代謝の特徴であり，結果として生み出された高血糖が，患者の免疫能を下げ酸化ストレスを強くする．そこで**異化亢進**に対して，栄養の投与経路と投与基質の工夫を行う．経口摂取不能であれば，中心静脈に留置したカテーテルから，高濃度(10％以上)のブドウ糖液を点滴静注して栄養する．この**高カロリー輸液**は有用であるが，ヒトのもつサーカディアンリズム(概日リズム)を無視して栄養を投与するので，患者はさらに高血糖になりやすく，またカテーテル管理に伴うさまざまな合併症の弊害もある．そこで，鼻から胃や十二指腸に挿入した管により，消化管に流動食を注ぎ入れる**経腸栄養(経管栄養)** を併用する．重症患者では，早期から経腸栄養を行うことで，感染性合併症を減らすことができると考えられ，栄養管理の中心的役割を担う．また栄養は，患者の免疫状態と密接に関係するので，魚油に含まれる不飽和脂肪酸やビタミンなどの抗酸化物質などを添加し，患者の免疫を強化あるいは制御する試みも盛んになされている．

E● 災害医学概論

1 災害とは

世界保健機関 World Health Organization(WHO)は，災害を「被災地外からの救援を必要とし，生活環境に甚大な被害を及ぼす突然の現象」と定義している．災害は，被災地に予想をはるかに超える破壊をもたらし，人的および物的資源に大きな被害を与える．

被災者の生命，健康とその管理を中心に定義した場合には，災害は「医療ニーズと医療資源との圧倒的な不均衡状態で，必要とされる医療ニーズが地域の医療供給を超越するとき」とされる．

災害医療は，日常の救急医療に類するものと捉えられがちであるが，多くの点で違いがある(**表1・4**)．とくに，救急医療では**個々の傷病者に最良の結果**をもたらすことを目指すが，災害医療では**最大多数の傷病者に最良の結果**をもたらすことが最終的な目標となる．

2 災害のサイクル(図1・6)

発生したときだけでなくその後の復興の時期や災害が起きていない日常も含め，災害を一連のサイクルとして捉える考え方である．このサイクルには以下のような時期がある．

a. 災害準備期

今後，起こりうると予想される災害に対し組織的な予防を行う時期である．危険性を評価し被害状況の予測を行う．避難経路や避難場所が書かれた**防災地図**をつくるといった準備が実施される．

b. 災害警告期

災害の発生を予測できる時期である．具体的には台風が発生してから上陸するまでの期間や地震による津波の発生から襲来までの時期である．この時期には被害を軽減するための**警報**や**避難勧告**が行われる．

台風情報のように時間的余裕があるものから**緊急地震速報**のように数秒から数十秒のものまであり，災害警告期の時間は災害の種類によってさまざまである．

表 1・4 災害医療と救急医療

	災害医療	救急医療
対象・傷病者数	多数(集団)	少数(個人)
医療資源	不足	充足
需要と供給不均衡	有	無
外部からの救援	要	不要
医療施設や生活基盤の破壊	時にあり	なし

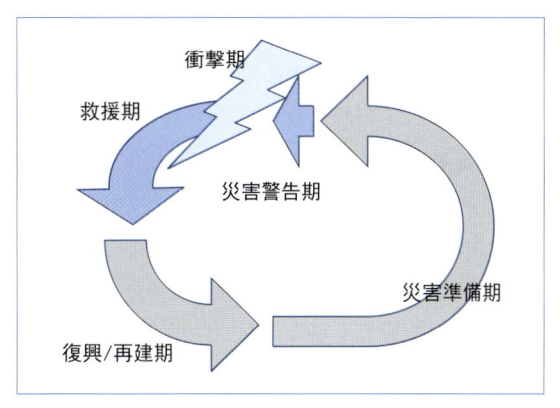

図 1・6 災害サイクル
災害の進展は，その原因が自然災害，人為災害に関わらず，一定のパターンで繰り返される．

c. 衝撃期

　　災害により被害が生じ，救援活動が開始されるまでの時期である．地震では家屋の倒壊，橋脚の破壊，それに伴う人的被害などが発生する．数分から数時間で終結することが多い．

d. 救援期

　　被災地内外からの救援・救助が行われる時期である．人命救助に最大限の努力が払われる．地域住民，消防，警察が大きな役割を担う．広域に被害をもたらす地震などの災害では，被災地内で対応できないことがあり，被災地外からの救援が実施される．

e. 復興／再建期

　　あらゆる分野で復旧整備活動が本格化する時期である．災害の種類により異なるが，この期間は数ヵ月から数年に及ぶ．

3　災害の種類

a. 自然災害と人為災害

　　災害はその原因により自然災害と人為災害に分けられる．

　1. 自然災害

　地震，洪水，台風，火災，火山噴火，津波，干ばつが代表的なものである．時に甚大な被害をもたらし，復興に年単位を要する．

　(1) 地　震

　　地震は一瞬のうちに多くの生命や財産を奪う．世界の地震のうち10％はわが国に発生している．死亡や損傷の原因としては，倒壊家屋や家具の転倒，落下などの直接外力によるものが最も多い．阪神・淡路大震災の負傷者の内訳は骨折が46％，打撲が31％，圧挫11％，切創9％であった．発災後の時間経過では，最初の2日間は外傷患者が8割を占めるが，5日目以降は内因性疾患が多くなり，2週間目では全体の7割を内因性疾患が占める．

　　地震による死亡はその時期によって，即死，早期死(数分から数時間)と遅発死に区分される．**即死**の原因は頭部や胸部の圧挫損傷が代表的なものである．**早期死**の原因には外傷性窒息や胸部

圧迫，循環血液量減少性ショックなどがある．**遅発死**の原因としては圧挫症候群，感染症，心疾患，低体温などがあげられる．生き埋めによる死亡者のうち25～50％は，24時間以内に救援が行われていれば救命可能であったとの研究があるが，実際には24時間以内に救出されることはまれで，多くは救出までに死亡する．被災地内では余震による2次災害の危険や交通網の破壊が救助活動を困難にし，病院などの被災が医療機能を麻痺させるため被害が増加する．

(2) 洪　水

洪水による死者は**溺死**が最も多い．平地の少ないわが国では集中豪雨によるがけ崩れや土石流による死者も少なくない．洪水後には感染症や風土病の罹患率が高くなりやすい．洪水後に発症する疾患は外科系と内科系疾患でほぼ同率である．外科系疾患では捻挫が34％で最も多く，裂傷，打撲と続く．内科系疾患では消化器疾患，皮膚疾患，熱中症の頻度が高い．冠水地域での救援活動は困難であること，被災地の医療施設の機能が浸水などにより低下することが問題である．

(3) 台　風

日本の南海は，年間台風の発生数が平均26.7個と世界で最も台風の多い地域である．このうち平均3個が本州に上陸している．暴風，高潮，高波などによる建造物の損壊や大雨による洪水，地すべりにより被害が発生する．がけ崩れや土石流に巻き込まれた場合は死亡者が多いが，外傷の多くは台風通過後の清掃中に起こる．

台風発生時の医療供給のなかで問題となるのは，浸水などにより被災地域内の病院機能が低下することや，職員の出勤が困難となる．

(4) 火山噴火

死因としては火砕流が最も多く70％を占め，次いで火山泥流によるものが多い．火砕流では爆発による外傷，高熱による熱傷，火山ガスによる窒息が主な死因となる．**火山ガス**は二酸化炭素と硫化水素，二酸化硫黄，塩化水素など有毒ガスを含むため救援者の2次災害の危険が高く，火山噴火の際の救出・医療活動の妨げとなる．

(5) 津　波

大津波に遭遇した人の平均死亡率は50～80％と高く，そのほとんどは溺死である．傷病者に子どもや高齢者が多いことも特徴的である．また生存者は，破壊された建造物の残骸などによる鈍的な創傷，打撲，擦過創を負う．救援医療活動が救命率向上に寄与することは少ない．**津波警報システム**整備と住民教育による迅速な避難が実施されれば被害の90％は軽減される．

2．人為災害

(1) 交通災害

交通災害は最も頻度が高い．傷病者数も数十人の車両事故から数百人となる列車，航空機事故とさまざまである．車両事故ではガラスや金属片による切創，挫傷，加速度変化に伴う臓器損傷，四肢圧迫による圧挫症候群が多い．一方，航空機損傷では大血管損傷や頭部，胸部，脊椎損傷などの外傷の他に，減圧症や低酸素血症，低体温症がみられることもある．航空機事故の生存率は10％と低い．

(2) 産業災害

鉱山事故や工場の爆発などが代表的である．工場での災害は化学災害の危険性があり，特別な

対応が必要となる．またチェルノブイリ原子力発電所事故のように放射能汚染により数万人の汚染被災者が発生することもある．

化学物質や放射線により救援者が2次災害に遭遇することが大きな問題である．

(3) マスギャザリング

コンサートやスポーツ競技など1,000人を超える群集の集まりをマスギャザリング mass gathering と呼び，群集を対象とした医学をマスギャザリング医学という．このような群集の中では，通常の医療体制で対処困難な大事故が発生する．たとえば暗いコンサート会場での事故では避難経路が限られているために数百人規模の将棋倒しが発生する．

また，集団がおかれた環境により疾病の種類が違うのも特徴的で，夏季のイベントでは熱中症が多く発生するのに対し，冬季のイベントでは凍傷が多い．

イベント以外に自然災害や国際紛争によって生じた被災者や難民などもマスギャザリング医学の対象となる．

(4) テロ災害

世界中では，過去20年間にテロ爆破事故により1万人を超える被害者が発生している．オウム真理教によるサリン事件はわが国が経験した化学テロ事件の1つである．

NBC災害では，除染，防護などの特殊な装備，施設が医療機関に必要となるため，被害者が少数であっても災害と捉えた対応が必要となる．

b. 単純災害と複合災害

道路，病院，通信網などインフラストラクチャーの被害がわずかで，機能を維持しているときを単純災害，維持できない場合を複合災害という．複合災害では救助は遅れ，被災地内での医療

◆ [コラム] マスギャザリングの医療体制

マスギャザリングは，群衆と邦訳されることが多く，一定期間，限定された地域において，同一目的で集合した多人数の集団を指す．例としては，大規模スポーツイベント，祭り，花火大会，博覧会，大規模コンサートなどがあげられる．1,000人以上の人員が集合するものと定義している場合もあれば，25,000人以上とする報告者もあり，群衆サイズによる定義は一定ではない．近年は，集団を構成する個々人の目的の同一性を必ずしも問わず，たとえば大都市の地下鉄や巨大ショッピングモールのような，アクセスの制限などを潜在的に有する環境，すなわち救援時に対応の遅れが容易に予測される環境における多人数の集合も，マスギャザリングとして捉えるようになってきている．限局した地域に多くの人が集合した結果，いくつかの要因によって傷病者発生のリスクが高まることが従来から報告されている．今までに，群衆サイズ，イベントタイプ，興奮度・熱狂度，気象条件，屋内か屋外か，集合している空間の環境（窮屈なスペース，アクセスの悪さ，群衆の移動の可否，衛生環境など），イベント中のアルコールやドラッグ許可の有無，現場医療班体制（能力，資器材）などが，傷病者数および発生率，救急車搬送数および発生率，疾患内訳，重症度，心肺停止発生率などに影響を及ぼすとされている．また災害医学の側面から，マスギャザリングに局地的災害が起こった場合には通常よりも被災規模は大きくなる．たとえばスタジアムや（とくにボトルネックの）アクセス経路上での将棋倒しのように，マスギャザリング自体が同時多数傷病者発生のリスクを有している．そこでマスギャザリングを構成する参加者，スタッフ，そして多数の観客に対して包括的に救急医療を提供するために，イベントが起こしうるリスクに応じて現場に医療チームを予め配備する体制がとられるようになってきている．2005年の愛知万博の際に，救急医を中心とした現場医療体制が心停止症例への的確な対応に寄与したことは記憶に新しく，2002年 FIFA ワールドカップ日韓大会，神戸ルミナリエ，東京マラソンなどにおいても同様の体制がとられてきた．しかし現場での救急診療の展開には保険診療に関わる問題や人員確保など解決すべきことはいまだ多い．医療支援の必要性と程度を十分に吟味する指標づくりと，それに基づいたイベント開催者さらには行政の視点からの医療支援体制の整備が現時点での課題である．

表1・5 重症度分類

優先順位	色	分類	状態	例
1	赤	重症群	生命に危険があり直ちに処置が必要	気道閉塞，呼吸困難，ショック，大出血など
2	黄	中等症群	2〜3時間の時間的余裕がある	四肢長管骨骨折，脊髄損傷，熱傷など
3	緑	軽症群	通院加療が可能	四肢骨折，小範囲の熱傷，挫傷など
4	黒	死亡・待期群	救命が絶望的	死亡，生命徴候なし高度損傷，除脳硬直など

機能も低下するため人的被害が増加し復旧作業も遅延する．

c. 代償性災害と非代償性災害

代償性災害とは，追加の人的・物的資源の投入により負傷者に対処できる場合をいう．これに対し追加資源の投入によっても負傷者に対処しきれない場合を非代償性災害という．

4 災害対応

事前に訓練を受けていない救援者が救援活動に参加しても，負傷者の予後は改善しないばかりか，かえって悪化させる．そのため，医療関係者を含む多くの職種，人員が災害に対する訓練や教育を受けている．その内容は，組織立った活動ができるように指揮命令系統の確立や組織内や組織間での連絡，安全活動，正確な評価法などである．

また，災害の初期には，専門家が到着し医療活動が本格化するまでに数日を要することから，最近では多くの自治体で自助・共助を強調した自主防災活動の組織化が推進されている．**自助**とは自分自身の生命を自分で守ること，**共助**とは住民・隣人の互いの助け合いのことであり，消防

◆ [コラム] **NBC災害**

災害とはそもそも非日常の状態であるが，その中でもさらに特殊な**特殊災害**に位置づけられるのがNBC災害である．NBCとはそれぞれ核 nuclear，生物剤 biological, 化学剤 chemical の頭文字をとったもので，NBC災害とはこれらにより引き起こされる災害を指す．NBC災害が自然発生することは少なく，多くはテロリズムによる．近年の世界情勢を鑑みれば，NBC災害も現実に起こりうるできごととしてその対応策を検討する必要が増している．実際わが国は，1995年に地下鉄サリン事件という諸外国の危機管理のあり方に重要な影響を与えたテロリズムによるNBC災害を経験した．

NBC災害には①大量の被災者の発生が予想されること，②人が集まる場所が脅威となること，③対応に特別な知識・技術が必要となること，④医療対応者に防護や除染が必要となること，などの特徴がある．とくに**ゾーニング**，**個人防護**，**除染**の3つはNBC対応の最も重要な柱である．

ゾーニングとは，もともと特定の目的のために区域を指定することを意味するが，NBC災害においては汚染の拡大を防ぎ，2次被害を防止すること，被災者の動線を整理し，救助保護活動を効率的にすることを目的に行われる．具体的には，過熱した危険地帯を「ホットゾーン」に指定し，高度防護服を着用した者以外の立ち入りを禁止するなどの対応を行う．汚染区域と非汚染区域を明確に区別することによって汚染を封じ込め，拡大を阻止するのである．個人防御は，医療対応者らの2次被害を防ぐために必要な処置である．防護のためには適切な個人防護衣 personal protective equipment（PPE）を装着するとともに，危険物への曝露時間を最少に抑えること，曝露物質から距離をとること，危険物との間を遮蔽することなどの防護の原則を遵守して影響を最小限にする．除染は，NBC災害の患者の体内への取り組みを減らすこと，医療対応者らへの2次被害を防止することを目的に行われる．脱衣と皮膚表面の水洗が基本となる．

NBC災害は，頻度の低い災害であるが，想定していないと被害は甚大なものとなる．「想定していない災害は決して起こさない」心構えが何より大切である．

や救援機関の救援・捜索活動を指す**公助**が行われるまでに，自助，次いで共助が行われる．

5 災害医療

日常の救急医療では**個人にとって最善の治療**をもたらすことが目標となるが，災害時には**最大多数に最善を尽くすこと**を目標に医療が実施される．

a. トリアージ

トリアージとは限られた人的・物的資源の状況下で最大多数の傷病者に最善の治療を実施するため，傷病者の治療と搬送に優先順位をつけるものである．その優先度は，赤，黄，緑，黒の色で表現される(表1・5)．

トリアージには，災害現場などで多数の傷病者を迅速に選別する簡易な1次トリアージと，救護所や医療機関で行われるより詳細な2次トリアージがある．**1次トリアージ**では気道，呼吸，循環，意識が評価される．わが国ではスタートSTART(simple triage and rapid treatment)法が使用されることが多い．**2次トリアージ**では生命に危険を及ぼす損傷がないかが評価される．患者の容態は時間経過とともに変化するので，トリアージも一度きりではなく繰り返し行われる．その結果を記録し，表示するためにトリアージタッグが使用される(図1・7)．

b. 治療

トリアージの結果に従い，優先順位の高い傷病者から治療が開始される．救命不可能と考えられる患者に対して，日常の救急医療では最大限の治療が実施されるが，災害医療では救命可能と思われる傷病者の治療が優先される．

災害時の治療，なかでも現場での治療は，根本治療ではなく応急処置により状態を安定化させることに重点が置かれる．

c. 搬送

搬送の優先順位は，重症傷病者からであり，現場での状態の安定化が図られた後，治療可能な病院に搬送される．傷病者の搬送にあたっては，可能な限り少数の医療機関に集中しないように配慮される．

また，大地震などでは被災地内では，道路の損傷や渋滞に加え，負傷者が同時に多数発生するため通常の救急車搬送も困難となる．さらに傷病者を受け入れる側の病院自体も被害をこうむるため，患者を被災地外の医療施設に搬送する広域搬送が必要となる．搬送手段としてはヘリコプターや自衛隊機が使用される．搬送途中および前後の医療は後述の災害派遣医療チーム(DMAT)が担当する．

6 各機関の活動

災害現場では多数の機関が活動する．日常から他職種の役割についての理解を深め，災害時に情報の共有，仕事の分担が円滑に行えるよう合同訓練や勉強会などが行われている．

a. 救助(消防)

傷病者救出のために，障害物の除去や閉鎖空間に侵入し救助活動を行うなど被災地の最前線で活動する．消防機関に属し，大規模災害では全国から**緊急消防援助隊**として参集する．

b. 救急(消防)

地域の消防機関に属し，傷病の応急手当や医療機関への搬送を担当する．

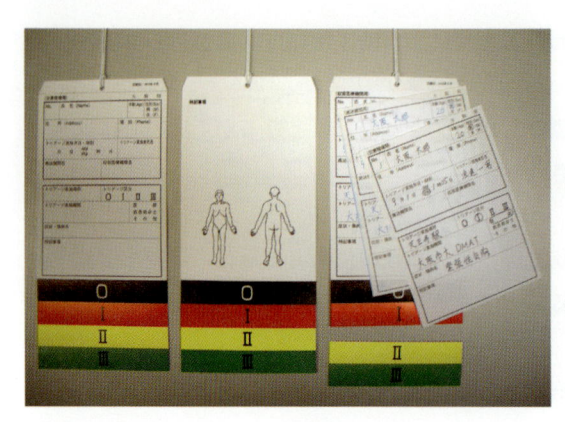

図1・7 トリアージタッグ
(左)表面，(中央)裏面，(右)使用時．
トリアージタッグは複写式3枚綴りになっている．1枚目は災害現場用，2枚目は搬送機関用，3枚目は収容医療機関用である．タッグ下部にはミシン目が入っており，トリアージ区分に従い同部位を切り取ることにより，離れたところからでも重症度を認識することが可能である．

c. 警察

被災地内の安全を確保し，2次災害を防止する役割を担う．また，人為災害の場合には，事件として警察による捜査が開始されることもある．また，救助隊と協力して災害患者の救出作業を行う．

d. 保健所

災害発生から数日後には，避難所などでは衛生状態の悪化により感染症が発生する．保健所はこれら感染症の発生状況の把握，被害拡大のための予防策を策定する．

e. 災害派遣医療チーム(DMAT)

DMAT(disaster medical assistance team)は，災害の急性期(48時間以内)に活動できる，機動性を持った，トレーニングを受けた医療チームである．災害の急性期に被災地内に入り，被災地の医療支援のみでなく，被災地内から被災地外へ患者を搬送する広域搬送医療を担当する．DMATは医師，看護師に加え事務調整員で構成される．

7 災害拠点病院

阪神・淡路大震災後に災害医療体制の中心的役割を果たす施設として全国に整備され，以下の機能を有する．

(1)高度な診療機能
(2)地域医療機関への応急資器材の貸し出し
(3)自己完結型の医療救護チームの派遣
(4)傷病者の広域搬送への対応

全国で582施設が災害拠点病院に指定され(平成20年7月1日現在)，さらに各都道府県に1箇所，災害教育設備を整えた**基幹災害拠点病院**が指定されている．

8 被災者心理とPTSD

被災者の心理状態はある程度共通した変化過程を示す．

台風情報などを聞いた後では不安感が増し，避難行動を起こす．これを**警戒期**といい，実際の災害を受けた時期を**衝撃期**というが，これらの時期の個々人の危機回避行動が生存率の違いとなる．しかし衝撃期に冷静に行動できる人は2割程度といわれる．被災直後には他人のために自己

犠牲を苦と思わない**英雄期**が生じる．被災後1週間から半年ほどは生き残ったことに幸福感を感じる**ハネムーン期**といわれる時期を過ごす．やがて復興の度合いに差が生じることに対して悲観し，フラストレーションを感じる**幻滅期**に入る．この時期を経て徐々に社会生活に適応しながら安定した精神状態に回復していく．

　災害の被害者のごとく，生命の危機に直面する体験をした者の中には，後にそのできごとの再体験（フラッシュバック）や関連した刺激からの回避，反応の麻痺が見られることがある．このような状態が1ヵ月以上続く場合に**PTSD**（**外傷後ストレス障害** post traumatic stress disorder）と診断される．PTSDは被災者だけでなく，救援者にも発生する．

9　災害と法律

a．災害対策基本法

　わが国の災害対策の根幹をなす法律である．防災に関する責務や組織，防災計画，災害予防・応急・復旧・復興における各機関の役割や権限，財政金融措置などを定めている．この法律に基づき，内閣府により防災基本計画が策定され，それに基づいて各市町村や公共団体が地域防災計画を作成する．

b．災害救助法

　被害が著しい市町村の救護に対し，都道府県知事が自衛隊や日本赤十字社に応急的な救援要請を行うこと，これに要する費用の負担を都道府県が担うことなどが定められている．

F●救急看護概論

1　救急看護とは

　救急医療は，急病やけが，突然の事故や災害などで急に身体に異常が生じた人々を対象とする医療である．そして，事故に遭う，倒れるなど身体への異常が生じたその場所から医療が必要となることが特徴である．そのため，救急医療では病院前救護から病院での診療まで整合性をもった対応が求められている．

　救急看護とは，このような救急医療における看護である．看護とは，国語辞典では，「けが人，病人を介抱し世話をすること，看病」とあるが，現代ではさらに健康な人への介入も包括的に考えることが求められ，日本看護協会の示す定義では，「看護とは，健康のあらゆるレベルにおいて個人が健康的に正常な日常生活ができるように援助すること」である．

a．救急看護の場

　救急医療は，その傷病の発生した場から始まる．すなわち，事故や災害現場での医療や，搬送時の医療，病院等医療施設内での医療，集中治療部門における医療において看護は存在する．また，救急医療そのものが，時間，場所を選ばないため，人が生活する場，または病院等医療施設内すべてで必要とされる看護といっても過言ではない．

b．救急看護の対象

　「救急」とは，急いで対応が求められる人々が対象である．そのため，年齢，性別，時間，場

所を選ばない．また，疾患の有無を問わず，今起きている急な変化や状態への対応が必要となる．その人にとって突然の変化や苦痛の出現がきっかけとなるため，その程度は軽症から重症までさまざまである．また，事故や災害では，一度に多数の人々が対象になることや，患者本人に意識がない，生命の危機が差し迫っている，第3者が事故などで関与しているなど患者と取り巻く多くの人々が対象となる．これが一般的な看護の対象とは異なる特徴の1つである．

c. 救急看護の特徴と役割

救急看護の第1の特徴は，看護師も緊急度，重症度を判断し，介入の優先度を決定すること，その緊急度とは生命の危機的状態の時間的緊急性によって判断されることである．

直面している生命の危機的状態を判断するためには，目で見える解剖学的な評価より，**生命徴候（バイタルサイン）** をはじめとする生理学的評価が優先される．**解剖学的評価** とは，身体のつくり，すなわち，骨格，臓器そのものや外観（心臓に何か問題があるか，足の向きが正常であるかなど）である．**生理学的評価** とは，身体の働き，すなわち機能しているかどうか（脈はあるか，血圧はどうかなど）である．そのため救急看護の役割は生理学的評価を迅速に的確に行うことであり，それは心電図モニターなどの医療機器の有無によらず，フィジカルアセスメントといわれる基本的な観察の実践である．

第2の特徴は，救急医療が現場から始まることにより，観察だけでなく処置・看護も現場から始まることである．病院施設内とは異なる，周囲の状況や使用できる機器や薬剤の限界などを考えて必要な処置のみを行い，早急に必要な場所へ搬送することを目的に対応される．そのため，救急看護では，短時間で必要な処置を確実に行う判断と技術が求められる．

第3の特徴は，チーム医療が病院前から搬送，施設内で常に展開されることである．そのため，多職種と共通の目的をもち，コミュニケーションをとり，そのチームの調整役となることが求められる．

第4の特徴は，患者のみならず，患者を取り巻く人々すべてが対象になることである．患者に生命の危機が差し迫っているときや，患者に意識がない場合，治療内容をはじめとするさまざまな意思決定を，家族や周囲の人々に求めることも少なくない．また，その意思決定をするための時間は短く，事実を受け止めてゆっくり考える時間がないことがほとんどである．そこで，その混乱する状況や心理状態を支え，最善の意思決定を選択することができるように，説明を噛み砕いて繰り返す，家族の疑問や不安を受け止めるなど，意思決定の手助けとなることが求められる．また，家族の混乱を受け止め，精神的なサポートを行うことが必要である．

d. 救急看護師に必要な能力

緊急度や重症度を観察・判断し，必要な医療処置やケアを的確に実施しなくてはならない救急看護師には，まず迅速で的確な**フィジカルアセスメント能力**が必要である．そのためには十分な医学的知識と観察技術が必要である．次に，その観察結果や判断を医師や患者本人に報告や説明をするためには，客観的事実を簡潔にまとめ，記録する能力が必要である．

さらに，多職種と協働し生命危機を回避するという目的に向かって，医療チームの一員として行動するための，**コミュニケーション技術**が求められる．また，患者家族をはじめ周囲の状況に合わせた精神的なフォローや医師の病状説明の補足など，全体を見渡し，優先度を考え行動する

というマネジメント能力も身につける必要がある．いかに患者のみならず取り巻く人への関心を持ち，変化や時間経過に気付くことができるかは，救急看護師の迅速かつ的確な対応の基本となるべき能力の1つだといえる．もちろんそれは最初から備わっていることは難しいかもしれない．多様な救急患者や救急医療の場で看護を実践しながら，振り返り，次に活かす学習を繰り返すことで，蓄えられる能力ともいえる．そのため，救急看護師は，常に医学的な知識のみならず，看護に必要な知識，技術ならびに自身の感性を高める自己研鑽が必要である．

2 救急看護の実際

a. 救急患者の受け入れ

救急患者は，その特徴で示したように，緊急度や重症度はさまざまであり，歩いて来院したから軽症とも，救急車で来院したから重症ともいえない．看護師はまず，患者の状況や状態から緊急度を見極め，優先度を決定することが必要となる．そこで，救急患者の受け入れ時にトリアージを行うことが望ましい．このトリアージは災害時のスタートプラス方式とは意味合いが異なり，診療の優先度を判断するものである．この場合，問診に始まる，視診，聴診，触診，打診を駆使したフィジカルアセスメントを行い，正常と異なる状態や状況を素早く察知しなくてはならない．医学的な知識，根拠に基づいて，予測，判断をすることが重要である．そしてこのフィジカルアセスメントの基本的な考え方は，生命の危機が差し迫っていないかどうかの判断であり，生理学的評価すなわち，気道，呼吸，循環をまず評価することである．

b. 救急患者に必要な処置介助，看護介入

心肺停止状態や重篤な状態で搬入された救急患者は，とくに生命危機の回避を目的とした診療が滞ることなく進められる必要がある．そのため看護師は，的確な観察判断をもとに，診療の流れを把握し，医師の行う処置の準備や介助を遅れることなく実施することが重要である．また，救急患者はその状態に応じた必要な応急手当の知識と技術が必要である．たとえば，心肺停止状態では迅速な心肺蘇生法が，重症な外傷では外傷診療のガイドラインに則った対応が，軽い打撲や捻挫では，RICE と呼ばれる患部の安静 rest，冷却 icing，圧迫 compression，挙上 elevation という対応など，患者にとって生命危機を回避し，苦痛や障害を最小限に抑える対応を行うことが重要である．緊急処置の介助はもとより，苦痛の緩和や精神的安定への介入は救急看護師として重要な役割である．

c. 集中治療時に必要な看護介入

集中治療時には，治療経過，患者の状態変化を観察，報告するとともに，2次合併症を予防し，生命の危機を脱することを目的とした看護実践が必要である．そこで，看護師もやはり，バイタルサインの観察，検査データの把握などを通して，今後の成り行きを予測しながら，看護にあたる．また，医師との調整役となり，家族の精神的援助にも配慮する家族との関わりも看護師の役割が大きい．

d. 客観的な記録や報告

患者や家族の状態やそれに必要な診療，看護の実際は，正確にかつ客観的に記録を残すことが求められる．そのため看護師は，経時的かつ客観的に起きた事実を確実に記録することが重要である．また，緊急性に応じた報告を行うためには，患者の状態，時間経過，観察など評価結果と

その解釈を系統立ててまとめる能力が必要である．

e. 死亡時の対応

救急患者は，軽症から重症までさまざまで，重篤な患者の場合，残念ながら処置の効果なく短い時間で死亡される場合もある．そのときは，患者の意思の代弁者となり，家族の意向をくみ，その患者の最期を考えた看護が求められる．とくに，救急医療における終末期のガイドラインにも提示されているような，死への診療，看護の考え方を施設内やチーム内で十分共通理解しておくことが求められる．また突然の心肺停止状態など，家族が受け入れがたい状況で死を迎えなくてはならないこともある．そのような家族に対する喪失への看護（**グリーフケア** grief care）も救急看護師の役割である．

f. 地域社会への対応

救急医療の目標は，救急患者の速やかな社会復帰である．重篤な心肺停止状態の患者でも，現代ではAEDの普及により蘇生率は上昇している．そのようなプレホスピタルでの一般市民への救急医療の啓発も救急患者の社会復帰に影響が大きい．これは，心臓病患者や家族へのAEDの使用を含んだ退院指導や，一般市民への指導を行うなど看護師が実践できる地域社会への看護介入の1つである．また，救急患者には早期からのリハビリテーションの開始が必要といわれている．これは，重篤な患者であっても，社会復帰を念頭に蘇生や治療の段階から四肢の拘縮予防や口腔ケア，嚥下への援助などを開始することが重要ということである．ただし，やはりここでも十分な予測や治療の流れを把握しその患者の状態や状況を的確に情報収集，整理し，適切な看護介入について計画・実施することを求められる．

3 災害看護に必要な知識，技術，能力

第1に，必須の知識・技術は，トリアージ，まずふるい分けと呼ばれる，緊急度を考えた**スタートプラス** start plus **式トリアージ法**である．歩けるかどうか（緑），呼吸や循環はどうか（赤・黄），呼吸や循環の回復の可能性があるか（黒）に振り分け，その後，さらに診療の優先度や緊急対応の必要な処置を選択的に行うためのトリアージがある（図7・2参照）．これは，看護師が主体的に判断・実施しながら，医師と連携し，緊急的な治療の必要な助かる可能性の高い患者を，より早く，必要な場所に搬送するために重要である．

第2は，2次災害予防をはじめとする災害対応の基礎知識と日頃からの訓練である．ただし，大規模な防災訓練や災害対応訓練だけが訓練ではない．日常の救急医療，看護を実践していく中でトリアージ感覚やベッドコントロールなどを活用し，積み重ねていく工夫が重要である．たとえば，今日入院している患者の中の緊急度や重症度をはかる指標にあてはめて考えたり，災害が起きたらどの順序でどのように避難誘導するかを考えたり，災害医療や看護は日常のそのような心構えやチームでのディスカッションが必要である．

また，第3に災害時にはとくに多職種との協働が必要であり，日常からのコミュニケーションが大きく影響するため，コミュニケーション能力は欠かせない．最後に災害時，医師や看護師も，ストレスフルな状況に陥ることが予測される．そのとき，お互いが心のケアを必要とすること，**デブリーフィング**（debriefing 振り返り）などで精神的安定をお互いが図る必要があることを忘れずに対応することも重要である．

救急看護は，年齢や性別，時間，場所を選ばず，起きた事故，災害，疾病によって発生した生命の危機的状態や患者の苦痛，不安に介入することである．そのためには，チーム医療の一員として主体的に考え行動することが求められる．日々の看護実践を振り返り，迅速かつ的確な判断と行動ができるよう，自己研鑽を重ねることが重要である．

G 救急画像診断概論

1 単純X線撮影

　単純X線写真は，画像検査の基本であり，古くから施行されている．とくに整形外科領域においては，今なお最も基本的で重要な検査である．単純X線写真の利点は，簡便であること，安価であることである．したがって，経過をみるために繰り返し施行したり，他の医療機関での撮影したものでも同様に比較・評価したりすることができる．被曝を伴う検査ではあるが，後述のコンピュータ断層撮影（CT）検査に比して侵襲性は低い．

a. 適　応

　外傷に関していえば，四肢の変形があれば絶対適応である．その他局所の腫脹が顕著である，関節可動域制限がある，などは適応となる．体幹では局所（骨に一致した）の疼痛があれば適応となる．ただし，他部位の疼痛が強い場合には，その他の場所の疼痛がマスクされることがあるので注意する．

b. 方　法

　被写体（患者）が動いてしまうと写真が不鮮明になってしまうため，静止した状態で撮影する．目的とする部分を画像の中心に持ってくる必要があるが，長管骨の場合は，その骨の全体像が必要であるため，その骨が1枚の写真に入るように考慮する．受傷部位が関節に近ければ，その関節は別途撮影する．

c. ポイント

　単純X線は骨を評価するのが主体であるが，軟部陰影を評価することも必要である．とくに膝関節での関節内血腫は単純X線で検出することができる（図1・8）．また読影の際には正常解剖を熟知している必要があり，頭蓋骨における縫合線や血管溝を見間違わないようにする．小児では骨端線が閉鎖していないため左右比較しないとわかりにくいことがあり，正常側も同様に撮影して比較することも考慮する．陳旧性の骨折では骨折部位に仮骨が形成されてくるため，新鮮骨折との違いを鑑別することができる．

　単純X線は2次元の評価であり，3次元の肉体構造を2次元に投影している．したがって，1枚の写真からは評価できないことがある．少なくとも2方向の撮影を行う必要がある．手関節や足関節など多数の骨が存在している部位ではさらに斜位などを加えて評価する．

2 コンピュータ断層撮影（CT）

　CT（computed tomography）は単純X線検査の延長である．円筒内に被写体（人体）が入り，1つの線源から照射されたX線を対側で検出し，被写体のその直線上の吸収値を求める．線源が1

回転することによって，その回転した1つの断面の吸収値を測ることができる．その断面上の1つひとつのピクセルの吸収値を断層画像として表示する．これの連続により，必要な範囲の断面を描出する．

以前は1回転で1断面の撮影であり，しかも1回転に数秒を要することもあった．1990年代半ばより**ヘリカルCT**が登場した．これは，回転しながら次の断面に移るというようにらせんを描くように撮影できるものである．これにより撮影時間は半減した．さらに，21世紀になり，検出器を複数（2列，4列，8列，…64列，128列，今では320列も存在する）配列することによって，画像を3次元的に捉えることが可能になった．これが**多列検出器CT** multidetector row CT（MDCT）である．撮影データを横断面以外の断面（矢状断・冠状断など）（**多断面再構成画像** multiplanar reformation（MPR画像））での評価が可能になったため，関節面の骨の評価（図1・9）や脊椎の評価（図1・10）は単純X線写真をはるかに凌駕する．

機器の進歩および普及に伴いCTを行うことができる医療機関は非常に増加した．これによりX線で断層撮影が行われることはほとんどなくなった．CTは被曝を伴う検査であり，安易に施行するべきではないが，必要に応じて施行しなくてはならない．

a．適　応

四肢外傷に関して単純X線で骨折が明瞭であれば基本的にはCTの適応はない．ただし，関節面に及ぶ骨折であったり，関節面との関係が治療（手術）方針に必要であったりすればCTを施行することがある．また臨床所見として骨折が強く疑われるにも関わらず，単純X線で骨折線が不明瞭である場合にCTを施行することがある．

肋骨骨折の疑いでは，内臓損傷の可能性があるためCTの適応となることがある．上位肋骨であれば，気胸や肺挫傷の有無を評価する必要がある．下位肋骨では，右ならば肝臓・右腎臓，左ならば脾臓・左腎臓の損傷を念頭に入れ，外力が強い外傷であればCT検査を施行する．また骨盤骨骨折から後腹膜出血をきたし，ショックになることもある．単純X線では骨盤後方成分（仙骨・腸骨など）の評価が消化管ガスなどで困難であるためCTで評価するとよい．

MDCTを用いれば，前述のごとく脊椎の評価をより明確に行うことができるため，脊椎外傷とくに胸椎ではCTの適応になりやすい．ただしMDCTを用いても脊髄損傷の評価は不可能であるため，神経症状を有する場合は脊髄の評価のためにMRI（magnetic resonance imaging）検査を考慮する．

b．方　法

単純X線検査の延長であり，写真撮影の際に動かないことがきれいな画像を得るための基本であることには変わりない．CT検査は四肢であれば，静止できれば問題はないが，体部の撮影では静止画を撮るために息止めを行う．MDCTであれば，呼吸停止ができなくても，ゆっくりとした呼吸ならば，比較的鮮明な画像が得られる．

c．ポイント

肋骨骨折が疑われる場合は，丹念に1本1本の肋骨を前後の断面を見ながら起始から停止まで確認する．左右合わせて24本の骨を1本ずつ観察する必要がある．鎖骨骨折などは画像の端になり，きちんと読まれていないことがあり，写っている構造物は必ず読影するように心がける．

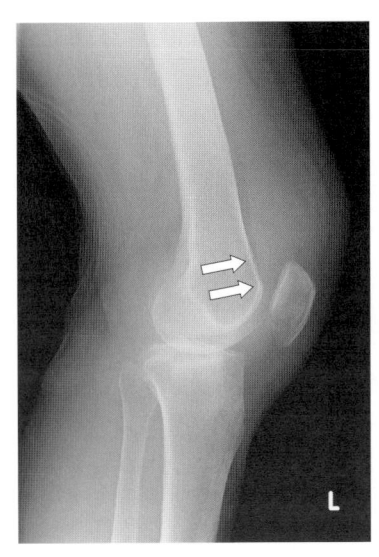

図1・8　膝関節内血腫
膝関節単純X線写真側面像.
バスケットボール練習中に転倒して受傷. 左膝関節部に疼痛と腫脹を認める. 膝関節単純X線写真では骨折線は指摘できないが, 関節上包 suprapatellar bursa(矢印)に透過性の低下があり, 膝関節内に血腫が存在していることが示唆される.

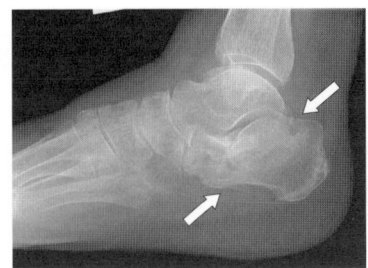

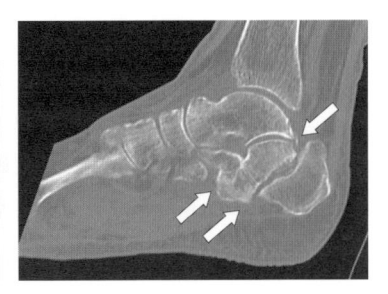

図1・9　踵骨骨折
左：足部単純X線写真側面像, 右：足関節CTの矢状断像.
3階から墜落して受傷. 足部の変形があり, 足関節単純X線写真を施行. 踵骨の扁平があり, 骨折(矢印)があることはわかるが, CTのほうが明確である.

図1・10　椎体骨折
a・b：胸腰椎単純X線写真正面・側面像, c：体部CTの矢状断像.
交通事故で受傷し搬送. 椎体の単純X線写真正面像(a)では椎体の骨折さえ不明瞭である. 側面像(b)でも, 1枚で撮像可能な範囲は限られており, 不明瞭である. 下位胸椎の椎体骨折は判断できるが, それ以上の診断は困難である. 一方CT(c)では, 胸腰椎が一度に撮影可能であり, また, 胸腹部臓器の損傷評価と同時に施行することができる. CT画像では第11胸椎の椎体骨折(矢印)の他に第6胸椎の椎体骨折(黒矢印)や棘突起の骨折(矢頭)を見ることができる. その他にも胸骨の骨折(黒矢頭)まで検出可能である.

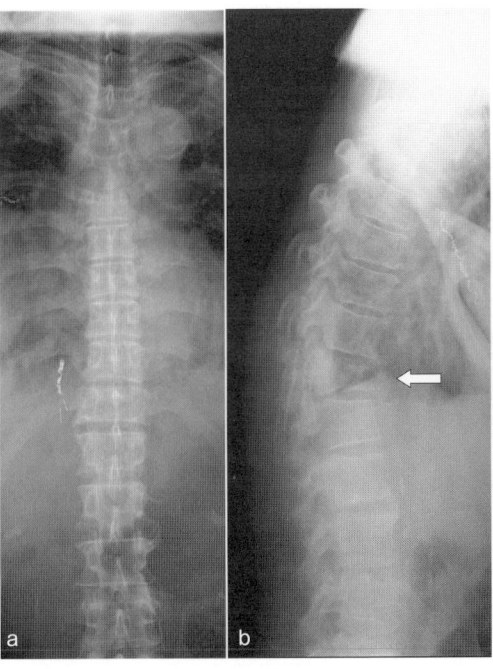

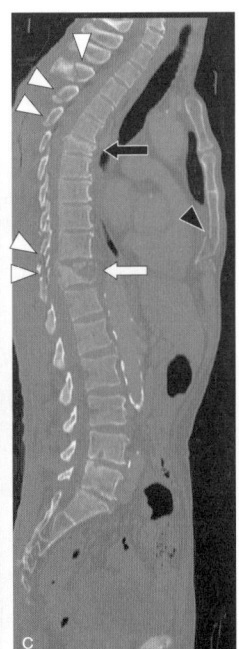

1つの強い訴えにより，他の損傷の疼痛がマスクされることがある．不十分な診察で検査を怠ることにより診断が遅延することがあり，丁寧に診察し必要な部位の撮影を行う．また画像検査を行うことができても読影が正確に行えなければ誤診につながる．MPRなどの画像再構成は，必要に応じて細かく行わないと，損傷が不明瞭になり評価できないことがある．またスライス断面と骨折線が平行であると骨折線がわかりにくいことがある．とくに頭蓋骨骨折(図1・11)や肋骨骨折(図1・12)など必要に応じて，冠状断や矢状断，場合によっては3D再構成画像を作成して評価する．

3 超音波装置(US)

超音波装置ultrasound(US)は周波数の高い音波の跳ね返りを検出することによって内部の性状を検査する装置である．硬いもの(骨皮質)が存在しているとその内部までは超音波が達しないために検査できない．また空気が存在しているとその表面で反射されるため深部の評価はできない．

超音波の最大の利点は侵襲性がないことである．したがって何度でも繰り返し検査することが可能である．しかしながら，客観性に乏しく術者の技量によって検出率が変わってしまう．逆にいえば，トレーニングを積むことによって検出率は上昇する．

実際に単純X線を施行せず，超音波検査だけで診断している医療機関はない．単純X線が施行できないような状況(屋外や放射線防護を行えないような公共の場など)で外傷を評価しなければならない場合に施行されることがある．

a. 適　応

禁忌になるような症例はない．後述のごとく体表とプローブとの間に空気が入らないようにするためゼリーを用いるが，汚染創の場合は，汚染を増悪させないように配慮する．

b. 方　法

超音波の周波数は検査する目的によって変更する．通常はセクタ(通常2～4メガヘルツ)，コンベックス(3～5メガヘルツ)，リニア(5～8メガヘルツ)と呼ばれる3種類のプローブ(図1・13)があり，腹部では通常はコンベックスが使用される．骨の評価を行う場合は，体表から浅いので周波数の高いリニアタイプのプローブ(通称「表在用プローブ」)を用いる．プローブと体表との間に空気が存在していると描出できないため，体表にゼリーなどを塗りプローブと体表との間に空気が入らないようにする．ゼリーの種類は何でも構わないので専用ゼリーにこだわる必要はない．ただし水では，すぐに乾いてしまうので適していない．

c. ポイント

長管骨の骨傷評価を行う場合は，正常部分から徐々に患部に近づけ，骨(白く光り，その深部まで超音波が届かないために深部は真っ黒として写しだされる)の連続性が途中で断裂していないかを見る．

肋骨骨折に伴う気胸の有無を見る場合は，通常の肺でも空気が存在して深部までは見えないが，肺ならば呼吸によって変動する．肺前面に気胸腔が存在している場合は，呼吸によってもその空気が変動しないため気胸の存在を疑うことができる．

超音波検査は，前述のごとく術者による描出能が異なるため，術者の技量に応じて評価を考え，

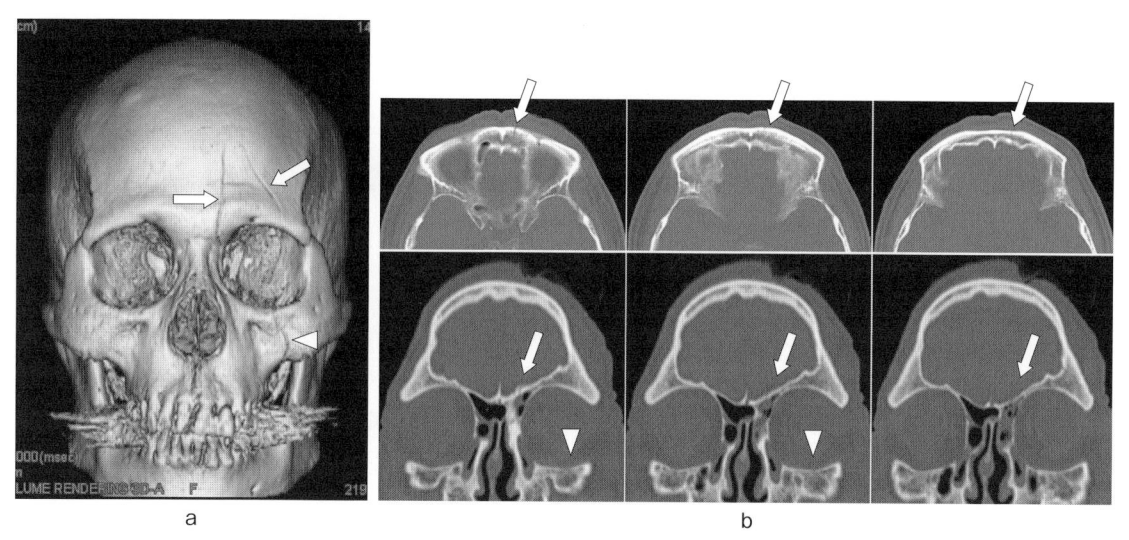

図1・11 頭蓋骨骨折
a. 頭蓋骨の3D再構成画像, b.頭部CTの横断像(上段)と冠状断像(下段).
転倒した際に, 両手に荷物を持っていたため頭部が直接地面に衝突. 3D再構成画像(a)では, 前頭骨左側から直線上に骨折線(矢印)が見られ, 左上顎骨にも骨折線(矢頭)が明瞭である. 横断像や冠状断像では骨折線が不明瞭である.

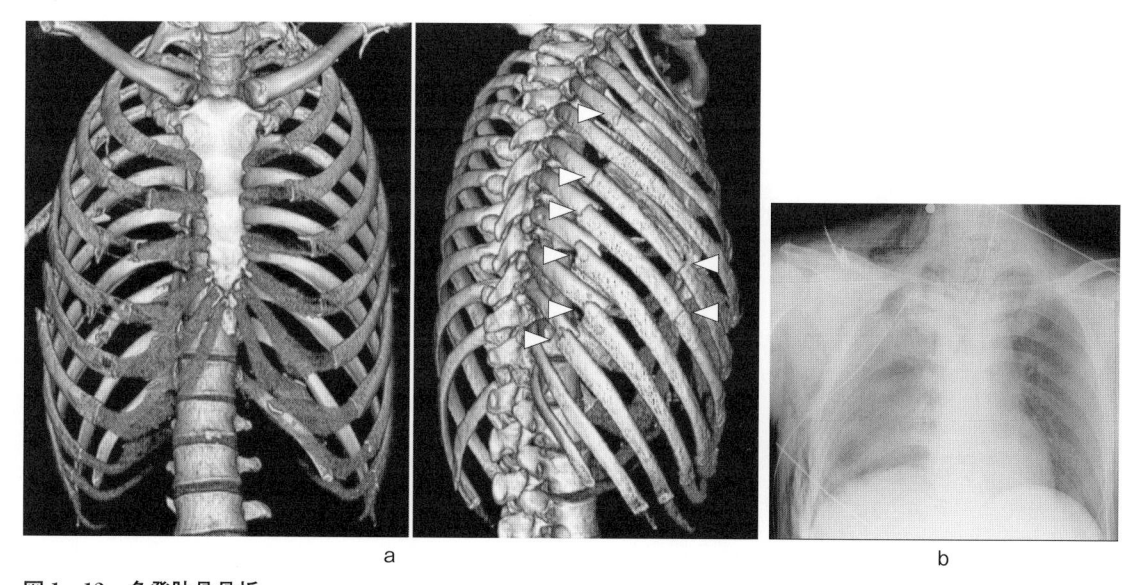

図1・12 多発肋骨骨折
a. 胸郭CTの3D再構成画像の正面像(左)と右後斜位像(右), b.胸部単純X線写真.
CTデータから骨の成分だけ取り出して3D再構成を行うと単純X線写真(b)では不明瞭な骨折線が明瞭となる. 胸部の全体像を把握するためには胸部単純X線写真は必要であるが, 骨の評価だけを行うならば, CTのほうが検出率が高い. 多発肋骨骨折(矢頭)を認め, 1つの骨に2か所の骨折が存在する肋骨も見られる.

他の検査での裏打ちなどをしなければならない．

H ● 緊急検査概論

　救命救急部署で診療される救急傷病は，内科系から外科系に至る疾病や重度外傷などの傷病群と広く，また新生児・乳児から老人までの幅広い年齢層にわたっており，さらに診断から治療開始までの時間が短いため，速やかに広く各種鑑別診断を行い，治療につなげるための**緊急臨床検査**が必要になる．臨床検査には直接患者に接して行う検査(心電図，脳波などの**生理機能検査**)と，血液，尿，便，穿刺液など患者から排出される検査材料(検体)について行う検査(**検体検査**)がある．ここでは，緊急検査として行われる検体検査について，その種類と何がわかるのかを概説する．

1 検体検査の種類と目的

　緊急検査として行われる検体検査の種類を**表1・6**に示す．緊急検査はどのような病態が，どの臓器に存在するのかを，大きくふるい分けして把握することが重要であり，このふるい分け検査のことをスクリーニング検査と呼ぶ．

a. 血液検査

　血球数算定，生化学検査，血清学検査，血液凝固検査，動脈血液ガス分析などがある．それぞれ，採取するときの採血管が異なっている(**図1・14**)．

1. 血球数算定(血算)

　白血球数 white blood cell count(WBC)，**赤血球数** red blood cell count(RBC)，**血小板数** platelet count(PLT)などの血液中の細胞について測定する．抗凝固薬のEDTA(エチレンジアミン四酢酸)が入った採血管で採血する．採血後は，転倒混和し血液が凝固しないようにする．

2. 生化学検査(生化)

　血清蛋白濃度や脂質，各種酵素，電解質，糖などを測定する検査であり，多くの検査項目の中から病態に合わせて必要なものを選択する．酵素はAST(GOT)，ALT(GPT)，LDH，ALP，γ-GTP，アミラーゼ，CKなどがスクリーニング検査として行われる．これらは**逸脱酵素**と呼ばれ，各種臓器の細胞内に存在する酵素で，その細胞が破壊されたときに血液中に流入して増加するため，障害された臓器を推定することができる．血清分離剤入りの採血管を用いて採血し，全血液から遠心分離を行い，血清を採取して検査を行う．

3. 血清学検査(血清)

　血液中の各種抗原・抗体の検出を目的とした検査を行う．感染症検査や輸血のための**血液型検査**，**交差適合試験**(クロスマッチ)も血清検査として行われる．何も入っていない採血管(通称プレーン採血管)で採血し，血液がすべて凝固した後に遠心分離を行い，血清を採取して検査を行う．

4. 血液凝固検査(凝固)

　血液が凝固する速さ(凝固時間)や，血栓症のマーカーなどを測定する．抗凝固薬のクエン酸ナ

表1・6 検体検査の種類

血液検査	血球数算定	血液中の細胞数
	生化学検査	蛋白，脂質，酵素，電解質，糖など
	血清学検査	感染症抗原，抗体や輸血検査
	血液凝固学検査	凝固時間や血栓症マーカーなど
	動脈血液ガス分析	pH, PaO_2, $PaCO_2$, HCO_3 など
尿検査	一般	尿比重，尿糖，尿蛋白など
	沈渣	白血球や各種円柱
便検査		潜血
穿刺液検査	胸水	蛋白濃度や細胞数と細胞の種類など，それぞれの病態に合わせて行う
	腹水	
	関節液	
	心嚢液	
	脳脊髄液	
細菌学的検査	各種検体	塗末，培養

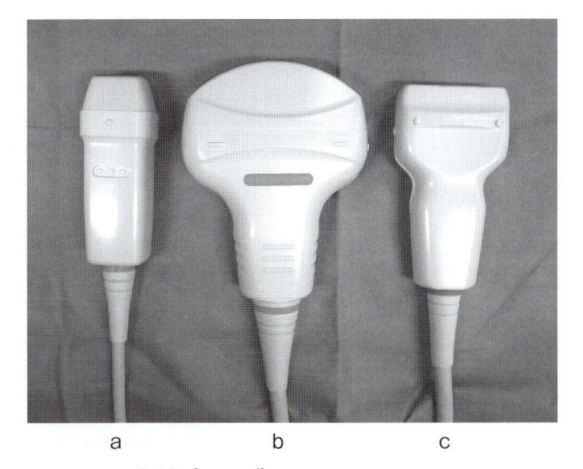

図1・13 各種プローブ
a セクロプローブ
b コンベックスプローブ
c リニアプローブ

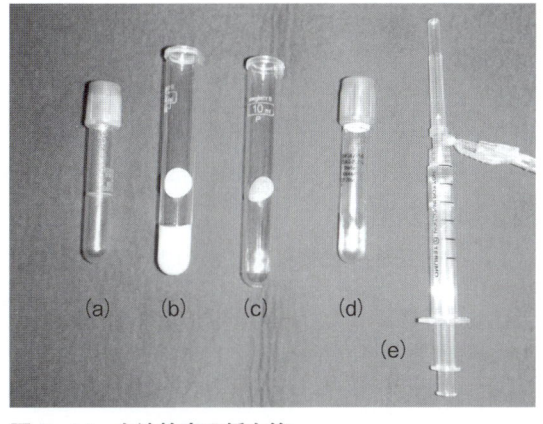

図1・14 血液検査の採血管
それぞれの検査に使用する採血管で，血算(a)，生化(b)，血清(c)，凝固(d)，動脈血液ガス(e)である．

トリウム(液体)入りの採血管で採血する．抗凝固薬が液体のため，採血管内に入る血液が，所定の量より少ないと，採血した血液の濃度が変化するので検査ができなくなる．よって，採血時は決められた量を確実に採血することが重要である．採血後は転倒混和し，血液が凝固しないように気をつけ遠心分離後，血漿を採取して検査を行う．

5. 動脈血液ガス分析(動脈血ガス)

動脈血の**酸素分圧** partial pressure of arterial oxygen(**PaO_2**)，**二酸化炭素分圧** partial pressure of arterial carbon dioxide(**$PaCO_2$**)を測定することができ，人工呼吸管理の頻度が高い救急医療では必須の検査である．また，pHやHCO_3を測定することで，アシドーシスやアルカローシスといった酸塩基平衡状態を把握でき，その原因が呼吸性か代謝性かを判定できる．採血はヘ

パリン入りの注射器を用いて行い，採血後は気泡を取り除き，二酸化炭素の蒸散を防ぐために針の先端にキャップをする．直ちに測定することが望ましいが，困難なときには氷冷し1時間以内に測定する．

b. 尿検査

尿検査は腎機能障害をはじめ，肝機能障害，糖尿病，脱水状態など全身の状態を推測することができる．尿一般検査と尿中の細胞を顕微鏡で確認する尿沈渣がある．

c. 便検査

便検査はその性状や内容物を調べることで，消化吸収の状態や消化管出血などを調べることができる．

d. 穿刺液検査

穿刺液検査はスクリーニング検査ではなく，病態から疑われた疾患を鑑別診断するために行う検査である．検査穿刺液には，胸水，腹水，関節液，心嚢液，脳脊髄液などがあり，それぞれ病態に合わせて必要な項目を測定する．

e. 細菌学的検査

喀痰，尿，便，血液，穿刺液など各種検体について，病原細菌を検出するために行う．この検査もスクリーニング検査ではなく，疑われる感染臓器を症状所見から推測し，病態を鑑別するための検査である．塗抹標本にグラム染色や抗酸菌染色を行い，一般細菌や結核菌などの存在を顕微鏡で観察する．また，培養を行うことで細菌量を増やし，細菌の同定を行う．

2 検査の読み方

各種検査によって，次のような病態を判断することができる．各検査項目の基準値を**表1・7**にまとめる．基準値は，検査方法や検査施設によって異なるため，そのつど確認が必要である．

a. 一般栄養状態の把握

生化学検査の**総蛋白**や**アルブミン濃度**が基準値内であれば，一般栄養状態は侵されていないと判断する．低下している場合は，何らかの栄養不良や慢性的な消耗性疾患の存在が推測される．

b. 貧　血

血算の**赤血球数**(RBC)，**ヘモグロビン** hemoglobin(Hb)，**ヘマトクリット** hematocrit(Ht)によって，貧血状態を判定する．これらが低下している場合，貧血と判断する．貧血の場合，その原因を推測するために**平均赤血球容積** mean corpuscular volume(**MCV**)が参考となる．MCVは赤血球の平均的な大きさを表すもので，その値により大球性，正球性，小球性に分類することができる．貧血の原因にはさまざまな原因があるが，救急医療においては，消化管出血や外傷による大量出血など，急性の出血に起因する貧血が多く，その場合は**正球性貧血**となる．急性出血の場合，その循環動態にもよるが，高度貧血ならば輸血が必要となる可能性があり，Hbで7 g/dl以下が輸血開始の1つの目安となる．また，小球性の場合，鉄欠乏による貧血であることが多く，長期の慢性的な出血による鉄の喪失の存在が疑われる．その場合には，生化学検査にて血清鉄を測定し，低下していれば鉄を補充することで改善が期待できる．

c. 感染症

血算にて白血球数増加があり，生化学検査で**CRP**(**C反応性蛋白** C reactive protein)が陽性で

表1・7　各種検査項目の東京医科大学病院における基準値

名　称	略　称	基準値	単位
血算			
白血球数	WBC	2700～8800	/μl
赤血球数	RBC	370万～540万	/μl
ヘモグロビン	Hb	11.0～17.0	g/dl
ヘマトクリット	Ht	34.0～49.0	%
平均赤血球容積	MCV	84.0～100.0	
平均赤血球ヘモグロビン量	MCH	27.0～34.0	
平均赤血球ヘモグロビン濃度	MCHC	32.0～35.0	
血小板数	PLT	14万～34万	/μl
血算　白血球百分率			
好中球	NEUT	42.0～74.0	%
好酸球	EOSIN	0.0～6.0	%
好塩基球	BASO	0.0～2.0	%
リンパ球	LYMPH	19.0～47.0	%
単球	MONO	2.0～8.0	%
生化　酵素関連			
アスパラギン酸アミノトランスフェラーゼ	AST (GOT)	8～38	U/l
アラニンアミノトランスフェラーゼ	ALT (GPT)	4～44	U/l
乳酸脱水素酵素	LDH (LD)	106～211	U/l
アルカリホスファターゼ	ALP	104～338	U/l
γ-GTP	GGTP	16～73	U/l
クレアチンキナーゼ	CK (CPK)	(男)56～244 (女)43～165	U/l
クレアチンキナーゼMB型	CK-MB	25以下	U/l
アミラーゼ	AMY	39～124	U/l
生化　蛋白関連			
総蛋白	TP	6.6～8.2	g/dl
アルブミン	ALB	3.9～5.3	g/dl
C反応性蛋白	CRP	0.3以下	mg/dl
生化　糖関連			
グルコース	GLU	60～110	mg/dl
生化　電解質			
カルシウム	Ca	8.2～10.2	mg/dl
ナトリウム	Na	138～148	mEq/l
クロール	Cl	98～108	mEq/l
カリウム	K	3.6～5.2	mEq/l

名　称	略　称	基準値	単位
生化　脂質関連			
総コレステロール	T-Chol	132～220	mg/dl
中性脂肪	TG	38～150	mg/dl
生化　その他			
総ビリルビン	T-BIL	0.2～1.2	mg/dl
直接ビリルビン	D-BIL	0.2以下	mg/dl
尿素窒素	BUN	8.0～22.6	mg/dl
クレアチニン	CRTN	(男)0.6～1.1 (女)0.4～0.8	mg/dl
尿酸	UA	(男)3.0～7.0 (女)2.5～6.3	mg/dl
血清鉄	Fe	(男)60～200 (女)50～160	μg/dl
凝固			
プロトロンビン時間	PT	12.0±2.0	秒
活性化部分トロンボプラスチン時間	APTT	30.0±5.0	秒
血中フィブリン分解産物	FDP	2.8未満	μg/ml
Dダイマー	DD	0.8未満	μg/ml
アンチトロンビンⅢ	ATⅢ	80～120	%
フィブリノーゲン	FBG	200～400	mg/dl
動脈血液ガス			
pH	pH	7.35～7.45	
二酸化炭素分圧	PaCO$_2$	35～45	mmHg
酸素分圧	PaO$_2$	75～100	mmHg
HCO$_3$	HCO$_3$	20～26	mEq/l
過剰塩基	BE	－3～＋3	mEq/l
酸素飽和度	O$_2$SAT	92.0～98.5	%
尿一般検査			
比重		1.006～1.022	
pH		4.8～7.5	
蛋白		(－)	
糖		(－)	
アセトン体		(－)	
潜血		(－)	
ウロビリノーゲン		0.1～1.0	EU/dl
ビリルビン		(－)	
亜硝酸塩		(－)	
白血球数		(－)	
血中薬物測定		有効血中治療域	
ジゴキシン		0.5～2.0	ng/ml
テオフィリン		5.0～20.0	μg/ml

あれば，何らかの感染による炎症の存在が疑われる．**白血球数増加**のとき，白血球百分率で白血球の中の何が増加しているのかを確認する．**好中球が増加**している場合は，細菌感染症である可能性が高い．敗血症など重症感染症の場合には，逆に白血球数が減少する場合もあるので，注意が必要である．ウイルス感染症の場合は，白血球数は正常でも**リンパ球数が増加**している場合がある．感染症ではなくても，炎症の存在によって白血球数は変動する（増加も減少も）ため，患者の状態や身体所見から総合的に判定する．

d. 肝・膵・胆道系障害

生化学検査にて多くの情報を得ることができる．AST(GOT)，ALT(GPT)は，**肝障害のスクリーニング検査**として行われる．とくにALTは，肝細胞内に他臓器と比較して多く存在しており，**ALT**の増加は肝障害の有無や程度を知るための良い指標となる．急性肝炎ではALTがASTに比較して優位に上昇し，アルコール性肝炎や肝硬変では**AST**が優位になる．LDH(LD)も肝障害にて上昇するが，LDHは肝以外にも他の臓器組織に広く分布しており，肝障害に対する特異性は低い．**ALP**やγ-GTPは胆道系の細胞に広く分布しているため，これらの上昇は胆石や胆嚢炎，胆管癌，肝炎などによる胆汁うっ滞が疑われる．**胆汁うっ滞の場合**，ビリルビンの上昇が見られ，とくに直接ビリルビン(direct bilirubin，D-BIL)が増加する．総ビリルビン(total bilirubin，T-BIL)が3 mg/d*l*以上になると見た目で判断できる**黄疸**（顕性黄疸）となる．この場合，尿中ビリルビンが陽性となる．**膵炎**では，アミラーゼが上昇するが，アミラーゼは膵臓型(P型)と唾液型(S型)があり，膵炎ではP型が上昇する．

e. 腎障害

尿検査にて，尿蛋白や尿潜血が陽性であれば，腎病変が疑われる．一般検査で異常が認められれば尿沈渣を行う．白血球が認められれば，腎盂腎炎や膀胱炎などの尿路感染症が疑われる．生化学検査では，**尿素窒素**(blood urea nitrogen，**BUN**)や**クレアチニン**が上昇していれば，腎機能障害が疑われる．これらは，脱水状態や発熱，熱傷などの消耗状態でも上昇する．救急病態では急性腎不全を呈することもしばしばであり，BUN 60 mg/d*l*，クレアチニン6 mg/d*l*が人工透析開始の目安となる．

f. 心筋傷害

狭心症や急性心筋梗塞などの急性冠症候群や心筋炎など，心筋が傷害された場合，心筋内に多く存在しているクレアチンキナーゼ(CK)のMB型(CK-MB)が上昇する．CKは以前CPKと呼ばれており，現在もCPKと記載されることもある．また，ASTやLDHも心筋に多く分布しており，心筋傷害時に増加する．

g. 糖の異常

高血糖も低血糖も意識障害の原因となる．インスリン治療や血糖降下薬内服中の糖尿病患者では，いつでも**低血糖**による意識障害が生じる可能性がある．また，何らかのきっかけで，血糖コントロールが不能となり**高血糖**を呈し，**糖尿病性ケトアシドーシスや非ケトン性高浸透圧性昏睡**などを生じることがある．救急病態では，初診時に尿糖，尿アセトン体の有無や生化学検査でグルコースを測定しておくことは重要である．

h. 呼吸障害

動脈血ガスのPaO₂，PaCO₂にて肺ガス交換能をみることができる．PaO₂の低下は低酸素血症を表し，各種肺疾患や心不全などを疑う．PaCO₂の増加は肺換気障害が疑われ，PaCO₂の増加により呼吸性アシドーシスを生じ，pHは低下する．

i. 電解質異常

ナトリウム(Na)，カリウム(K)，カルシウム(Ca)，クロール(Cl)などの電解質の変化はさまざまな原因で起こるが，このバランスの破綻により危険な致死的な不整脈が生じることがあるため，生化学検査において必須の緊急検査項目である．おのおの高値でも低値でも問題となり，補正が必要である．

j. 代謝障害

生化学検査にて，総コレステロール total cholesterol(T-Chol)の高値や中性脂肪 triglyceride(TG)の高値は**脂質異常症**を示しており，動脈硬化の危険因子である．また，尿酸高値の場合は痛風を考慮する．尿酸は腎障害や脱水でも上昇する．

k. 出血傾向・血栓症

出血傾向は血小板の低下や血液凝固因子の低下によって引き起こされる．循環血液量に相当するような大量出血の場合，血小板も凝固因子も低下し止血困難に陥るため，血小板輸血や新鮮凍結血漿 fresh frozen plasma(**FFP**)の輸血を考慮しなければならない．凝固検査のプロトロンビン時間 prothrombine time(**PT**)や活性化部分トロンボプラスチン時間 activated partial thromboplastin time(**APTT**)の延長は，凝固因子の低下を表しており，FFP投与の指標となる．

血中FDP(フィブリン分解産物 fibrin degradation product)やDダイマーは，血管内に血栓ができた場合に増加する．深部静脈血栓や肺塞栓などの静脈血栓塞栓症で上昇する．とくに**Dダイマー**の検査特異性は高く，Dダイマーが上昇していなければ，急性の血栓症は生じていないと判断することができる．外傷や重症感染症，ショックなどの救急病態では，**血管内血液凝固症候群** disseminated intravascular coagulation syndrome(**DIC**)を合併する頻度が高いが，DICの場合には血小板の低下，血中FDP，Dダイマーの増加やアンチトロンビンⅢ antithrombin Ⅲ(ATⅢ)の低下が認められる．

l. 薬物中毒

日常多く処方され治療域と中毒域が比較的近いものや，血中濃度が重症度を反映するようなテオフィリンやジギタリス製剤などの血中薬物濃度が測定される．スクリーニングとして検査されるわけではなく，問診，所見などの情報収集にて，薬物中毒が疑われるかどうかが鍵である．

m. 筋肉や骨の障害

外傷時，筋肉の挫滅によって，CK，AST，LDHなどの骨格筋に多く分布している酵素が上昇する．これらは，筋への阻血性変化や横紋筋融解症でも上昇する．骨折など骨の損傷では骨に多く分布しているALPが上昇する．

3 重症外傷時の検査

重症外傷時は血算や生化学検査にて，貧血状態と損傷臓器の把握を行い，輸血が必要になることを想定し，血液型とクロスマッチのための血清検体を採取しておく．また，凝固検査で止血能

や DIC 合併の有無を評価しておくことも重要である．

　災害被災者の場合，クラッシュ症候群を念頭におかなければならない．**クラッシュ症候群**では，瓦礫などの下敷きになった四肢の長時間にわたる圧迫阻血のため生じた虚血組織産物が，患者が救出された後に全身に再灌流して**多臓器不全**が生じる．CK の上昇，高 K 血症，低 Ca 血症などが認められ，代謝性アシドーシスとなるため，血液ガス分析も必須項目である．

I ● 麻酔・疼痛管理概論

　人が生きてゆく中で不幸にも病魔に侵され，その病魔を取り除くために手術を受けるとき，一時的に知覚を消失，鈍麻させることから麻酔の歴史が始まった．紀元前にまで遡ることができる．16 世紀に入りヨーロッパでエーテルが合成され，17 世紀に静脈注射が発明され，18 世紀後半に酸素や笑気が発見され，19 世紀には全身麻酔法の臨床応用の時代となった．わが国では 1804 年，世界初の全身麻酔下手術として，華岡青洲が通仙散を用いて乳癌の手術をしている．

　一般的に全身麻酔では術中は意識もなく，呼吸すら自分で調節不能である．わずかに循環を保つために心臓が脈打っている．麻酔は鎮痛，鎮静，催眠をもたらしているが，術中のあらゆる危険から生命を守る．すなわち安全の確保が麻酔の本質である．

　麻酔には大きく分けて全身麻酔法と局所麻酔法とがある．

◆ **[コラム] 救急で用いられる簡易検査法**

　検体を検査室に提出して，その結果を待つのではなく，臨床現場その場で検査を行うことを Point-of-Care Testing（POC）と呼び，古くから尿試験紙による定性試験，尿比重測定，血糖値測定などは POC として行われてきた．近年，特別な検査機器を必要としない各種の迅速診断キットが開発され，緊急検査室のない病院，クリニックでも簡易検査法による POC が施行できるようになっており，診断・治療の効率化が図られている．

　急性冠症候群（ACS）の診療では，早期診断と治療方針の決定が重要である．心筋トロポニン T troponin T（TnT）や心臓型脂肪酸結合蛋白 heart type fatty acid-binding protein（H-FABP）といった新しい心筋傷害マーカーが導入されている．TnT は，従来の心筋傷害マーカーである CK や CK-MB に比較して感度・特異度が高く，CK ではその上昇が 2 倍未満にしかならないような微小梗塞でも検出しうる．2001 年の急性心筋梗塞診断基準では生化学マーカー検査として第 1 選択となっている．TnT は発症 4 時間未満では，まだ血中への遊出が十分ではなく，発症後の時間的診断精度としては CK-MB と大きな変わりはない．一方，H-FABP は心筋傷害時，発症 1 時間程度で CK-MB に先駆けて速やかに上昇するため，発症 4 時間以内の超急性期の診断マーカーとして注目されている．TnT も H-FABP も全血による簡便な迅速診断キットが開発されており，ACS の初期診断に活用されている．

　救急医療ではよく遭遇する乱用薬物による急性中毒や意識障害への対応として，尿中乱用薬物のスクリーニング検査キットであるトライエージ DOA® を紹介する．これは三環系抗うつ薬，ベンゾジアゼピン系薬などの向精神薬をはじめ，覚醒剤，大麻など計 8 種類の尿中薬物を同時に検出することができるキットである．

　また，感染症診療においても，その迅速性から病原体抗原の検出検査が注目されており，次のような簡易検査キットが臨床応用されている．ウイルスでは，インフルエンザ，RS ウイルスなどの呼吸器感染症，咽頭結膜熱（プール熱）や流行性角結膜炎を引き起こすアデノウイルス，下痢症を生じるロタウイルスなどがあり，細菌では A 群 β 溶連菌，肺炎球菌，レジオネラなどがある．検査検体は，呼吸器感染症では咽頭拭い液，下痢症では糞便など感染部位の検体であることが多い．しかし，肺炎球菌とレジオネラは両者とも肺炎を引き起こす病原体だが，尿中に排泄されている抗原を検出するものなので検査検体に注意してほしい．

1 全身麻酔

全身麻酔には以下のような方法がある．

(1) 吸入麻酔：麻酔器を使用して吸入麻酔薬を吸入することによって脳に作用して全身的な麻酔効果を得る．

(2) 静脈麻酔：静脈麻酔薬を静脈に注入して行う全身麻酔法である．

(3) ニューロレプト麻酔：神経遮断薬と麻薬性鎮痛薬を使用して周囲に無関心な状態をつくりだし，術者との応答を保ちながら手術を可能にする麻酔法である．

(4) 全静脈麻酔：静脈麻酔薬と麻薬と筋弛緩薬を併用して鎮静，鎮痛，筋弛緩，反射の抑制を得て酸素，空気によって換気を行う麻酔法である．

2 局所麻酔

局所麻酔は末梢神経に局所麻酔薬を作用させて痛みを一時的に遮断して無痛状態を得る方法で，意識は保たれる．以下のような種類がある．

(1) 表面麻酔：局所麻酔薬を皮膚や粘膜に直接塗布，噴霧などして行う．

(2) 浸潤麻酔：局所麻酔薬を注射して必要とする部位に浸潤させて効果を得る．

(3) 伝達麻酔（神経ブロック）：末梢神経に局所麻酔薬を注入し中枢への痛みの伝達を遮断する．ペインクリニックで広く行われている．手術にも用いられる．

(4) 脊髄麻酔：一般的に腰部から行うことが多い．針先をくも膜下腔に刺入し，脳脊髄液内に局所麻酔薬を注入し馬尾神経を麻酔する．

(5) 硬膜外麻酔：硬膜外腔に局所麻酔薬を注入し，神経の伝導を遮断する．分節麻酔が可能となる．広くペインクリニックで用いられ痛みの細い神経のみを遮断することで分離麻酔などともいわれる．

(6) 静脈内区域麻酔：四肢を駆血して静脈内に局所麻酔薬を注入して駆血帯より末梢の麻酔を得る方法．上肢の手術などに用いられる．

3 全身麻酔の実際

全身麻酔には以下のように，周到な準備が必要である．

- 麻酔器の準備（医療ガス配管など）
- 気管挿管の準備（喉頭鏡，チューブ）
- 使用薬剤の準備
- 輸液の準備
- モニター機器

麻酔の導入には，静脈路を確保したのち，モニター類を装着して十分に酸素化（脱窒素）したのち導入する．

一般的導入法である急速導入法の一例として，静脈麻酔薬をゆっくり静注し，入眠したら陽圧換気を開始，筋弛緩薬を投与し十分筋弛緩を得て気管挿管に移る．麻酔の維持には，吸入麻酔薬，静脈麻酔薬，筋弛緩薬（脱分極性と非脱分極性）などの全身麻酔薬を使用する．

4 脊髄くも膜下麻酔（脊椎麻酔）の実際

腰部で行うことが多い．腰椎は5個あるが脊髄神経が馬尾をなすL1以下で穿刺する．腰椎椎

間棘突起間隔をなるべく拡げるように膝を抱きかかえるように側臥位で行う．座位で行うこともある．通常はL3, 4間を穿刺部位とする．

用いられる局所麻酔薬は脳脊髄液の比重と比較して高，等，低比重の3種類がある．比重の差を利用して麻酔される手術野の調整が行われる．すなわち高比重の薬液は沈降し低比重のものは高位へと移動する．一般的に麻酔される範囲は注入速度，注入量によって左右されるといわれている．

5 麻酔と集中治療

麻酔医はもともと術中の全身管理，人工呼吸管理，患者監視，薬物療法，水分・電解質バランスの管理に慣れている．すなわち心肺危機に直面する患者管理に適しているということができる．その意味で麻酔とICU（集中治療室）は切り離すことができない関係にある．

現在の集中治療は多臓器不全に陥った患者がその主たる対象となっている．集中治療室の患者監視，治療体制は心肺危機に陥った重症患者の管理であり，全身麻酔中と同様に集中的な体制の確立が必要である．

重症患者の集中治療を安全に行い，治療成績の向上を図るには各種生体情報のモニタリングは欠かせない．これによって得られた情報を瞬時に判断し，適正な治療法を選択してゆくには術中の変化に素早く対応する麻酔医の能力が適している．集中治療室の長期人工呼吸管理などにも全身麻酔中の人工呼吸管理が役立つ．すなわち集中治療領域で行われる中枢神経，循環器系，呼吸器系の管理のみならず，腎臓，肝臓，代謝，感染，止血，栄養管理などの全身管理には麻酔の知識と技量は幅広く応用できることになる．患者のもつすべての生命維持に関わる機能を総合的に

[コラム] 麻酔前の準備

手術に伴うリスクは①患者自身の術前状態，②手術の種類，侵襲度，③麻酔の侵襲度である．術前にこれらの情報を総合的に把握しておくことが重要である．また術前に麻酔に関するインフォームドコンセント（患者への説明と同意）を得る．患者の不安を少なくし，安眠を与えることは薬剤にも勝る．

a. 必要な検査と結果の評価
- 血液型
- 感染症のチェック（梅毒，HBV, HCV, HIV）
- 胸部X線
- 心電図
- 末梢血
- 血清化学
- 尿検査
- 術前評価（表1・8）

術前評価は米国麻酔学会 American Society of Anesthesiologists（ASA）の physical status による全般的評価を行う．手術対象疾患の病的変化だけでなく，内科的疾患についても理解しておく必要がある．病態と治療の両方を理解する．

新生児や高齢者の場合は1段階悪く評価する場合が多い（合併症が多い）．緊急手術の場合，緊急手術であること自体が危険因子となり「E」を数字の横につける．

このほかに心疾患の評価ではニューヨーク心臓協会 New York Heart Association（NYHA）の分類や米国心臓協会 American Heart Association（AHA）の分類が用いられる．

表1・8 米国麻酔学会（ASA）の全身状態分類

PS1:	手術対象となる疾患は局在性であり全身性疾患を有さない．
PS2:	軽度の全身性の疾患を有する．
PS3:	中等度から重症の全身性の疾患を有し日常生活が制限されている．
PS4:	生命を脅かすような全身性疾患を有し安静状態を保たねばならない．
PS5:	瀕死の状態で助かる可能性は少ないが手術をしなければならない．
E	緊急手術

b. 麻酔前投薬

麻酔の導入・維持を安全円滑に進める目的で，催眠薬，鎮痛薬，抗コリン薬，H_2受容体拮抗薬などが用いられる．前投薬は一般的に手術前夜，さらに手術数時間前に使用される．

補助し支援する体制を整えることが集中治療に求められている．

6 ペインクリニック

ペインクリニックは**痛み**を専門的に扱う診療科である．わが国におけるペインクリニックは麻酔科医が中心となり，神経ブロックを中心に治療が行われる場合が多い．しかし，痛みは多岐にわたり体のどこの部位にでも出現する．したがって疼痛疾患について幅広い見識が求められている．ここでは主に麻酔科医が中心に行うペインクリニックについて述べるが，それ以外にも多数の疼痛疾患が存在する．理学療法，精神科的療法，外科的治療，放射線療法なども痛みの治療の中ではきわめて重要であり，効果的な方法である．

a. ペインクリニックの主な疼痛疾患

1. 三叉神経痛

三叉神経の1本またはそれ以上の分枝に出現する激しい痛みで突き刺すような痛みが反復するもの．

2. 帯状疱疹，帯状疱疹後神経痛

強い痛みを伴った皮疹が神経領域に沿って出現する疾患．幼小児期の水痘感染によって神経に潜伏した水痘ウイルスが再燃することによって発症するといわれている．高齢者では皮疹が消失したのちに激しい痛みが残り，帯状疱疹後神経痛と呼ばれる．

3. カウザルギー，反射性交感神経性萎縮症

外傷による神経損傷後，あるいは神経損傷を伴わず，持続性の灼熱痛，痛覚過敏などの痛みの症候群を呈し交感神経の異常状態が痛みの出現に関与しているといわれている．

4. 癌性疼痛

痛みの原因が癌に由来している．

b. 痛みの治療

先に述べたそれぞれの痛みの治療には次のような治療法が用いられる．

1. 薬物療法

非ステロイド性消炎鎮痛薬，麻薬性鎮痛薬，抗てんかん薬，抗うつ薬などを用いる．
その他痛みの種類により特異的に作用する薬剤(エルゴタミンなど)がある．

2. 神経ブロック療法

末梢神経に局所麻酔薬を作用させ，神経伝達を遮断して痛みをとる．
・局所ブロック：痛みのある部位に直接注射する．
・体性神経ブロック：椎間孔より遠位でブロックする．三叉神経ブロック，神経根ブロック，後頭神経ブロック，頸神経ブロック，肩甲上神経ブロック，腕神経叢ブロック，肋間神経ブロック，大腿神経ブロック，坐骨神経ブロックなどがある．
・交感神経ブロック：交感神経が関与する痛みに用いられる．星状神経節ブロック，胸部・腰部交感神経節ブロック，内臓神経ブロック(腹腔神経叢)，局所静脈内ブロック，硬膜外ブロックなどがある．

c. 鍼治療，電気刺激療法

東洋医学的な治療法も痛みの治療には有効である．

1. 鍼治療

　鍼灸は生体の調節機能全般に作用して，生体の恒常性を賦活させて病態を改善するという特徴をもつ．それゆえ古来から鍼灸医療に基づく経絡，経穴（ツボ）を利用して痛みの治療に応用されている．鍼灸治療はその効果が全身に及ぶため生体の機能低下の回復・改善，体質改善，病気になるのを防ぐ予防効果などに期待が高まりつつある．1996年WHOでは適応症として37疾患を発表している．

2. 電気刺激療法

鍼治療を応用して以下のような電気刺激療法が行われている（詳細は成書に譲る）．

(1) 低周波鍼通電法
(2) TEAS（transcutaneous electrical acupuncture point stimulation，経皮通電経穴刺激法）
(3) TENS（transcutaneous electrical nerve stimulation，経皮末梢神経通電刺激法）
(4) SSP（silver spike point，鍼を刺さずに経穴に電極を置き刺激する）療法
(5) 光線療法
(6) 干渉低周波電気鍼法
(7) 直流電気鍼法

　上記のような経穴治療や鍼灸治療によって中枢神経系が刺激され，化学物質やオピオイドが放出され痛みを軽減し，生体の自己調節系に作用して恒常性を保つとされ，その有効性が立証されつつある．西洋医学と伝統医学を加えた新しい統合医学という概念が確立される日も遠くない．

第 2 章 症候学

A ● 総 論

1 ● 救急時の観察と評価のポイント

1 救急の ABC（観察と評価）

まず知っておかなければならないのは，救急の ABC である．

a. A（Airway 気道）

A は Airway，呼吸のときの空気の通り道にあたる，口腔，咽頭，喉頭，気管といった部位が開通しているかどうかである．たとえばその患者さんがスムーズに声を出せており，喉で「ゴロゴロ」いったり，「ヒューヒュー」いったりしていなければ気道は正常に開通していると考えてよい．

b. B（Breathing 呼吸）

B は Breathing．呼吸をしているかどうかである．鼻や口に顔と耳を近づけて呼気が感じられ，聴取できるかどうか，胸を見て，スムーズに上下しているかである．聴診器があれば，**呼吸音**を聴取する．

呼吸はしていても，**呼吸回数**（バイタルサインの1つ）が多すぎたり少なすぎたりするのは異常である．また，**パルスオキシメータ**で測定できる**動脈血酸素飽和度（SpO_2）**＊（エスピーオーツー，これもバイタルサインの1つと考えてよい）の低下も呼吸（酸素化）の異常といえる．（パルスオキシメータについては 2 d でも触れる）．

c. C（Circulation 循環）

C は Circulation．循環すなわち身体を血液が巡っているかどうかである．

脈（体表から触知できる動脈拍動）が良好な緊張で触れるかどうか，速さ，リズムは適正かどうかである．後述するが，脈の触れ方，触れる場所によって大体の血圧がわかる場合がある．

ここでは血圧，脈拍というバイタルサインが関係してくる．脈が触れない，良好な緊張で触れにくいときは血圧が低下している可能性がある．また，速すぎる，遅すぎる，不整であるなどは**脈拍の異常**である．

ABC で大事なのは順番が ABC でなくてはならないことである．この順序で人間は生命を落とすからである．したがって，状態の悪い傷病者がいたら，必ずこの順にみていく．A が悪いのに B や C を観察しても意味がない．A をクリア（気道確保という）してから B に進む．A をク

＊SpO_2 : oxygen saturation of arterial blood measured by pulse oximeter.

リアしても，Bをクリア（呼吸がなければ人工呼吸）できないままCを評価しても意味がない．Bをクリアできたら C に進み，循環を評価して悪ければこれを安定させる．

※実際の医療現場では何人かのチームでこれが並行して行われていくことも多いが，救助者が 1 人しかいない場合はそれぞれを順番に解決していくことが求められる．

2 バイタルサイン等の測定と評価

患者の状態を把握するとき，あるいは他人に伝達するときに必要になる．これらの正常値（あるいは正常範囲）は，個人差はあるが概ね決まっている．異常な場合はそこから，身体の中で起きていることを推測できる場合がある．

測定の方法は重要な点を中心に以下に述べる．

a. 意　識

意識は呼吸状態に影響を与えることが多い．意識状態が悪くて舌根沈下し，気道閉塞・呼吸停止することもある．一方，反対に呼吸が悪くて低酸素から意識障害をきたす場合もある．詳細は各論「3 意識障害」で述べる．

b. 血　圧

血圧は脈拍とともに循環の状態を表すバイタルサインである．全身の組織にどれだけ血液が還流できているかの指標とされる．正常値は人によって異なるが，収縮期圧で 90 mmHg 以下は異常低値と考えたほうがいい．

1. 血圧低下

ショックといわれる病態がある．全身の血液の低循環状態をいう．脳や肝臓，腎臓といった全身の臓器への血流が不足し，低酸素から，それぞれの臓器がその機能を保てない臓器不全という状態に至る．生命の危機を伴う危険な状態である．

「血圧低下＝ショック」というわけではなく，血圧がまだ保たれていてもショックと考えられる状態も存在する．血圧が低下しているときはもちろん，血圧がそれほど低下していなくても，脈拍異常，頻呼吸，冷汗，皮膚の色調不良などを見たら，本当の危機に陥る前に何らかのショックを疑う．

ショックは原因別に，以下のように分類される．

(1) 循環血液量の減少：大量出血，脱水などに起因する**循環血液量減少性ショック**（出血性ショック）．

(2) 心機能低下：心筋梗塞，心不全，心筋症などによる**心原性ショック**．

(3) 心・大血管系の圧迫：緊張性気胸，心タンポナーデ，肺塞栓などの**閉塞性ショック**．

(4) 末梢血管の拡張によるもの：分配性ショックといわれる**敗血症性ショック**，**アナフィラキシーショック**，脊髄損傷による**脊髄性ショック**．

この(4)は，他のショックとは異なり，手足の末梢の冷感がない．そのような視点から敗血症性ショックはとくに **warm shock** といわれる．

血圧が極端に低下すれば，脳を栄養する血液が減少して意識障害をきたしたり，心臓を栄養する血液（冠血流）が減少して心停止したりする．

2. 血圧上昇

収縮期血圧 140 mmHg 以上あるいは拡張期血圧 90 mmHg 以上は高血圧とされるが，もともと高血圧症がある人では正常であったりする．逆に，若年者や小児でこの値は明らかに異常である．ただ，血圧が高い以外に症状がなければ，診断は難しい．

高血圧に他の症状が伴う場合，たとえば**頭痛**や**意識障害**を伴う場合（くも膜下出血，脳出血）や，**麻痺**や**発語の障害**を伴う場合（脳梗塞），また**胸痛**，**背部痛**を伴う場合（急性大動脈解離），**胸痛**，**呼吸苦**を伴う場合（一部の急性心筋梗塞，心不全）などがあれば疾患の推測に役立つ場合がある．

脈を触れる場所は主に 3 箇所．以下の部位で触れれば，収縮期血圧はおおよそ推定できる．

(1) 橈骨動脈（手首のすぐ中枢側の母指側）が触れると少なくとも 80 mmHg．
(2) 大腿動脈（股の鼠径靱帯の真ん中のやや足側）が触れると少なくとも 70 mmHg．
(3) 総頸動脈（頸部の胸鎖乳突筋の内側頸動脈三角に少し指を押し込むと触れる）が触れると少なくとも 60 mmHg．

総頸動脈は，血圧が低下しても最後まで触れることができる．脳に血流が行っているかの目安になる．心肺停止状態か否かの判断時にも用いられる．血圧測定は，年齢，体格に合った（成人はだいたい成人用でよい）マンシェットという加圧帯を上腕に巻いて測定する．**自動血圧計**もあり，手首用，上腕用がある．

c. 脈 拍

通常，1 分間に心臓が収縮する拍動の回数を表す．回数が多い（100 回以上）のを頻脈，少ない（60 回以下）のを徐脈という．

成人正常値は毎分 65〜85 回とされるが，安静時で減少し，労作時や心理的に緊張したときに上昇する．個人差もあり，たとえば一流マラソン選手では高度の徐脈（40 回以下）がみられる．

血圧のところで述べた部位に指をあて，15 秒間に何回脈を触れたかを 4 倍する．しかし拍動の間隔が不規則な，不整脈のときはこれでは測定できないので，30 秒または 60 秒間数える．また，脈が整か不整かということも重要な所見である．

正常血圧で洞調律の場合は 1 分間の心拍数＝脈拍だが，**不整脈**の場合には心電図上で心拍の徴候があっても脈は触れない場合がある．そういう場合は心拍数と脈拍は異なる．

一般的にショックで血圧低下しているとき（たとえば循環血液量減少性ショック）には**頻脈**になる．脊髄損傷に伴う脊髄性ショック時には血圧が低下するだけでなく，**徐脈**になる．それ以外に血圧低下時に徐脈になる場合としては，心停止寸前の可能性がある．

d. 呼 吸

1. 回 数

1 分間の呼吸回数をいう．正常値は 12〜18 回程度とされる（小児のほうが多く年齢とともに減少する）．

一般的に，成人では 1 分間に 10 回以下または 20 回以上は異常とされる．

呼吸苦がある場合（あるいは発熱，興奮）は呼吸回数が増加し，頻呼吸になることが多い．

呼吸回数の減少は，意識障害時（麻薬中毒，頭蓋内圧亢進も含め），心停止寸前に起こる．

さまざまな呼吸様式の鑑別はここでは割愛するが，**呼気時の喘鳴** wheezing（**ウィージング**）（気

管支喘息，心不全)，**吸気時の喘鳴** stridor(**ストライダー**)(喉頭蓋炎，喉頭浮腫，気道異物)の区別がある．

2. SpO_2

動脈血酸素飽和度(SaO_2)をパルスオキシメータで測定したものを SpO_2 という．

パルスオキシメータとは指尖をプローブではさみ，動脈血中の酸素飽和度を測定するモニターである．

従来の教科書ではバイタルサインに入れていないものも多いが，救急隊の測定する必須項目ともいえるものなので，ここでは入れておく．

動脈血の酸素化の指標として用いられる．動脈血液中のヘモグロビンが酸素とくっついている割合を%(パーセンテージ)で表し，空気中での正常値は96%以上である．

動脈血酸素飽和度を SaO_2 と表すが，パルスオキシメータで測定した経皮的動脈血酸素飽和度を，とくに SpO_2 と表記する(p は percutaneous 経皮的の意味)．採血なしに非常に簡便に動脈血酸素飽和度が測定でき，非常に有用である．ただし，プローブで指をはさんで，拍動する血液(つまり動脈)を光学的に検出することから，ショックなど末梢循環不全時や心停止時には測定できない．また，一酸化炭素中毒時やメトヘモグロビン血症時には正確な値が出ない．

当然のことながら，呼吸不全時や心不全から肺水腫になっているようなときに低値を示す．

1 2 に関連した緊急事態を，コラムにまとめてみた．参考にしてほしい．

e. 体　温

ヒトの平熱は，35℃台から37℃近くまで厳密にコントロールされている．

一般に感染症(ウイルス，細菌など)にかかったときに発熱がみられる．その他に悪性腫瘍，リウマチなどの膠原病などでもみられるが，救急の現場では**感染症**が多い(急性上気道炎，インフルエンザ，肺炎，敗血症，腎盂炎，腹膜炎，急性胃腸炎など)．

熱中症，とくに熱射病のときにも体温が著明に上昇するが，こういう場合は発熱とは異なり，高体温(体温中枢がうまく働かない)という仕組みで上昇する．

低体温はもちろん低温の環境(凍死寸前など)でも起こるが，敗血症でも時として低体温になることを覚えておく．

3 各部位別の観察(主訴，症状に応じて)

意識がある場合には主訴，症状を聞く．これによって観察するべきポイントが絞られてくる．ただし，主訴にだまされる場合もあるので注意する．考えられるべき生命に最も関わるような疾患から考える習慣をつけておくほうが安全である．詳しいことは各論で述べられるので，主なものだけ簡単に解説する．

a. 頭　痛

・くも膜下出血，髄膜炎，緑内障，片頭痛，群発性頭痛，緊張性頭痛，急性上気道炎などの発熱に伴う頭痛など．

・典型的なくも膜下出血は，突然始まった人生最強の激しい頭痛といわれる．

・発熱を伴った頭痛の場合は髄膜炎が疑われるが，頻度は少なく，診断は難しい．否定できない場合は脳脊髄液を検査する腰椎穿刺が必要となる．

- 緑内障発作では視力低下，結膜の充血がみられる．

b. 胸痛

- 急性心筋梗塞，急性大動脈解離，肺塞栓，狭心症，気胸など．
- いずれの疾患も，リスクファクターと合わせて考える．重症感がなくとも見落とすと致命的になるものが多く，否定するには慎重でなくてはならない．

c. 背部痛

- 急性大動脈解離，急性膵炎，頸椎椎間板ヘルニア，尿管結石症，腎盂腎炎など．
- 急性大動脈解離は大動脈内膜の裂け目から血液が入り込み，そこから大動脈壁の解離が起こる疾患である．突然の，移動する，引き裂かれるような胸背部痛が特徴である．大動脈が解離していく形式にもよるが，血圧の左右差や意識障害が出ることもあり，心筋梗塞を合併したり，心嚢内に血液が流れ込んで心タンポナーデを起こしたり，破裂して出血性ショックから心停止することもある．血圧は高血圧になる場合が多いが，ショックを伴う場合はとくに緊急を要する．
- 腹部内臓（たとえば膵臓・腎臓）の病気から背部痛が生じる場合もある．

d. 呼吸困難

- 心不全，気道狭窄，肺炎，肺塞栓，気胸，気管支喘息など．
- これらも診断，治療が遅れると致命的になるものが多い．救急のABCで述べたように気道，呼吸の障害は死に直結する．
- 心不全，気管支喘息は呼気時の喘鳴，気道狭窄は吸気時の喘鳴を聴取するなど，呼吸様式や聴診から疾患が推測できることがある．

◆ ［コラム］これは緊急！（必要な処置）

●気道
- 呼吸をするたびに喉でゴロゴロ音がして血液や痰がつまりかけているとき：吸引を試みる．できない場合には側臥位にする．
- 意識状態が悪く，舌根が喉を塞ぎがちなとき：頭部後屈または下顎挙上による気道確保．気管チューブまたは経鼻・経口エアウェイの挿入，側臥位にするなど．
- 窒息したとき：取り除く（ハイムリック法，背部叩打法など）．

●呼吸
- 呼吸停止：気道確保し人工呼吸＝陽圧換気する．
- 喘息発作による呼吸困難：スクウィージングで呼気時の補助をする．

●循環
- 緊張性気胸：患側の第2肋間鎖骨中線上に血管留置針を刺して脱気する．
- 脈が触れない（高度のショックまたは心停止）：心マッサージ．
- 脈が微弱で速い（ショック）：両下肢挙上．
- 脈が微弱で遅い（やはりショックの可能性あり）：両下肢挙上するべきだが，止まりかけているなら心マッサージ．

●意識
- 高度の意識障害に気道閉塞や呼吸停止が伴うとき：気道確保，人工呼吸．
- 頭痛に意識障害が伴うとき（くも膜下出血，髄膜炎―熱が出る）：救急搬送！
- 高血圧，徐脈や瞳孔不同に意識障害が伴うとき（頭蓋内圧上昇，脳出血，広範囲脳梗塞など）：救急搬送！

●血圧
- 低血圧に頻脈を伴うとき（出血性，閉塞性，心原性などのショック）：救急搬送！
- 高血圧に徐脈，瞳孔不同，意識障害を伴うとき（脳出血，広範囲脳梗塞）：救急搬送！

●脈拍
- 頻脈，徐脈に低血圧を伴う場合（ショック）：救急搬送！
- 徐脈に高血圧，意識障害を伴う場合（頭蓋内圧上昇）：救急搬送！

e. 腹痛

- 急性心筋梗塞，腹部大動脈瘤破裂，肝癌破裂，(出血性・穿孔性)胃・十二指腸潰瘍，小腸・大腸穿孔などによる腹膜炎，急性膵炎，上腸間膜動脈閉塞症，急性虫垂炎，大腸憩室炎，急性胆囊炎，総胆管結石症，腸閉塞(ヘルニア嵌頓を含む)，急性胃腸炎，尿管結石症，卵巣囊腫茎捻転，骨盤腹膜炎，フィッツ-ヒュー-カーチス(Fitz-Hugh-Curtis)症候群，子宮外妊娠など．
- 腹痛の原因は多岐にわたっており，痛みの性状(持続的，間欠的)，腹部触診(場所，圧痛の有無，腹膜刺激症状の有無)により診察する(**表2・1**)．
- 腹部大動脈瘤破裂，肝癌破裂，出血性胃・十二指腸潰瘍などの腹腔内・消化管出血を伴う腹痛はとくに危険であり，ショックから心停止に至る可能性がある．
- 急性心筋梗塞は胸痛以外の症状(心窩部痛，肩痛，歯痛，下顎痛など)で発症することもまれではなく，見落とされやすいので常に注意しておくことが大切である．

f. 腰痛

- 腹部大動脈瘤破裂，急性大動脈解離，腎梗塞，腎盂腎炎，尿管結石症，腰椎圧迫骨折，腰椎椎間板ヘルニア，脊柱管狭窄症，子宮筋腫，子宮内膜症，腰痛症など．
- ショックを伴うようであれば腹部大動脈瘤破裂，急性大動脈解離を疑う．

もちろん上記にあげた以外にもさまざまな主訴，疾患があるが，各論で学習してほしい．

観察や診察だけでは診断に至らない例が数多くある．まずは注意深く観察し，いろいろな疾患を頭に浮かべ，疑うことから始まるのである．

4 外因性(主に多発外傷)の場合の観察，評価，処置の相違

内因性と外因性(外傷)では見方が変わってきて当然である．ここでは，多発外傷の場合の見方がどこが違うかに焦点をあてて述べる．外傷治療の詳細は「5章 A，5② JATEC™」の項を参照．

a. 頸椎保護

外傷では緊急時の ABC のチェックはもちろん同じだが，頸椎保護が特別に重要である．

救急の ABC と先に書いたが，外傷の場合は A(C)BCDE といわれる．(C)は cervical spine すなわち頸椎である(D は神経，E は脱衣と保温「5章 A，5② JATEC™」の項を参照)．

受傷機転から頸椎損傷が疑われる場合(墜落や転倒など)，意識レベル低下時，ほかに大きな外傷がある場合，鎖骨から上に外傷がある場合にはとくに頸椎損傷を疑って，頸椎保護をしなければならない．

b. 受傷機転から重症度・受傷部位を推定する

外傷では受傷機転や速度などから損傷部位，程度を推測する(できる)ところが異なる．

- 交通事故なら自動車同士，オートバイ，自転車，歩行者の別
- 60 km/時を超えるスピードか，車中ならシートベルトの有無と，運転席か助手席か
- 車は前方か側方の衝突か，車両の変形は前方なら 50 cm を超えているか
- 傷病者はどこをどの方向から打撲したのか

などである．

表 2・1　腹痛の部位によるおおまかな鑑別診断

腹部全体	腹膜炎（消化管穿孔），上腸間膜動脈閉塞症，急性膵炎，腸閉塞	左上腹部	虚血性腸炎，脾梗塞，急性膵炎
心窩部	急性心筋梗塞，胃潰瘍，急性胆嚢炎，総胆管結石症，急性虫垂炎（初期），急性膵炎	右下腹部	急性虫垂炎，大腸憩室炎，尿管結石症，卵巣嚢腫，子宮外妊娠，骨盤腹膜炎
心窩部から臍周囲	腹部大動脈瘤破裂，肝癌破裂，胃潰瘍	左下腹部	大腸憩室炎，尿管結石症，卵巣嚢腫，子宮外妊娠，骨盤腹膜炎
右上腹部	肝癌破裂，十二指腸潰瘍，急性胆嚢炎，総胆管結石症，フィッツ-ヒュー-カーチス症候群		

高エネルギー外傷という概念があり，この場合は重症度，緊急度が高いことが多い．
墜落外傷なら減速度による特徴的な損傷がある（胸部大動脈，腎茎部血管などの損傷）．

c．状況からの推測

目撃者がいなくても，外傷を疑わなければいけない場合がある．
なぜそこに人が倒れているのかはっきりわからなくても，建物や階段の下に倒れている（墜落，転落）とか，あまり人気がないが車が通る道に倒れている場合（轢き逃げ）には外傷も疑わなければならない．髪や衣服で隠れているところに外傷がある可能性も忘れずに観察する．

d．ショックの原因検索

多発外傷の場合，末梢冷感が認められたり，頻脈の場合には，まだ血圧が保たれていて外出血がなくても，まず**出血性ショック**を疑わなければならない．胸腔内出血，腹腔内出血，骨盤骨骨折からの出血など，体表からの観察だけではわからない出血が珍しくない．大量急速輸液をしながらこれらの検索をＸ線（胸部，骨盤），超音波（腹部）で行う．

これ以外のショックとしていつも頭に入れておかなければいけないのは，**閉塞性ショック**の緊張性気胸，心タンポナーデである．緊張性気胸は診察所見から，心タンポナーデは超音波で診断をつけ，速やかに原因解除しなければならない．

以上述べたように内因性，外因性（外傷）ではアプローチの仕方に相違があるが，生命の危機がせまっているときにはABCから見ていくことには大きな変わりはない．各論に入る前に，上記を肝に銘じておこう．

2 ● 救急診療室での診断と治療の要点（流れ）

救急患者の初期診療にあたり，常に優先されるのは生命を守ることである．**生命徴候**が安定した状態か，不安定な状態かを常に意識して観察を行い，不安定な状態と判断すれば直ちに初期治療介入を行って生命徴候の安定を図る．また，救急患者の病勢の進行は症例によりさまざまで，安定した状態から急速に病状が悪化することもまれではない．そのため一度の観察で安心することなく，繰り返し経時的に生命徴候を評価していかなければならない．

救急患者の診療の優先度を考えるにあたっては，**緊急度**と**重症度**の2つの軸を用いることが必要である．一般に疾患を考える上では重症度が重要な指標となるが，救急初療においては緊急度がそれ以上に重要な指標となる．重症度に関係なく緊急度が高いものが最も治療優先度が高く，

同レベルの緊急度であれば重症度が高いものが優先される（図1・3）．

生命徴候が安定している，もしくは安定化させることができた後に考えるべきことは，**身体機能の温存**である．一時的に身体機能に障害の症状が出ていても，疾患によっては適切な治療を行うことでその機能を回復し，温存することができる．とくに血管が詰まることによる虚血や，血管・神経を巻き込んだ解剖学的な異常に伴う機能障害は，早期に再灌流や整復を実施することで機能の回復が見込まれる．これらは治療までの時間が予後を左右するため，緊急度が高い状態と認識する．

以上の原則は，老若男女や来院手段（自力受診，救急車来院）を問わず，救急患者の初期診療においては常に適応される．一般に救急車での来院者の入院率は40〜50％程度，独歩受診者の入院率は数パーセント（2〜9％）程度といわれ，来院手段だけでは重症か軽症かを判断することはできない．まずは自らの初期診療によって判断する必要がある．救急診療にあたる上では，ここで述べた原則を十分に理解し，行動化できるようにしておく．

1 生命維持の基本

生命徴候の観察のために，まず**生命維持の原則**について触れる．

基本的な生命維持は，臓器・組織の適切な**酸素化**によってなされる．そのためには酸素が血中に取り込まれること，血液が適切に循環し，臓器・組織が適切に灌流されていることが必要である．

生命維持のための司令は脳から出される．脳からの指令により胸郭の呼吸運動が起こる．気道（Airway：A）が開通していれば肺胞に新鮮な空気が達し，ガス交換（酸素の取り込み，二酸化炭素の排出）がなされる（Breathing：B）．血中に取り込まれた酸素は赤血球内のヘモグロビンと結びつき，循環血液に乗って全身の組織や臓器に運ばれて消費される（Circulation：C）．循環が保たれるためにはポンプとしての心臓の機能，流れる血液の量，血管と血圧を生み出すための末梢血管抵抗が保たれていることが必要である．脳も臓器の1つであり，適切に酸素化された血液が適切に灌流することにより正常な活動が維持される．これが最も単純化した**生命維持のサイクル**である（図2・1）．

このサイクルのどこかに大きな異常が生じると，サイクルは破綻して生命徴候が不安定になったり生命維持ができなくなったりする．たとえば，気道（A）が完全に閉塞していれば酸素が肺胞に達しないため酸素化できず，低酸素によって心臓や脳の活動も障害を受けて循環（C）にも異常が出る．気道（A）が正常に保たれていても，肺胞でのガス交換（B）に異常があれば，やはり低酸素によって循環（C）も脳の活動も障害を受ける．気道（A），呼吸（B）が正常でも循環（C）に異常があれば組織・臓器の灌流低下によって脳の機能が障害を受け，舌根沈下によって気道（A）が障害されたり呼吸（B）の指令が出なくなったりする（図2・2a〜c）．

このように，生命維持のサイクルはつながって1つの輪になっており，どこかで障害を受けると，しだいに全体に影響が出て不安定になる．そのため，生命徴候が安定しているかどうかを判断するためには「**脳の活動＋ABC**」（Airway：気道，Breathing：呼吸，Circulation：循環）の状態を観察して評価し，異常があればその異常を正常化すべく治療介入することになる．

「脳の活動＋ABC」の状態の観察と評価は，診療のさまざまな段階で，その段階に応じた適切

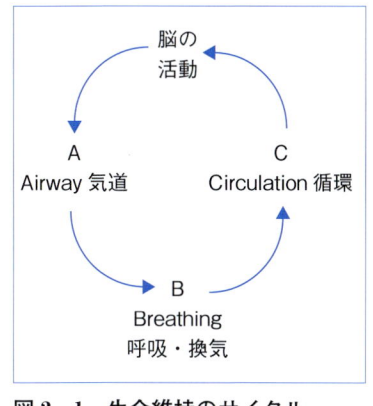

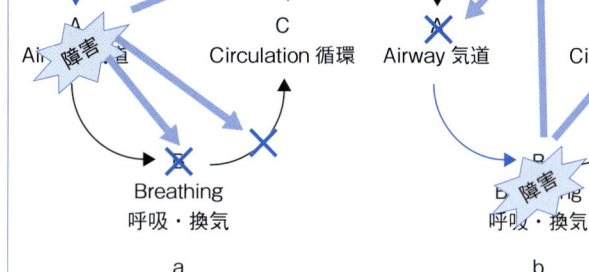

図2・1　生命維持のサイクル

図2・2　生命維持サイクルの異常

表2・2　全身状態の概要で察知する異常

歩行	自力歩行不能	重大な身体的異常や強い疼痛の可能性
	直進不能	麻痺の存在やショックの可能性
	足取りが重い	強い疼痛やショックの可能性
	跛行	麻痺や血流障害の可能性
顔色・顔貌	蒼白	ショックや交感神経亢進の可能性
	チアノーゼ	低酸素の存在
	苦悶様	強い疼痛の可能性
	浮腫	肺うっ血や腎機能障害の可能性
	発汗	ショック，強い疼痛，交感神経亢進

な方法を用いて，繰り返し行う．

2　初期評価

　　患者と最初に接したときにまず行うのが，自らの五感を用いた初期評価である．歩行可能か，可能な場合その足取りはどうか，呼びかけへの反応はあるか，顔色はどうか，発汗をしているか，など**全身状態の概要**を見て把握し，異常な呼吸音はないか，呼吸数・呼吸様式はどうか，皮膚に触れて冷感はあるか，脈の触れはどうか，など生命維持の基本となる「脳の活動＋ABC」の状態を評価する．ここでの観察では器具や機器は用いず，自らの五感を用いて「見て，聞いて，感じて，触れて」，15～30秒程度の短時間で評価することが肝要である（**表2・2，3**）．

　　初期評価の時点で**高度意識障害**や**気道閉塞**，**呼吸不全**や**ショック**の徴候があれば不安定と判断してすぐに**安静肢位**をとる．患者の状態によっては必ずしも背臥位が安静肢位ではないので注意する．たとえば，左心不全に伴う肺うっ血で急性呼吸不全を起こしている場合は，背臥位では心臓への静脈還流が増えて心臓への量的負荷となり，肺うっ血の症状が増悪するため座位のほうが安静肢位といえる．

3　バイタルサイン等の測定

　　患者の状態が不安定と判断した場合は，安静肢位をとった上でバイタルサインなどを測定して

表2・3 脳の活動＋ABCの初期評価

刺激への反応	
呼びかけて返答があれば，脳の高次機能が確認されたことになる．生命徴候のサイクルは基本的に保たれている．呼びかけに反応がなければ痛み刺激を与えて評価する	
痛みで開眼	痛み刺激を与えないと反応がない状態は意識障害が高度と捉える
開眼なし	刺激で開眼がない状態は意識障害が高度と捉える
高度意識障害	ABCのいずれかに大きな問題があるか，脳の活動が低下する他の原因(低血糖，脳卒中など)があると考える
気道(A：Airway)の評価	
呼びかけて発語があれば，気道は開通し，空気が出入りしていることの確認になる．高度意識障害時には気道の開通状況を「聞く」．異物の確認のため口腔内を「見る」ことも必要	
呼吸音なし	呼吸音がなければ用手的に気道確保して再度確認する．
口腔内観察	食物，吐物，血液など，気道閉塞の原因となる異物がないか確認し，必要があれば除去する．泡沫状の痰が観察されれば肺水腫の可能性が高い
上気道狭窄音	Stridorという．音が聞こえれば不完全閉塞だが，完全閉塞に至れば窒息する可能性がある．狭窄もしくは閉塞の原因の発見と除去に努める
下気道狭窄音	Wheezeという．喘息や肺うっ血が疑われる
呼吸(B：Breathing)の評価	
目で「見て」，胸郭に「触れて」，呼吸の速さや呼吸様式を観察する．ここでは正確な呼吸回数の測定よりも呼吸が速いか遅いかと呼吸状態を評価する	
頻呼吸	1分間に20回以上の呼吸．低酸素，呼吸不全，ショックの可能性
徐呼吸	1分間に10回未満の呼吸．呼吸が止まりかかっているので補助換気が必要
無呼吸	気道確保しても呼吸を感じられなければ，呼吸停止と判断する．補助換気が必要
下顎呼吸	空気の出入りを感じられなければ，呼吸停止と判断する．補助換気が必要
努力様呼吸	1回換気量が増えている状態．低酸素やショックが疑われる
呼吸補助筋の使用	胸鎖乳突筋などの呼吸補助筋の使用があれば，吸気努力を要する疾患の存在が疑われる．肺水腫や気胸など
胸郭運動異常	左右差があれば気胸や緊張性気胸が疑われる．奇異性運動があれば多発肋骨骨折に伴うフレイルチェスト(動揺胸郭)が疑われる
呼気延長	吸気時間よりも呼気時間のほうが延長していれば，下気道狭窄に伴う呼気努力を要する疾患が疑われる．喘息や肺うっ血など
循環(C：Circulation)の評価	
まず「触れて」，皮膚の状態，脈の速さや強さを観察する．ここでは正確な脈拍数の測定よりも脈が速いか遅いかと強弱を評価する．同時に皮膚の状態や外出血の有無を「見る」	
皮膚蒼白	ショックや交感神経亢進の可能性
皮膚冷感	ショックや交感神経亢進の可能性
発汗	ショックや強い疼痛，交感神経亢進の可能性．虚血性心疾患のリスクあり
頻脈	1分間100回以上の脈拍．1秒間に2回以上脈を感じれば異常．循環血液量の減少，脱水，強い疼痛，発熱，交感神経亢進など
徐脈	1分間60回以下の脈拍．1秒間に1回を明らかに下回っていれば異常．副交感神経亢進，脊髄損傷，薬剤の影響など
脈拍微弱	橈骨動脈が触知できれば収縮期血圧80mmHg以上，大腿動脈が触知できれば収縮期血圧70mmHg以上，総頸動脈が触知できれば収縮期血圧60mmHg以上という目安になる．複数の指で同じ動脈を触知し，中枢側の指に力を入れて末梢側の指での触知状況を観察することで強弱を判断することができる
脈拍不触知	意識，呼吸の状態とあわせて判断し，循環虚脱状態であれば胸骨圧迫を開始する

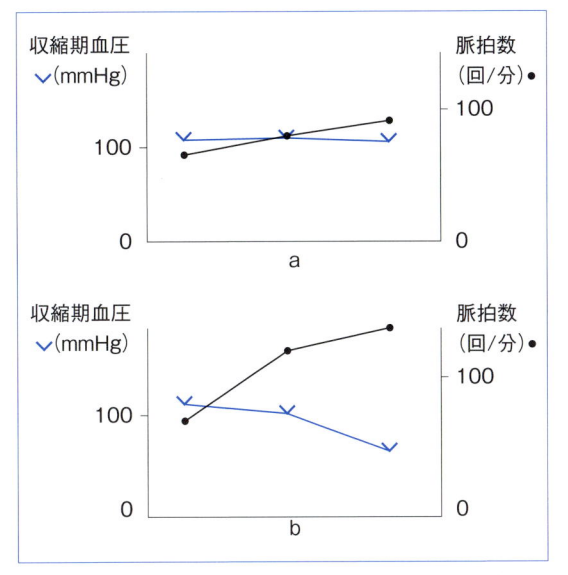

図2・3 緊急度が高いバイタルサインの経時的変化
初療時の血圧，脈拍数は症例a，症例bとも同じだが，経時的にみると症例のbのほうが緊急度が高い．

表2・4 バイタルサイン等

バイタルサイン等のパニック値	
意識	JCS30以上，GCS8点以下は高度意識障害
体温	中心温で34℃未満は異常低体温
血圧	収縮期血圧80mmHg未満は緊急状態
	収縮期血圧220mmHg以上は異常高血圧
	拡張期血圧120mmHg以上は異常高血圧
脈拍数	120回/分以上は頻拍性不整脈の可能性あり
	50回/分未満は徐拍性不整脈の可能性あり
呼吸数	20回/分以上が頻呼吸，30回/分以上は緊急
SpO_2	酸素投与なしで92％以下は要注意
バイタルサイン等から想起される疾患例	
意識↓血圧↑脈拍数↓：頭蓋内圧亢進によるクッシング徴候（脳出血，脳腫瘍など）	
血圧↑脈拍数↑：交感神経亢進の可能性（強い疼痛，侵襲，精神的興奮など）	
血圧↓脈拍数↓：頻拍になれない緊急状態（心筋梗塞，重症ショック，薬物中毒）	
血圧↓脈拍数↑呼吸数↑：ショックの存在（大量出血，肺塞栓など）	
体温↑血圧↓脈拍数↑呼吸数↑：全身炎症性反応の状態（敗血症，急性膵炎など）	
血圧↑脈拍数↑呼吸数↑$SpO_2$100％：精神的な興奮状態，過換気など	
血圧↑脈拍数↑呼吸数↑SpO_2↓：呼吸不全の状態（喘息発作，肺うっ血など）	

記録する．初期評価では生命徴候を五感で判断したが，バイタルサインを測定することで全身状態を数値で評価することができる．またバイタルサインを経時的に測定することにより，時間軸で患者の状態の変化を判定することができる．初診時のバイタルサインの数値も緊急度・重症度を判断する上で重要な要素であるが，経時的な変化の度合いが大きければ緊急度が高い状態といえる（図2・3）．

初期評価で患者の状態が安定していると判断した場合も，身体診察を始める前までに一度バイタルサインを測定して記録しておく．

バイタルサイン等のパニック値と異常値から想起される疾患例をあげる（表2・4）．

4 安定化のための初期治療介入

「脳の活動＋ABC」もしくはバイタルサイン等のいずれかで異常を認め，不安定と判断すれば診察と並行して初期治療介入を行う．初期治療介入は疾患特異的な治療ではなく，全身状態の安定化を図ることを目的とする．まず最初期に必要になる初期治療介入は酸素投与（O：Oxygen），モニター監視（M：Monitoring），静脈路確保（I：IV route）の3点である．まとめて**初期治療介入の「OMI」**とすると覚えやすい．

a. **O：Oxygen（酸素投与）**

　　生命徴候が不安定な場合，組織や臓器に少しでも多くの酸素を送り込みたい．そのためにいち早く高濃度の酸素投与を開始する．高濃度の酸素を投与するためにはリザーバーがついた酸素投与器具で高流量(10～15 l/分)の酸素を投与することが必要である．自発呼吸がしっかりとある場合は**リザーバー付きフェイスマスク**(図2・4)で投与し，自発呼吸が弱い場合は**バッグ・バルブ・マスク**(図3・8)で補助換気を行う．主な酸素投与器具と酸素投与時の酸素濃度の目安を表にあげる(表2・5)．

b. **M：Monitoring（モニター監視）**

　　バイタルサインを測定した後，継続的に生命徴候を監視するためにモニター監視を行う．モニター監視により経時的な状態変化が捉えやすくなるとともに，初期治療介入への反応を確認することができる．治療介入に対してバイタルサインの改善があればその治療を続ければよいし，バイタルサインが改善しなければ別の治療介入を考えなければならない．モニター監視には通常，心電図モニターとSpO_2モニターを使用する．専用の心電図モニターがない場合は12誘導心電計をモニターとして使用すればよい．モニター画面付きのAED（自動体外式除細動器）が設置されている場合は心電図モニターとして代用することができる．

c. **I：IV route（静脈路確保）**

　　生命徴候が不安定であれば，早期に静脈路を確保しておく．静脈路が確保されていれば，必要時にいつでも輸液を含めた薬物療法を開始することができる．大量輸液や輸血の可能性を考えれば，**末梢静脈**で20 G以上，できれば18 G以上の太さの静脈留置針を用いることが望ましい．一般的にまず確保するのは末梢静脈であるが，中心静脈圧の確認が必要なときには**中心静脈ライン**を確保する場合がある．血圧の持続モニターが必要な場合は**観血的動脈圧ライン**を確保する．

d. **その他の初期治療**

　　気道閉塞と**大量出血**は致死的で緊急性が高い．**気道確保**のためには用手的な方法，器具を使った方法があり，器具には鼻咽頭エアウェイや口咽頭エアウェイ，気管挿管チューブなどがある．口腔内，咽頭喉頭部に異物がある場合は吸引が有効である．出血は体外への外出血と体腔内への出血に分かれる．外出血は観察で出血点を同定して直接圧迫を行い，それ以上の出血量増加を防ぐ．体腔内への出血は直接圧迫できないのでまずは大量輸液・輸血で生命徴候の安定化を図り，最終的には手術治療や血管内治療(動脈塞栓術など)，内視鏡検査・治療にまでつなげる．最終治療についての詳細は各論に譲る．

　　他にも呼吸に関わる処置として胸腔ドレーン留置や人工呼吸管理，循環に関わる処置として心嚢穿刺や血管内カテーテル治療などがあるが，こちらも各論を参照されたい．

5 救急初療室での情報収集

　　全身状態の安定化を図りながら，次に行うのは情報収集である．情報収集の方法には，病歴聴取，身体所見，検査などがある．病歴，身体所見から問題点を抽出して鑑別診断をあげ，検査計画を立てる．鑑別診断をあげるにあたっては①軽症，重症に関わらず，頻度が高い疾患，②頻度は低いが緊急度・重症度が高い疾患(とくに致死的疾患)，を必ず含める．検査計画を立てるにあたっては②を除外できるような検査，もしくは①②の診断に役立つような検査を含めるとよい．

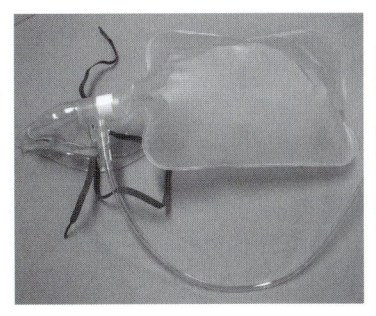

図2・4 リザーバー付きフェイスマスク

表2・5 主な酸素投与器具

経鼻カニューラ
1〜4 l/分で投与．鼻が痛くなるためそれ以上の高流量では投与できない．おおよその投与酸素濃度は24〜36%程度
フェイスマスク
5〜10 l/分で投与．低流量で酸素を流すとかえって呼吸苦が出るため注意．おおよその投与酸素濃度は40〜60%程度
リザーバー付きフェイスマスク
7〜10ないし15 l/分で投与．呼吸数が速いときは酸素流量も多くしてリザーバーが常に酸素で膨らんだ状態にすることが必要．おおよその投与酸素濃度は70〜100%
バッグ・バルブ・マスク
バッグを揉むことで換気することができる．高濃度酸素を投与するためにはリザーバーの装着が必須である．リザーバーが常に酸素で膨らんだ状態になっていればほぼ100%の酸素濃度が得られる
ジャクソンリース
バッグが肺のコンプライアンス（固さ）を反映するので，AとBの評価にもつながる．バッグは自己膨張しないため，常に陽圧での送気が必要

全身状態や生命徴候が不安定であれば最初の段階から積極的に検査を幅広く行い，最終治療までの時間を最短にするように努める．

a. 病　歴

その場で直ちに実施できる情報収集として，患者本人，家族，関係者などから病歴を聴取する．一般的な病歴聴取の内容には，主訴，現病歴，既往歴，内服歴，アレルギー歴，妊娠歴および妊娠の可能性の有無，生活歴，社会歴などが含まれる．自施設にかかりつけである場合は，過去のカルテを参照することで多くの情報が得られる．かかりつけの医療機関がある場合は早期に連絡をとり，より正確な既往情報や過去の検査結果などを提供してもらう．**薬剤管理手帳**を携帯している場合は詳しい投薬歴が把握しやすい．

全身状態や生命徴候から緊急度が高いと考えられる場合は，素早く評価を行うために，主訴にまつわる情報に限定して短時間で情報を収集する．このための質問方法を **semi-closed question** という（**表2・6**）．積極的に活用されたい．

b. 身体所見

一般的な身体所見としては，バイタルサインなどを記録した後，頭から足まで，腹側から背側まで**見て**，**聞いて**，**感じて**，**触れて**観察し，神経学的所見をとる．**神経学的所見**には瞳孔・対光反射の観察や共同運動，深部腱反射などが含まれる．全身状態や生命徴候から緊急度が高いと判断した場合，まずは主訴にまつわる身体所見のみを取り，後から再度全身観察をしてもよい．

c. 臨床推論とデータ収集

病歴や身体所見，救急初療室ですぐに施行できる一部の検査結果から，可能性のある疾患・病態＝鑑別診断を列挙する．診察の結果得られた所見から論理的に鑑別診断をあげる過程を臨床推論という．頻度は少なくとも致死的な疾患は鑑別診断の上位に置いて積極的に除外もしくは確定

表2・6 主訴にポイントを絞った病歴聴取(semi-closed question)

O	Onset	発症様式
P	Provocation	増悪因子
	Palliation	寛解因子
Q	Quality	性状
	Quantity	量,強さ
R	Region	部位
	Radiation	放散痛(放散症状)
S	Sequence	随伴症状
T	Time course	経過,持続

表2・7 緊急時に行う検査

救急初療室内で施行可能な検査(目的疾患名)	
12誘導心電図	虚血性心疾患,徐拍性不整脈,頻拍性不整脈など
心臓超音波	心タンポナーデ,弁膜症,虚血性心疾患など
腹部超音波	腹水貯留,尿路結石,胆石,虫垂炎,イレウスなど
尿簡易検査	血尿,尿路感染など
ポータブルX線	胸部X線,腹部X線(骨折,気胸,胸水,心肥大など)
救急初療室で検体採取する検査(検査内容)	
血液(血算)	白血球数,白血球分画,血色素量など
血液(生化学)	肝機能,腎機能,電解質,炎症反応など
血液ガス分析	血中酸素,血中二酸化炭素,pH,乳酸
尿検査	血尿,細菌,白血球など
救急初療室から移動して行う検査(目的疾患名)	
単純X線	骨折,脱臼,気胸,胸水,肺挫傷,イレウスなど
頭部CT	脳内出血,脳梗塞,くも膜下出血,
体部造影CT	大動脈解離,肺炎,肺塞栓,急性腹症など
頭部MRI	脳梗塞,くも膜下出血,脳動静脈奇形など
特別な場合に行う検査	
脳脊髄液検査	髄膜炎,くも膜下出血

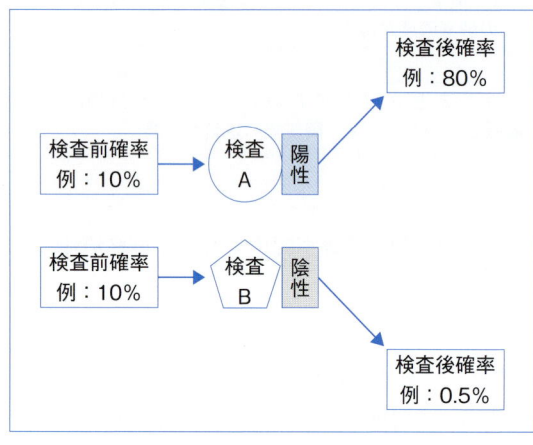

図2・5 緊急時に役立つ検査の例

診断を行う必要がある.推論を証明もしくは否定するためのデータ収集として検査を行う.検査結果によって検査前と比べて疾患確率が上がるような検査や,検査結果によって検査前と比べて疾患確率が下がるような検査は有用であり,積極的に行うべきである(**図2・5**).逆に検査結果が陽性でも陰性でも疾患の確率を変えないような検査は,緊急検査としてはあまり役に立たないといえる.

d. 検 査

緊急時に行う検査を(**表2・7**)に列挙する.**12誘導心電図**や**超音波検査**はその場で結果の出る検査であり,常に救急初療室で行えるように準備しておきたい.採血検査は検体を提出してから結果が出るまでに一定の時間を要するため,緊急を要する病態が予想されれば,早期に幅広い内容の検査オーダーして結果が早く揃うようにする.放射線画像検査は,全身状態が安定してから検査に移動することが望ましい.単純X線写真はポータブル撮影機で出張撮影が可能であれば救急初療室内での撮影も考慮する.X線検査室やCT検査室へ移動させる場合は,いつでも急な状態変化に対応できるように準備する.とくに緊急度や重症度が高いと考えられる症例では,モ

表2・8 主訴，緊急疾患，進行の例

主訴	緊急疾患例	進行例
頭痛	くも膜下出血	再破裂→意識レベルの低下
咽頭痛	急性喉頭蓋炎	気道閉塞→呼吸停止
胸痛	急性心筋梗塞	心室細動→心停止
背部痛	急性大動脈解離	穿破による出血性ショック→心停止
下腹部痛	子宮外妊娠破裂	出血性ショック→心停止
呼吸困難	アナフィラキシー	ショック進行／気道閉塞／心肺停止
めまい	小脳梗塞	脳ヘルニア→意識レベル低下

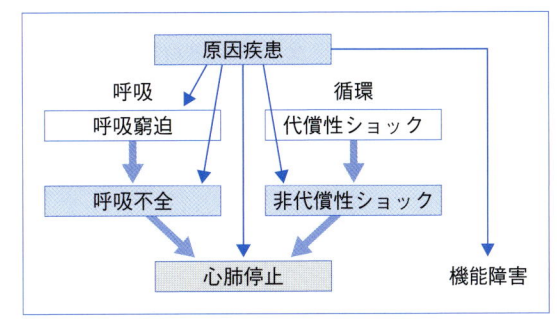

図2・6 危険な主訴からの病状の進行

ニター監視を持続することが望ましい．

6　危険な主訴の認識

　初期評価で「脳の活動＋ABC」が安定し，バイタルサインにも異常がない場合，通常の診察手順に従って診療を進める．まず病歴聴取をして身体所見をとり，臨床推論に基づいて検査計画を立て，検査結果とその他の所見を合わせて評価する．

　ただし，緊急度・重症度が高い疾患が含まれる**危険な主訴**であった場合は，「脳の活動＋ABC」，バイタルサインに異常がなくとも，急速に状態が悪化する可能性がある．疾患によっては**突然心停止**に陥ったり**呼吸停止**に陥ったりするため，不安定な状態に準じて緊急で診察，検査を進める．危険な主訴の例と含まれる疾患，進行例を（表2・8）にあげる．

　救急初療室では必ずしも確定診断をつける必要はない．必要なのは緊急治療を要するかどうかの判断と，緊急度の高い疾患・重症度の高い疾患を否定することである（図2・6）．

　救急初療室での初期治療の要点はABCの安定を図ることである．

　救急患者は急速に病状が悪化することがあるので，常に生命徴候の変化に注意し，不安定化していないか，増悪傾向がないか，留意しながら初期診療を進める必要がある（図2・7）．

　状態が不安定と判断したら，迷うことなく医師や高次医療施設に連絡を入れて最終治療までの到達時間をより早くするとともに，実施可能な処置をいち早く開始して状態の安定化に努める．

B● 各　論

1● 心肺停止

　心肺停止 cardiopulmonary arrest（CPA）とは心臓および呼吸が止まった状態をいい，早期に適切な処置を施さなければ不可逆的な障害を生じ，やがては死に至る．心停止と呼吸停止はそれぞれ独立して生じることがあるが，最終的には両者は合併する．

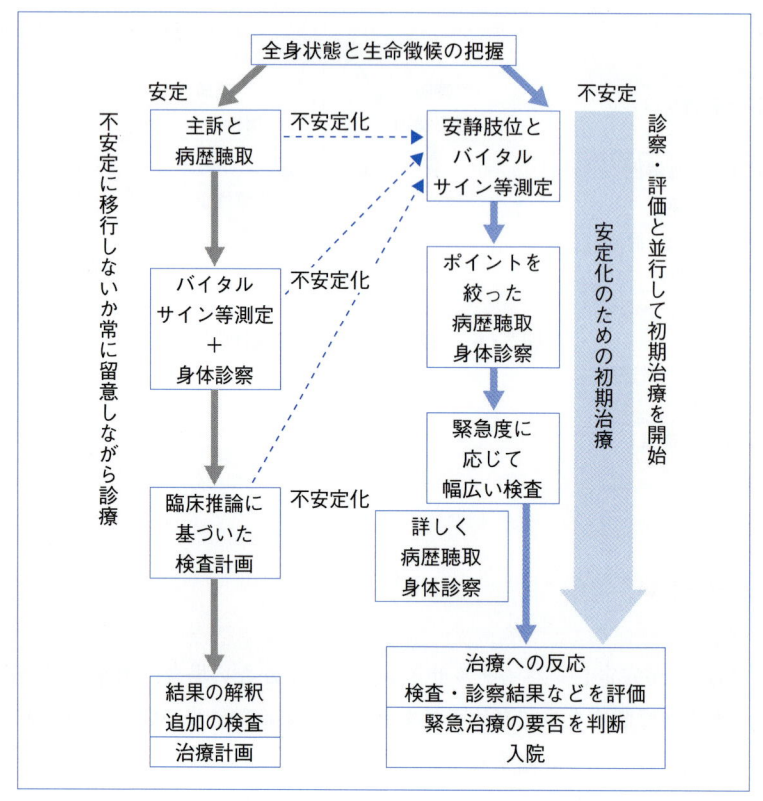

図2・7 救急初期診療の流れ

不可逆的変化を生じる前の早期に心肺蘇生 cardiopulmonary resuscitation(CPR)を開始することで救命できる場合もある．

心肺蘇生の最終目標は脳血流を維持して脳機能を確保することであり，そのためには早期の自己心拍再開と自発呼吸再開が必要である．脳が虚血に耐えうる脳虚血許容時間はいまだはっきりとはしていないが，他の組織よりも短いといわれており，心肺蘇生に成功しても脳機能が全く回復しない場合もある．そのため，CPR は**脳蘇生**も視野に入れた**心肺脳蘇生** cardiopulmonary-cerebral resuscitation(CPCR)でなくてはならない．また，成人と小児では心肺停止に至る原因が異なり，対処法も違ってくる．

1 成人における心肺停止の原因

成人における突然心肺停止の原因としては**表2・9**のように種々存在する．

心肺停止に至る前段階であるショック期，もしくは心肺停止早期に原因を見つけてそれを除去することで蘇生可能となるものがある．そのため原因とそれぞれの病態について理解しておくことが必要である．

a. 成人の循環不全による心肺停止

循環不全による心肺停止の原因としては大きく，心原性と非心原性に分けられる．

1. 心原性心肺停止

突然の心停止のほとんどは心原性によるもので，その原因には心筋性(心筋梗塞や心筋症)など

による心収縮力の低下(**ポンプ失調**),機械性(弁の逆流,狭窄など),不整脈(致死性不整脈:VF,VT など)がある.

- **心筋梗塞**や**狭心症**などはその範囲や程度によっては,直ちに心収縮力が低下し心停止に至る.また梗塞部位によっては**高度の徐脈**や**致死性不整脈**を生じ,そこから心停止に至る場合もある.
- 心臓弁膜症では高度の狭窄や逆流などにより突然の心停止をきたすことがある.
- 不整脈には心筋虚血に伴って生じる高度徐脈や致死性不整脈の他,**QT 延長症候群**や**ブルガダ症候群**などによるものがある.

致死性不整脈には①**心室細動** ventricular fibrillation(VF),②**心室頻拍** ventricular tachycardia(VT),③**無脈性電気活動** pulseless electrical activity(PEA),④**心静止** asystole がある(図 2・8)が,このうち①と②に対しては早期の CPR に加え,早期の**電気的除細動**が必要で,電気的除細動が 1 分遅れるごとに 7〜10% 救命率が低下するとされている.

心原性心肺停止の場合は,発症から心停止までの時間が短く,直前まで呼吸が保たれていることが多い.そのため心停止した段階では,体内(血中)にはまだ十分な酸素が残存している.心原性の心停止初期に適切な**胸骨圧迫**が行われれば,人工呼吸が十分でなくとも**蘇生率**にほとんど差が生じないのはこのためである.

2. 非心原性心肺停止

非心原性心肺停止は,心臓に器質的異常がないにも関わらず,さまざまな理由で循環動態が不安定となることから始まる.その結果,心臓への酸素供給が十分に行われなくなり,**心筋虚血**から心収縮力の低下を招き,そのまま放置されれば心停止に至る.心原性心停止が突然生じるのに比べて,非心原性心停止は循環不全の状態がある期間持続した結果として生じることが多く,その前段階の長さは蘇生の成否に影響を与える.

b. 循環血液量減少によるもの

原因としては,大量出血や体液喪失(熱傷,**イレウス**)などがある.循環血液量が減少するため,心臓が 1 回拍出量を維持することができなくなり代償性に頻脈となる.**大量出血**では血液量が減少するために心拍出量が減少するが,**熱傷**では血管の**透過性亢進**が生じることで血漿成分が血管外へ移動し,そのために循環血液量が減少してショック状態となる.どちらも末梢血管は反応性に収縮するため,末梢血流は不良となり**チアノーゼ**や**冷感**が生じる.また,各臓器への酸素供給が十分に行われなくなるため,組織でのアシドーシスが進行する.

急激に生じた大量出血や体液喪失では,循環不全もまた急激に進行して心停止に至る.つまり,心停止を生じた時点では,心筋を含め各臓器や血中にはまだ酸素がある程度残っており,適切な処置を施すことで蘇生する可能性が十分に残されている.本病態での治療は循環血液量を維持することが目的となる.そのため適切な輸液,輸血を行うことが第 1 の治療となる.

c. 心外閉塞性ショック

原因としては**心タンポナーデ**,**緊張性気胸**,**重症肺塞栓症**などがある.心外閉塞性ショックとは外因性の心拍出量減少による血流の減少が原因となっている.これらは心臓を取り巻く環境に液体や空気が異常に貯留することで心収縮力低下,心拡張障害などが生じ,心拍出量の減少が生

表2・9 成人の突然心肺停止の原因

- アシドーシス
- 呼吸不全
- 心タンポナーデ
- 薬物中毒
- 肺血栓塞栓症
- 低体温
- 低酸素血症
- 高カリウム血症/低カリウム血症
- 心筋梗塞(急性冠症候群)
- 緊張性気胸
- 外傷
- 低血糖/高血糖

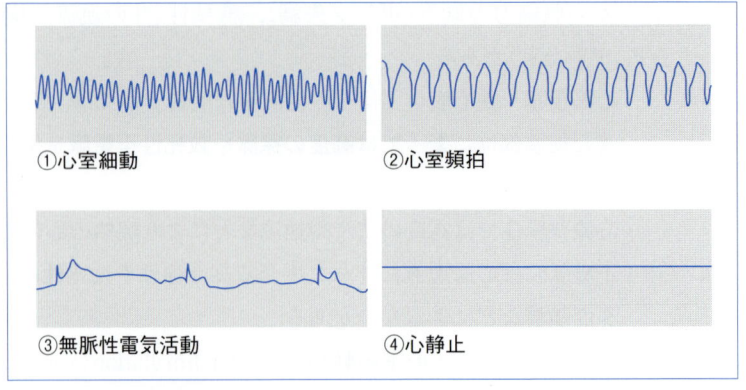

図2・8 致死的不整脈
①心室細動とは心筋が小刻みに震え，無秩序に電気活動が起きている状態をいう．この無秩序な電気活動では，心臓は血液を送り出すことができなくなり，脈拍は触れなくなる．
②心室頻拍とは心室のとても速い収縮が繰り返された状態をいう．このときに心拍が1分間に180回以上となると，拍動が速すぎて心臓が適切に血液を送り出すことができなくなってしまう．この状態になると脈が感じられなくなり，脈なし心室頻拍という．心室細動と同じように脈拍は感じられず，全身に血液が送り出せなくなっている状態になっている．心室細動と脈なし心室頻拍は電気的除細動によってのみ治すことができる．電気的ショックを与えることにより，不整な電気活動をすべていったん停止させて，心臓が本来もっている心臓の正常なリズムを復活させることができる．
③④心室細動や脈なし心室頻拍といった致死的不整脈が持続されると，いずれは③無脈性電気活動や④心静止といったすべての心収縮活動がなくなる状態になる．

じる．たとえば，心タンポナーデは心膜腔に多量の心囊液が貯留して圧が上昇し，右心系の拡張障害が生じることで全身の循環動態が障害される．また，緊張性気胸は，患側の胸腔内圧が上昇し，肺虚脱，健側への縦隔偏位などが生じ静脈還流が障害されることで心拍出量が減少する．

本病態の治療としては，血流途絶の原因となったものを除去することにある．心タンポナーデであれば**心囊穿刺**を，緊張性気胸であれば**胸腔穿刺**を行い，血液や空気を抜き取ることで循環は改善する．

d. 血流分布不均衡

原因としては**敗血症**，**アナフィラキシー**，薬剤性，**脊髄損傷**などがある．これらは末梢血管が拡張し血管抵抗減少，一部の血管床でシャント血流の増加が生じる．そのため相対的な循環血液量不足が生じ，臓器の灌流を維持するだけの十分な心拍出量を保てなくなる．治療としては呼吸管理，輸液を行いつつ，原疾患の治療を行う．

e. 成人の呼吸不全による心肺停止(表2・10)

呼吸不全が原因となって心肺停止に至ることがある．呼吸不全には1次性呼吸停止と2次性呼吸停止がある．2次性呼吸停止は，先に述べたような循環不全に伴って2次性に生じるものであり，1次性呼吸停止は呼吸障害が遷延した結果として呼吸不全に陥って生じる．

1次性呼吸停止は，**気道異物**のような**上気道閉塞**や重症気管支喘息による気管攣縮などの**下気**

道閉塞，呼吸調節能の低下，肺実質病変などによって**低酸素血症**を生じ，その結果として心停止に至る．

意識状態が不良な場合，**舌根沈下**により**上気道閉塞**が生じるが，意識状態が良好な人でも食物の**誤嚥**などによる急性の上気道閉塞から呼吸不全，心停止になることがある．有効な自発呼吸（換気）がなくなると，徐々に体内の酸素濃度は低下して低酸素血症となり，心機能障害から心停止を生じる．**呼吸原性心停止**は心原性心停止と異なり，体内の酸素を消費した後に心停止となるため，胸骨圧迫を行っても十分な酸素を冠血管に送ることができず蘇生が困難となることが多い．

呼吸不全は上記のさまざまな原因がいくつも重なって発症することがあり，早い段階での介入が必要となる．

2 小児における心肺停止の原因（表2・11）

小児の死因で最も多いのは，**不慮の事故**であり，成人の突然死の原因の多くが心原性であるのとは違っている．乳児期の先天性疾患による死亡を除く非外傷性の心肺停止の原因をみても，成人とは異なって心原性であることは少なく，**呼吸不全**と**ショック**に伴う心肺機能不全から心停止に至ることが多い．

a．呼吸障害による心停止

呼吸障害は小児心停止の最大の原因である．進行する呼吸障害は心停止に移行しやすいため，十分な酸素化と換気の補助を行うことが重要である．しかし呼吸障害のタイプによって対応がそれぞれ異なるため，呼吸障害のタイプと重症度の分類を知っておく必要がある．

◆ ［コラム］心臓性突然死

一般に心臓性突然死は予期せずに発生した心停止（心室細動や心室頻拍を含む）を意味する．その多くは，急性冠症候群と考えられている．急性心筋梗塞では約5割の患者が病院に到達できずに病院外で心停止に陥っているといわれている．急性心筋梗塞では通常，胸痛をきたすと考えられがちであるが，急性心筋梗塞の最初の症状が心停止であることもまれではないと考えられている．したがって，循環器疾患の1次・2次予防だけでは突然死予防は不十分であり，心肺停止に陥った患者をいかに救命するかが求められる．このような心停止の多くは，心室頻拍や心室細動によって起こると信じられている．心室頻拍や心室細動の最も有効な治療法は電気的除細動である．近年，公共施設にAED（自動体外式除細動器）が多数配備されるようになったが，このAEDによって多数の患者が救命され始めている．AEDを有効に活用するためには一般市民が心肺蘇生法とAEDの使用方法や意義を認識する必要がある．

心臓性突然死の原因のほとんどは急性冠症候群と考えられているが，それ以外の心疾患によっても突然死は生じうる．心不全のある患者では心室性不整脈による突然死が一般市民より多く発生することは明らかである．このような患者では，基礎心疾患が心筋症であったり，陳旧性心筋梗塞であったり，あるいは，弁膜症であったりするが，その終末像として心不全に至り，心室頻拍や心室細動を起こす基質が形成される．あるいは，抗不整脈薬をはじめとした投薬が逆に心室性不整脈を誘発し，突然死を生じることも明らかになっている．また，遺伝的に心室性不整脈を起こしやすいQT延長症候群やブルガダ症候群なども知られている．これらの多くは12誘導心電図で診断の端緒が開かれると同時に突然死の家族歴をもっている．このような心室性不整脈を起こしやすいと考えられる患者に対しては植え込み型の除細動器を使用することによって突然死の予防がある程度可能になっている．

このような心臓性突然死の多くは成人に起こると考えられているが，器質的疾患のない小児においても少数ではあるが発生している．球技，とくに野球のボールが胸郭の十分に形成されていない小児の胸部に当たるとその衝撃で心室細動が発生することがわかっている．心臓振盪と呼ばれている．球技のみならず，柔道のような競技においても発生することが報告されている．心臓振盪の予防は，小児の胸部への衝撃が突然死に至ることを多くの市民が理解することとAEDを使用した心肺蘇生の普及によらざるをえない．

表 2・10　成人の呼吸不全による心肺停止

(1)上気道閉塞
　上気道閉塞は鼻腔，咽頭，喉頭のいずれかで発生する
　①気道異物(異物誤嚥：血液，吐物，食物など)
　②組織浮腫(急性喉頭蓋炎，アナフィラキシーなど)
　③声門痙攣
　④外傷
(2)下気道閉塞
　下気道閉塞は，気管支以下の気道で生じる
　①誤嚥
　②気管支攣縮
(3)呼吸調節能低下
　①筋疾患(呼吸筋筋力低下)
　②電解質異常
　③中枢性(薬物中毒，頭蓋内病変など)
(4)肺実質病変
　①肺炎
　②肺出血
　③肺水腫 など

表 2・11　小児の心肺停止の原因

(1)心原性
　先天性心奇形，不整脈，心筋炎，ショックなど
(2)呼吸性
　クループ/急性喉頭蓋炎，異物，重症喘息，肺炎，溺水など
(3)神経性
　痙攣重積，ボツリヌス菌中毒，薬物中毒など
(4)外傷
　頭部外傷，胸部外傷，ショックなど
(5)その他
　代謝異常，乳児突然死症候群など

表 2・12　呼吸障害のタイプ

(1)上気道閉塞
　上気道閉塞は鼻腔，咽頭，喉頭のいずれかで発生する
　①クループ
　②アナフィラキシー
　③その他の閉塞(気道異物，咽頭後膿瘍など)
(2)下気道閉塞
　下気道閉塞は，気管支以下の気道で生じる
　①細気管支炎
　②急性喘息
(3)呼吸調節能低下
　①頭蓋内圧亢進(感染，痙攣など)
　②薬物中毒・過量投与
　③神経筋疾患
(4)肺実質病変
　①肺炎(感染性，誤嚥性，化学性など)
　②肺水腫(心原性，非心原性，ARDSなど)

呼吸障害には 4 つのタイプがあり，それぞれ特有の症状がある(**表 2・12**)．

1. 上気道閉塞による症状

主に**吸気時**に症状が出現する．

(1)頻呼吸

(2)吸気時の陥没呼吸，鼻翼呼吸

(3)吸気時喘鳴

(4)胸の挙上不良

(5)オットセイ様咳漱

2. 下気道閉塞による症状

主に**呼気時**に症状が出現する．

(1)頻呼吸

(2)呼気性喘鳴

(3)呼気努力増加(陷没呼吸，鼻翼呼吸，呼気の延長)

3. 呼吸調節能低下による症状

一定のパターンをもたない不十分な呼吸としてみられる．

(1)不規則な呼吸数(頻呼吸と徐呼吸が現れる)

(2)不規則な呼吸努力

(3)浅呼吸

(4)中枢性無呼吸(呼吸努力が全くない無呼吸)

4. 肺実質病変による症状

肺実質病変は肺胞―毛細管レベルで病変が生じ，酸素化の異常，換気の異常，肺コンプライアンスの異常としての症状が出現する．

(1)頻呼吸

(2)呼吸努力の増加

(3)呻吟(うめき声，うなり声)

(4)呼吸音減弱

(5)ラ　音

(6)低酸素血症(酸素投与でも改善しない)

(7)頻　脈

小児の呼吸障害における重症度は呼吸窮迫と呼吸不全の大きく2つに分けられる．**呼吸窮迫**は，小児に何らかの呼吸器系障害があるにも関わらず，小児自身が十分な換気(酸素化)を保とうとしている状態であり，上記に示したように頻呼吸や呼吸努力の増加などといった症状で現れる．しかし小児が疲弊したり，症状が進行したりしてこれらの努力では十分に換気ができなくなったような場合に呼吸不全に至る．つまり**呼吸不全**は呼吸停止，心停止に至る一歩前の状態であり，早急に換気や酸素化などの介入が必要となってくる．

b. 循環障害による心停止

循環障害には以下の4つの分類があり，ショックとは組織での酸素の需要と供給のバランスが崩れた状態をいう．

1. 循環血液量減少性ショック

世界的には下痢とそれに伴う**脱水**と**電解質異常**が乳児死亡の主たる原因となっている．体液喪失を生じる原因としては，下痢の他に出血，嘔吐，熱傷などがあり，早期に症状を把握し，十分な酸素化と輸液，輸血負荷が必要である．

2. 心原性ショック

原因としては先天性心疾患，心筋炎，心筋症，不整脈などがある．心拍出量の低下や頻脈，対血管抵抗上昇などが現れる．心原性ショックの患児では輸液負荷がかえって状態を悪化させる可能性が高く，臨床症状を見極めることが大切である．

3. 心外閉塞性ショック

原因としては**心タンポナーデ**，**緊張性気胸**，**動脈管依存性先天性心疾患**，広範型肺塞栓などが

ある．血流の物理的途絶によって心拍出量が減少し，組織灌流が不良となる．閉塞性ショックの初期の症状は循環血液量減少性ショックと似ているため，臨床症状を十分に観察することが必要である．とくに**肺塞栓**は症状として特異的なものはなく，意識して疑わない限り発見が難しくなる．

4．血液分布異常性ショック

原因としては**敗血症**，**アナフィラキシー**，**神経原性**などがあるが，いずれも**体血管抵抗の低下**を伴い，血流の異常分布を生じる．つまり動静脈の血管拡張，毛細血管の浸透性亢進，組織間への血漿移動などが生じた結果，相対的な循環血液量減少を伴うことが多い．そのため原疾患の治療とともに早期の輸液治療が必要となる．

3 心肺蘇生法

詳しくは成書に譲るが，成人と小児では**救命の連鎖** chain of survival，心肺蘇生法が大きく異なる．

a．成人の救命の連鎖

心肺停止傷病者の救命には以下の4項目が連携して行われることが重要である．
(1) 迅速な通報：119番通報や応援の要請，AEDなどの手配．
(2) 迅速な心肺蘇生：適切かつ早期のCPRの開始．
(3) 迅速な除細動：適切にAEDを使用する．
(4) 2次救命処置：高度な気道確保，薬剤投与などの高度な救命処置．
この連鎖のどこが欠けても救命することは難しくなる．((4)は主に病院内での処置となる．)

1．心肺蘇生の手順

❶倒れている人(傷病者)の意識を確認する．
❷周囲に助けを求め，応援を要請する．
❸呼吸状態の確認．
❹気道確保：呼吸の確認，呼気の吹き込み．
❺心肺蘇生：胸骨圧迫＋人工呼吸
(1) 胸骨前面，乳頭を結んだ線の真ん中に両手を組んでおく．
(2) 1分間に100回の速さ(リズム)で胸骨を圧迫する．
(3) 圧迫の強さは胸郭がおよそ4～5 cm沈む程度の強さとする．
(4) 1回ずつ胸郭の戻りを確認しながら行う．
(5) 30回胸骨圧迫を行ったら，人工呼吸2回(呼気吹き込み2回)を行う．
(6) 続けて胸骨圧迫30回と人工呼吸2回を繰り返す．
(7) 患者に体動が出現するまで，または救急隊が到着するまで繰り返す．
(8) 人工呼吸を行わない場合は，胸骨圧迫のみ1分間100回の速さ(リズム)で行う．
この心肺蘇生(胸骨圧迫＋人工呼吸)は，救助者が1人であっても2人であっても胸骨圧迫30回と人工呼吸2回のペースは変わらない．2人で救助する場合は胸骨圧迫と人工呼吸を役割分担し，適宜役割を交代して行う．
❻自動体外式除細動器(AED)(**図2・9**)の使用

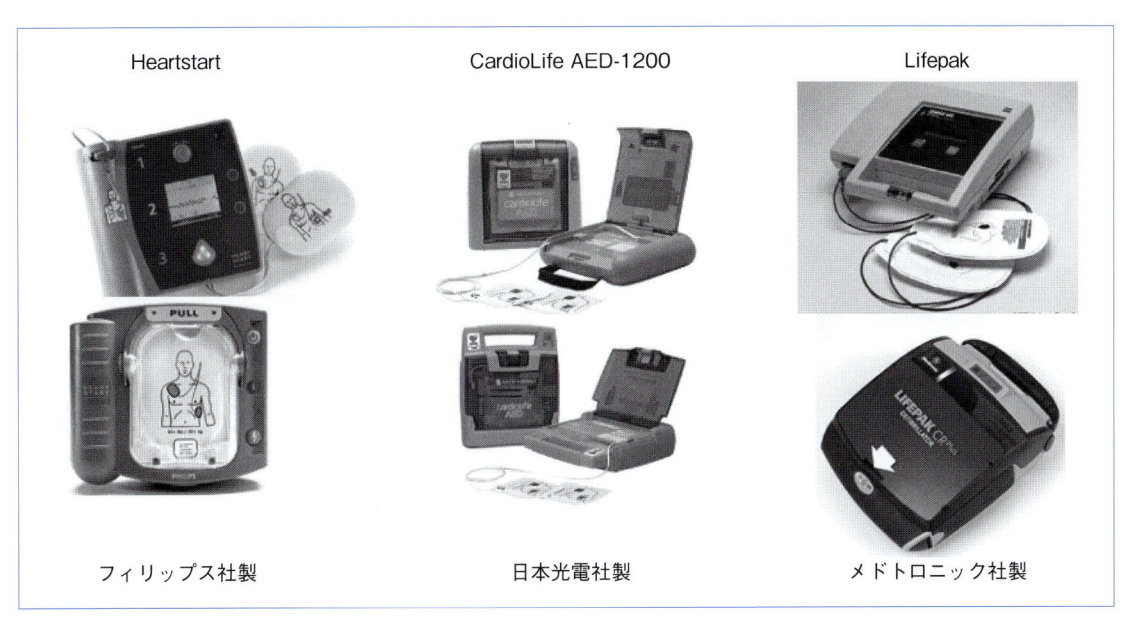

図2・9 自動体外式除細動器（AED）

ふたを開けて電源を入れる（ふたを開けると自動的に電源が入る AED もある）．
(1)傷病者の胸をはだけて胸に電極パッドを貼る．
(2)傷病者の年齢に合わせてパッドを選ぶ．1歳以上8歳未満または体重25 kg 未満の小児には，小児用パッドを推奨する．ただし小児用パッドがない場合は成人用パッドでの代用が可能である．
(3)ケーブルを AED 本体に接続する．
(4) AED の解析（自動的に解析を開始する AED もある）．
(5)通電（ショック）ボタンを押す（近年，自動的に通電する AED も普及しつつある）．
❼心肺蘇生の再開
通電（ショック）施行後は直ちに胸骨圧迫を再開する．
❽心肺蘇生と AED による解析—通電（ショック）は，救急隊が到着するまで，あるいは傷病者が動き出すまで続ける．

2. 回復体位

反応のない傷病者で，呼吸は保たれている場合，回復体位にする（蘇生が成功し，呼吸と循環が確保されているが，意識が戻らないような状態のとき）．

◆ ［コラム］ハンズオンリー CPR
　米国では口対口人工呼吸を行わない心肺蘇生法として一般市民に推奨されている．日本では人工呼吸はできなければ行わなくてもよいとなっている．
　2つのステップからなる．
　❶周囲の助けを求める（119番通報）．
　❷胸骨圧迫を行う（できるだけ中断しない）．
　突然倒れた成人に対してのみ行うことができる．その場に居合わせた人が直ちに胸骨圧迫を開始することで，換気がなくても蘇生率を上げることができる．

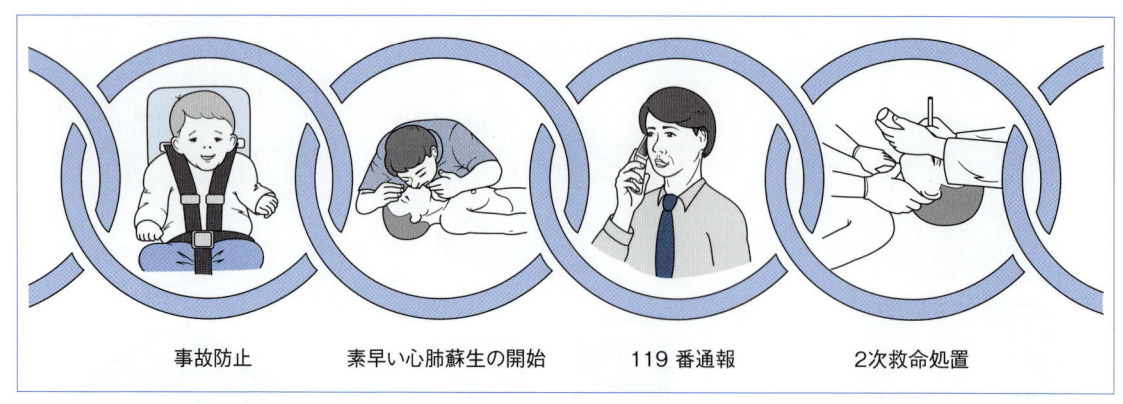

図 2・10　小児における救命の連鎖
事故防止　　素早い心肺蘇生の開始　　119 番通報　　2 次救命処置

回復体位にすることで，気道閉塞の可能性を減らし，吐物などが口から流れ出やすくし誤嚥の危険を減らすことができる．

b．小児における心肺蘇生

心肺蘇生を考えるうえでは，1 歳未満を乳児，1 歳から 8 歳までを小児として扱う．

小児では成人と異なり，不整脈が原因となる突然の心停止は少なく，多くの場合は呼吸状態の悪化やショックの遷延などによって 2 次性に心停止を生じる．

1．小児の救命の連鎖

小児傷病者の救命には以下の 4 項目が重要である（図 2・10）．

(1) 事故防止：外傷や心停止の危険因子について親を社会教育する．
(2) 迅速かつ有効なバイスタンダーによる心肺蘇生：適切かつ素早い心肺蘇生の開始．
(3) 救急対応システムへの迅速な通報：119 番通報や応援の要請，AED などの手配．
(4) 迅速かつ有効な 2 次救命処置：高度な気道確保，薬剤投与などの高度な救命処置．

2．成人の心肺蘇生との相違点

(1) 救助者が 1 人しかいないときの心肺蘇生の開始と応援要請（AED の手配など）の優先順位
(2) 胸骨圧迫の方法，深さ
(3) AED の取り扱い
(4) 乳児の人工呼吸方法

3．小児心肺蘇生の手順

① 目撃者がいない小児の院外心停止の場合（救助者が 1 人の場合）

多くは呼吸不全に伴う心肺停止と判断する．

❶ 直ちに心肺蘇生を開始する（2 分間）．
❷ その後救急要請し AED があれば持ってくる．

救助者が他にいる場合はその人に応援要請と AED を頼む．AED が到着しても 2 分間は心肺蘇生を行った後に AED を使用する．

② 目撃者がいる突然倒れた小児の院外心停止の場合（救助者が 1 人の場合）

この場合は**心リズム障害**である可能性が高いため，成人と同様の手順で行う．
(1) 心肺蘇生：胸骨圧迫＋人工呼吸
(2) 胸骨前面，乳頭を結んだ線の真ん中に両手を組んでおく．（小児で体格が小さい場合や低年齢の場合は片手での胸骨圧迫も推奨される．）
(3) 1分間に100回の速さ（リズム）で胸骨を圧迫する．
(4) 圧迫の強さは胸郭が1/3〜1/2程度沈む強さとする．
(5) 1回ずつ胸郭の戻りを確認しながら行う．
(6) 30回胸骨圧迫を行ったら，人工呼吸2回（呼気吹き込み2回）を行う．
(7) 続けて胸骨圧迫30回と人工呼吸2回を繰り返す．
(8) 患者に体動が出現するまで，または救急隊が到着するまで繰り返す．
(9) 人工呼吸を行わない場合は，胸骨圧迫のみ1分間100回のペースで行う．
❸ 小児に対するAEDの使用．
(1) 倒れた現場を目撃されていない場合：院外心停止小児例には，5サイクルの心肺蘇生を行った後にAEDを装着して使用する．
(2) 倒れた現場を目撃されている場合：院外，院内を問わず，AEDが到着したらすぐに装着して使用する．
(3) 小児に合ったレベルのショックを与えることができるAED（小児用パッド）を用いる．
　注）8歳以上の傷病者に小児用パッドや小児用ボタンを使用しない．
❹ 心肺蘇生の再開．
❺ 心肺蘇生とAEDによる解析—通電は，救急隊が到着するまで，あるいは傷病者が動き出すまで続ける．

2 ● ショック

ショックとは，代謝に必要なだけの血液を組織に供給できなくなるような状態のことをいう．放置されれば臓器不全に陥る．これに対し，人体には重要臓器の血流を維持するよう，さまざまな代償機転が働く．カテコラミンが分泌されることで心拍出量が増加し，また末梢血管が収縮して血液が脳や心筋により多く供給されるようになる（中心化）．レニン・アンジオテンシン系やバゾプレシンの働きで塩分と水分を体内に貯留するようになる．これらの代償作用も破綻すると，心筋への血流が落ち心拍出量が低下する．十分な血流が得られない組織では嫌気代謝が行われ，乳酸が蓄積する．組織のアシドーシスは血管拡張を招き，さらなる血圧低下につながる．こうした変化が，表立っては**意識障害**（脳血流低下），**乏尿**（腎血流低下），**末梢の脈圧低下**（脈圧＝収縮期と拡張期の血圧の差，血圧低下はショックの末期の症状である）となって認識される．四肢は血管収縮により冷たく湿ることもあれば，血管拡張により温かくなることもある．ショックの分類の仕方にはいくつかの方法があるが，ここでは次の4つに分けて詳説する．
(1) **循環血液量減少性ショック**：文字通り循環血漿量の減少による．原因は出血や脱水など．
(2) **心原性ショック**：心筋の機能低下による．原因は心筋梗塞や心不全など．
(3) **血液分布異常性ショック**：さまざまな化学物質の分泌に反応して血管拡張を生じることに

よる(したがって末梢は冷たくならないことが多い,そうなるのはこのタイプのショックのみ).代償性に心拍出量や心拍数は増加する.原因は敗血症やアナフィラキシーなど.

(4) **閉塞性ショック**：心臓に出入りする血液が心臓外の原因でブロックされることによる.原因は心タンポナーデや緊張性気胸など.

まずは目前にした患者がショックの状態にあることの認識が重要である.ひとたび認識されれば,簡単な病歴聴取と身体診察の傍ら,状態の安定化を図るべく治療を開始する必要がある.最終的にはどのタイプのショックかをしっかりと判別する必要があるが,はじめからわかるわけではない.

1 初期評価

ショックの状態にある患者は**顔色が悪く発汗**しており,いかにもつらそうにしている.**意識障害**を伴うことが多く,言うことを聞かず暴れているような状態も軽い意識障害であり注意を要する.呼吸は浅く速い.四肢は冷たく湿っており,橈骨動脈の触れは弱く速く,あるいは触れないかもしれない.さまざまな亜型があるものの,**頻脈＋末梢の冷感・湿潤がショックの初期症状**として最も一般的である.これに加えて,**大けが**(大出血？)や**強い胸痛・背部痛**(心筋梗塞？),**発熱**(敗血症性ショック？)などの情報があれば,積極的にショックを想起し,バイタルサイン(血圧,脈拍,呼吸数)を測定する.平均血圧(拡張期血圧＋脈圧/3,脈圧＝収縮期血圧－拡張期血圧)が70～80 mmHgを下回ればショックとしてよいが,このように血圧低下をきたす状態は循環血液量減少性ショックでは末期であることが多い(前述のように初期のサインは頻脈＋末梢の冷感・湿潤).また,高血圧患者では,数字上正常範囲にあっても,普段より低ければショックを疑う.脈拍は100回/分以上,呼吸数は30回/分以上であればショックを疑う.

ショックの原因追究に有用な情報を例示する.

- 外傷,吐血,黒色便⇒出血(循環血液量減少性).
- 嘔吐,下痢,大量発汗,経口摂取不良⇒脱水(循環血液量減少性).
- 心疾患の既往,胸痛,息切れ,起座呼吸⇒心原性.
- 発熱⇒感染症(敗血症性).
- ハチに刺された,薬剤投与後,アレルゲンの摂取,全身蕁麻疹⇒アナフィラキシー.
- 脊髄損傷⇒神経原性.
- 胸部外傷,輸液への反応が乏しい,特異的な身体所見(緊張性気胸に関していえば,頸静脈怒張,胸郭運動の左右差,呼吸音の左右差,気管偏位,皮下気腫,打診上鼓音)⇒閉塞性.

2 初期治療

多くの場合,気道は開通している.必ず**酸素投与**を十分に行う.全例,太めの留置針で**静脈路を確保**する.心原性ショックを除き,他のタイプのショックであればまずは1～2 *l* の急速輸液が必要となる.心原性ショックが疑われる(心疾患の既往歴がある,胸痛や背部痛・息切れといった症状が主である,頸静脈怒張や起座呼吸がみられる)場合には,注意しながら200～300 m*l* の輸液を20～30分かけて行い,その間により正確な診断を期す.心原性ショックの場合には容易に過剰輸液から肺水腫(呼吸苦の訴えが出現する,起座呼吸や努力様呼吸がみられるようになる)を招く恐れがある.**バイタルサイン**や**意識**および**全身状態**(呼吸状態,肺胞音など)のモニタリン

グが不可欠である．心原性ショックでは早期に昇圧薬，強心薬，カテーテル治療(経皮的冠動脈形成術)が必要となる．閉塞性ショックでは**ドレナージ**が必要である．これらのタイプのショックに大量輸液は有効ではない．一方で，循環血液量減少性ショックや敗血症性ショックではときに数リットルの輸液を必要とする．

以下に各種ショックに対する治療を簡単に記載する．

3 ショックの原因別治療

(1) **循環血液量減少性ショック**：輸液(迅速に急速に，ときに大量に)．出血性ショックには輸血，止血処置(出血部位の直接圧迫，消化管出血に対する内視鏡治療など)．

(2) **心原性ショック**：輸液(ゆっくりと，肺水腫に注意して)．昇圧薬，強心薬，カテーテル治療(経皮的冠動脈形成術)，大動脈内バルーンパンピングなど．

(3) **血液分布異常性ショック**：輸液(迅速に急速に，ときに大量に)．アナフィラキシーショックに対してはエピネフリン投与(重症度に応じてタイミング，投与経路を工夫)，敗血症に対して抗菌薬投与，難治性の(一般的には輸液のみで改善)神経原性ショックに対して昇圧薬を追加．

(4) **閉塞性ショック**：輸液(迅速に，ただしこれだけではどうにもならない)．ドレナージ(心タンポナーデに対する心囊穿刺あるいは開心術，緊張性気胸に対する胸腔穿刺・胸腔ドレナージなど)．

3 ●意識障害

意識障害とは意識清明でない状態のすべてを指す．**意識清明**とはいかなる状態かというと，種々の解釈や定義が存在するが，簡潔にまとめると，覚醒しており**見当識**(時，人，場所がわかる)がある状態といえる．

意識障害の程度を表す言葉に，昏睡 coma，半昏睡 semicoma，昏迷 stupor，傾眠 sopor などの分類があるが，それぞれ基準が一定ではなく，とくに医療現場では混乱をきたす誘因となっていた．このため同一基準での意識障害分類が必要となり，その中でも後述する 1974 年に発表された 2 つの分類法が，現在国内では広く普及している．

意識がいかなる生理学的機構により保たれているのかに関して，いまだに決定的なことは判明していない．しかし，これまでの実験や剖検の結果などから脳幹部網様体，視床下部，大脳皮質が意識の保持に関わっており，なかでも**脳幹部網様体**が重要な役割をはたしていることが明らかになってきている(図 2・11)．

1 診療の特徴

意識障害を呈する原因は，頭蓋内疾患に限らず多岐にわたる(救急領域では主な原因を表 2・13 のように **AIUEOTIPS**(アイウエオチップス)という語呂合わせで整理している)．

このため，初期において病態を正確に把握し根本的な治療を開始することは難しい．

大事なのは，脳への 1 次的な損傷を最小限に食い止め，低酸素や低血圧などの 2 次的損傷を防ぐかであり，いわゆる"ABC"，つまり **A**(Airway 気道確保)・**B**(Breathing 呼吸管理)・**C**(Circulation 循環管理)を適切に行うことである．

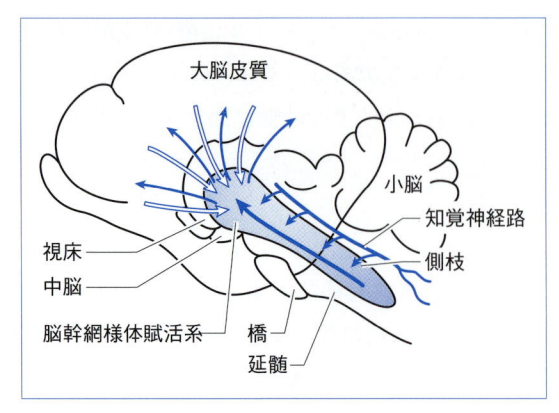

図2・11 意識に関わる脳の部位

大脳皮質／小脳／知覚神経路／側枝／視床／中脳／脳幹網様体賦活系／橋／延髄

表2・13 アイウエオチップス

A：Alcohol 急性アルコール中毒など
I：Insulin 低血糖など
U：Uremia 尿毒症
E：Encephalopathy 肝性脳症など
　：Endocrinopathy 甲状腺クリーゼ，副腎クリーゼなど
　：Electrolytes Na，K，Ca，Mg の異常
O：Opiate/overdose 薬物中毒
　：O_2 低酸素血症
T：Trauma 脳挫傷，急性硬膜下血腫，急性硬膜外血腫など
　：Temperature 低体温，高体温など
I：Infection 脳炎，髄膜炎，脳膿瘍など
P：Psychogenic 精神疾患
S：Seizure てんかん
　：Stroke 脳梗塞，脳出血，くも膜下出血
　：Shock 各種ショック

これら ABC を管理し，バイタルサインの安定を確認したのち図2・12に示すようなアルゴリズムで診療を進めるべきである．

2 意識レベルの判定 Coma Scale

種々の判定法があるが，わが国で一般的である**ジャパン・コーマ・スケール（JCS）**と**グラスゴー・コーマ・スケール（GCS）**を紹介する（**表2・14，15**）．それぞれ JCS では 0 が，GCS では各項目の合計点が 15 点であることが意識清明であることを表す．最重症の意識障害は JCS では 300，GCS では合計点 3 点となる．一般に JCS で 100 以上，GCS 合計点で 8 点以下は重症であることが多く，迅速な対応が求められる基準となっている．JCS において**昏睡**は概ね 200〜300，**半昏睡**は 30〜100，**昏迷**は 20〜30，**傾眠**は 10〜20 にあたる．

3 治療の実際

意識障害のある患者の治療において何よりも重要なのは，図2・12に示すようにバイタルサインの安定化である．**ABC アプローチに従い，気道・呼吸・循環を確認**し，仮に心肺停止状態であれば直ちに BLS（1次救命処置 basic life support）に基づく心肺蘇生を開始しなければならない．意識障害が高度な場合であれば，**嘔吐**や**舌根沈下**などによる気道の閉塞を防ぐ処置（**下顎挙上法**など）を施行する（図2・13）．心肺危機がないと判断すれば，意識があれば本人から，なければ周囲の人から**発症形式**や**病歴**を**聴取**する．突然の激しい頭痛を訴えていれば，くも膜下出血を疑う．左右どちらかの麻痺（片麻痺）などの局所的な神経症状があれば，脳出血や脳梗塞などの脳血管障害を疑い，早期に頭部 CT 検査を行う．局所神経症状が認められない場合は，表2・13にあげた疾患を念頭に，再度バイタルサインを確認し，心電図・X線・血糖値などの検査を行い診断を進める．外傷や薬物服用など原因が明らかなものは，それぞれに適した治療を行う．各治療の詳細については，3章，4章，6章を参照されたい．

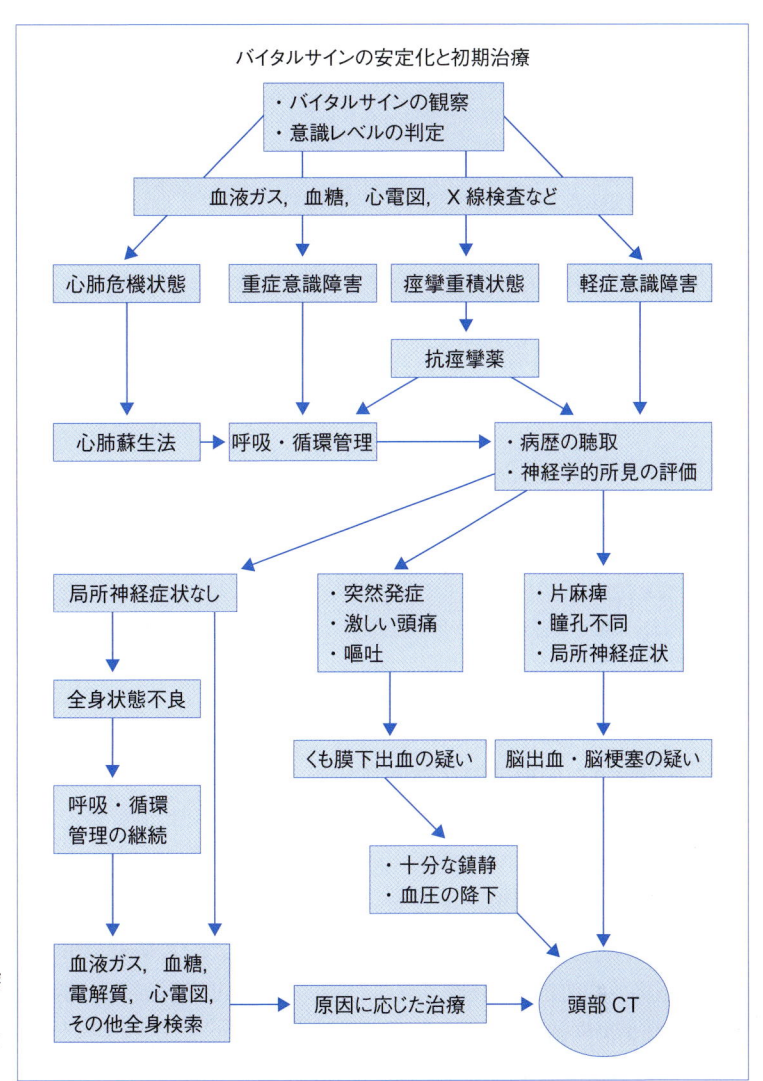

図 2・12　意識障害に対する初期診療
(坂本哲也, 有賀　徹：意識障害の治療.
CLINICAL NEUROSCIENCE 11(5)：
86-91, 1993 一部改変)

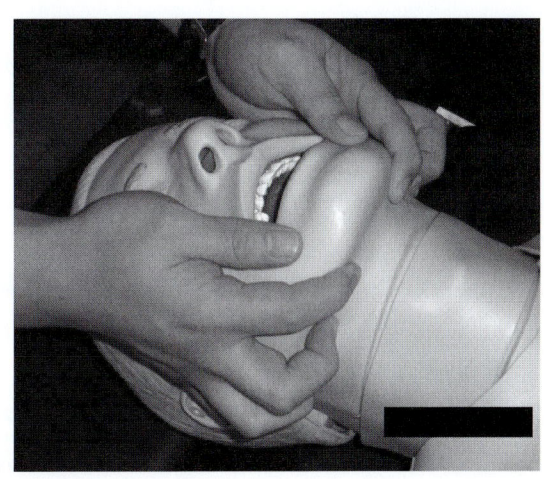

バイタルサインの安定化と初期治療
- バイタルサインの観察
- 意識レベルの判定

血液ガス, 血糖, 心電図, X線検査など

心肺危機状態／重症意識障害／痙攣重積状態／軽症意識障害

抗痙攣薬

心肺蘇生法 → 呼吸・循環管理 → ・病歴の聴取／・神経学的所見の評価

局所神経症状なし／・突然発症・激しい頭痛・嘔吐／・片麻痺・瞳孔不同・局所神経症状

全身状態不良 → 呼吸・循環管理の継続

くも膜下出血の疑い／脳出血・脳梗塞の疑い

・十分な鎮静・血圧の降下

血液ガス, 血糖, 電解質, 心電図, その他全身検索 → 原因に応じた治療 → 頭部CT

図 2・13　下顎挙上法

表2・14 ジャパン・コーマ・スケール(JCS)

Ⅰ(刺激しなくても覚醒している)	
1	大体意識清明だが,いまひとつはっきりしない
2	時,場所,人がわからない
3	名前,生年月日がいえない
Ⅱ(刺激すると覚醒する)	
10	普通の呼びかけで容易に開眼する(合目的な運動をするし言葉も出るが,間違いが多い)
20	大きな声または体をゆさぶることにより開眼する(簡単な命令に応じる,たとえば離握手)
30	痛み刺激を加えつつ呼びかけを繰り返すと,辛うじて開眼する
Ⅲ(刺激しても覚醒しない)	
100	痛み刺激に対し,はらいのけるような動作をする
200	痛み刺激に対し,手足を動かしたり,顔をしかめる
300	痛み刺激に反応しない

( )内は,開眼不可能なときの反応を表す.
意識清明は0と表現する.

表2・15 グラスゴー・コーマ・スケール(GCS)

E(eye opening)開眼	E
自発的に	4
呼びかけにより	3
痛み刺激により	2
開眼しない	1
V(verbal response)言語による応答	V
見当識あり	5
混乱した会話	4
混乱した言葉	3
無意味な発声	2
発語しない	1
M(motor response)運動による応答	M
命令に従う	6
痛み刺激部位に手足をもってくる	5
痛みに手足を引っ込める(逃避)	4
痛みに上肢を異常屈曲させる(除皮質肢位)	3
痛みに上肢を異常伸展させる(除脳肢位)	2
痛み刺激を加えてもまったく動かない	1

4 意識障害への標準的な対応(PSLS,ISLS)

意識障害は中枢神経系,とくに大脳,あるいは脳幹機能に障害が発生したときに生じる症状である(第2章B-3を参照).大脳や脳幹機能が低下する病態は脳自体に障害が発生する場合(脳腫瘍,頭部外傷,脳卒中など)のほか,大脳や脳幹機能を維持する呼吸(低酸素血症など),循環(ショックなど),代謝機能(糖尿病性昏睡など)の破綻で生じる.これらの機能障害の程度が意識障害の程度として反映されるため,意識を正確に評価することは重症度の判断にも有用である.

a. 意識障害の評価法

意識障害の評価法は,従来より種々のスケールが知られている.しばしば用いられるのがジャパン・コーマ・スケール(JCS)とグラスゴー・コーマ・スケール(GCS)である.

(1) ジャパン・コーマ・スケール

わが国においては最も普及した意識障害の評価である.刺激による開眼状況を大きく3段階に分類し,それぞれをさらに3つに細分して意識障害の程度を合計9種類に分類している(表2・14).

(2) グラスゴー・コーマ・スケール

開眼状況,運動機能,言語の機能を組み合わせて点数化した判定法である(表2・15).

グラスゴー・コーマ・スケールでは最も重度の意識障害は3点となり,意識が清明な状態は15点となる.GCSは3〜15までの連続整数列であるので,統計操作が容易であり,JCSでは区別ができなかった除脳硬直と除皮質硬直がM2,M3として区別することが可能である.

b. 意識障害を呈する疾患の鑑別診断

どんな疾患においても重症化すれば程度の差があるものの意識障害を呈する.意識障害を呈する原因疾患は内因性疾患と外因性の疾患に大きく分類されるが,代表的な病態はアイウエオチッ

プス(AIUEOTIPS)として覚える(**表2・13**参照).外因性疾患としては頭部外傷,外傷によるショック(主として出血性ショック),急性薬物中毒など視診や現場状況を詳細に把握することでその判断や診断は比較的容易である.一方,内因性疾患の場合はその疾患や病態が多種多様であり鑑別が困難である.本項では内因性疾患の意識障害の対応について記載する.

c. 意識障害への対応

内因性意識障害は脳卒中(脳血管障害),代謝性疾患,心原性疾患,呼吸器系疾患,内分泌系疾患などを原因とする.意識障害の患者に対応する際には,まず気道 Airway(A)評価,呼吸 Breathing(B)評価,および循環 Circulation(C)評価を行う.意識障害を有する場合には救急隊を要請することを忘れてはならない.気道が閉塞している場合には,口腔内を観察し,吐物や食物があれば除去し,頭部後屈あご先挙上(外傷の場合は下顎挙上)を行う.呼吸の有無を判断し,ある場合には回復体位(3章A **図3・6**)にする.呼吸がない場合には人工呼吸を2回行い,引き続き循環のサインである呼吸・咳・体動の有無を確認する.なお,呼吸確認の際に総頸動脈を触知して循環の確認を行ってもよい*.呼吸も循環もないと判断された際には胸骨圧迫(心マッサージ)と人工呼吸を30:2の割合で救急隊が到着するまで行う.また,呼吸はないが循環はあると判断されたときには人工呼吸を10回/分の割合で行う.

なお,近くに自動体外式除細動器(AED)がある際には直ちに装着し,音声指示に従って対応する.意識がある場合には後述の方法で脳卒中発症の可能性を判断して対応する.

d. 脳卒中への対応

1. 脳卒中救命の連鎖

2005年に公表された米国心臓協会(AHA)「心肺蘇生と救急心血管治療のためのガイドライン」(以下,AHAガイドライン)では脳卒中患者を適切に治療するためには医療機関だけではなく一般市民,救急隊,および医療機関が連携して関与する**脳卒中救命の連鎖** Stroke Chain of Survival の重要性を強調している.脳卒中救命の連鎖は**7つの**「**D**」,発見 detection,出動 dispatch,搬送 delivery,救急外来入口(適切な医療機関,ER室)door,情報 data,決定 decision,投薬(治療)drug administration がすべて迅速,かつ的確に連結して適切な治療が提供できるとしている.

また,わが国においては2005(平成17)年11月から発症3時間以内の急性期脳梗塞に対して**組織プラスミノゲン・アクチベータ**(**t-PA**)が使用可能となり,脳卒中救命の連鎖の重要性が再認識されている.

2. 脳卒中の判断と通報

脳卒中の診療システムには最初の**通報**を円滑にすることがポイントで,脳卒中発症の現場に居合わせた目撃者の判断が重要となる.さらに,救急要請された救急隊員の判断や処置,救急室で診療する救急医,神経内科医,脳神経外科医などの適切な判断,診断,治療が脳卒中救命の連鎖を完結するうえで必要となる.そのような中で,救急隊員や医師向けの急性期脳卒中標準化コースがそれぞれ相次いで作成された.すなわち,脳卒中の傷病者を扱う救急隊向けの標準コース

---

*この部分は柔道整復師が日常的に蘇生を行う者として講習を受けていることを前提とした記載.

- 顔のゆがみ(歯を見せるように，あるいは笑ってもらう)
  正常：顔面が左右対称
  異常：片側が他側のように動かない．図では右顔面が麻痺している
- 上肢挙上(閉眼させ，10秒間上肢を挙上させる)
  正常：両側とも同様に挙上，あるいは全くあがらない
  異常：一側があがらない，または他側に比較してあがらない
- 構音障害(患者に話をさせる)
  正常：滞りなく正確に話せる
  異常：不明瞭な言葉，間違った言葉，あるいは全く話せない

解釈：3つの徴候うち1つでもあれば，脳卒中の可能性は約70%である

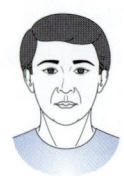

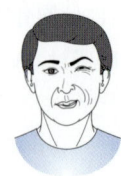

図 2・14　シンシナティ病院前脳卒中スケール(CPSS)
(脳卒中病院前救護ガイドライン検討委員会：改訂 PSLS コースガイドブック，126 頁，へるす出版，2009)

Prehospital Stroke Life Support(**PSLS**)と医師向けのコース Immediate Stroke Life Support (**ISLS**)である．とくに，PSLS は救急現場で急性期脳卒中と判断する方法が強調されており，一般市民や医療関係者でも知っておくべき内容である．

(1) **PSLS の考え方**

PSLS には診断のための医療機器がない救急現場で急性期脳卒中の傷病者を高率に見分けるための簡単な評価法が記載されている(**図 2・14**)．

前述のように気道(A)評価，呼吸(B)評価，および循環(C)評価を行った後に，脳卒中であるか否かの判断をする．もちろん気道(A)，呼吸(B)，循環(C)に異常があると判断した場合には直ちに救急車を要請することになる．気道(A)，呼吸(B)，循環(C)が安定していれば**シンシナティ病院前脳卒中スケール**Cincinnati Prehospital Stroke Scale(**CPSS**)を使用することになる(**図 2・14**)．CPSS は顔面のゆがみ，上肢の麻痺，言語障害の3項目で評価する．傷病者に「イーと言ってください」，「笑ってください」と要請し，その際に顔のゆがみの有無を判断する．また，傷病者に両側上肢を挙上させ，左右差を判断する．挙上が不十分な側，挙上ができない側を麻痺側とする．両側ともできないときには CPSS では判断しないものとしている．次に，言語機能の障害の有無を判断する．具体的には呂律障害(構音障害)と失語症の有無である．これら CPSS の3項目のうち，1つでも存在すれば脳卒中である確率は約 70〜80% であるといわれている．救急隊は CPSS にて急性期脳卒中と判断した場合，脳卒中急性期医療が可能な医療機関を選定し，搬送することになる．CPSS で脳卒中と診断された場合，脳卒中の重症度を評価する目的でさらに詳

表2・16 倉敷病院前脳卒中スケール(KPSS)
(脳卒中病院前救護ガイドライン検討委員会編：改訂PSLSコースガイドブック，27頁，へるす出版，2009)

意識水準	覚醒状況			
	完全覚醒		正常0点	
	刺激すると覚醒する		1点	
	完全に無反応		2点	
意識障害(質問)	患者に名前を聞く			
	正解		正常0点	
	不正解		1点	
運動麻痺	運動麻痺	患者に目を閉じて，両手掌を下にして両腕を伸ばすように口頭，身ぶり手ぶり，パントマイムで指示	運動右手	運動左手
		左右の両腕は平行に伸ばし，動かずに保持できる	正常0点	正常0点
		手を挙上できるが，保持できず下垂する	1点	1点
		手を挙上することができない	2点	2点
	運動麻痺	患者に目を閉じて，両下肢をベッドから挙上するように口頭，身ぶり手ぶり，パントマイムで指示	運動右足	運動左足
		左右の両下肢は動揺せず保持できる	正常0点	正常0点
		下肢を挙上できるが，保持できず下垂する	1点	1点
		下肢を挙上することができない	2点	2点
言語	患者に「今日はいい天気です」を繰り返して言うように指示			
	はっきりと正確に繰り返して言える		正常0点	
	言葉は不明瞭(呂律がまわっていない)，もしくは，異常である		1点	
	無言．黙っている．言葉による理解がまったくできない		2点	
合計			点	

Kurashiki Prehospital Stroke Scale(KPSS)　　　　全障害は13点満点

細なスケールたとえば**倉敷病院前脳卒中スケール(KPSS)**などを使用することもある(**表2・16**)．

(2) ISLSの考え方

ISLSコースは脳卒中の専門医ではなく，脳卒中の初期診療に携わることの多い救急医のほか，看護師，コメディカルを対象とした標準化コースである．その到達目標として①意識障害の評価，②脳卒中スケールを用いた評価，③脳卒中初期診療における呼吸・循環管理が掲げられている．

脳卒中患者急性期の診療は通常の救急患者同様に，気道(A)，呼吸(B)，および循環評価(C)を行う．気道(A)，呼吸(B)，循環(C)に異常があると判断した場合は，その安定化を優先させる．すなわち，気道が閉塞している際には気管挿管などで気道を開通させ，呼吸が異常である際には人工呼吸，循環が不安定である際にはその原因を迅速に判断してその改善を行う．気道(A)，呼吸(B)，循環(C)が安定している場合，あるいは安定化した後に神経学的評価を行う(**図2・15**)．神経学的評価には脳卒中スケールや頭部CTが含まれるが，これら一連の評価を可能な限り短時間に行うことが脳卒中急性期治療のポイントである．ちなみに脳梗塞急性期のt-PAによる血栓溶解療法は発症後3時間以内が対象となり，迅速な搬送と医療機関での対応が必須となる．

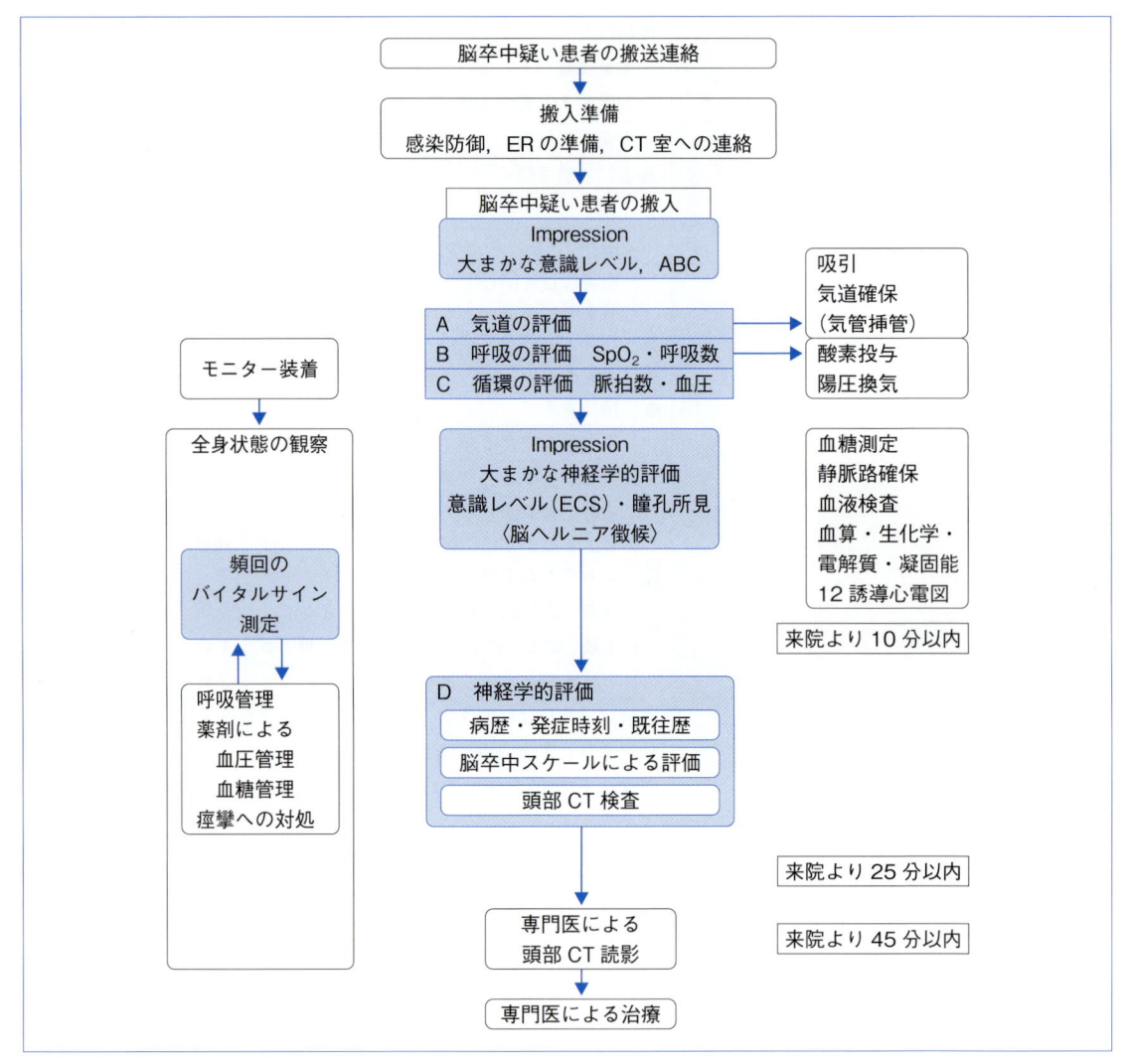

図 2・15 脳卒中初期診療のアルゴリズム(救急外来)
(ISLS コースガイドブック編集委員会編：ISLS コースガイドブック, 20 頁, へるす出版, 2006)

図 2・16 脳梗塞症例
a. 突然の意識障害をきたし，当施設に搬送．神経学的所見から脳幹梗塞を疑い，直ちに脳血管撮影を施行した結果，脳底動脈の閉塞が確認された(矢印)．
b. 脳底動脈閉塞と診断され，血栓溶解療法を施行．その後，急速に意識は回復し，神経学的脱落症状なく退院．その後施行した MRA にて脳底動脈の再開通が確認された．

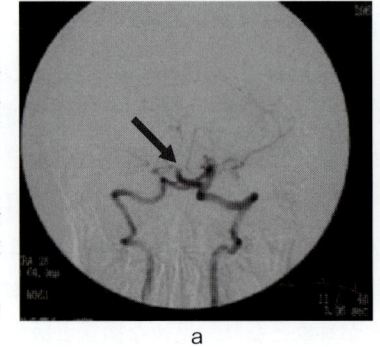

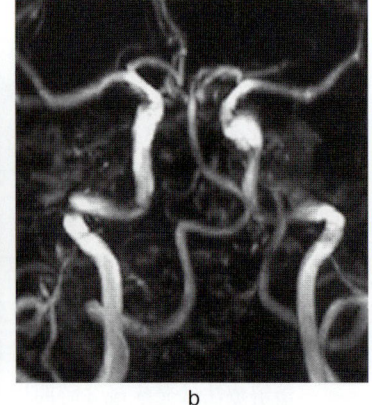

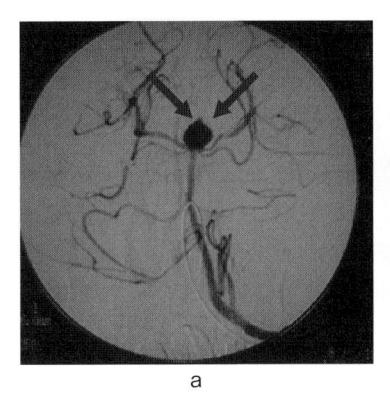

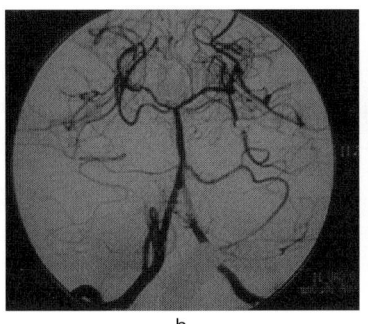

図2・17　脳底動脈瘤破裂によるくも膜下出血例
a. 脳底動脈先端部の動脈瘤（矢印）
b. コイリング施行後は動脈瘤が消失している．

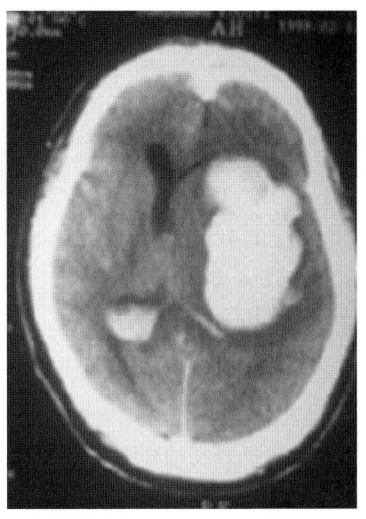

図2・18　高血圧性被殻出血

3. 脳卒中の治療

　前述のように虚血性脳卒中である脳梗塞の中で，発症3時間以内の症例に関しては血栓溶解術の適応を考慮する（図2・16）．一方，脳動脈瘤破裂によるくも膜下出血の場合は開頭術でのクリッピングや血管内手術によるコイリングなどを行い再破裂を防ぐ（図2・17）．また，脳出血の場合には意識障害の程度，血腫の部位，および**脳ヘルニア徴候**の有無から血腫を外科的に除去するか，内科的に治療するかを判断することが重要である．脳ヘルニア徴候（意識障害，瞳孔不同，片麻痺など）を伴った被殻部出血の場合は血腫を除去することが必要であるが（図2・18），脳幹部出血は外科的に血腫を除去することはなく，内科的に治療するのが原則である．

4 ● 失　神

　失神は，全脳虚血が原因の一過性意識障害である．この**一過性意識障害**は突然発生し，立位であれば崩れるように倒れ，すぐに回復する．失神の定義における**全脳虚血**は，脳の一部ではなく，脳全体の血流の不足を意味しており，最も一般的な原因は血圧の低下である．すなわち血圧の低下によって脳への血流が不足し，脳の機能が維持できなくなり，意識を失う．脳血流の低下は，抗重力筋の緊張低下を起こすので立位が維持できずに崩れるように**転倒**する．転倒時には意識がないので受け身が取れず頭部ならびに顔面の外傷を合併することが多い．

　一般市民にとって「しっしん」はなじみの薄い言葉であり，患者や失神の目撃者はその症状を「失神」と表現することはまれである．「貧血」「脳貧血」あるいは「倒れた」「倒れてけがをした」というであろう．したがって，患者は失神を「しっしん」とはいわない．また，患者は失神中の記憶がないので，目撃情報が必須である．目撃情報を含めた病歴聴取によって失神の有無を診断することができる．なお，一般市民は失神を「貧血」と呼ぶことが多いが「貧血」は本来，ヘモグロビン濃度が低いことを意味しているので，患者のいう「貧血」が失神を指すのか否かをよく聴きとらなければならない．

1 失神の原因

失神の原因は多岐にわたっている(**表2・17**).その半数以上は器質的原因を伴わない,すなわち何らかの臓器などの異常に伴う原因ではなく,神経反射のような生体機能の調節の異常である.このような機能異常では,迷走神経反射が関与している神経調節性失神が最も多い.神経反射による失神の予後は良好であるため治療を要することはまれである.一方,失神患者の約1割は心疾患が原因の**心原性失神**とされる.心原性失神は**心臓性突然死**の前徴であり,生命予後が不良である.

a. 神経調節性失神

最も頻度の高い原因は神経調節性失神である.神経調節性失神には血管迷走神経性失神,頸動脈洞過敏,状況失神がある.このうち,**血管迷走神経性失神**が多い.典型的な病歴は,不快な光景や精神的緊張,痛みや血液恐怖症 blood-phobia や医療行為,満員電車内のような混雑して暑苦しい環境,あるいは長時間の立位が誘因となって,迷走神経反射が起こり,血圧低下や徐脈をきたして意識を失う.意識を消失する前徴として悪心・嘔吐や冷汗,体の熱くなる感じが出現する.血管迷走神経性失神は立位や座位で起こり,転倒によって体位が臥位となり,血圧,心拍数,および意識が回復する.若年女性に多いが,高齢者にも出現するので,高齢を理由に否定することはできない.また,高齢者では,座位での発生をしばしば経験する.

頸動脈洞過敏の頻度は高齢者において高い.頸動脈にある頸動脈洞は血圧調節に関与しており,その過敏は,軽い物理的刺激によって神経反射を惹起し,血圧低下や徐脈によって失神が誘発される.頸動脈洞マッサージによる過敏症の証明と典型的病歴の両者を同時に認めた場合に診断される.典型的な病歴とは髭剃りや襟の高い服の着用などによって頸部が圧迫された場合や頭頸部の回旋である.

状況失神は,排尿や排便中または前後の発生,咳嗽中の発生,嚥下中の発生があげられるが,いずれも,このような病歴を聴取すれば容易に診断できる.

b. 心原性失神

頻度は低いが予後不良な心原性失神は,心疾患に関与する既往歴の聴取,突然死の家族歴の有無,および失神前後の胸痛や動悸の有無が基本である.これらの病歴を認めれば積極的に心原性失神を疑って侵襲的検査を含めた入院精査を必要とする(**表2・18**).

c. 薬剤誘発性失神

高齢者はしばしば降圧薬や利尿薬などの血行動態に影響を及ぼしうる薬剤を内服している.これらも失神の原因となる.何らかの薬剤の処方を受けている場合には,その薬剤名と投与量を確認しなければならない.たとえば,降圧薬の種類や投与量の変更の有無を確認する必要がある.また,白衣高血圧のため,必要以上に降圧薬を処方されている症例も存在する.これらの情報も聴取すべき病歴である.抗不整脈薬を処方されている場合は心原性失神の可能性が示唆される.

d. その他

少量の飲酒が失神を誘発する.また,消化管出血,感染,あるいはアナフィラキシーによる起立性低血圧が原因の失神もまれならず遭遇する.これらも病歴からの診断が可能である.

表 2・17　失神の原因

(1) 器質的疾患による失神
　① 心・大血管疾患
　・不整脈：頻拍性，徐脈性
　・虚血性心疾患：急性心筋梗塞，狭心症（冠攣縮）
　・その他の心疾患：閉塞性肥大型心筋症，大動脈弁狭窄症
　・大血管疾患：急性大動脈解離
　・肺循環障害：肺塞栓症，肺高血圧症
　② 他の器質的疾患
　・消化管出血，脱水症，アナフィラキシー，敗血症
(2) 変性疾患（慢性）による起立性低血圧
　・パーキンソン症候群，シャイ–ドレーガー症候群，糖尿病，特発性起立性低血圧症
(3) 神経調節性失神
　・血管迷走神経性失神
　・頸動脈洞過敏症候群
　・状況失神（排尿失神，排便失神，咳嗽失神）
(4) 薬物などによる失神
　・降圧薬（とくに α 遮断薬）
　・抗不整脈薬
　・硝酸薬
　・QT 延長作用のある薬物
　・アルコール
(5) 原因不明の失神

表 2・18　心原性失神のリスク

高リスク	中リスク	低リスク
虚血性胸痛	年齢 50 歳以上	年齢 50 歳未満
心不全の症候	虚血性心疾患の既往	心疾患の既往なし
中等度以上の弁膜疾患	うっ血性心不全の既往	神経調節性失神様の症状
心室性不整脈の既往	心筋症の既往	正常心電図
心電図上の虚血の所見	以前から存在する脚ブロックや Q 波	正常身体所見
QT 延長（QTc > 500 ms）	突然死の家族歴	
3 枝ブロック	神経調節性失神と考えがたい症状	
持続的な洞徐脈（HR < 60 bpm）	ペースメーカーや ICD 埋め込み（誤作動や異常の証拠はなし）	
症状のない心房細動	医師が心原性失神を疑う	
心室頻拍		
ペースメーカー異常		

2　失神における検査

　失神における検査では，予後が不良である心原性失神をはじめとした器質的原因の有無を効率的に調べることが求められる．器質的原因が否定できれば，予後良好で治療を必要としない神経反射による失神が疑われるのであり，その患者の安全は確保できるが，器質的原因が否定できなければ，心臓性突然死をはじめとした生命の危険が高いと判断される．各種のガイドラインは，病歴（**表 2・19**），身体所見および 12 誘導心電図の異常の有無の重要性を強調している．一方，失神は，脳神経の異常で発生するものではないので，頭部 CT 検査や脳波検査は，脳の器質的異常を示唆する所見が認められなければ不要である．

5　呼吸困難

　呼吸困難 dyspnea は，呼吸運動に際し困難を感じる**主観的症候**である．心疾患，呼吸器疾患の主要症状の 1 つであるが，**表 2・20** に示すようにさまざまな原因で生じ，その範囲は**心理的な原因から生命を脅かす重篤な病態まで幅広い**．なお，呼吸困難と低酸素血症は同義語ではなく，**低酸素血症**がなくとも呼吸困難は生じうる．

表2・19 病歴聴取のポイント

考えうる失神の原因	病歴・症候
血管迷走神経性	不快な光景の後の失神 長時間の立位や暑い人込みの中での失神 悪心・嘔吐を伴う失神 運動後の失神
頸動脈洞過敏	頭部の回旋，頸部の圧迫(髭剃り，高い襟)中の失神
食後低血圧	食後の失神
起立性低血圧	立位になって数分以内の失神
薬剤誘発性	内服薬の開始後， 内服薬の投与量変更後の失神
心原性失神 　頻拍性不整脈 　急性心筋梗塞 　QT延長症候群 　ブルガダ症候群	運動中の失神，臥位での失神 動悸が先行する失神 胸痛 突然死の家族歴
心因反応	身体的不調の訴えと高頻度の「失神」

表2・20 呼吸困難をきたしうる病態(太字疾患は後述)

分類	主要な疾患・病態
上気道狭窄	**急性喉頭蓋炎**，アナフィラキシー(即時型アレルギー)，上気道異物，鼻炎
気管支・肺疾患	**気管支喘息**，肺炎，肺癌，**気胸**，慢性閉塞性肺疾患(COPD)，急性呼吸窮迫症候群(ARDS)
心疾患	うっ**血性心不全**，**肺塞栓**，急性心筋梗塞，心タンポナーデ
腎疾患	急性腎不全，慢性腎不全，ネフローゼ症候群
肝疾患	肝硬変(腹水貯留)
血液疾患	貧血
内分泌疾患	糖尿病性ケトアシドーシス，甲状腺機能亢進症
神経・筋疾患	ギラン-バレー症候群，重症筋無力症
中毒	一酸化炭素中毒，シアン中毒，有機リン中毒
精神科的問題	**過換気症候群**，パニック障害
外傷	胸部外傷，顔面・頸部外傷
その他	妊娠，肥満

1 救急対応のポイント

(1) A(気道)，B(呼吸)，C(循環)の安定化を図りながら診断する．安静と酸素投与が基本で，重症では人工呼吸器管理が必要になる．
(2) 病歴と身体所見から病態を想定し，必要に応じて検査を行う．
(3) 病歴聴取のポイントは，発症の時期や形式，誘因の有無，随伴症状，既往歴など．
(4) 身体診察のポイントは，意識，バイタルサイン，呼吸音，チアノーゼの有無，浮腫の有無など．

2 呼吸困難の原因として代表的な疾患

詳細は第4章で整理する．

a. 急性喉頭蓋炎

頻度は低いが**重症度が高い**．喉頭蓋は，嚥下時に水分や食物が気管内に落ち込まないよう声門を覆うが，急性喉頭蓋炎では細菌感染で腫脹した喉頭蓋が気道狭窄の原因となり時に**完全閉塞**をきたす．頸部で**吸気時の喘鳴(ストライダー)**を認めるのが特徴である．

頸部X線(側面)で，**喉頭蓋の腫脹**を確認するが，症状経過と身体所見から急性喉頭蓋炎が強く疑われる場合は，X線室に移動せず気管挿管(細い径)と輪状甲状靱帯切開の準備を行い，**喉頭ファイバー**で慎重に喉頭蓋を観察することが勧められている．

治療には**抗菌薬投与**，必要があれば**気管挿管**または気管切開による**気道確保**を行う．

b. 気管支喘息

　　呼吸困難の原因として**頻度が高い**．重症度は軽症から死亡に至るまで幅が広い．気管支喘息では，気管の収縮と粘液分泌により気道が狭窄する．**呼気が延長し「ゼーゼー」という呼吸音(喘鳴)**が認められるのが特徴だが，**重症例では吸気時にも喘鳴が出現し**，**最重症では呼吸音が聞こえなくなる**．なお，うっ血性心不全でも喘鳴が出現することがあり注意が必要である．

　　胸部X線で肺の過膨張(肋間の開大，横隔膜平坦化)を認める．呼吸機能検査で**1秒量(率)が低下**する．

　　治療には**気管支拡張薬**，**ステロイド薬**などを投与する．応急処置として，救護者が患者の呼吸に合わせ胸郭を内方に圧迫する処置(**胸郭圧迫法：スクウィージング**)がある．

c. 肺　炎

　　呼吸困難の原因として**頻度が高い**．重症度は軽症から死亡に至るまで幅が広い．肺(気管)の末梢最小分画は肺胞で，ここで酸素を体内に取り込み二酸化炭素を排出する(ガス交換)．肺炎は，肺胞内または肺胞隔壁内に炎症をきたす疾患で，ガス交換が障害される．細菌感染が原因になることが多いが，ウイルスなどの他の感染症や自己免疫疾患など感染症以外の原因でも生じる．

　　胸部**X線**にて浸潤陰影や間質陰影の増強を認める．

　　原因に応じた治療を行う．**細菌感染が原因の場合は抗菌薬投与**を行う．

d. 気胸(緊張性気胸)

　　肺表面の損傷により，**肺が胸郭内で虚脱**している．外傷が原因であれば**外傷性気胸**，外傷なく発症すれば**自然気胸**という．自然気胸は，肺表面の**ブラ**と呼ばれる肺囊胞が破れて生じる場合が多い．肺表面の損傷部が一方弁を形成すると，肺から胸郭内に漏れた空気が肺内に戻れず，心臓を反対側に圧排しポンプ機能を障害する．この病態が**緊張性気胸**である．両側同時に発症した場合や緊張性気胸となった場合は致死的となりうる．

　　胸部X線，胸部CTで診断可能だが，緊張性気胸は胸部X線撮影を行っている間に心停止に至る危険がある．ショック状態なら検査に頼らず，身体所見(呼吸音減弱，皮下気腫，打診での鼓音，頸静脈怒張，気管偏位)から緊張性気胸を診断することが必要である．

　　軽症であれば安静のみでも軽快する．中等症以上では胸腔に**ドレナージチューブ**を留置して**低圧持続吸引**を行う．持続吸引でも改善しない場合や再発を繰り返す場合は手術を行う．

e. うっ血性心不全

　　心臓弁膜症や心筋梗塞などの原因により心臓のポンプ機能が障害され，肺での血流がうっ滞し(**肺うっ血**)，肺胞でのガス交換が損なわれる疾患である．呼吸困難の原因として頻度が高く，重症度は軽症から死亡に至るまで幅が広い．

　　胸部X線検査にて，肺血管陰影の増強，心陰影の拡大，胸水貯留などを認める．心不全の原因精査のため，超音波検査やカテーテル検査など各種の検査も行われる．

　　治療には**利尿薬**，**血管拡張薬**，**強心薬**などを投与する．

f. 肺塞栓

　　主として**下肢深部静脈**内で形成された**血栓**(凝固した血液塊)が，姿勢の変化などにより移動し，右心房，右心室を経て**肺動脈**で嵌頓(**塞栓**)する疾患である．肺動脈血流の途絶えた肺区域は

ガス交換に参加できず呼吸困難の原因となる．血栓が多量の場合は，血流量減少のため**ショック（循環不全）**となり，時には**突然死**の原因にもなる．

心臓超音波検査(右心室の拡大)，下肢静脈超音波(深部静脈血栓)，胸部造影CT(肺動脈陰影欠損)，肺動脈造影(高リスクで，他の検査で診断がつかない場合)．

治療には血栓溶解薬，抗凝固薬を投与する．血栓塞栓の進行を予防するため，カテーテル手技で**下大静脈フィルター**を留置することもある．

g. 過換気症候群(過呼吸症候群)

不安やストレスが誘因となり必要以上に呼吸が行われ，**酸素は足りている**にもかかわらず呼吸困難感があるためさらに過呼吸に陥る．典型的な症例では，**手指先端**や**口角周囲**のしびれ感が出現し，**助産婦肢位**といわれる手指の硬直が出現する．冠動脈攣縮による狭心症状や脳血流の減少による意識障害を合併する場合もある．重症度は低いが，診断に際しては，**ギラン – バレー(Guillain-Barré)症候群**，**重症筋無力症**，**糖尿病性ケトアシドーシス**，**急性心筋梗塞**といった低酸素血症を呈さずに呼吸困難を訴える疾患を見落とさないよう注意が必要である．

軽症例では必須ではないが**動脈血ガス分析**により，**血液のアルカリ化**，**動脈血中二酸化炭素の減少**が認められる．

安静のみで軽快することも多いが，症状が高度の場合は鎮静薬を使用する．患者の呼気に含まれる二酸化炭素を再吸入することを目的とした**ペーパーバッグ法**は，**低酸素血症の恐れがあるため現在は推奨されていない**．

6 ● 発　熱

発熱は視床下部の体温調節基準の変化による体温上昇である．いわば，体温を上げるべくして上げている状態である．41℃を超えることはまずない．これと区別すべき**高体温** hyperthermiaは体温の調節機能が破壊されて熱産生が熱喪失を上回っている状態であり，天井がない．発熱のほとんどは**感染症**であるが，**表2・21，22**のように他にも原因がある．高体温の原因には，熱中症をはじめ甲状腺機能亢進症，薬剤による**悪性高熱**がある．

基礎体温は個人差があるが，だいたい35〜37℃である．日内変動は2℃ほどである．午前4時ごろが最も低く，午後6時から10時ごろが最も高い．これと関連して，熱を出した子どもが救急外来を訪れる時間帯は，社会的背景もあるだろうが夕方以降が経験的に多い．このような事情から発熱を定義することが難しいが，**口腔温**で朝は37.5℃，夕方は38℃を超えたら発熱と定義するのも1つである．

発熱という現象は，免疫機能という観点からは効果的な状態である．白血球の貪食および殺菌作用やリンパ球の能力も高まる．発熱は代謝を亢進させ，1℃につき基礎代謝率を約13％上昇させる．また，血液酸素飽和度を下げる方向に働く．

発熱をきたす疾患で緊急性のあるものを列挙する．
・敗血症，敗血症性ショック
・細菌性髄膜炎
・気道閉塞をきたしうる感染症(急性喉頭蓋炎など)

表2・21 感染症以外の体温上昇の原因

アレルギー反応
中枢神経:視床下部の損傷,くも膜下出血
膠原病:関節リウマチ,SLE,血管炎
薬剤熱
熱中症
甲状腺機能亢進症
予防接種に伴う発熱
炎症性疾患:サルコイドーシス,クローン病
悪性高熱
悪性腫瘍:とくに白血病,悪性リンパ腫
組織損傷・梗塞

表2・22 重篤な感染症をもたらしうる基礎疾患

進行する悪性腫瘍
最近の化学療法
ステロイド常用
慢性消耗性疾患
慢性腎不全
先天性または後天性免疫不全
糖尿病
高齢
臓器移植後
脾臓摘出後

・肺炎
・細菌性腹膜炎
・壊死性筋膜炎

　表2・21のように発熱・体温上昇の原因にはさまざまなものがあるが,まずは感染症を考慮する.治療可能な病態であり急速に進行しうるからである.また表2・22には**重篤な感染症を招きうる基礎疾患**をあげたので参考にしていただきたい.

　発熱を主訴とした患者が現れたら,次のことを迅速に評価する.

a. **気道に関する緊急性**

　自覚症状として嚥下困難やかすれ声,喉に腫物がある感覚がある場合や,身体診察でだらだらとよだれがたれている,喘鳴 stridor(ストライダー)がある,口腔内の浮腫などがある場合は,気道確保の必要性に十分注意を払う.

b. **呼吸状態**

　発熱そのもので多少は呼吸数が増すが,際立つ場合には**肺炎**などの呼吸器感染症を疑う.呼吸様式(補助筋の使用,陥没呼吸,呼気延長など)やチアノーゼ,聴診におけるラ音,SpO_2 に着目する.呼吸が不十分で低酸素血症が持続する場合には,気管挿管を行い人工呼吸をする必要が出てくる.

c. **循環動態**

　発熱により血管拡張を生じるため,原因が何であれ血圧の低下や脈拍の上昇は生理的にある程度起こりうる(ちなみに脈拍上昇の目安は体温上昇 0.5℃ につき 10回/分である).病期が長ければ経口摂取の不良により**脱水**を伴っていることが多く,この傾向は高齢者や小児ほど顕著で重要である.しかし極端な血圧低下は重篤な感染症による**ショック**を示唆し,放置すれば致命的である.敗血症性ショックの初療の基本は(気道の確保と酸素投与はもちろんのこと)十分な急速輸液(ときに 10 l/日近くの大量輸液を要しうる)と早期の適切な抗菌薬投与である.

d. **意識**

　意識状態が悪い場合には,原則として中枢神経の感染症すなわち**髄膜炎**や**脳炎**を必ず想起すべきである.体温がいままさに上昇しようとしているとき,手足が冷たく顔色が悪くなり見るから

につらそうになり，自覚症状も強い．そういった体温上昇中に起きている現象の1つは末梢血管の収縮である(体温が上がりきると全身の血管が拡張し顔色がよくなり，熱が上がってからかえって状態が落ち着いたように見えるのを不思議がる人がいるが，ちっとも不思議ではない)．脳への循環も悪くなるため，一過性に意識状態の悪化を見ることがある．また，低酸素やショックの状態があれば，それによる意識障害を生じうる．発熱＋意識障害での頻度としては，後二者のほうが多く，したがって中枢神経感染症だろうからお手上げ，ではなく酸素投与や急速輸液などできることから始めたい．

e．特徴的な皮疹

頻度は少ないが，**髄膜炎菌感染症**は特徴的な**点状出血**をきたす．

f．腹膜炎の所見

強い腹痛があってとくに動いたときに強まる，腹痛の自覚がないあるいは弱くても圧迫すると痛がある，あるいは腹部が非常に硬い，腸蠕動音の聴取を試みるも全く聞こえない，などのサインは腹膜炎を示唆する．とくに高齢者では，全般的に痛みの感覚が鈍くなるのか，消化管が破裂しても強い痛みを訴えず，腹膜炎が進行して発熱が初発症状として出現するケースがみられるため注意を要する．

g．急速に進行する蜂窩織炎の所見

糖尿病を有する者や免疫抑制薬を使用する者など，免疫状態の悪い人で激しい四肢の痛みを訴えている場合には，視診で得られる所見(**発赤**，**腫脹**，**水疱**など)が軽微でも注意が必要である．発症時期および進行の具合を把握する．

7 ●頭　痛

頭痛には，①二日酔い，発熱，精神的ストレス，疲労などによって引き起こされる一時的な頭の痛みと，②"頭痛持ち"といわれ，ときとして日常生活に支障をきたすほどの慢性的で反復性の頭の痛み，③重篤な頭蓋内疾患に伴う危険な頭の痛みの3つがある．①では生活の改善と対症療法，②ではそれに加え，専門医による特異的な予防薬や治療薬により日常生活に支障のないようコントロールが必要なケースもある．③の場合には，早急に正確な診断を下し，全身管理を行いつつ，原疾患への根本的治療，すなわち外科的な手術や専門的な内科的治療を要する．

1 病　態

頭蓋内で痛みを感じる知覚神経には，**三叉神経**，**舌咽神経**，**迷走神経**があり，硬膜，硬膜動脈，静脈洞と頭蓋内の主要血管の基幹部に分布している．頭蓋外では第1～第3頸髄からの知覚神経が頭皮～頸部に分布する．頭蓋内の炎症，感染，出血(あるいは近傍からの波及)，全身性には高血圧，敗血症，低換気／低酸素血症，アルコール摂取などに伴って頭蓋内の血管の拡張や頭蓋内圧の亢進が起こることで，硬膜が伸展されたり，拡張した血管に分布する知覚神経が刺激されて頭痛を自覚する．

2 緊急度・重症度別の代表的疾患とその特徴（頭痛を主訴とする場合）

a. 緊急かつ重症

1. くも膜下出血

頭蓋内の動脈の主要血管の分岐部が徐々に風船のように膨らんで**動脈瘤**ができる．これが突然破裂し，動脈血がくも膜下腔に噴出することで発症する．

突然の激しい（「今まで経験したことのないような，ハンマーで殴られたような」と表現される）頭痛，嘔吐，意識障害が生じ，最悪の場合には心肺停止状態になることもまれではない．ただ出血量が少なかったり，出血後時間が経った場合には，軽い頭痛のみを訴え歩いて外来を受診する症例もあるので，見逃されて再出血し医療訴訟に発展することもある．

根本的治療として全身麻酔下で開頭クリッピング術，または血管内手術によるコイル塞栓術がある．根本的治療が成功した後も，**脳血管攣縮**や**正常圧水頭症**などの合併症がある．

2. 髄膜炎・脳炎

風邪症状や発熱などの感染徴候が先行して血行性に脳脊髄液や脳へ感染が拡大したり，**副鼻腔炎・中耳炎**からの直接的な頭蓋内への波及により発症する．細菌，真菌，結核菌，ウイルスなどが原因となり，高齢者や乳幼児，糖尿病，ステロイドの使用など免疫力の低下があると罹患率が上がる．

成人では，頭痛，発熱，意識障害，痙攣などの症状を呈する．**項部硬直**（後頸部が硬直し他動的に前屈できなくなる）も特徴的である．

早期診断，早期治療が重要で，臨床症状から髄膜炎を疑ったら，ステロイド，抗菌薬や抗ウイルス薬を投与し，頭部CTで頭蓋内圧が高くないことを確認してから腰椎穿刺を行い確定診断する．治療が遅れると重篤な中枢神経障害を残す．

3. 脳膿瘍

副鼻腔炎や**中耳炎**から直接波及して生じる場合と，**心内膜炎**や**肺膿瘍**からの2次性感染性梗塞を起こして生じる場合がある．頭部造影CTで診断するが，脳腫瘍・嚢胞性病変との鑑別にはMRIなどの検査を追加する．多発性に生じることもある．免疫力の低下した患者に好発する．

感染創としての発熱，頭蓋内圧の亢進症状である頭痛，意識障害，局所神経症状として運動麻痺や痙攣が現れる．

抗菌薬の全身投与ともとの感染源の検索・治療が基本であるが，手術可能例では，小開頭によるドレナージや膿瘍内洗浄術なども行われる．

4. 脳梗塞

突然脳血管が閉塞することで，血液の灌流域にあたる脳に酸素とエネルギー（ブドウ糖）の供給が途絶するために，脳組織の壊死が生じる．3つの原因があり，不整脈により心臓内に血栓（血の塊）が生じこれが剥がれて脳血管を閉塞する**心原性脳塞栓**，頸動脈の動脈硬化が進行し内膜が剥がれてそこに血栓が付着して頭蓋内まで伸びたり，血栓が剥がれて脳梗塞を生じる**アテローム性脳梗塞**，高血圧や糖尿病により頭蓋内の動脈のうち細い穿通枝が詰まる**ラクナ梗塞**がある．

頭痛よりも，突然の片麻痺や言語障害，失語症，意識障害で発症することが多い．頭痛を伴うのは小脳の梗塞が多い．

最近**アルテプラーゼ**(tissue plasminogen activator, **t-PA**)という発症3時間以内に静脈内投与されると，血栓が溶解し劇的に症状が改善する薬剤が認可された．もちろん合併症も多いが有効な治療法であるため，早期発見・早期治療の機運が高まっている．

b. 重症だが緊急性はaより低い

1. 脳腫瘍

脳腫瘍が頭蓋内にできると，徐々に頭蓋内圧が亢進し頭痛が生じる．とくに朝に強いのが特徴である．このほか，嘔吐，意識障害，痙攣などが初発症状となる場合もある．造影CTで診断するが，腫瘍の種類，悪性度，原発性か転移か，治療決定，手術適応などのためにこのほかにも多くの検査を要する．

悪性の場合には，予後は不良で根治は困難である．

手術による摘出術，放射線療法，化学療法など腫瘍の種類に応じて選択する．

2. 脳出血

脳内の血管が破れ脳内に出血する．**高血圧**によるものが多いが，加齢による**アミロイド沈着**，**脳動静脈奇形**(若年者に多い)なども原因となる．

頭痛が主訴の場合には，基本的に大出血ではなく緊急手術となるケースは少なく，内科的治療となるものも多い．状態が安定したら血圧管理とリハビリテーションを行う．

c. 緊急だが適切な治療により軽快

1. 緑内障

眼房水の排出不良により**眼圧**(正常値<22 mmHg)の急激な上昇をきたし，視神経が傷害され**視野障害**，**視力低下**とともに激しい頭痛や嘔吐を生じる．原因不明のことも多く，中年以降の女性に好発する．眼圧を下げるため，点眼薬，浸透圧利尿薬，さらには緊急手術が必要になる場合もある．

2. 慢性硬膜下血腫

頭部外傷後に数週〜数ヵ月して硬膜下に血腫が徐々に貯留し，頭痛，片麻痺，認知症が急速に進行する場合に疑う，頭部CTで通常の血腫よりも低吸収域の貯留液が硬膜下にあることで診断する．

CT上の圧迫所見があれば緊急手術により，頭蓋骨に穿頭し血腫を洗い出す必要がある．これにより劇的に症状は改善する．

3. 高血圧性脳症

急激な血圧上昇(収縮期血圧で250 mmHg，拡張期で130 mmHg以上，)により脳腫脹が生じて頭痛が起こり，悪心・嘔吐・意識障害もきたす．頭部CTで明らかな脳血管障害がないことで診断される．降圧により改善する．

4. 頭部外傷

軽症頭部外傷である**脳振盪**などでは，**健忘症**(外傷前後のことが思い出せない)，**一過性の意識障害**などとともに頭痛・吐気・嘔吐をきたすことがある．とくに若年者に多く，内耳の一過性の機能障害といわれる．また中年以降の女性ではいわゆる**むち打ち症**の**外傷性頸部症候群**も原因となる．

頭部CT上，**外傷性くも膜下出血**では頭蓋内圧亢進がなくとも頭痛が生じる．

改善傾向であれば心配はないが，悪化したり他の所見が新たに出現するようだと，頭蓋内の外傷が進行している可能性があるので，必ず頭部CTの再検が必要となる．

d. 上記以外

ここまで述べた頭痛は**症候性頭痛**といわれ，器質性疾患が存在するが，以下は**機能性**または**1次性頭痛**といわれる．

1. 片頭痛

原因は今でも解明されていないが，診断と治療法は確立している．病歴から発作が5回以上あり，**閃輝暗点**（視野の周辺にギザギザした幾何学的模様が出現し移動する）などの前徴や，悪心・嘔吐，めまい，顔面蒼白などの随伴症状が特徴である．家族歴もあり，片側性（30%は両側性）に拍動性の頭痛が数時間～数日持続する．現病歴の聴取と各種検査で器質的頭痛を除外したあと，頭痛の緩和（鎮痛薬・血管収縮薬）と発症予防（β遮断薬や抗うつ薬）の2本立ての内服加療が主である．

2. 緊張型頭痛

片頭痛の一種といわれるが，頭痛は両側性で締め付けられるような痛みである．随伴症状はない．**心理的ストレス**が引き金となる．治療法は片頭痛と同じである．

3. 群発性頭痛

眼窩中心にえぐられるような強い痛みが，数十分～数時間持続し，同側の**流涙**，**結膜充血**，**鼻汁**，**鼻閉**などの随伴症状がある．男性に多く発作は数週間にわたり群発する．治療は上記薬剤と酸素吸入が有効である．

e. その他（心因性，発熱・アルコールによる頭痛）

3 鑑別診断へのアルゴリズム

頭痛の鑑別診断の進め方を図2・19に示す．

4 治療の概略

個別の治療に関しては第4章「A．中枢神経系疾患」で解説する．

器質的(2次性)頭痛のうち脳血管障害や脳腫瘍は外科的治療の対象，細菌やウイルス感染では抗菌薬，ステロイドと頭蓋内圧のコントロール，機能的(1次性)頭痛では，発作時の疼痛軽減と発作予防のための内服治療が中心である．

5 応急処置

まずは血圧，脈拍，呼吸状態，体温などのバイタルサインの異常があればすぐに救命処置を施す必要があり，複数の医師を含む医療スタッフと救急カート，屋外では119番通報とAEDを求める．バイタルサインが安定していれば，頭痛以外の症状がとくに重要である．意識障害や麻痺，発熱などに注意する．

8 痙　攣

痙攣は，突発的に全身の筋肉が不随意に収縮し意識消失を伴ってそれが数十秒～数分間継続する症状を表す言葉である．部分的な筋肉の収縮にとどまるものや意識消失を伴わないものもある

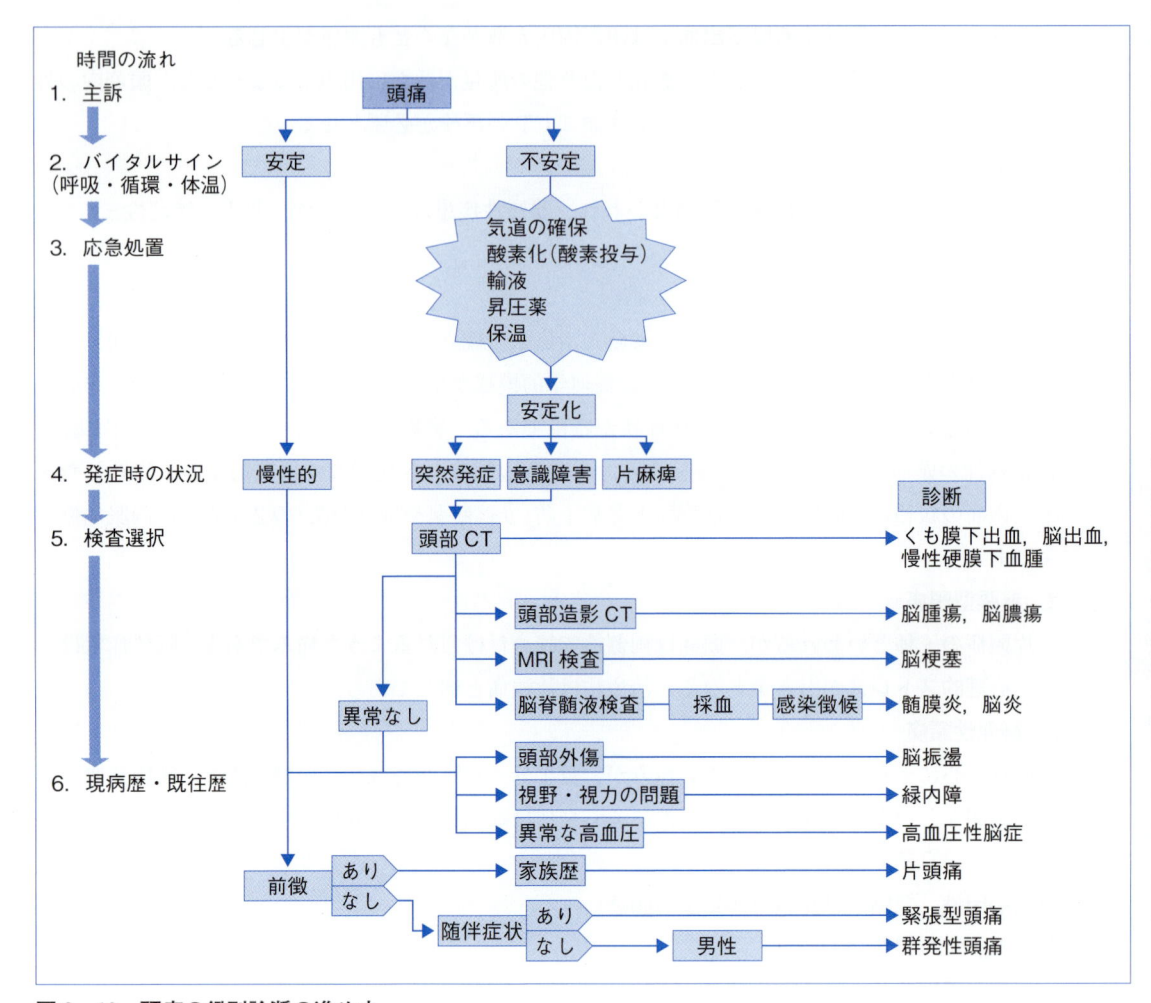

図2・19 頭痛の鑑別診断の進め方

が，緊急の治療対象となるのは意識障害とともに全身性の痙攣が持続するものである．**てんかん**は診断名で，慢性的に痙攣発作を繰り返す．

[1] **病　態**

真性てんかんと症候性てんかんがあり，**真性てんかん**とは，明らかな原因のない慢性的なてんかん発作で，すでに原因検索のための検査が行われ，かかりつけ医があり，そこから内服薬が処方されていることが多い．一方，症候性てんかんとは，後天性の原因によって生じた痙攣発作で，具体的な原因として脳血管障害，頭部外傷後，脳腫瘍，脳の感染症などの脳疾患により脳の一部が傷ついたもの，電解質異常，血糖異常，尿毒症や肝不全など他の病気に伴い脳の働きが障害されたもの，薬物やアルコールなどを含む毒性物質による中毒で脳機能に異常をきたしたもの，呼吸・循環の異常で脳への酸素や血流が阻害されたものなどがある．

大脳皮質の一部が障害されそこを焦点として，または脳全体に異常な脳波が出現し，多くはそれが脳全体に広がることで全身性の痙攣を引き起こす．手足や顔面の一部分から発作が起こり，

それが全身に広がる場合と，最初から全身がこわばる**硬直性痙攣**から十数秒後にガクガクと四肢が大きく震える**間代性痙攣**へ移行する場合がある．この間意識は消失し，痙攣が停止した後もしばらく意識障害が遷延するのが一般的である．

2 緊急度・重症度別の代表的疾患とその特徴

a．緊急かつ重症

1．脳血管障害

脳出血，脳梗塞，くも膜下出血，脳動静脈奇形など脳実質に損傷を及ぼす場合，痙攣とともに意識障害，麻痺などを伴って発症する．

後遺症として痙攣発作が起こる場合があり，この場合には抗痙攣薬の内服が必要になる．

2．循環異常

一時的なショック，たとえば心室細動や**頻拍・徐脈**などの不整脈，**急性心筋梗塞**や**急性心不全**，**脱水**や**大量出血**により脳血流が減少し，ブドウ糖や酸素供給が減少して痙攣が起こる．

原因除去が第1であり，痙攣の治療自体は必要ない．

3．低酸素血症

循環異常と同じように，肺炎や喘息，窒息などで脳への酸素供給が減少すると痙攣発作が生じる．

これも原因除去が最優先である．

4．脳の感染症

髄膜炎，**脳炎**，**脳膿瘍**などでも痙攣発作を生じることがある．発熱や頭痛などを伴うことが多い．

治療は原疾患のコントロールが優先されるが，治療の遅れや患者側の抵抗力の低下で重症化すれば，脳に障害が残り新たな痙攣発作の原因になる危険性がある．

b．重症であるが緊急度は高くない

1．脳腫瘍

脳腫瘍の初発症状として痙攣がある．鑑別には頭部造影CTが必要である．

2．肝不全

肝硬変からの進行や薬剤性，劇症肝炎などに伴う肝不全で，肝で代謝されるべき物質が体内に貯留し，脳への悪影響が生じて痙攣を起こす．

原疾患の治療と人工肝として血漿交換が必要である．最終的に肝移植の適応となる場合がある．

3．尿毒症

肝不全と同様，腎から排泄されるべき老廃物質が体内に貯留し，痙攣を引き起こす．血液透析が必要となる．

c．重症度は低い

1．低血糖

脳への糖の供給が減少して痙攣を起こす．低栄養よりも，インスリンの使用が食事量に対して相対的に多すぎた場合に起こる．

早期に発見されれば50%ブドウ糖液の静脈内投与ですぐに改善する．

2. 薬物中毒

薬剤によっては，体内に高濃度に取り込まれると，痙攣を起こす場合がある．自殺企図での過量内服だけでなく，通常の内服治療中でも肝機能や腎機能低下により相対的な血中濃度の上昇から痙攣発作を生じる薬剤がある．

休薬と体外への早期排泄のための処置が必要となる．抗痙攣薬は必要ない．

3. 頭部外傷後

外傷直後に起こる痙攣は**直後てんかん**と呼ばれ，その後の重症度には関係しない．受傷後1週間を過ぎて起こる痙攣は**外傷性てんかん**といわれ，抗痙攣薬の治療対象となる．

4. 真性てんかん

すでに診断がついていることが多く，抗痙攣薬の飲み忘れ，自己中断などが発作の原因となる．薬剤によりいったん痙攣を止めて，内服薬を再開し，かかりつけ医に委ねる．

3 鑑別診断へのアルゴリズム

痙攣の鑑別診断の進め方を図2・20に示す．

4 治療の概略

a. 痙攣の引き金となった疾患の根本的治療（各項参照）

1. 痙攣の再発を予防するための抗痙攣薬による治療

原因によって抗痙攣薬を使い分ける必要があり，痙攣が十分に抑制できない場合には，薬剤の変更，追加などを考慮する．抗痙攣薬を何種類か併用すると，互いに相手の効果を減じたり逆に増強したりするので注意が必要である．

抗痙攣薬は長期に使用する必要があり，**薬剤性の肝障害や骨髄抑制**などに注意が必要となる．**胎児への催奇性**が報告される薬剤もあり，抗痙攣薬の使用にあたっては専門医によるフォローアップが重要である．

運転手，航空機パイロット，高所での仕事などでは痙攣発作が大きな事故につながるのでとくに慎重な治療を要する．

9 ●胸　痛

胸痛は頻度の高い症候で，国内でも，また欧米でも救急外来を受診する患者の5%以上を占める．胸痛を訴える患者のうち，急病では，そのほぼ半数が虚血性心疾患（狭心症や急性心筋梗塞）と報告されている（表2・23）．また，胸痛を主訴とする疾患には虚血性心疾患のほかに，大動脈解離や肺塞栓症をはじめとした致死的救急疾患が含まれている（表2・24）．このため，胸痛を訴える患者は，生命の危機が迫っていると考えなければならない．とくに虚血性心疾患は頻度が高いので必ず鑑別しなければならない．胸痛患者に対して，心電図検査は必須である．

1 胸痛をきたす主な致死的心大血管疾患

a. 虚血性心疾患（狭心症，急性心筋梗塞）

1. 病　歴

急性心筋梗塞や不安定狭心症をはじめとする虚血性心疾患の最も典型的な症状が胸痛 chest

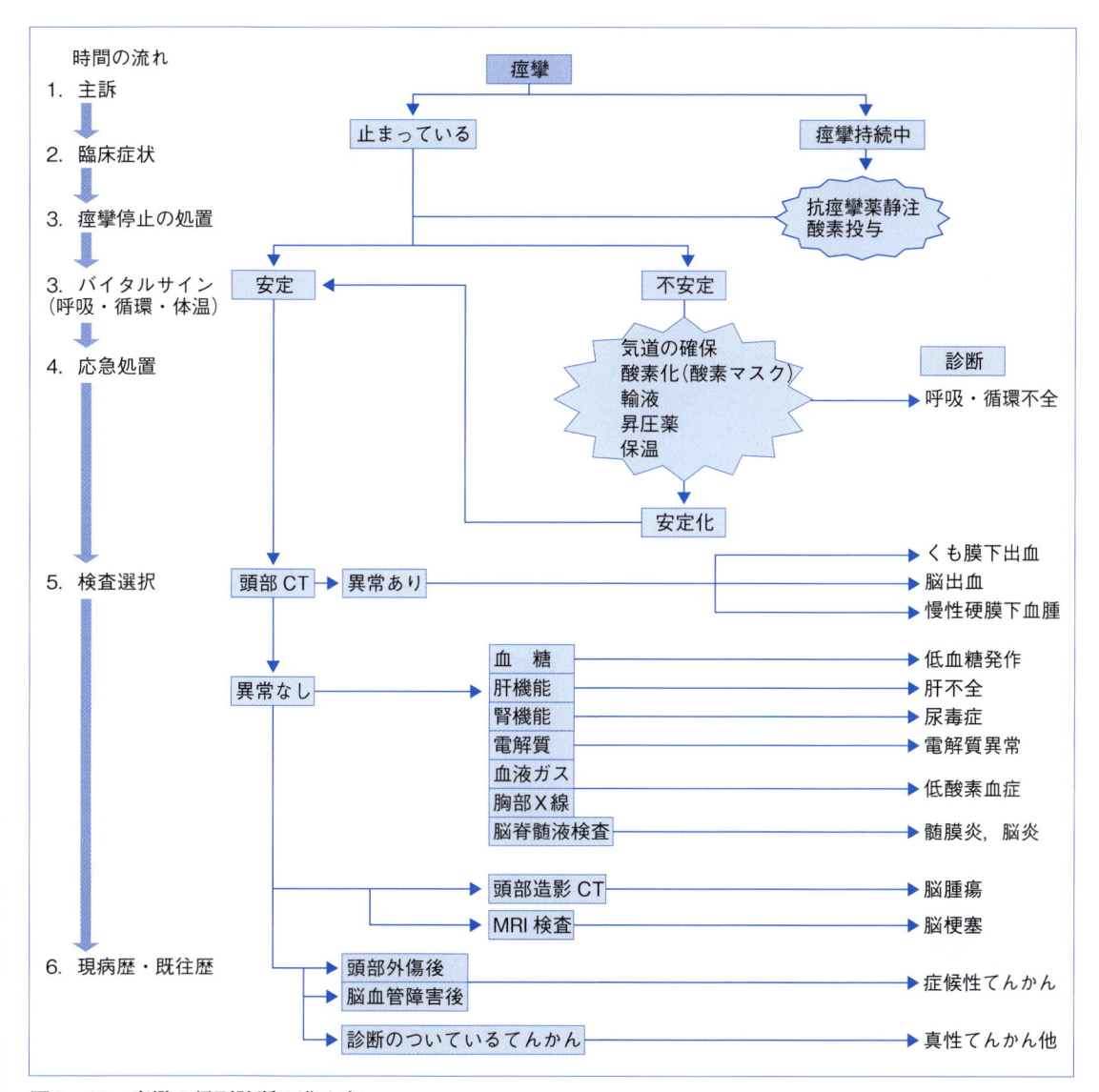

図 2・20　痙攣の鑑別診断の進め方

pain である．典型的な虚血性胸痛は前胸部の圧迫されるような痛みや重苦しさで数分以上持続する．しばしば，左肩や下顎への放散痛を認める．このような胸痛が安静時に起こった場合や，何度も繰り返している場合には**不安定狭心症**や**急性心筋梗塞**の疑いが強く，可及的速やかに設備の整った医療機関での診断と緊急治療を行わなければならない．一方，労作時に発生する虚血性胸痛は**安定労作性狭心症**であり，緊急性は必ずしも高くはないが，胸痛の頻度増加や軽い労作の程度でも発生する場合には不安定狭心症として緊急治療の対象になる．

　胸痛は急性心筋梗塞をはじめとした虚血性心疾患の典型的な症候であるが，このような典型的な胸痛を示す患者は急性心筋梗塞患者のほぼ半数でしかないともいわれている．胸痛の随伴症状として，呼吸困難，冷汗，悪心，失神の合併を経験するが，高齢者では，胸痛の訴えを認めずに

表2・23 胸痛患者の診断

鑑別疾患	%
急性心筋梗塞	14〜20%
不安定狭心症	24%
狭心症	9%
肺塞栓症	6%
呼吸器疾患	6%
胸壁痛	5%
心膜炎	5%
精神疾患	3%
その他の心疾患	1%
その他	1%
原因不明	11%

表2・24 胸痛の原因とその臨床的特徴

診断	症候	身体所見
急性冠症候群	漠然とした/重苦しいような胸痛 腕，頸部，下顎への放散痛 発汗，呼吸困難，悪心の合併	発汗 肺野のラ音
大動脈解離	引き裂かれるような胸痛 背部に放散 神経学的な症候	新たな心雑音 上肢血圧の左右差
肺塞栓症	突然発症 胸膜痛 呼吸困難	頻呼吸 頻脈 深部静脈血栓症
心膜炎	姿勢で変化する胸痛 呼吸困難	心膜摩擦音 頸静脈の怒張
気胸	胸膜痛 呼吸困難	呼吸音の減弱
肺炎	胸膜痛 咳嗽 呼吸困難 悪寒	発熱 肺野のラ音 呼吸音の減弱
食道破裂	持続性の胸痛 心窩部痛 契機となるような病歴	一様でない

これらの症候が主訴となることもまれではないことに留意する必要がある．

必須の問診事項は，発症時刻，安静時胸痛の有無，虚血性心疾患の治療歴，リスクファクターの有無，アレルギーの有無，およびバイアグラを含めた内服薬である．

2. 誘導心電図

心電図は胸痛患者において最も重要であり，無侵襲かつ安価な検査である．胸痛患者は，来院（受付時刻）から10分以内に心電図が記録されなければならない．心電図で，新たに出現したST上昇や左脚ブロックを認めれば**ST上昇型心筋梗塞**であり，血栓溶解療法や冠インターベンションのような緊急治療の適応である．しかし，12誘導心電図では診断のできない虚血性心疾患患者が多数存在する．典型的なST変化が認められなくても経時的に心電図を観察しなくてはならない．

3. 血液検査

心筋傷害に特異的な生化学検査が開発されており，診断に有用である．

b. 大動脈解離

大動脈解離は頻度が低いため，その診断は疑いをもつことによって可能となる．不適切な診断の結果，大動脈解離が放置されれば，24時間以内に35%が死亡すると報告されており，必ず鑑別しなければならない．典型的な症候は背部にかけての引き裂かれるような激しい胸痛である．解離によって大動脈からの分枝が閉塞し，脳梗塞や心筋梗塞，四肢の血流障害を合併しうる．身体所見では，**血圧の左右差**，**大動脈弁逆流**の有無を確認する．

c. 肺塞栓症

　　肺塞栓症は**下肢や骨盤内の静脈血栓**が原因である．**ウイルヒョウ**(Virchow)**の3徴**(静脈うっ滞，静脈炎，凝固能亢進)は1つでも肺塞栓症のリスクとなる．肺塞栓症では胸痛のほかに，呼吸困難，頻呼吸および低酸素血症を合併する．肺塞栓症を疑えば，胸部X線や12誘導心電図を施行し，その他の病態を鑑別する．胸部X線や12誘導心電図では，特徴的な所見に乏しい．肺塞栓症では換気/血流不均衡と死腔の増大のため，75％の患者で**低酸素血症**が観察される．したがって，動脈血ガス分析は必須のスクリーニング検査である．換気血流シンチグラフィーや肺血管造影検査が標準的であるが，近年，補助的に血液検査Dダイマーや CT 検査が用いられている．

2 その他の胸痛をきたす疾患

a. 胸壁の疼痛

　　患者が胸痛の部位を指し示すことができる，すなわち，疼痛部位が限局している場合や体動・咳などによって疼痛が変化する場合，あるいは明らかな圧痛がある場合には，胸壁(皮膚，皮下組織，筋・骨格系)の疼痛であることが示唆される．明らかな外傷の既往がなくても，激しい咳嗽によって肋骨骨折や肋間筋痛をきたすことはまれではない．しかし，このような胸痛であっても，前述の通り，心電図は必須の検査である．

b. 気　胸

　　肺尖部のブラが破れ，臓側胸膜と壁側胸膜間に空気がたまった状態である．やせ型の若年男性に多い．また，肺気腫患者でも起こりやすい．**片側の胸膜痛**で呼吸困難を伴うのが典型的である．鍼治療によって肺を傷つけ，発生することもある．また，**胸部打撲**に伴って発生することもある．

c. 胸膜炎

　　胸膜にウイルスや細菌感染のため炎症を起こした状態である．深呼吸や咳によって増強する．胸壁痛とは異なり，体動による痛みは少なく，圧痛にも乏しい．

d. 消化器疾患

　　食道痙攣や**逆流性食道炎**では，胸部から背部にかけての滲みるような痛みがある．狭心症様の胸痛をきたすこともある．**胆石症**や**胆囊炎**では，右季肋部から背部にかけての痛みが発生するが，狭心症様の胸痛と紛らわしいことがある．しかし，胆囊由来の疼痛は右季肋部の圧痛が著明である．消化性潰瘍では心窩部痛が典型的であるが，心窩部痛を主訴にする虚血性心疾患はまれではないので心電図は必須である．

10 腹　痛

　　腹痛は腹腔内(時に胸腔内)に病変があることを示唆する非常に重要なサインである．腹痛発生のメカニズムを理解し，随伴する症状(ショック，嘔吐，腹壁の筋硬直など)の診断的意味を理解すれば緊急度の見当もつけられる．緊急度を判断し適切な処置を行えるかどうかが，患者の生死を左右する場合があることを知っておくべきである．

1 発生機序

　　腹腔内の臓器は切断や焼灼による疼痛を感じないが，内圧の上昇，伸展・攣縮，炎症の存在な

表 2・25 腹痛の種類

	部位感	性質	圧痛	筋性防御 反跳痛
内臓痛	腹部中心線上 部位感不明瞭	間欠痛 （疝痛）	−	−
体性痛	限局性 明瞭	持続痛	＋	＋
関連痛	放散痛 Head の知覚過敏帯	間欠痛が多い 一定しない	−	−

どにより以下の3つの表現形式で腹痛として自覚される（**表 2・25**）．

a. 内臓痛

内臓痛は消化管の平滑筋に分布する知覚神経終末刺激により発生する．消化管・胆管・尿管などの内腔の拡張や壁の伸展が原因となり，漠然とした疼痛として腹部正中線上に自覚される．痛みが反復する**間欠痛**であることが特徴である．管腔臓器の局所的な拡張か，激しい蠕動性収縮を起こしていると発作的な痙攣性疼痛として痛みを感じる．それは激烈な差し込む痛みであり，**疝痛**と呼ばれている．患者はこの痛みに際し，身をよじったり体を折り曲げたりする．**腸閉塞**や**尿路結石**の痛みが代表的である．

内臓痛は，触診で圧痛として感じられることはない．また，内臓痛の神経線維の走行と自律神経の走行が近接しているため，悪心・嘔吐，徐脈，発汗などの自律神経症状を伴うことが多い．

b. 体性痛

腹膜，腸間膜，横隔膜などに分布する知覚神経の刺激による痛みで，炎症・機械的刺激や捻転などによる出血により生じる．**消化管穿孔**，**腹膜炎**や腸管の虚血などの急性腹症の際に認められる，持続する限局した鋭い痛みである．触診で圧痛としてその疼痛の部位が明瞭であり，腹膜炎を合併している場合，**筋性防御**や**腹膜刺激徴候**を同部位に認める．自律神経症状を伴うことは少ない．体性痛では体を動かすことによって痛みが増す傾向があり，一般的に患者は身をよじったりすることはない．

c. 関連痛

内臓病変からの刺激が強い場合に，内臓痛の神経刺激が脊髄に入る時点で，隣接する線維に混同して，皮膚の痛みとして感じる痛みである．**放散痛**，**投射痛**ともいう．この皮膚の知覚過敏帯を**ヘッド（Head）の知覚過敏帯**という．内臓痛がその部位が漠然としているのに対し，関連痛は神経の分布する部位にはっきりとした限局性を示す．**胆石発作**の右肩への放散痛，**急性膵炎**のときの腰背部痛などがこの痛みに分類される．

2 診 断

腹痛を呈する疾患の中には，急速に悪化し生死に関わる病態も含まれる．したがって，診断においてはその緊急度を見極めることが大事である．

a. 腹痛の部位

原因疾患を鑑別するうえで最も重要な項目である．患者の訴えを聞き，丹念な触診でその部位を判断することが大切である．上腹部痛では急性心筋梗塞・急性大動脈解離などの重篤な胸部疾

図 2・21　腹痛をきたす主な疾患とその部位
腹部全体：急性腸炎，腸閉塞，汎発性腹膜炎，上腸間膜動脈閉塞症．
① 右季肋部：胆石，胆嚢炎，肝膿瘍．
② 心窩部：胃・十二指腸潰瘍，胃炎，急性膵炎，虫垂炎（初期），心筋梗塞．
③ 左季肋部：急性膵炎．
④ 右下腹部：急性虫垂炎，大腸憩室炎，クローン病，右尿管結石．
⑤ 下腹部：急性腸炎，婦人科疾患，膀胱炎．
⑥ 左下腹部：虚血性大腸炎，大腸憩室炎，左尿管結石．

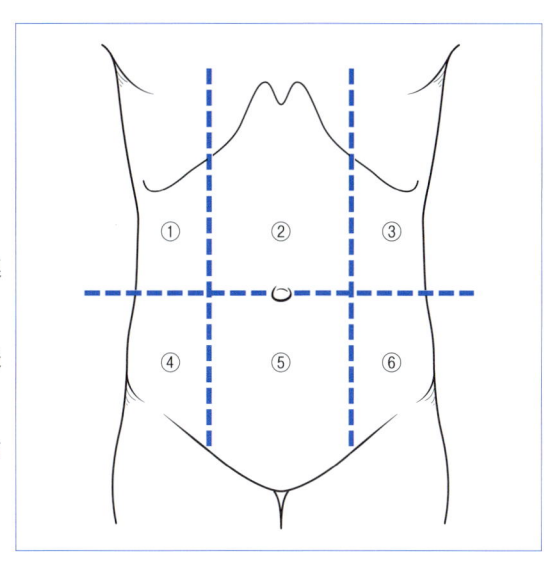

患が原因であることがあるので注意を要する．図 2・21 に腹痛をきたす主な疾患とその部位を示す．

b. 腹痛の性質

痛みの程度，突然発症した痛みか・慢性的な痛みなのか，間欠痛か持続痛か，痛みは増強しているのかという点を問診する．それとともに触診を丹念に行い，内臓痛か体性痛なのかを判断する．**筋性防御**や**腹膜刺激徴候**の有無も判断する．突然発症し，増悪する持続痛は急性腹症として常に手術を意識して対応しなければならない．体性痛で筋性防御や腹膜刺激徴候がある場合，**急性腹膜炎**であることが多く，緊急手術が必要となる可能性が高い．

c. 全身状態・随伴症状

頻脈，顔面蒼白，手の冷感・湿潤，意識障害はショックのサインである．急速にショックを呈する疾患として，**上腸間膜動脈閉塞症**，**大腸穿孔**，**重症急性膵炎**，**腹部大動脈瘤破裂**などがあげられる．これらの病態は緊急に急速輸液などの抗ショック療法を施さないと救命できないことが多い．救急専門施設への搬送が第1と考える．

随伴症状として，発熱は**急性虫垂炎**などの炎症の存在を示唆する．嘔吐は内臓痛に伴う自律神経症状のことが多いが，大量の嘔吐は**腸閉塞**による消化管閉塞が原因である可能性が高い．便秘も腸閉塞症の特徴である．下痢は**急性細菌性腸炎・クローン(Chrohn)病**などが代表的疾患である．排尿異常・血尿は泌尿器疾患を性器出血・帯下は婦人科疾患を検討する．下血は**胃潰瘍**などの消化管出血，**虚血性大腸炎**などの腸管虚血を示唆する所見である．

d. 検　査

血液検査の白血球数やCRPは炎症の程度を示す．また，アミラーゼ上昇は急性膵炎にみられる1つの指標である．腹部X線写真では腹腔内に炎症がある場合，異常な**小腸ガス**が出現する．また，腸管の**鏡面形成**は腸閉塞症（**イレウス**）のサインである．現在は超音波検査やCT検査が手軽に施行できるようになってきた．超音波検査では腹膜炎に随伴する腹水の検出・胆石の描出・

肝臓などの実質臓器の病変のスクリーニングに優れている．CTは超音波が苦手とする腸管ガスの多いイレウスや，腸穿孔に伴う腹腔内遊離ガス free air の診断・血流障害の同定に威力を発揮する．

3 治　療

ショックを合併する場合，急速輸液などの抗ショック療法が最優先とされる．

急性腹症が疑われる場合は，その原疾患を同定し保存的に治療ができるのか，手術が必要なのかを判断する必要がある（4章D-1「急性腹症」の項を参照）．

保存的に治療する場合，腹痛を緩和する目的で，内臓痛に対する鎮痙薬の投与（抗コリン薬）・鎮痛薬（非ステロイド性抗炎症薬，麻薬性鎮痛薬）の投与が行われるが，あくまでも対症療法である．急性腹症に対してやみくもに鎮痛薬を投与することは，診断を遅らせ，その後の治療を困難にさせることがあるので注意する．

11 ● 腰　痛

腰背部痛 low back pain は，頻度の非常に高い症候の1つである．多くは運動器の疾患に由来するが，一部に心臓大血管疾患や，内臓疾患が含まれている．腰痛を主訴として病院を受診した患者のうち，運動器以外の疾患によるものは7.8％であったという報告がある（江村ら，2000年）．

腰痛の病態は完全に解明されていないが，いくつかの発痛機序が提示されている．腰椎の退行性変化は，椎骨の肥厚・変形や椎間板の不安定性・ヘルニア，椎間関節の変形，脊柱管や椎間孔の狭小化をもたらし，馬尾や神経根を絞扼したり（**図2・22**），脳脊髄液や血液による神経組織の栄養障害を惹起したり，骨折などの外傷以外に腰痛の原因となる．多くの後腹膜臓器の急性腹症は，炎症が後腹膜腔の筋膜解剖に従って波及し，腰背部に局所所見がない腰背部痛の原因となる．後腹膜腔は壁側腹膜と腹横筋膜に囲まれた腔で，腎筋膜により前傍腎腔，腎周囲腔，後傍腎腔，の3腔に分けられる（**図2・23**）．骨盤腔（骨盤部腹膜外腔）の病変も腰痛発生の原因となり，仙骨神経叢や坐骨神経の圧迫，刺激による坐骨神経痛を合併しやすい．

1 考えられる代表的疾患とその特徴

腰背部痛を生じる代表的な疾患を示す（**表2・26**）．

a. 血管性疾患（4章B. 参照）

大動脈解離の疼痛部位は，内膜亀裂部（偽腔への流入口）の発生部位と解離の伸展方向に関連があり，解離が下行大動脈に及ぶと背部痛を訴える．上行大動脈に解離を認めない場合，腰痛・背部痛のみを症状とした例（**図2・24a**）が52％であったという報告がある（Spittellら，1993）．胸痛，腹痛，背部痛，腰痛に加え，呼吸困難，冷汗，意識障害，嘔吐，失禁，下血など，症状が多彩で，初診時の鑑別診断は難しい．**腹部大動脈瘤**は，切迫破裂の症状として腹痛や腰痛を訴え，主訴が腰痛のみのこともある（**図2・25**）．**腎梗塞**は，腎動脈あるいはその分枝が塞栓や血栓のために閉塞し，虚血・壊死を生じた病態であり，突発的な側腹部痛・腰痛と尿量の減少を訴え，尿路結石症との鑑別が必要になることがある（**図2・24b**）．

b. 腹腔内臓器の疾患

内臓由来の疼痛では，腰背部にほとんど所見がなく，運動による増強や安静臥床による症状の

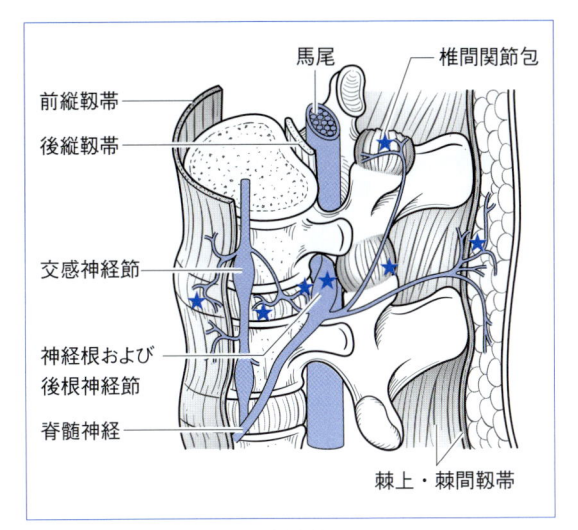

図2・22 脊柱周辺の知覚終末
★は刺激源になりやすい部位．すべての痛みは脊柱に纏綿(てんめん)する知覚終末と神経根への侵害刺激により起こる．(辻原図)
(菊池臣一：腰椎変性疾患．標準整形外科学，第10版(中村利孝，松野丈夫，内田淳正編)，473頁，医学書院，2008)

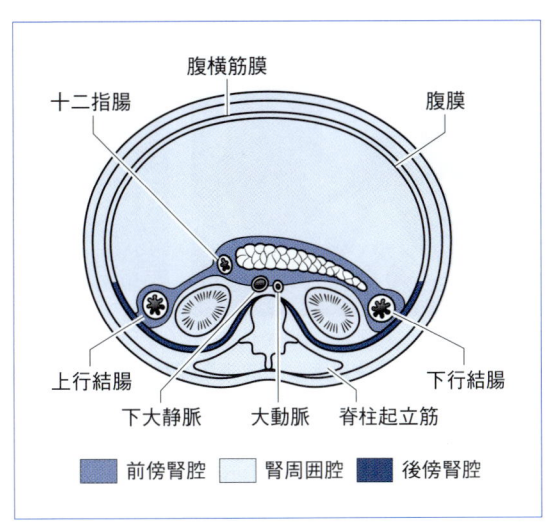

図2・23 後腹膜の区分(横断像)
(Myers MA：The extraperitoneal spaces. Dynamic radiology of the abdomen：normal and pathologic anatomy, 5th ed, pp.333-492, Springer-Verlag, 2000)

表2・26 腰背部痛をきたす疾患

(1)機械的要因による筋・骨格系の腰痛 　変形性脊椎症，腰椎椎間板ヘルニア，骨粗鬆症など (2)非機械的要因による筋・骨格系の腰痛 　①腫瘍：癌の骨転移，脊椎腫瘍，白血病，悪性リンパ腫，多発性骨髄腫など 　②感染症：骨髄炎，椎間板炎，化膿性脊椎炎，腸腰筋膿瘍など 　③膠原病：強直性脊椎炎，関節リウマチ，<u>リウマチ性多発筋痛症</u>など (3)筋・骨格系以外の腰痛 　①泌尿器科的疾患：<u>尿路結石症，腎盂腎炎，腎周囲膿瘍，腎癌，尿管癌，膀胱癌，後腹膜腫瘍，遊走腎</u> 　②婦人科的疾患：<u>子宮内膜症，骨盤内炎症性疾患，卵巣癌，子宮癌</u>	③血管性疾患：<u>腹部大動脈瘤，大動脈解離，腎梗塞，腎静脈血栓症，脾梗塞</u> ④胸・腹腔内臓器に由来するもの 　上部消化管：胃潰瘍，十二指腸潰瘍，胃癌 　膵臓：膵癌，急性膵炎，慢性膵炎 　胆道系：胆石症，胆道感染症，胆嚢癌・胆管癌 　腸：虫垂炎，憩室炎，大腸癌 　肺：肺炎，気胸，胸膜炎 ⑤その他 　皮膚：帯状疱疹(皮疹が症状に遅れる可能性もある) 　心因性

＊下線部は腰部の単純X線像，MRIにて診断が捉えられないもの．
(石井賢治，小泉俊三，江村正：内臓疾患に伴う腰背部痛．整形・災害外科 51:1245-1249, 2008 より一部改変)

軽快はあまりない．**十二指腸潰瘍の穿孔**により強い背部痛を訴える場合には，多くは先行して上腹部の疼痛や吐き気，嘔吐，食思不振がみられる．**急性膵炎**や**慢性膵炎**の急性増悪では，背臥位で増悪し，胸膝位で軽快する上腹部の激痛を訴え，しばしば背部へ放散する．**胆石症**や**胆道感染症**では心窩部から背部，肩甲骨に放散する疼痛，右季肋部痛などを訴える(4章D．参照)．**尿路結石**は突然の腰背部痛に，悪心，嘔吐など消化管症状を伴うことが多く，**片側の腰背部叩打痛**が

図 2・24 腰痛を主訴として胸痛を伴わなかった大動脈解離症例(造影 CT 検査)
a. 下行大動脈の内腔に偽腔形成を認める.
b. 右腎動脈解離があり腎梗塞を合併.

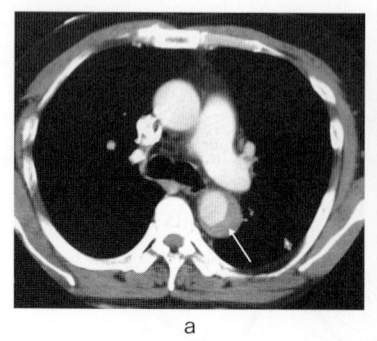

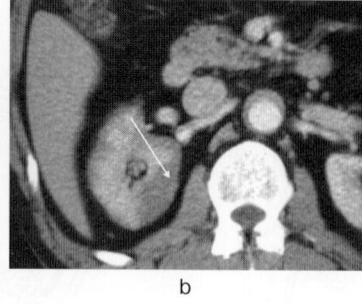

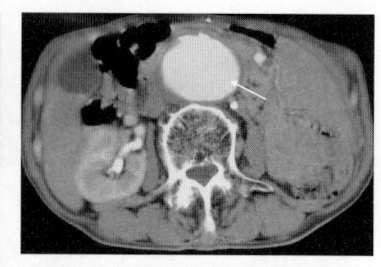

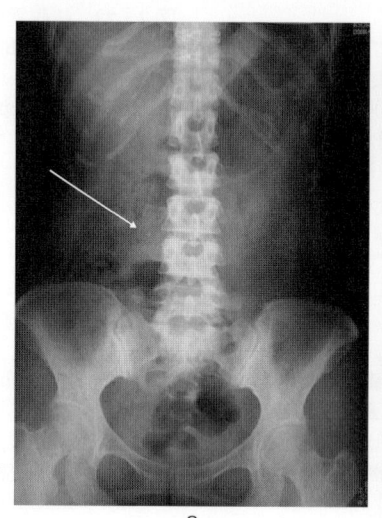

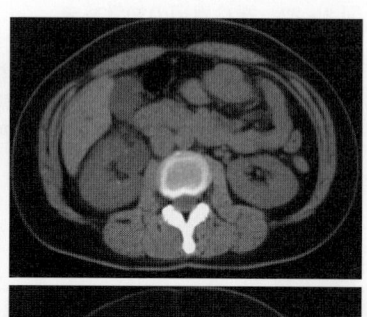

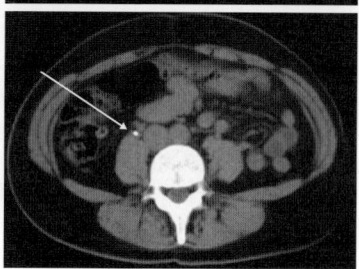

図 2・25 主訴が腰痛のみであった腹部大動脈瘤切迫破裂症例

図 2・26 尿管結石
a. 腹部単純 X 線像(矢印は尿管結石像).
b. 腹部単純 CT 像. 右尿管結石像(矢印)に伴う右水腎症.

診断の助けとなる(図 2・26). 婦人科疾患による腰痛は,疼痛部位が腰部全体に広がり,原因となる臓器の特定に苦慮することが多い. 成長期の女性では,子宮過収縮による月経痛のような機能性の腰痛も多くみられる.

c. **運動器疾患**

安静時よりも動いたときに痛みが増強しやすく,筋骨格系の疾患に由来する痛みと認識できる. 機械的な機序による痛みの原因として,腰部筋肉痛・捻挫,**椎間板ヘルニア**(図 2・27),脊柱管狭窄,骨粗鬆症,脊椎すべり症,外傷性椎体骨折などがあげられる. 脊髄に由来する痛みの原因として,多発性骨髄腫や脊髄腫瘍,**転移性骨腫瘍**などの悪性新生物によるもの(図 2・28),**化膿性椎間板炎や脊柱周囲膿瘍**(図 2・29),硬膜外膿瘍などの感染症によるもの,そのほか強直性脊椎炎などの炎症性関節炎,硬膜外血腫などがあげられる.

図2・27 椎間板ヘルニア（MRI像）
a. L4/5椎間板ヘルニア（後下方脱出型）（T2W1矢状断像）．
b. 右側寄りに脱出（外側型ヘルニア）（T2W1横断像）．

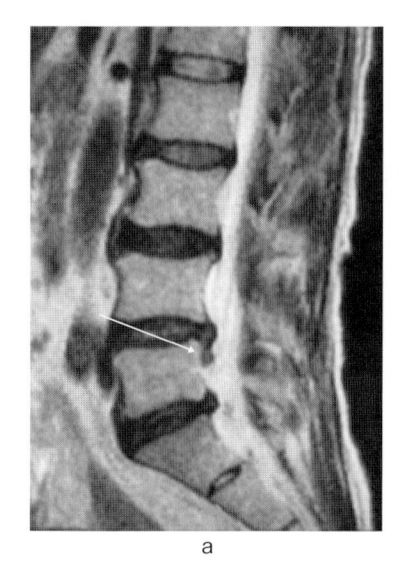

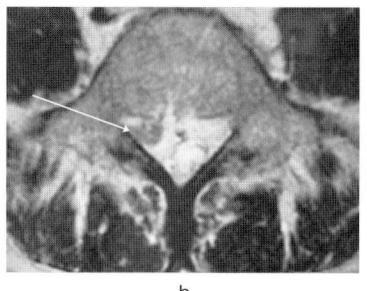

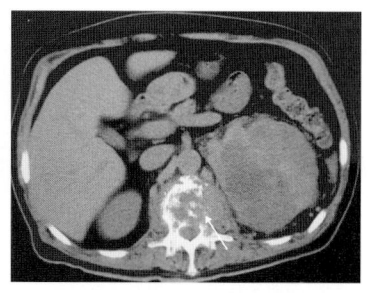

図2・28 左腎癌と直接浸潤による骨転移（傍腫瘍脊椎椎体の溶骨性変化）（腹部単純CT像）

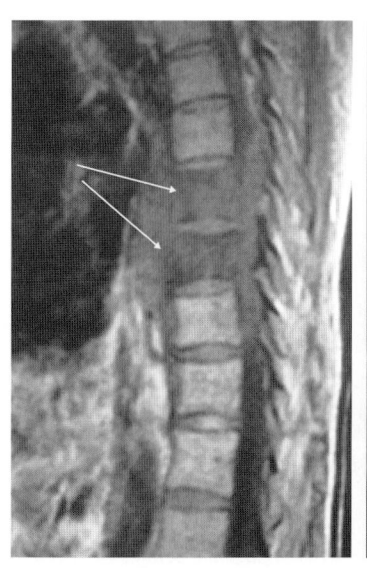

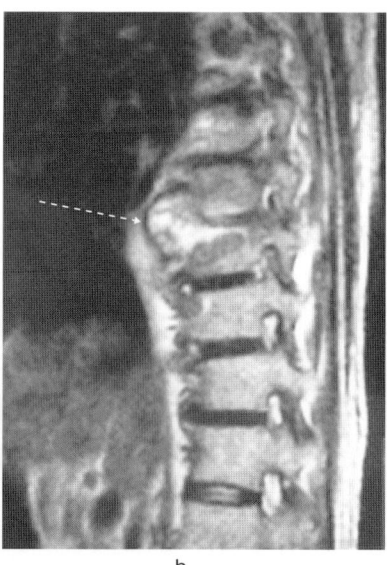

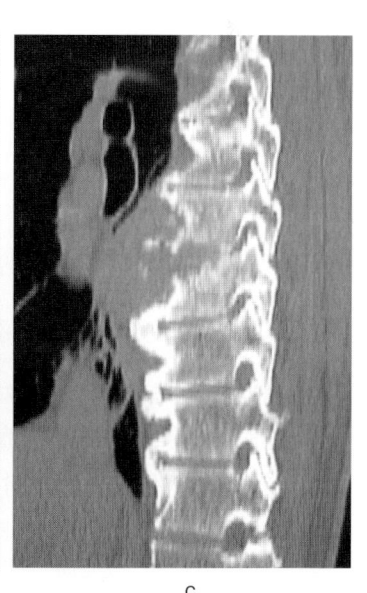

図2・29 化膿性脊椎椎体・椎間板炎（実線矢印）に傍椎体膿瘍形成（破線矢印）を合併
a. MRI T1強調矢状断像　b. MRI T2強調矢状断像　c. 単純CT矢状断像

2　鑑別診断（必要な検査など）

①血管性疾患，②胸部・腹部・骨盤臓器の疾患，③運動器疾患の3つのグループを念頭において診療を進める．

突然発症した激烈な腰痛では，最初にバイタルサインを確認する．ショックまたは異常高血圧があれば，留置針で静脈路を確保しつつ胸部痛や側腹部痛の合併の有無を確認する．発症時間を何時何分ごろと指定でき高血圧の既往があれば血管性疾患が疑われ，緊急度も重症度も高い．12

表2・27 危険をはらむ重篤な症状を呈する危険信号

骨折の可能性	腫瘍，感染の可能性	馬尾障害の可能性
病歴より		
重度の外傷(たとえば車両事故や高所からの落下) 軽度の外傷，または重いものの持ち上げ(とくに高齢，あるいは骨粗鬆症のおそれのある患者において)	50歳以上か20歳以下 癌の既往 体質的症候群(たとえば最近の発熱，寒気，あるいは説明のつかない体重減少) 脊椎感染の危険因子：最近の細菌性感染症(例：尿路感染症)，静脈注射の乱用，免疫抑制(ステロイド，臓器移植，HIVなどによる) 背臥位での痛みの悪化(訳者注：安静時における痛み) 重度の夜間痛	サドル麻酔(仙骨神経領域のみの脊椎(腰椎)麻酔) 最近の膀胱機能不全の発症(たとえば残尿，頻尿，失禁) 下肢の重篤な，または進行性の神経障害
理学所見より		
		不随意の肛門括約筋弛緩 肛門周囲・会陰の感覚失調 高度な運動能低下：大腿四頭筋(膝の伸展弱化)，足関節の屈筋，回外筋および背屈筋(下垂足)

(菊地臣一監訳：成人の急性腰痛：その診断と治療．Excerpta Medica，東京，1995年．より引用※‘米国AHCPR 腰痛診療ガイドライン，1994年’の監訳)

誘導心電図を行い，バイタルサインの異常に対する処置を行いつつ，超音波検査により心嚢の液体貯留の有無，腹部動脈瘤の有無を確認する．ポータブル胸部・腹部単純X線像で異常があれば，大動脈の造影CTを緊急に施行して診断を確定する．血液検査は早い時期に必要である．

　全身状態が安定していれば定型的な診察を行う．突然痛み出したのか，徐々に痛みが強くなったのか，転倒・長時間の起立・物を持ち上げたなどの契機がなかったか，夜間や安静時に痛むか，などについて問診する．痛みの局在・性状，放散痛の有無，痛みの移動，体動・呼吸・咳嗽での増悪，同様な痛みの経験は重要な情報である．全身症状(発熱，倦怠感，体重減少)，消化器症状(腹痛，食思不振，悪心・嘔吐，便秘，下痢)，呼吸器症状(咳嗽，痰，呼吸困難)，尿路症状(排尿時痛，残尿感，頻尿，尿の色が濃い)，神経症状(下肢のしびれ，歩行障害，直腸膀胱症状)などの有無を聴取する．腹腔内臓器疾患が疑われる場合には，腹部単純X線検査および血液検査(CRP，WBCなど)を行い，炎症所見などにより腹部の単純・造影CTの施行を考慮する．緊急度，重症度は疾患によって異なる．

　運動器疾患が疑われる場合には，腰椎や骨盤の単純X線検査を施行する．救急初期診療においては，運動器疾患内の細かい鑑別診断は必ずしも必要でなく，むしろ**神経・骨病変を示唆する要注意所見**(表2・27)の有無に注意する．腫瘍や感染症の可能性が疑われる場合には，血液検査

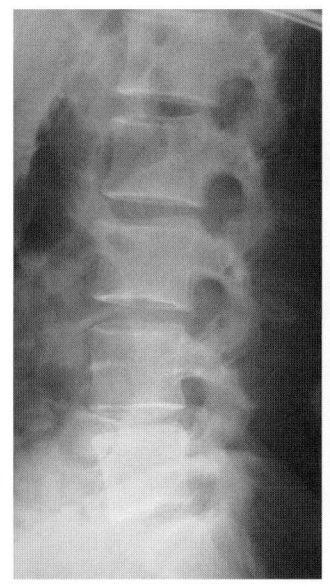

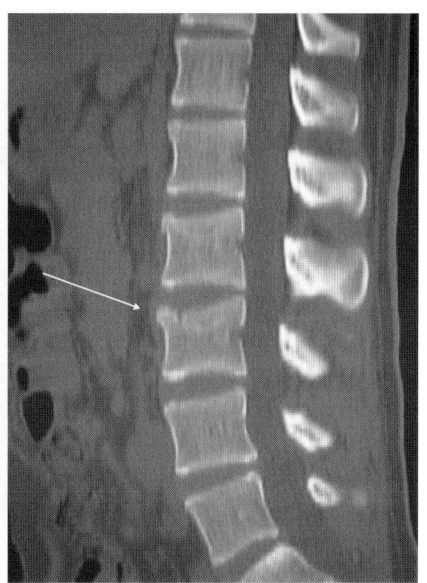

図2・30 単純X線側面像で判定困難な椎体骨折．CT像にて指摘可能(矢印)．
a. 腰椎単純X線側面像
b. 腰椎CT矢状断再構成像

を実施する．明らかな神経障害が認められ進行性である場合には緊急性があり，CT，MRI検査を考慮する．X線検査に明らかな所見がなく診断が困難なときには，痛みの訴えと病歴・身体所見から骨折の可能性を総合的に判断する(図2・30)．

3 治療の概略，応急処置

各疾患の治療には，内科的治療と外科的治療の選択肢がある．血管性疾患による腰痛と診断できた場合には，血圧のコントロール，鎮痛鎮静処置を継続しながら，専門医に紹介し，緊急手術を含めた対応を依頼する．内臓疾患による腰痛と診断できた場合には，それぞれの疾患の診療指針に沿って対応する．たとえば，消化管穿孔に対しては，緊急手術の適応があり消化器外科医に紹介する．大部分の腰痛例では，要注意所見(表2・27)がない運動器疾患が原因であり，対症療法として鎮痛したあと，痛みを増悪させる体位の回避を指導し，鎮痛薬または筋弛緩薬を処方し，外来受診を手配する．安静臥床や就労制限は痛みの強い間，最低限の日数に限定し，日常生活と職場への早期復帰を推奨する．

12 めまい

ひとくちに「めまい」といっても，脱力を伴うふらつきであったり立ちくらみであったりと，考慮すべき疾患は多岐にわたる．患者自身の「めまい」という訴えを，より詳細に尋ね，別な形で表現してもらうなどし，どのような医学的概念に合致するかを模索する必要がある．本来のめまい，頭のふらつき，全身脱力，バランス障害(体幹失調)，失神，前失神，強い不安・情動不安定などが，「めまい」として表現されうる．

めまいは，**動きの幻覚**(本当は動いていないはずなのに動いているように感じる)として認識される．自分自身もしくは周囲が(実際にはそうではないのに)ぐるんと回る，あるいは動くように

感じられる．本当のめまいと前述した他のめまい感とを判別する必要がある．

1 病態

平衡感覚・空間認識は，主に目，前庭，固有受容器（筋肉，関節，腱などにある受容器）から入ってくる情報を中枢神経で統合することで形づくられる．めまいは，これらの情報源あるいは中枢神経そのもののどこの障害によっても生じうる．

人は目から入ってくる情報で空間を認識する．筋肉や関節，腱にある固有受容器で，どんな動きをしているか，体の位置がどうなっているかを認識する．前庭では重力を認識し，どの方向に運動して頭の位置がどうなっているかを認識する．中枢神経はこれらを統合する．これらの経路のうち，前庭の障害で生じるめまいを**耳性めまい**あるいは**末梢性めまい**と称し，中枢神経の障害による中枢性めまいと区別される．前者は特別な治療を要さない良性疾患であるのに対し，後者はさまざまな後遺症を生じうる，ときに致命的な疾患を含む．

残念なことに，病歴と身体診察とからこの2つを完全に判別することは難しい．どちらも症状としてはめまいであり，最もよくみられる身体所見は**眼振**である（**表2・28**）．突然発症で明らかな回転性の幻覚があり，激しく嘔吐し，耳閉感や耳鳴，聴力低下を伴う場合には内耳が由来のことが多い．頭位や体位が変化する際に発作性に数秒生じるめまいは，**良性発作性頭位めまい症** benign paroxysmal positional vertigo（BPPV）が最も疑われる．数時間から数日にわたって続くめまいは**メニエール**（Ménière）**病**や前庭神経炎が疑われる．**中枢性めまい**（中枢神経由来のめまい感）は他の脳幹に由来する症状（複視，構語障害，嚥下障害，筋力低下など）を伴うことが多く，比較的穏やかに発症する場合が多い（**表2・28**）．

2 病歴聴取，バイタルサインの把握，簡単な身体診察

本当のめまいを含む**主訴**（めまい）の中で，最も注意すべきは失神である．**意識消失**をしたのか，**健忘**があるのかを確認する．**失神**の中でもとくに心原性と低循環を伴うものが問題である．前者では胸痛がなかったか，不整脈の既往がないか，運動中の失神ではないかなどに注意する．後者では貧血や脱水につながるような疾病や外傷がなかったかを尋ねる．次に問題なのが中枢性めまいである．**中枢性めまい**の原因疾患としては，小脳・脳幹出血や梗塞が重要である．これらは程度によりさまざまな状態を呈しうるが，とくに重篤な状態では意識障害や**体幹失調**（歩行困難，座位保持困難），頭痛・頸部痛，持続する嘔吐を伴うため，これらの症状がないかどうかを確認する．

既往歴に心疾患や中枢神経疾患がないかどうかを確認する．これらの病歴聴取を行いながら，会話や呂律に異常がないか，意識レベル，呼吸状態，顔色，両方の橈骨動脈の触れぐあいなどをみて，バイタルサインを測定する．ここまでの病歴や簡単な診察で何もひっかかるところがなければ，より詳細な病歴聴取や身体診察を，時間をかけて行ってよいだろう．めまいの持続時間がどれくらいか，頭を動かすこととの関連性はどうか（あれば耳性めまいが疑わしい），何をするとひどくなるか，関連する症状はないか，表2・28の特徴も参考にして情報を集める．

3 初期治療

心血管系の疾患が否定できるまでは，酸素投与とモニターを行い，静脈路を確保し輸液を行う．とくに高齢者では，もともと脱水傾向にあり嘔吐でそれが増悪しうること，中枢性めまいに対し

表 2・28 末梢性めまいと中枢性めまいの特徴

	末梢性	中枢性
激しさ	激しい	穏やか
持続性	短時間，一時的	慢性，持続的
発症	急激	緩徐
眼振	水平性または回旋性	垂直性
悪心・嘔吐	一般的，激しく始まり終息	少ない，だらだら続く
聴力低下・耳鳴り	伴いうる	まれ
神経症状・意識障害	なし	しばしば伴う

ても脳への循環血漿量を保つ必要があることなどから輸液は必須である．ただしもともとひどい心不全がある人などには，流量の調節が必要である．バイタルサインが安定していて中枢性めまいが疑われる場合には，頭部 CT や MRI などの画像診断や，神経内科や脳神経外科の専門医の診察を要する場合が多い．末梢性めまいであれば，安静と輸液で改善することがほとんどである．薬剤は決定的なものはないが症状改善に寄与するものがいくつかある．症状が強い間は，無理に動かないほうがよい．とくに良性発作性頭位めまい症では，ある頭位で症状が増悪するため，無理にその姿勢をとらないようにする．末梢性めまいであっても聴力低下を伴っていてその程度が強い場合には，耳鼻科医の診察が必要である．

13 ●嘔気・嘔吐

　嘔気・嘔吐の原因は多岐にわたる．大半は感染症によるもので自然軽快するが，致命的なものもある．**頭蓋内疾患**(外傷，腫瘍性病変，感染)，**心疾患**(急性心筋梗塞，狭心症)，**薬物中毒**(大量内服や誤用)，**急性腹症**(イレウス，腸間膜動脈閉塞症)，**内分泌疾患**(糖尿病性ケトアシドーシス，副腎不全)などは原疾患そのものが緊急度・重症度が高く，原因疾患の治療を行わなければ嘔気・嘔吐も改善しない．感染性のものでも症状が強く，高齢者や小児，免疫状態の悪い患者が罹患すれば重篤となる．嘔気・嘔吐に**下痢**を伴えば，最も一般的な疾患はウイルス性の胃腸炎であろうが，この下痢の対応が難しい．実はタール便(上部消化管出血)だった，下血(虚血性腸炎や憩室出血，大腸悪性腫瘍)だった，少し軟らかい程度で回数も多くなく，下痢といえるほどのものではない(虫垂炎をはじめ治療を要する腹部疾患が誤診される可能性がある)ということがあるので，注意を要する．

　嘔吐が始まって間もなくは，原因に関わらず経口摂取が困難な場合が多い．吐物の誤嚥を生じないよう，前かがみもしくは側臥位(とくに意識障害を伴っている場合)とするのがよい．

1 初期評価・対応

　嘔吐の患者に対する初期評価・対応を以下に記す．バイタルサインにおびただしい変化をきたしていなくても，嘔吐を繰り返している患者は**脱水**をきたしていることが多く，輸液が遅れないように気をつける．

1. 血圧低下，ショックの状態にないか

　患者に重篤感があり，疲労や倦怠感を自覚していることが多い．嘔吐の回数や量，吐血かどうか，尿の出ぐあい，ふらつきの有無などの問診を簡潔に行う．気道，呼吸(頻呼吸かどうか)，循

表 2・29 嘔吐を呈す代表的な疾患

高血圧の既往歴のある高齢者が急性発症の裂けるような腹痛を訴える	⇒ 腹部大動脈瘤，急性大動脈解離
動脈硬化の危険因子を有する壮年以降の何ともいえない心窩部痛・胸痛	⇒ 急性心筋梗塞
心房細動に加えて糖尿病や高血圧など動脈硬化の危険因子を有し，身体所見の軽微さとは合わない強い腹痛を訴える	⇒ 腸間膜動脈閉塞症
腹部手術歴の既往歴がある	⇒ 腸閉塞
2歳未満の子が激しく啼泣して嘔吐や排便をしては泣きやんで，を繰り返す	⇒ 腸重積
心窩部から右下腹部へ痛みの最強点が変わる，虫垂切除の既往歴がない	⇒ 虫垂炎
大酒飲みの持続する激しい心窩部痛・背部痛	⇒ 急性膵炎
中年女性の右季肋部痛	⇒ 胆石症，胆嚢炎
妊娠可能な年齢の女性(の激しい腹痛)	⇒ 正常妊娠(子宮外妊娠)
卵巣腫瘤を指摘されている女性が急激に下腹部の痛みを訴える	⇒ 卵巣腫瘤茎捻転
10歳代後半の男性が顔色を悪くして下腹部痛を訴えるが何か隠していそう	⇒ 精巣捻転
片側の強い側腹部痛で，尿路結石症の既往がある	⇒ 尿路結石症

環(頻脈＋末梢の冷感・湿潤)，意識状態(開眼しているか，呼びかけに反応するか)を簡単に評価する．バイタルサインの測定を行い，血圧低下(< 90 mmHg)や頻脈(> 100回/分)，頻呼吸(> 30回/分)または徐呼吸(< 8回/分)があれば重篤と捉え，モニターを装着しバイタルサインの変化に注意する．直ちに静脈路を確保し，急速輸液を行う．吐血などがあり出血がありそうなら輸血の準備を行う．

2. 心血管疾患や急性腹症が存在するか

嘔吐が前景に立っていても，腹痛を伴っておりさらにそれが強い場合，嘔吐よりも先行して生じている場合は，腹部臓器疾患が強く疑われる(**表 2・29**)．腹部の診察を丁寧に行う．上腹部の症状として自覚するものの，実は心疾患が原因ということがある．胸痛や息切れ，発汗，心疾患の既往歴などにとくに注意する．致命的な疾患でないか，手術を要する疾患でないかを評価する必要がある．高齢者や小児，精神科疾患や精神発達遅滞を有する人に関しては一般的に評価が難しいので注意を要する．原因疾患に対する治療を速やかに行う．

3. 中 毒

次に考慮すべきは薬剤の影響や中毒である．原因物質は多岐にわたるが，情報収集が重要である(表 2・30)．嘔吐のほかに併存する症状から，薬剤を推定できることもある．頻度の高い一般的なものから考えることも大切である．神経症状を伴っている場合には，ボツリヌスや魚介類の中毒を考慮する．治療は輸液などの支持療法と，毒素の除去を目的とした**胃洗浄**や活性炭の投与である．拮抗薬があれば使用する．

表 2・30　嘔吐を呈す代表的な中毒疾患

市販薬を乱用している	⇒ アセトアミノフェン, サリチル酸
だまってこっそり山で採ったきのこを食べた	⇒ キノコ
子どもが大人の栄養剤を勝手に食べた	⇒ 鉄
締め切った部屋でストーブを焚いていた	⇒ 一酸化炭素
いつもどおりもらった薬を内服しているが調子が悪い	⇒ テオフィリン, ジギタリス
死にたくて農薬を飲んだ	⇒ 有機リン
昨晩飲み過ぎた	⇒ アルコール

4. 中枢神経・内分泌疾患

　中枢神経疾患が嘔吐の原因となることがある．頭蓋内圧の亢進や嘔吐中枢への刺激による．外傷の既往歴(急性のみならず，慢性硬膜下血腫を念頭に数ヵ月前の受傷歴にも注意)，神経学的異常所見，意識障害，発熱，頭痛などがあれば疑う(頭蓋内出血，髄膜炎・脳炎，脳腫瘍，水頭症など)．緑内障発作でも初期には頭痛や嘔吐が主症状で，眼痛や視力障害を訴えないことがある．高頻度で重篤でない疾患に，片頭痛やめまいがある．しかし，前者はくも膜下出血や脳出血，後者は小脳梗塞などとの鑑別を要する．副腎不全や甲状腺疾患，糖尿病性ケトアシドーシスなどの内分泌疾患も嘔吐を生じうる．

5. 消化器疾患，感染症

　腎盂腎炎や骨盤腹膜炎，肝炎など，消化管近傍の重篤な感染症でも消化管機能の低下により嘔気や嘔吐が出現する．前述のように，嘔気・嘔吐に明らかな頻回の水様性下痢を伴い，腹痛は持続的でなく増悪傾向にもなければ，消化管の感染症が疑わしい．食事や渡航歴，毒性のある物質の曝露の有無，類症者の有無などの情報を集める．逆流性食道炎や消化性潰瘍など，胃酸過多による炎症が主体のこともある．

第3章　救急蘇生法

A● 心肺蘇生法

1 ● 成人の BLS

1 心肺停止状態とは

心肺停止とは心臓と呼吸の運動が止まってしまうことで，原因としては不整脈をはじめとした心疾患，脳卒中などが代表的である(2章 B-1「心肺停止」の項参照)．

わが国では，厚生労働省平成20年人口動態統計によると，心疾患で亡くなっている人が18万人を超えて，悪性新生物に次いで2番目の死亡原因となっている．

不整脈は虚血性心疾患を代表とする心臓病に併発することが多いが，心臓病でなくとも発症し，とくにスポーツ中に見られることが少なくない．その中でも致死的な重症不整脈として心室細動がある．**心室細動**とは，心臓の電気的な刺激が心臓のいろいろな部位からばらばらに出るために，心筋全体としてまとまった動きができなくなり，心臓から血液が拍出されない状態で心停止の一種である．突然の心停止の原因として多いとされている．

心停止の原因として，高齢者では入浴中に，小児は窒息によって起こることが多いのが特徴的である．

2 心肺蘇生法とは

心肺蘇生法(CPR)とは，傷病者が意識障害，呼吸停止，心停止もしくはこれに近い状態に陥ったとき，呼吸および循環を補助し，救命するために行う処置をいう．器具や医薬品を使用せず，一般市民も行える**1次救命処置(BLS)**は，①気道確保，②人工呼吸，③胸骨圧迫がある．医師をはじめとする医療従事者が行う蘇生処置を**2次救命処置(ALS)**と呼ぶ．

突然の心停止は，会社や自宅など病院の外で発生することが多く，医療従事者がすぐに治療できる状態ではないため，倒れた人のそばにいる人(bystander)が，迅速な心肺蘇生法(CPR)を開始することが救命につながる重要な行動になる．このことは，米国心臓協会(AHA)と国際蘇生連絡協議会 International Liaison Committee On Resuscitation(ILCOR)が，最新の科学的根拠に基づいた医療(EBM)に基づき改訂している心肺蘇生の指針である国際ガイドラインに明記されている．最近では2005年に改訂された．わが国においても国際ガイドラインに基づき，日本版ガイドラインが「救急蘇生法の指針」として示されている(**表3・1**)．

CPR の最終目標は傷病者が自己心拍や自発呼吸の再開だけではなく，社会復帰して元の状態で生活できるようにすることである．

3 心肺蘇生法の目的

ヒトは生理学的機能により，エネルギー産生に必要な酸素を，外界から体内に取り込み，体の

隅々まで供給することで生命を維持している.

そのサイクルは,まず外界から肺までの酸素の通り道,すなわち気道が開通していなければならない.気道が開通していれば,胸郭運動によって呼吸器としての機能が成立し,赤血球が酸素化される.次に,酸素化された赤血球は循環器(心臓・血管)の働きで全身に運搬される.これらは,英語表記すると Airway(気道),Breathing(呼吸)および Circulation(循環)となり,その頭文字 ABC は,心肺蘇生時の ABC と同様の意味をもっている.

また,中枢神経である脳もこの酸素化と循環によって支えられている.したがって,低酸素症や循環の異常でその機能が損なわれると,呼吸中枢の変調などから生命の維持が危なくなる(図 5・33).

脳への循環が停止されると 15 秒で,意識消失する.また,意識消失から 5 分で,脳細胞が不可逆的に壊れていく,医師など医療関係者に引き継ぐまで,何もしないでいれば救命の可能性は低くなってしまう.迅速に的確に,脳に酸素を含んだ血液を送り込むために心肺蘇生法を開始しなければならない.最終的な心肺蘇生法の目的は,呼吸,循環のサイクルを回し,脳に血液と酸素を送り込むことである.

4 心肺蘇生法の必要性

人が突然倒れて,意識がなく,自発的な呼吸や脈拍が感じられない場合には心肺蘇生法を開始しなければならない.心肺蘇生法は絶え間なく続けられるものであり,再び心臓が正常に動き始めるまで心臓から酸素を含んだ血液を駆出させる方法である.

しかしながら,心肺蘇生法は全身への循環を正常時と同様に維持するわけではない,通常の 30〜40%の血流しか得られず,長時間(30 分以上)自己心拍が戻らないと蘇生できる可能性はきわめて低くなる.また,胸骨圧迫心臓マッサージだけでは,不整脈を正常なリズムに戻すことができるわけではない.心室細動の際に人の生死を決める大きな要因は,除細動までの時間にある.この理由から,早期心肺蘇生法の着手と早期除細動が重要となる.

発見時に居合わせた人が行う心肺蘇生法を **bystander CPR** という.

119 番に通報しても救急車の到着まで全国平均約 7 分(平成 18 年)の時間がかかっている.この間何もせずにいると,患者の脳は障害を受けることになり救命率も社会復帰率も大幅に低下する.bystander CPR が早く施術されないと蘇生のチャンスは減っていく.(図 3・1)

5 救命の連鎖

米国心臓協会の提唱した救命の連鎖(図 3・2)の概念は,早く発見して 119 番通報するとともに bystander CPR を行い,救急隊が引き続いて救急処置を行うという連携がスムーズに行われなくてはならないというものである.救命の連鎖の中のそれぞれの輪(因子)がすべてうまく連携し,かつその時間が短縮されれば蘇生率が向上する可能性が高まることを示している.

救命の連鎖は,4 つの輪からできている.それぞれの項目は,①心停止の予防,②早期認識と通報,③一次救命処置(心肺蘇生と AED),④二次救命処置と心拍再開後の集中治療である.これらの輪は単独ではなく,相互に補完しあう関係であり,これらの輪がうまく連動していくことにより,救命率の向上につながる.

表 3・1　日本版救急蘇生ガイドライン（成人の BLS）2005

●発見時の対応手順（通報と CPR 開始の優先順位）
・肩を（かるく）叩きながら大声で呼びかけても，何らかの応答や目的のある仕草がなければ「反応なし」とみなす．反応がなければその場で大声で叫んで周囲の注意を喚起する
・誰かが来たら，その人に緊急通報（119番通報）と AED の手配（近くにある場合）を依頼し，自らは CPR を開始する．救助者が1人だけのときは，自分で緊急通報を行い，AED（近くにあれば）を取りに行く．その後，CPR を開始する
・ただし，呼吸原性の心停止が疑われる傷病者に救助者が1人だけで対応した場合には，緊急通報や AED の手配を行う前に5サイクル（約2分間）の CPR を行う

●呼吸の確認
・呼吸があるかどうかを10秒以内で確認する．反応がなく，かつ呼吸がない場合は心肺停止である可能性が高い
・心停止直後には死戦期呼吸（いわゆる喘ぎ呼吸）が認められることがある．死戦期呼吸は呼吸がないものとして取り扱うべきである

●回復体位
・反応はないが，呼吸および確実な脈があり，かつ外傷のない場合は，傷病者を回復体位にして専門家の到着を待つ

●胸骨圧迫なしの人工呼吸
・呼吸はないが脈を確実に触知できる場合は人工呼吸のみを行う．この場合の呼吸数は10回/分程度とする．およそ2分ごとに確実な脈拍が触知できることを（およそ10秒以内で）確認する

●心停止の確認
・反応がなければ呼吸と脈を同時に確認する．呼吸がなく，頸動脈が確実に触知できなければ CPR が必要である．呼吸はないが，脈が確実に触知できる場合は人工呼吸のみを開始する（およそ10回/分）
・ただし，呼吸と脈の確認に10秒以上をかけてはならない
・なお，脈拍確認に自信がもてない救助者は呼吸観察に専念し，反応も呼吸もなければ心停止とみなして CPR を開始する

●CPR の開始手順
・心停止と判断した場合は，人工呼吸を2回試みる．引き続いて胸骨圧迫30回と人工呼吸2回の組み合わせを速やかに開始する
・ただし，人工呼吸が実施困難な場合は胸骨圧迫の開始を優先し，人工呼吸は実施が可能になり次第（人工呼吸用の資器材が到着するなど）始める

●人工呼吸
・約1秒かけて，胸の上がりが見える程度の量を送気する．なお，口対口人工呼吸を行う際には感染防護具を使用すべきである．可能な場合には，できるだけ高濃度の酸素で人工呼吸を行うべきである

●胸骨圧迫の位置
・胸骨圧迫の位置は，「胸の真ん中」あるいは「乳頭と乳頭を結ぶ（想像上の）線の胸骨上」のいずれかを目安とする
・必ずしも衣服を脱がせて確認する必要はない

●胸骨圧迫の方法
・胸骨圧迫の速さは1分間に約100回とする
・胸骨が4～5 cm 沈むまでしっかり圧迫する
・ただし，圧迫の強さ（深さ）が不十分になりやすいので（とくに疲労時）注意すべきである
・圧迫を解除するときには，掌が胸から浮き上がらない（離れない）ように注意し，しかも胸がもとの位置に戻るように十分に圧迫を緩めることが重要である

●胸骨圧迫の評価
・胸骨圧迫の効果は圧迫の深さや速さで評価すべきであり，頸動脈の脈拍では評価すべきでない

●胸骨圧迫の役割交代
・胸骨圧迫の交代要員がいる場合には，胸骨圧迫の担当を5サイクル（2分）おきに交代することが望ましい．交代は5秒以内に済ませるべきである

●胸骨圧迫の中断時期
・AED を用いて除細動する場合や階段で傷病者を移動させる場合などの特殊な状況でない限り，胸骨圧迫の中断時間はできるだけ10秒以内にとどめる．

●胸骨圧迫と人工呼吸の比
・胸骨圧迫と人工呼吸との回数比を30:2とする

●AED プロトコール
・対象傷病者に対し，電気ショックを1回行った後，観察なしに直ちに胸骨圧迫を行うことを推奨する
・2分（または5サイクル）の CPR 後に除細動器で心電図を解析する
・以後，必要に応じてショック（1回）→ CPR →心電図解析を繰り返す
・単相性 AED を用いる場合のエネルギー量については初回のエネルギー量としては200 J を推奨する 2回目以降のエネルギー量は最大量を360 J とする
・2相性 AED を用いる場合のエネルギー量についてはメーカーが既定したエネルギー量で電気ショックを行う

●AED の電極の配置
・AED の電極パッドは右上前胸部（鎖骨下）と左下側胸部（左乳頭部外側下方）に貼付する．代替的貼付位置として心尖部と上胸部背面（右または左）に貼る方法（apex-posterior）を考慮してよい
・パッドを貼る場所に医療用の埋め込み器具がある場合には，パッドを2～3 cm 以上離して貼る
・埋め込み式除細動器（ICD）の電気ショックが作動している（すなわち，体外式除細動がなされているときのように，傷病者の筋肉が収縮している）なら，ICD の

作動が完了するまで 30～60 秒待ったあとで AED を取り付ける．時に自動 ICD と AED の解析とショックサイクルは競合する
- 電極パッドは経皮的な薬剤パッチ(ニトログリセリン，ニコチン，鎮痛剤，ホルモン剤，降圧剤など)や湿布薬などの上に直接貼るべきではない．貼付場所の薬剤パッチなどは取り去り，貼ってあった部位を拭き取ったあと電極パッドを貼り付ける
- 傷病者の体が濡れている場合には，胸の水分を十分に拭き取ってから電極パッドを貼り付ける
- AED は，傷病者が雪や氷の上に倒れているときも使うことができる．ほとんどの場合，胸から衣服を取り外す以外には胸に対する特別の処置は必要ない．

●電極の接触
- 胸毛が多い傷病者では電気抵抗が高くなることがある．電極パッドを強く胸に押し付けても解析が進まなければ除毛する
- 電気ショックに伴うスパークによって火災が発生する可能性がある．パドル/パッドの配置や当て方に注意してスパークの発生を抑えるとともに，電気ショック時に高濃度の酸素が傷病者近くに流れないような配慮が必要である

● CPR の中止基準
- 十分な循環が戻る，または専門家チームに引き継ぐまで

(財団法人日本救急医療財団：わが国の新しい救急蘇生ガイドライン(骨子)成人を対象とする BLS(主に日常的に蘇生を行う者)，2005 より抜粋)

6 早期除細動の概念

心室細動になると心臓から血液が拍出されないために，脳や，心臓自身，そして肝臓や腎臓といった重要臓器への血流が途絶えてしまう．電気的除細動を直ちに行わなければ，心拍の再開する確率が 1 分間に 7～10％ずつ低下していくとされている(図 3・3)．このため早期に除細動を行うことが重要で，病院内では 3 分以内，病院外では 5 分以内で除細動を行うことが目標とされている．

7 心肺蘇生法の手順(図 3・4)

❶ 周囲の安全確認と感染防止

倒れている人を発見あるいは目撃したら，まず周囲を見渡して危険なものがないか安全の確認を行い，安全を確保するとともに，出血が確認された場合は，手袋などを装着し血液に直接触れないように感染防止対策を施してから傷病者に近づく．

❷ 意識の観察

傷病者に接触したらまずは意識を確認する．傷病者が目を開けて覚醒(起きているか)しているか，目を開けていない場合には，傷病者の脇に座り，肩を軽く叩きながら大声で「もしもし，大丈夫ですか？」と呼びかけて反応をみる(図 3・5a)．

目を開けたり，何らかの返答があるなど目的をもった動作が認められない場合は「意識なし」と判断し，次の観察，手当へ進む．

また，「意識なし」と判断したならば病院外であれば 119 番通報を含めて，大声で周囲に注意を喚起し応援要請するとともに AED などの資器材の手配を行う．

❸ 気道確保

気道確保とは，肺までの通り道(気道)を開放状態にすることをいう．気道が確実に確保されていなければ，人工呼吸の効果は期待できない．

心停止後 15 秒以内，呼吸停止後 2～10 秒以内には下顎，首，舌などの筋肉の緊張が緩んでしまうので，舌根が咽頭(喉の奥)に落ち込み(舌根沈下)，気道は閉塞してしまう．

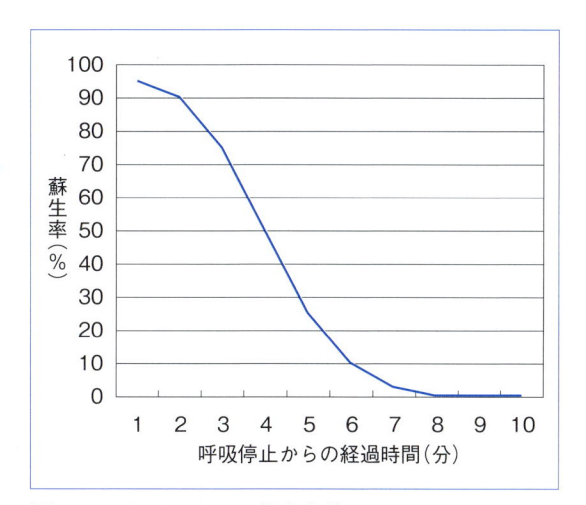

図3・1 ドリンカーの救命曲線
（Drinker P：WHO報告書，1966）

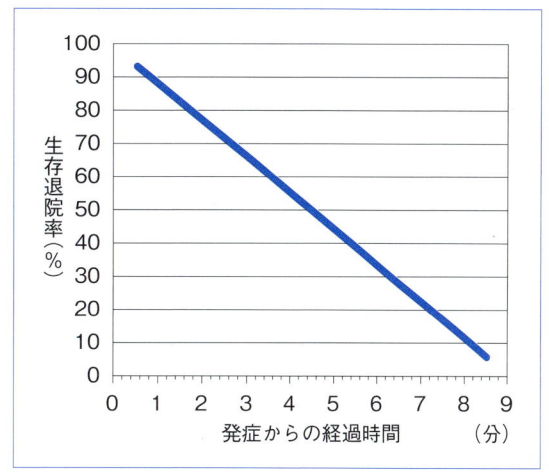

図3・3 心室細動からの時間経過と救命率
（ECC Guidelines：Part 4：The Automated External Defibrillator：Key Link in the Chain of Survival. Circulation 102: I-60-I-76, 2000）

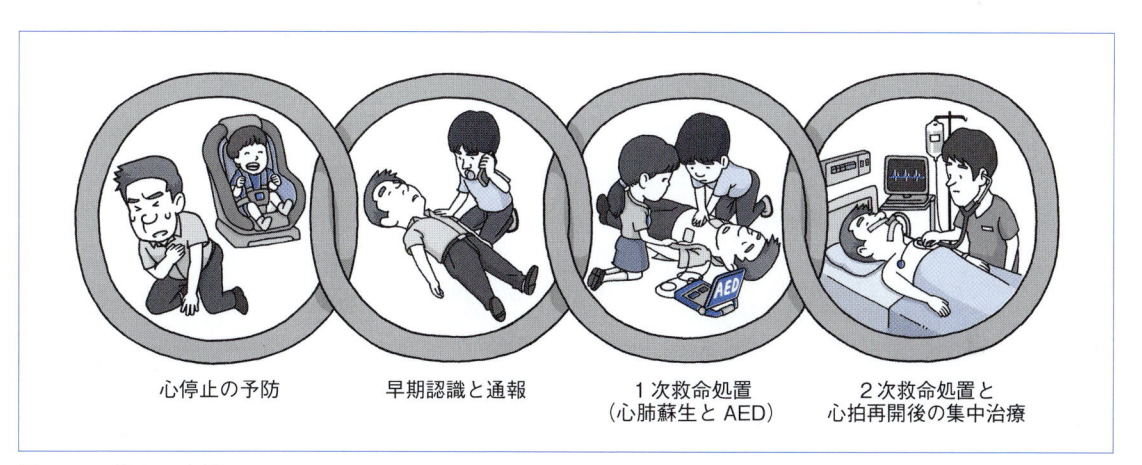

心停止の予防　　早期認識と通報　　1次救命処置　　2次救命処置と
　　　　　　　　　　　　　　　　（心肺蘇生とAED）　心拍再開後の集中治療

図3・2 救命の連鎖

　傷病者を背臥位にして，**頭部後屈あご先挙上法**で気道確保する．
　頭部あご先挙上法は，簡便で効果がある気道確保方法である．片方の手を前頭部に当てて，頭頸部を後方に反らせるとともに，もう一方の手の第2手指と第3手指をあご先（下顎骨の下面）に当てて上方に引き上げる（図3・5b）．この動作で傷病者の下顎とともに舌が持ち上がり，気道が開通する．このときにあご先に当てた指が下顎骨下部の軟部組織を圧迫すると気道を閉塞してしまうので，あごの軟らかい部分を押さないよう下顎骨の先端を持ち上げるようにする．また，頭部を後屈させすぎても気道の開通の妨げとなる．頸椎・頸髄損傷が疑われる場合は悪化させる危険性があるので，後述する下顎挙上法により気道確保する．
　外傷（けが）の傷病者の場合には首を動かさないことが基本なので，可能であれば下顎挙上法で気道確保する．下顎挙上法は傷病者の頭頸部を動かさずに傷病者の下顎全体を上方に持ち上げる

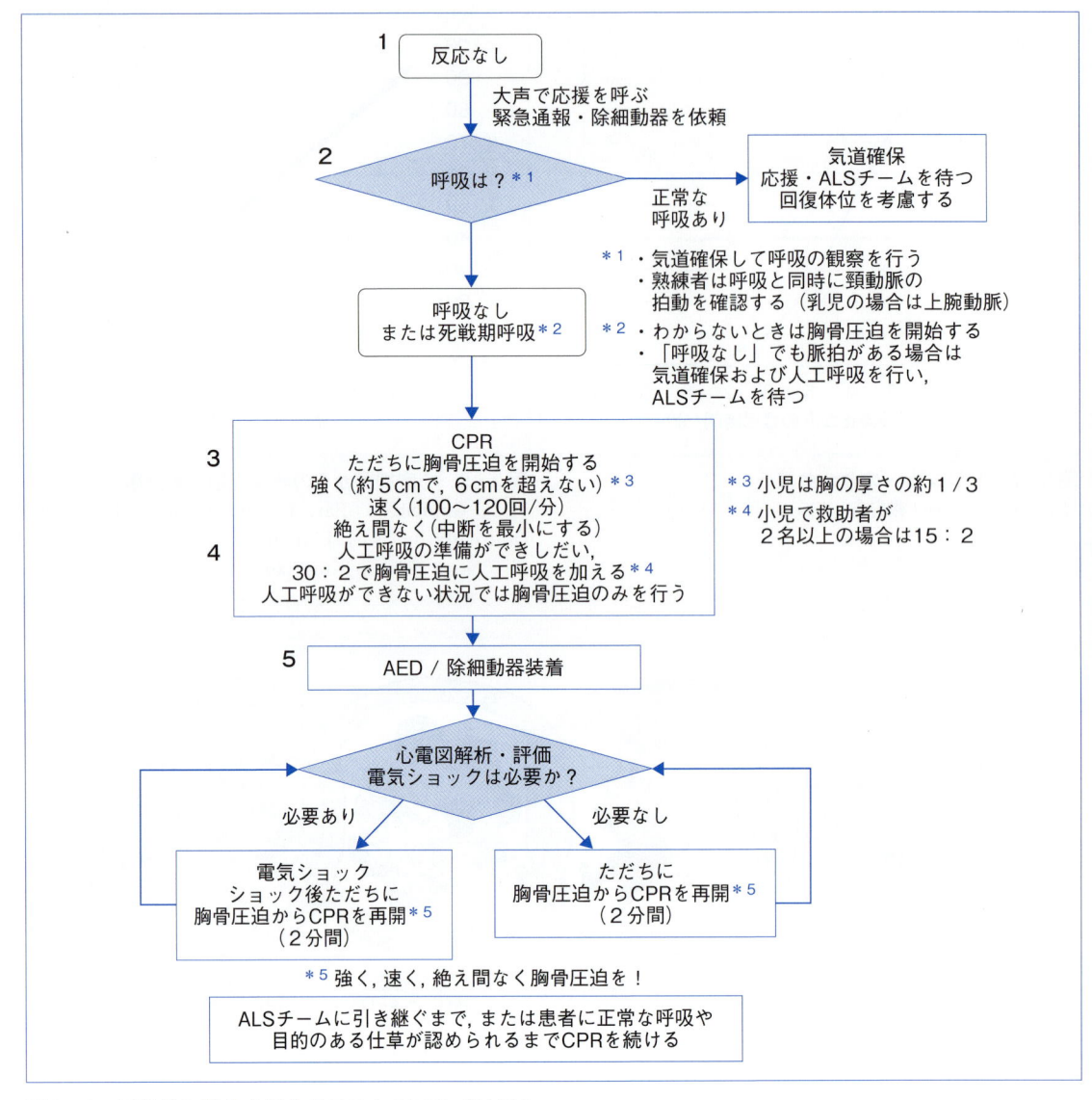

```
1  反応なし
        │
        │ 大声で応援を呼ぶ
        │ 緊急通報・除細動器を依頼
        ▼
2  呼吸は？*1  ──正常な呼吸あり──▶ 気道確保
        │                           応援・ALSチームを待つ
        │                           回復体位を考慮する
        ▼
   呼吸なし
   または死戦期呼吸*2

3  CPR
   ただちに胸骨圧迫を開始する
   強く（約5cmで，6cmを超えない）*3
   速く（100〜120回/分）
   絶え間なく（中断を最小にする）
4  人工呼吸の準備ができしだい，
   30：2で胸骨圧迫に人工呼吸を加える*4
   人工呼吸ができない状況では胸骨圧迫のみを行う

5  AED／除細動器装着
        ▼
   心電図解析・評価
   電気ショックは必要か？
   ├─必要あり─▶ 電気ショック
   │           ショック後ただちに
   │           胸骨圧迫からCPRを再開*5
   │           （2分間）
   └─必要なし─▶ ただちに
               胸骨圧迫からCPRを再開*5
               （2分間）
```

*1 ・気道確保して呼吸の観察を行う
　　・熟練者は呼吸と同時に頸動脈の拍動を確認する（乳児の場合は上腕動脈）
*2 ・わからないときは胸骨圧迫を開始する
　　・「呼吸なし」でも脈拍がある場合は気道確保および人工呼吸を行い，ALSチームを待つ
*3 小児は胸の厚さの約1/3
*4 小児で救助者が2名以上の場合は15：2
*5 強く，速く，絶え間なく胸骨圧迫を！

ALSチームに引き継ぐまで，または患者に正常な呼吸や目的のある仕草が認められるまでCPRを続ける

図3・4 日常的に蘇生を行う者のBLSアルゴリズム
(日本蘇生協議会：JRC蘇生ガイドライン2015．49頁，医学書院より許諾を得て転載)

ことにより気道を開通させる方法である．救助者は傷病者の頭側に位置し，両手の第2・3指を下顎角に，第3・4指を下顎角から耳側の部分に，両母指を上顎に当て下顎を軽く引き上げる．下顎の歯の並びが上顎より前に出るまで（いわゆる受け口）を目安とする．両手の第5指または第5指と環指で下顎を挙上する方法もある（**図3・5d**）．必要があれば，母指を両口角やや下の下顎部に当て軽く皮膚を下方へ引き開口させる（**図3・5c**）．

❹呼吸の観察

気道を確保したら，次に呼吸の有無を確認する．救助者は耳を傷病者の口・鼻に近づけ，胸の動きを確認しながら**見て・聴いて・感じて**5〜10秒で呼吸の有無を評価する（**図3・5e**）．

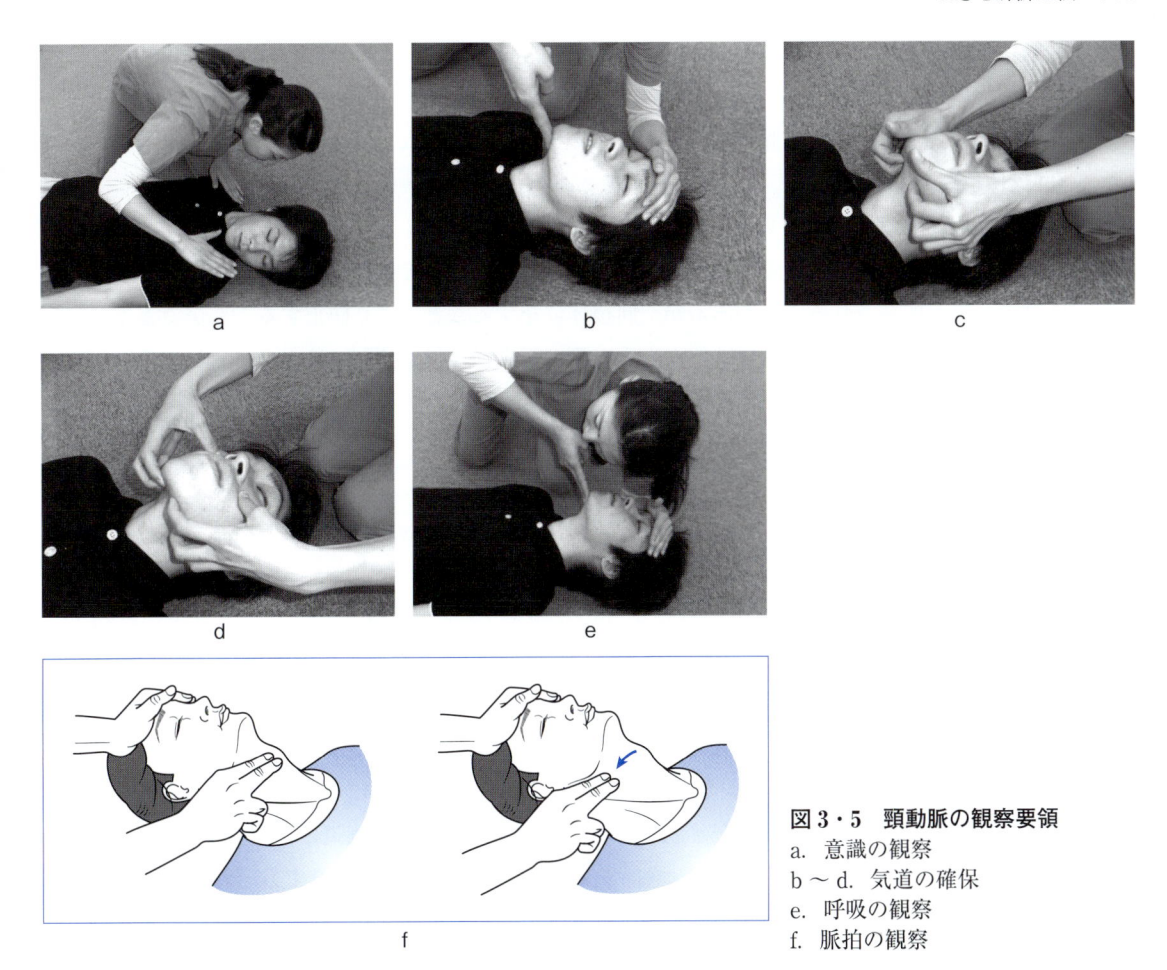

図3・5 頸動脈の観察要領
a. 意識の観察
b〜d. 気道の確保
e. 呼吸の観察
f. 脈拍の観察

　胸に呼吸運動が見られず，耳に呼吸音が聞こえず，また，肌に空気の流れが感じられない場合やしゃくりあげるような，途切れ途切れに起きる呼吸様の動き（**死戦期呼吸**）の場合は呼吸停止と判断する．

　救助者が脈拍の観察に自信がない場合は，この時点で心肺停止であるとみなし，直ちにCPR（心肺蘇生法）を開始する．

❺脈拍の観察

　呼吸の観察と同時に，脈拍の観察を頸動脈で行う．頸動脈で脈拍を感じない場合は心臓が血液を拍出していない（＝心停止）と判断する．これは頸動脈が身体の表面から直接触れることができ，そして心臓から最も近い動脈だからである．

　まず示指と中指で前頸部の中央の甲状軟骨（咽頭隆起）を確認する．次に，その2本の指を横（手前，自分の側）に少しずらして，指を気管と筋肉（胸鎖乳突筋）の間に軽くおいて，拍動を観察する（**図3・5f**）．

　脈拍を感じるかどうかの確認を呼吸の観察と同時に5〜10秒間行い，脈拍があることを確信できない場合には心肺停止と判断し，CPR（心肺蘇生法）を開始する．

脈拍を感じた場合は，数・リズム・強弱を確認するが，成人では60回/分以上，100回/分以下が正常範囲となる．

呼吸は確認できないが，脈拍が確実に確認できる場合は，人工呼吸のみを開始する．

〈回復体位〉（図3・6）

脈と呼吸がしっかりしているが意識がない場合には，外傷による頸椎損傷が疑われなければ，以下の手順で回復体位にする．意識のない傷病者を背臥位のままにしていると舌または分泌物や吐物で気道が閉塞されることがあるが，回復体位をすることにより防止することができる．

①傷病者の横に位置して，背臥位から手前側の手を横に置く（図3・6a）．
②奥側の足の膝を曲げ，奥側の手をお腹の上もしくは胸の上に置く（図3・6b）．
③肩と膝の下を持ち，手前に静かに起こす（図3・6c，d）．
④上になっている足を患者の手前に降ろす（図3・6e）．
⑤傷病者の上側の手を顔の下にいれて気道確保を行う（図3・6f，g）．

❻ 人工呼吸

呼吸が感じられなければ，気道確保を行いながら，2回人工呼吸を行う．大気中には約21%の酸素が含まれており，人はこの酸素を吸って生きている．健康人の呼気（吐く息）には17%前後の酸素が含まれており，蘇生するためには十分な濃度といわれている．

送気（呼気）量の目安は胸郭の膨らみ（挙上）が確認できる程度（6 ml/kg）とし，吹き込み時間は1回につき約1秒かけて行う．回数は1分間に10回程度で過換気にならないように注意する．

1回目の人工呼吸で胸の挙上が確認できなかった場合は，再度気道確保の操作を行った後，2回目の人工呼吸を試みる．2回とも，胸部挙上が確認できなかった場合でもそれ以上の人工呼吸を試みることなく，胸骨圧迫を開始する．胸骨圧迫の開始を遅らせないことが肝要である．

1. 呼気吹き込み（口対口）人工呼吸

口対口人工呼吸は，1次救命処置の人工呼吸の中で最もよく用いられる方法である．感染防止のためにもポケットマスク（図3・7a）やフェイスシールドなどを用いて行うことが望ましい．

①側方からの手技

頭側の手はCの字にして顔面にマスクを密着させ，頭部を後屈させる．顎側の手は母指でマスクを密着させ，顎を握るようにしてオトガイを持ち上げる（図3・7b）．

②頭側からの手技

両母指と示指でCの字にしてしっかりとマスクを密着させ，中指から小指の3本の指を顎にかけてしっかりと下顎を挙上する．この方法は，その手の位置から**E-C法**という（図3・7c）．

両母指球をしっかりとマスクの上に置いて密着させ残りの4指で下顎を挙上する母指球法という方法もある（図3・7d）．

2. バッグ・バルブ・マスクによる人工呼吸

バッグ・バルブ・マスク bag valve mask（BVM）（図3・8a）は，フェイスマスクと自己膨張型バッグを一方向弁つきのバルブで接続した人工呼吸具である．感染防止具としても有用で，病院内や救急隊では最も頻繁に使用される．

リザーバーバッグを使用して，酸素を使用すると高濃度の酸素濃度を得ることができる．

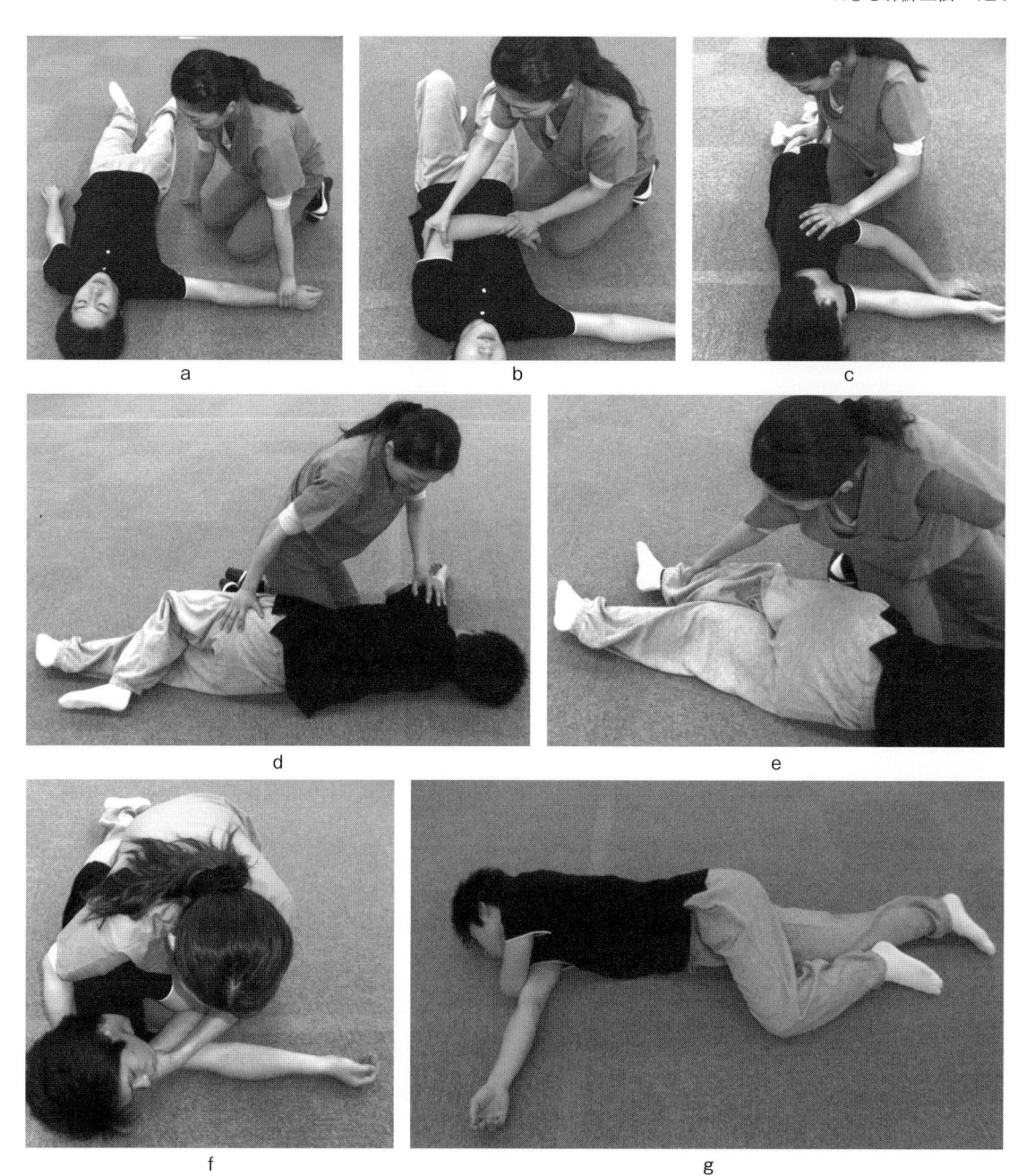

図3・6　回復体位

〈バッグ・バルブ・マスクを使用した人工呼吸要領〉
(1) 1人で行う場合
　①下顎挙上して気道確保する．小指を下顎角に確実にかけて，下顎を挙上した位置に保ち，環指と中指は下顎に沿って掛ける(図3・8b)．
　②マスクを挙上させている手の反対側の手で顔面の正しい位置に垂直に密着させ，下顎を挙上

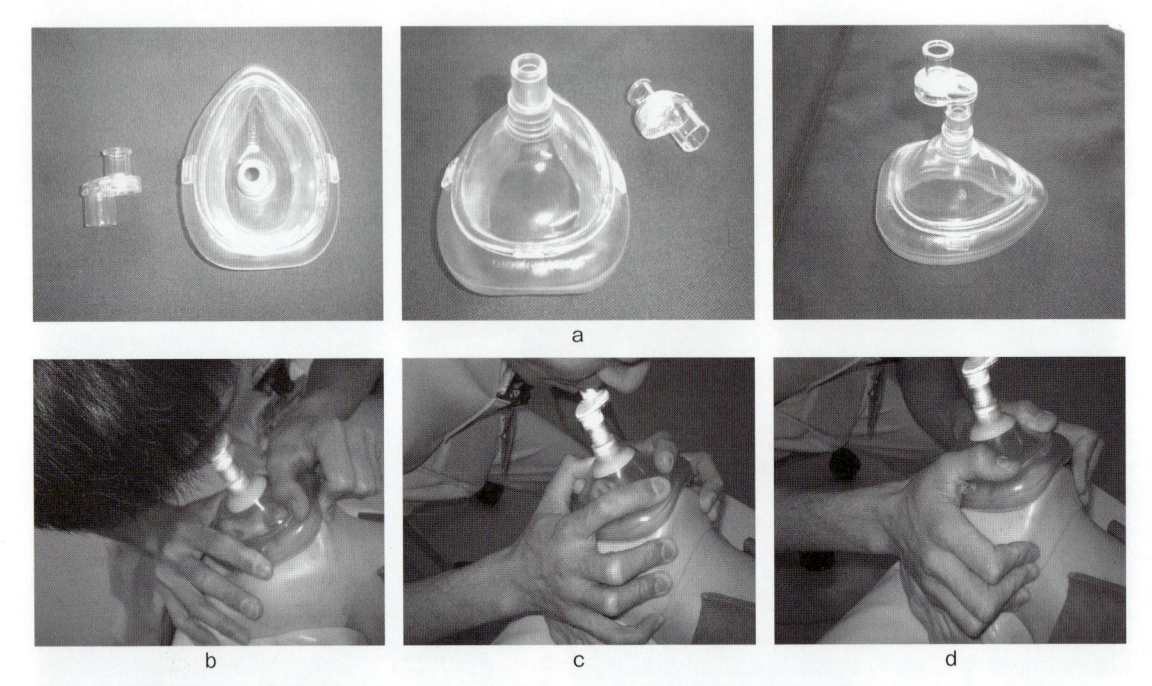

図3・7 呼気吹き込み人工呼吸
a．ポケットマスク．感染予防器具の１つである．多くは折りたたみ式のビニール製マスクで，吹き込み口に逆流防止フィルターや一方弁などが付属しており，酸素投与口もついているものもある．

している側の母指と示指で「Ｃの形」をつくり，顔面と平行になるようにマスクを固定する（図3・8c, d）．
③バッグを押す．このときに約１秒かけて胸の挙上を確認しながらゆっくり押す．決して，早く・強く押してはならない（図3・8e, f）．

(2) ２人で行う場合（図3・8g, h）

１人でBVM換気を行う場合，気道確保が不十分になることが多い．救助者が２人以上いる場合，両手でマスクホールドすることで確実な換気を行うことができる．

❼ 胸骨圧迫

２回の人工呼吸が終わったら，直ちに胸骨圧迫を開始する．

効果的に心臓マッサージを行うためには，傷病者を硬い床面に背臥位にする．

(1) 胸骨圧迫の位置

胸骨を圧迫する位置は，胸骨の下半分である．剣状突起（胸の真ん中の骨のいちばん下の部分）と肋骨の縁で形成されるくぼみ（切痕）から約指１〜２本上の部位を圧迫する．

手を置く位置が腹部側にかたよると，剣状突起を直接圧迫することになり，その結果肝臓を傷つけたり（肝損傷）や胃に穴が空いたり（胃破裂）などの合併症を起こす可能性が高くなるので絶対に避けなくてはならない．両乳首の真ん中を圧迫する目安とする（図3・9a）．

(2) 胸骨圧迫の方法

傷病者の前胸部に手のひらの付け根（手掌基部）を重ねて置き，両肩を傷病者の胸郭の中央に位

一方向弁

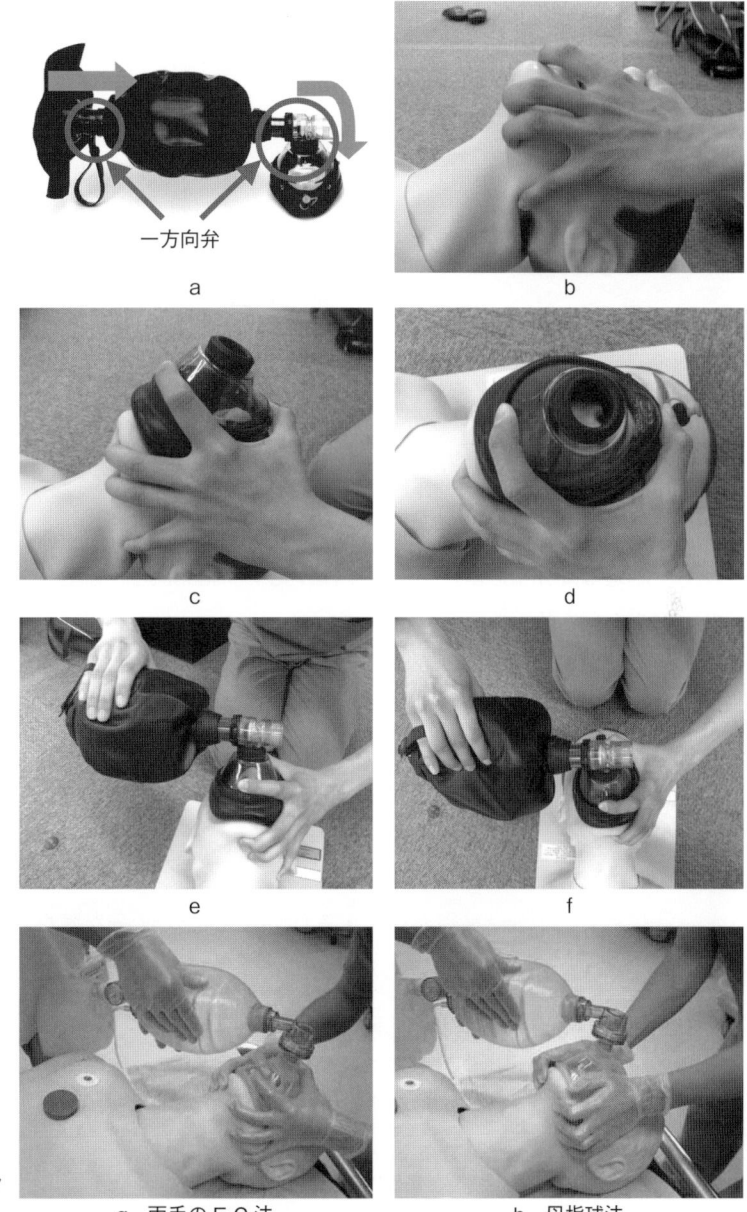

図3・8 バッグ・バルブ・マスクによる人工呼吸

g. 両手のE-C法　　h. 母指球法

置する．両肘をまっすぐに伸ばしたまま胸骨を垂直に圧迫する（**図3・9b, c**）

　胸郭から手が離れて飛び跳ねるような圧迫にならないようにする．できるだけ滑らかで弾力的な動きで圧迫する．

(3) **胸骨圧迫の強さ**

　圧迫する強さ（深さ）は胸壁が4～5 cm程度押し下がる程度とし，圧迫する時間と圧迫を解除する時間の比は1：1とする．

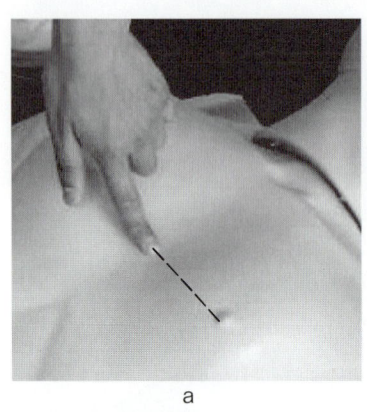

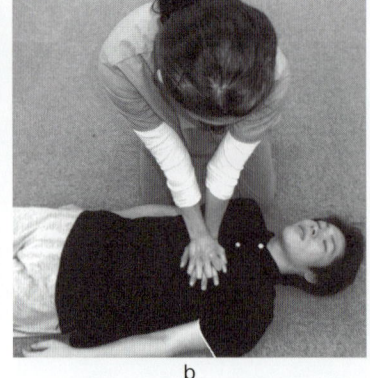

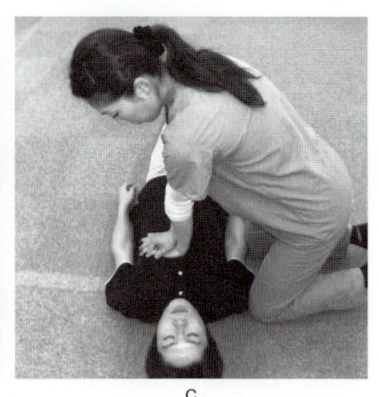

図3・9　胸骨圧迫

(4) 胸骨圧迫のテンポ

圧迫は毎分100回のテンポで繰り返す．絶え間なく胸骨圧迫を行うことは蘇生に成功する要素の1つである．

❽胸骨圧迫と人工呼吸の組み合わせ

胸骨圧迫と人工呼吸の回数比は30：2で行う．胸骨圧迫30回と人工呼吸2回のサイクルを継続して繰り返す．

救助者が2人以上でCPRを実施する場合は，胸骨圧迫と人工呼吸の役割を分担して実施し，2分を目安として役割を交代するのが望ましい．

❾CPRの中止時期

傷病者に十分な循環が回復する（末梢の動脈で十分な脈を触れることができる），AEDを装着

◆ [コラム] **AED（自動体外式除細動器）**

AEDは心肺停止の傷病者に電極パッドを貼ると，電気ショックが必要な心臓のリズムか，心電図を自動解析し認識することのできる装置である．そして，ショックの必要なときにだけAEDは自動的に充電を始め，音声メッセージで指示された使用者がボタンを押すことによって，直ちに傷病者に電気ショックを与えることができる．

米国では，2000年5月にAEDをあらゆる連邦ビルや民間航空機に常備することが提唱され，非医療従事者であってもAEDの取り扱いについて講習を受ければ使用可能にするよう法整備も整えた．また，国際蘇生法連絡委員会（ILCOR）により2000年8月に発表された「ガイドライン2000」では，「多数の心停止例を救命するには一般市民がAEDを用いて除細動を行うbystander CPRが必須である」というPAD（Public Access Defibrillation）の概念が明記された．

わが国でも，2004（平成16）年7月から一般市民にもAEDの使用が許されることになり，駅や空港といった公共施設などにAEDが設置され，救命事例も増えてきた．

表3・2　医療従事者以外がAEDを使用できる条件

●救命の現場に居合わせた一般市民
　AEDを使用することに，一般的に反復継続性が認められず，医師法違反にはならないため使用可能
●一定の頻度で心停止者に対して応急の対応をすることが想定される者
　以下の条件をすべて満たした場合に使用可能
　①医師等を探す努力をしても見つからないなど，医師等による速やかな対応を得ることが困難であること
　②使用者が，対象者の意識，呼吸がないことを確認していること
　③使用者が，AED使用に必要な講習を受けていること
　④使用されるAEDが医療用具として薬事法上の承認を得ていること

する，あるいは 2 次救命処置を行うことができる救急隊や医療チームに引き継ぐまで継続する．

❿ AED を用いた心肺蘇生法

AED が救助者の手元に届いたらこれまで行っていた CPR をできるだけ中断せず交代し，以下の AED の操作を行う．

①電源 ON ボタンを押して電源を入れる．

電源が入ると AED から取り扱いに必要な音声がアナウンスされるので，救助者はこのアナウンスに従って操作する．

②パッドを装着する胸部の確認を行う．

装着部位はパッドに書かれているとおりに，一方を右鎖骨下，もう一方を左下側胸部に密着させ装着する．

〈確認事項と処置〉

・水濡れ・汗：タオルで拭きとる．
・体毛：剃るか，パッドを貼って剥がし取る．
・貼付薬剤：剥がして粘着剤を拭き取る．
・ペースメーカーなど：2.5 〜 3 cm 離してパッドを貼る．
・ネックレスなどの金属を除去する．

③パッドが装着されると AED は自動的に心電図の解析を始める．

AED が心電図を解析中は，音声指示に従って，周囲の人が傷病者に触れないように指示する．胸骨圧迫などを続けていると正しい解析ができなくなる．

④解析の結果，除細動が必要であると判断した場合，AED は自動的に充電を開始する．

⑤誰も触れていないか，酸素マスクは外れているか，心電図モニターなどのリード線がついていないかを確実にチェックする．

⑥充電が完了し，除細動を指示されたら，再度，全員が傷病者から離れていることを確認後，通電ボタンを押して除細動を実施する．

⑦除細動後は，すぐに CPR を再開する．なお，AED のパッドは救急隊や医療チームに引き継ぐまで剥がさずにそのままにしておく．

2 ● 小児の BLS

1 小児の定義

子どもとは，一般には生まれてから思春期に至るまでの期間をあいまいに示していることが多い．したがって，「救急蘇生の指針（医療従事者用）」においては，目安としてはおよそ中学生までを含む年齢域を小児と定義している．

しかし，「救急蘇生の指針（市民用）」においては，市民の救助者が行う救急蘇生法の説明をするにあたって，概ね 12 ヵ月くらいまでを**乳児**として扱い，概ね 1 〜 8 歳くらいまでを**小児**として扱っている．

2 小児の BLS のポイント

小児の傷病者をみたら，完全でなくてもいいので，そこに居合わせた自分自身が「何か」をし

てあげることが，最も大切なこととなる．

新しい救急蘇生指針では，年齢による相違点が最小限で，ほとんど統一されている．子どもの心肺蘇生の仕方を忘れてしまっても，成人での方法を思い出して，「何か」をすること．

3 小児の心肺停止事象の特性とその防止

小児の心肺停止の特性は，その原因として心停止が一時的な原因となることは少なく，呼吸停止に引き続いて心停止になることが多いことである．小児の心肺停止における心室細動・無脈性心室頻拍は，院内心肺停止の 10〜30％程度，院外心肺停止の 10〜20％程度といわれている．

いったん心停止になった小児の転帰は不良であるが，呼吸停止だけの状態で発見され，心停止に至る前に治療が開始された場合の救命率は 70％以上とされている．したがって，小児の心肺停止に直結する呼吸不全やショックを早期に気づいて速やかに対応することが，救命率改善に欠かせないことになる．

呼吸不全は，不適切な換気あるいは酸素化と定義される．その存在は，多呼吸，鼻翼呼吸，呼吸補助筋の使用，陥没呼吸などの呼吸窮迫症状，ならびに頻拍として認識され，臨床的に呼吸不全を認識することが重要である．

ショックは，小児においては循環血液量減少性ショックが最も多い．その臨床症状は各諸臓器の血液低還流状態により，頻拍，末梢循環不全，尿量減少，意識障害，低血圧などの徴候で認識されるが，代償性ショックでは血圧はまだ保たれている．頻拍の段階で早期に，循環不全の存在を認識することが大切であり，臨床的にショックを認識することが重要である．

小児の意識障害の認識には特別な注意が必要である．いつもと様子が違う，過敏，泣き止まない，目を合わせない等々の非特異的な訴えに注意を喚起する．こうした**意識変容**が呼吸循環不全の部分症状として現れてくるので，意識障害を的確に認識することは小児心肺停止の危険予測につながる．

4 小児の心肺蘇生法（小児の BLS）の特異性

救急蘇生法を広く普及させる際に最も大切なことは，実際の現場で実施しやすくすることである．年齢ごと，あるいは原因ごとに少しずつ異なる心肺蘇生の方法を示すのが理想的であるが，内容を記憶して実践するには難しく，現場で心肺蘇生ができなくなる可能性が高くなる．したがって，年齢や体格による心肺蘇生の方法の相違を，最小限にとどめることが重視された．今回の国際コンセンサス 2005 にせよ，日本版救急蘇生ガイドラインにせよ，年齢の違いの壁を越えた，ユニバーサルなアルゴリズムを模索する姿勢は明確である．

このような姿勢で策定された小児の心肺停止に対する治療アルゴリズムは**図 3・10** のとおりである．手技の詳細は「救急蘇生法の指針（市民用）」を参照のこと（http://www.qqzaidan.jp/publish.html）．全体の流れは成人のそれとほとんど差異はないものの，各項目に注意点があり，それを下記に解説する．

a. 心肺蘇生開始手順

反応がなければ，その場から大声で叫んで周囲の注意を喚起し，緊急コールなどの設備があれば発信する．この際，誰かが来た場合の手順は，小児も成人も同様になるが，仮に誰も来ないで 1 人で心肺蘇生の手順を継続する際には相違が生ずる．

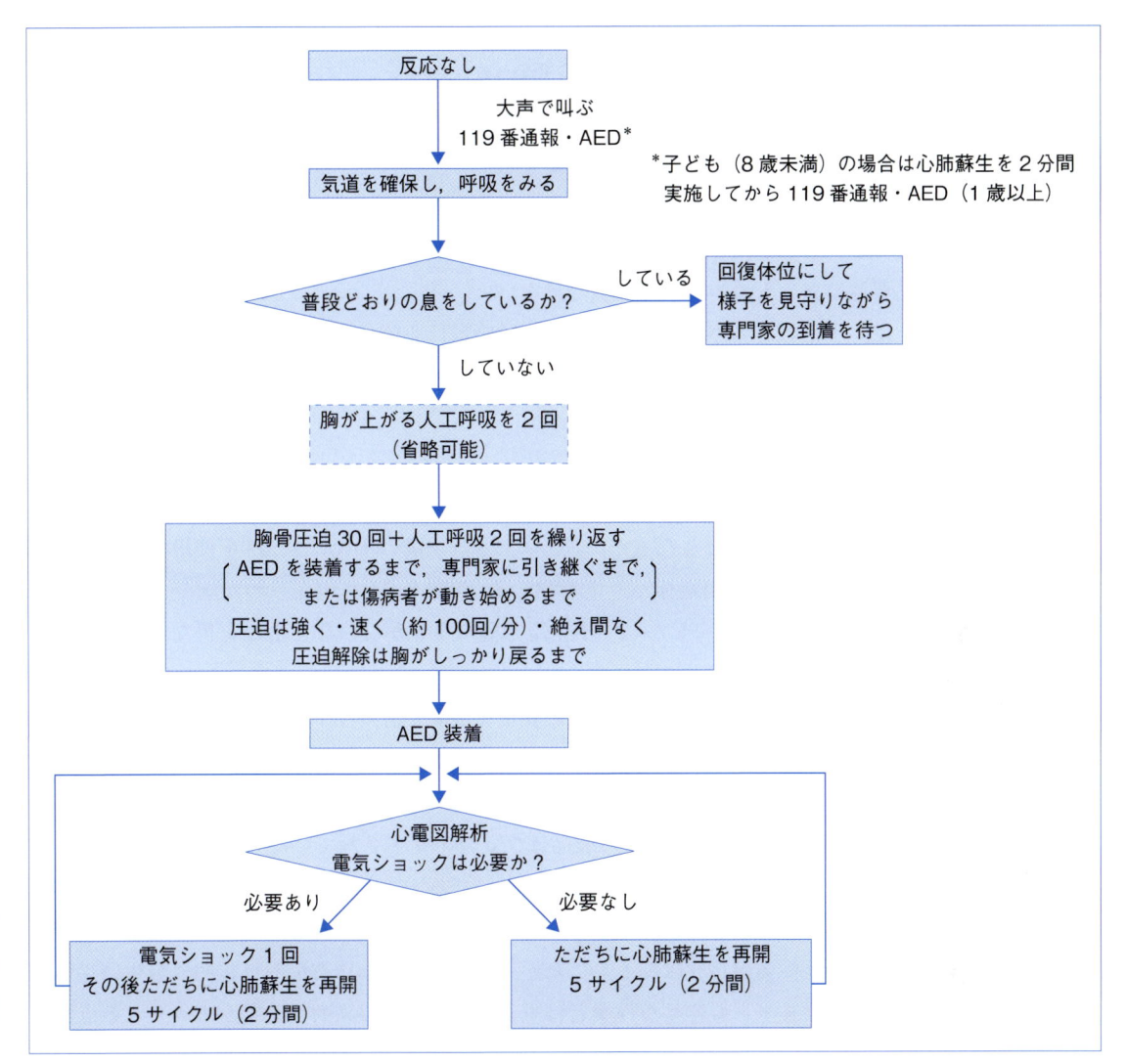

```
                    ┌──────────┐
                    │ 反応なし │
                    └────┬─────┘
                         │ 大声で叫ぶ
                         │ 119番通報・AED*
                         ▼                         *子ども（8歳未満）の場合は心肺蘇生を2分間
                ┌──────────────────┐                 実施してから119番通報・AED（1歳以上）
                │気道を確保し，呼吸をみる│
                └────────┬─────────┘
                         ▼
              ┌────────────────────┐  している  ┌──────────────┐
              │普段どおりの息をしているか？├────────→│回復体位にして│
              └────────┬───────────┘           │様子を見守りながら│
                       │ していない              │専門家の到着を待つ│
                       ▼                         └──────────────┘
              ┌────────────────────┐
              │胸が上がる人工呼吸を2回│
              │    （省略可能）      │
              └────────┬───────────┘
                       ▼
      ┌──────────────────────────────────────┐
      │  胸骨圧迫30回＋人工呼吸2回を繰り返す     │
      │ ｛AEDを装着するまで，専門家に引き継ぐまで，｝│
      │   または傷病者が動き始めるまで           │
      │  圧迫は強く・速く（約100回/分）・絶え間なく │
      │  圧迫解除は胸がしっかり戻るまで          │
      └──────────────┬───────────────────────┘
                     ▼
              ┌──────────┐
              │ AED装着  │◀─────────────────┐
              └────┬─────┘                   │
                   ▼                          │
           ┌──────────────┐                  │
           │  心電図解析   │                  │
           │電気ショックは必要か？│                  │
           └──┬────────┬──┘                  │
       必要あり│        │必要なし              │
              ▼        ▼                      │
  ┌──────────────┐  ┌──────────────┐      │
  │ 電気ショック1回│  │ただちに心肺蘇生を再開│──────┘
  │その後ただちに心肺蘇生を再開│  │  5サイクル（2分間） │
  │  5サイクル（2分間）│  └──────────────┘
  └──────────────┘
```

図3・10　主に市民が行う1次救命処置の手順（小児）

　心原性心停止が多い成人においては，ここで現場を離れてでも緊急通報とAEDの確保を行うことの利点が大きい．しかし，上述のとおり小児は**呼吸原性心停止**が多いため，人工呼吸を含めた心肺蘇生を迅速に開始することの利点のほうが大きいとされ，まずは最初の5サイクル（約2分間）は心肺蘇生をそのまま継続し，続いて緊急通報とAEDの確保を行う．ただし，小児であっても突然の卒倒で目撃された場合は，成人同様の手順で実施する．

b. 最初の人工呼吸の重み

　小児は呼吸原性心停止が多いということから，かつては rescue breath と呼ばれていた最初の人工呼吸の重みがより強調されている．

c. その他の心肺蘇生手技上の相違点

　上記のほか

・小児・乳児では，死戦期呼吸が見られることは少ない
・乳児の人工呼吸では，口対口法に加えて口対口鼻法がある
・小児・乳児の胸骨圧迫の強さは，胸の厚みの1/3までしっかり圧迫する
・小児の胸骨圧迫は，片腕または両腕で圧迫する
・乳児の胸骨圧迫は，その具体的方法が小児・成人と異なる

などの相違点があげられるが，いずれも上記a，bと比較すると表面的なことであり，記憶して訓練する必要性はあるものの，事の本質ではない．

大切なことは，小児の心肺停止の原因としての呼吸原性心停止の比重の大きさを理解し，その前駆段階を早期に認識して介入する必要があり，そのためにも最初の人工呼吸の重要性を理解しながら現場で対応することである．

d. 自動体外式除細動器（AED）の扱いをめぐる課題

海外では2003年からAEDの適応が1歳以上に引き下げられたが，わが国でもようやく今回の指針にその記載がされることとなった．1歳以上8歳未満の小児にAEDを使用する場合，エネルギー減衰機能つきの小児用電極パッドを用いる（2008年11月現在，わが国で薬事法の承認を受けたものは4種類である）．しかし，**小児用電極パッド**がないなど止むを得ない場合は，成人用パッドを用いる．

小児に対する電気ショックのエネルギー量の安全な上限と有効な下限については十分なデータがないのであるが，除細動適応の心電図波形を示す心停止の傷病者に対して電気ショックを行わない場合は救命を望めないことから，必要に迫られた場合の対処法を明確にしたことになる．

市民が用いるAEDにおいては，2社の製品はプレコネクトされていないため，通常の成人用パッドと小児用パッドとから選択して接続することになる．しかし，ほかの2社においてはプレコネクトされた成人用パッドを，音声メッセージに反して本体から外し，さらに小児用パッドを本体に接続するという作業が必要になる．これが，とっさのときに市民や日常的に蘇生に従事していない者にとっては必ずしも容易な作業とは思えないので，将来的な改善が求められる点である．

e. 気道異物除去

小児・乳児では，心肺停止の原因として気道異物など気道系のトラブルが多い．したがって，異物除去を含めた小児・乳児に対する1次救命処置を適切に行える必要がある．手技の詳細は「第3章D-①　気道異物」を参照のこと．

3　2次救命処置（ALS）

日本救急医学会が認定する2次救命処置（ALS）についての講習Off-the job-trainingを，ICLS（Immediate Cardiac Life Support）という．シミュレーターを用いて実技中心に行われる．目標は，突然の心停止に対して**最初の10分間**の適切な**チーム蘇生**を習得することである．標準化された救急教育の基本で，その内容は国際的なガイドラインをもとに策定された日本版救急蘇生ガイドラインに準拠して標準化されている（日本救急医学会 http://www.jaam.jp/index.htm，日本救急医療財団 http://www.qqzaidan.jp/）．医師だけでなく，看護師，救急救命士，救急隊員な

ど広い医療系職種の多くが受講している．

　2004年に一般市民もAEDが使用できるようになったことから，柔道整復師も医療従事者として，さらに蘇生の知識を身につけておくべきであろう．2次救命処置は救命の連鎖の最後なので，1次救命処置はここに早くどのように引き継ぐかが重要とされており，また，引き継いだ後にどのように診療が進められるのかを知ることによって，1次救命処置の必要性がさらに強調されることにもなる．

　ICLSの目標にも掲げられている，現場で，最初の10分間で何ができるのであろうか？それは，まずは，確実な1次救命処置(BLS)，次いでAEDを安全に使用することであり，これらは，BLSの項に譲るが，蘇生の基本なので，2次救命処置でも重要であることはいうまでもない．

　医療従事者が行うBLSは，頸動脈などで脈拍を触知する(時間をかけすぎない)，人工呼吸はバッグ・バルブ・マスク(図3・8)を用いる，などが少し異なっているが，その幹は同じである．

　さらに，ICLSは2次救命処置なので，適切な器具を使用した気道確保および管理法を選択，実施，評価し，心停止の心電図波形の診断とその原因検索，適切な薬剤投与などについても要求される．器具を使用した気道確保はバッグ・バルブ・マスクでの換気が問題なければ必ずしも優先されず，施行時も胸骨圧迫をできる限り中断しない．

　心停止の心電図波形は大きく，**心室細動(VF)/無脈性心室頻拍** pulseless ventricular tachycardia(VT)，**無脈性電気活動** pulseless electrical activity(PEA)/**心静止** asystoleに分けられ，心電図モニター(多くは電気的除細動器についている)が届けば，装着して評価する．その間は胸骨圧迫はしないので時間をかけずに10秒以内に評価する．無脈性心室頻拍や無脈性電気活動などの心室細動以外の波形が明らかな場合には，脈拍を触知し有無を確認する．これに時間をかけすぎないのはもちろんのことである．心室細動/無脈性心室頻拍では，まず電気的除細動を行う．これはAEDとは異なり，自分で波形を確認し，自分で通電量(J数)を決めて充電する．除細動後はAEDと同様に直ちに胸骨圧迫を再開する．適応があれば除細動を繰り返し，変化がない場合はアドレナリン，リドカイン，ニフェカラント，アミオダロンなどの抗不整脈薬の投与を考慮する．無脈性電気活動/心静止では，電気的除細動の適応はない．アドレナリン投与を優先する．いずれの波形においても蘇生を継続しながら原因を検索する(図3・11)．原因は解除可能な場合，早急に対応する．

　蘇生中止に関しては施行時間などの厳密な統一した見解はない．しかし，確実な心肺蘇生が実施されたことは前提条件である．また低体温，薬物中毒などは蘇生の可能性を秘めており，蘇生の努力をすることが推奨されている．家族などの関係者に対する十分なコミュニケーションは傷病者の現状を把握していただき，蘇生の可能性が低い場合に穏やかな最期を迎えていただくためには重要な要素である．

　講習内で強調されていることに，**チーム蘇生**がある．チームとして一丸となって蘇生を行うということで，そのためにリーダー1人を置き，お互いにコミュニケーションを取り円滑な蘇生を心がける．そのためにもチーム構成員は職種によらず専門的な用語の共通理解が必要となる．具体的には，リーダーが最終的に責任を追うので，お互いに行うべきこと，行ったことなどすべて声に出し，チームメンバーに周知する．チーム全員が共通認識を持ちながら蘇生を進める．ま

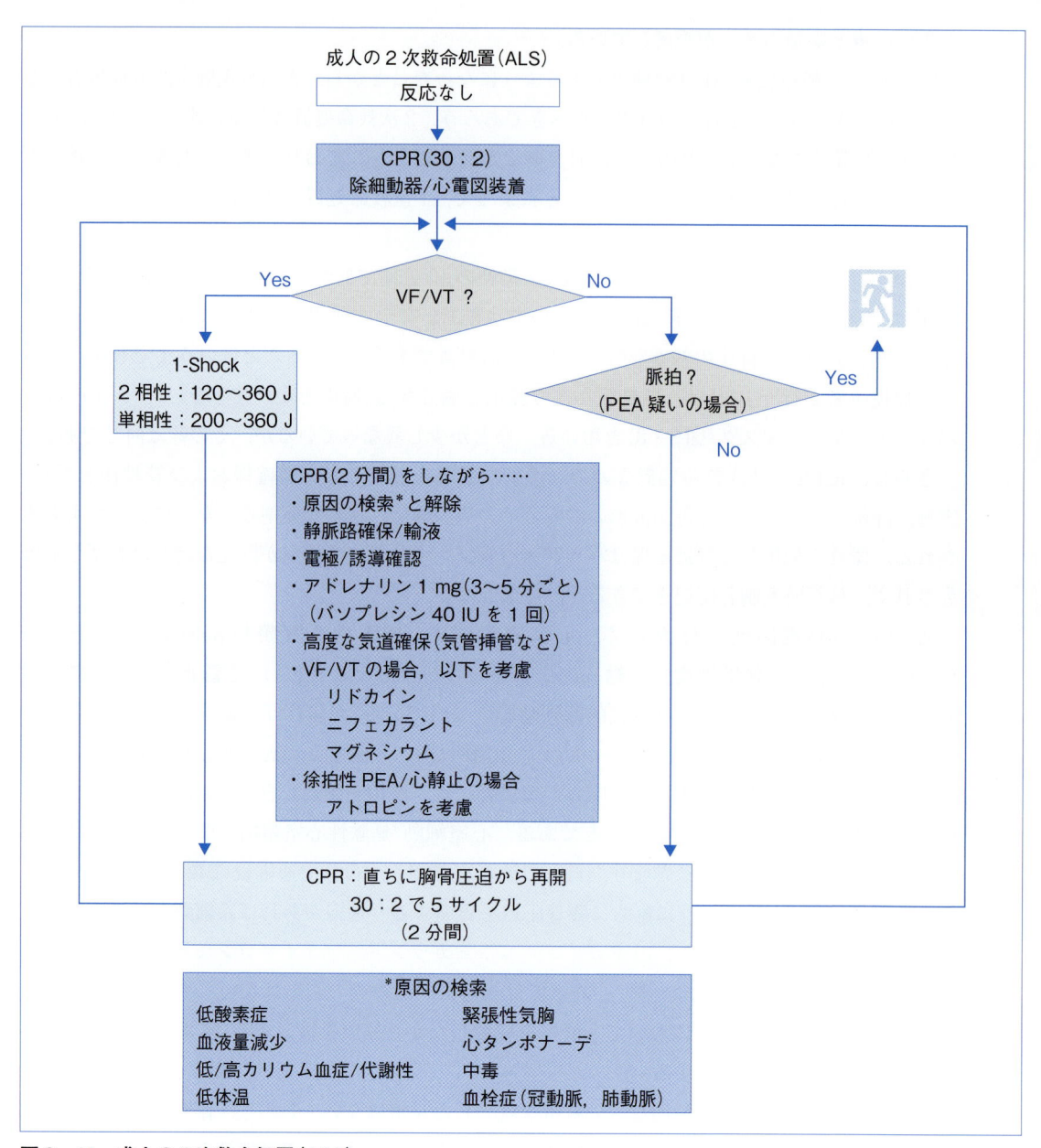

```
成人の2次救命処置（ALS）
         ↓
      反応なし
         ↓
    CPR（30：2）
    除細動器/心電図装着
         ↓
    VF/VT ?
   Yes ← → No
    ↓         ↓
  1-Shock   脈拍？
  2相性：120～360 J   （PEA疑いの場合）
  単相性：200～360 J   Yes → （退出）
                      No
    ↓         ↓
  CPR（2分間）をしながら……
  ・原因の検索*と解除
  ・静脈路確保/輸液
  ・電極/誘導確認
  ・アドレナリン1 mg（3～5分ごと）
    （バソプレシン40 IUを1回）
  ・高度な気道確保（気管挿管など）
  ・VF/VTの場合，以下を考慮
      リドカイン
      ニフェカラント
      マグネシウム
  ・徐拍性PEA/心静止の場合
      アトロピンを考慮
         ↓
  CPR：直ちに胸骨圧迫から再開
     30：2で5サイクル
       （2分間）

       *原因の検索
  低酸素症        緊張性気胸
  血液量減少      心タンポナーデ
  低/高カリウム血症/代謝性   中毒
  低体温          血栓症（冠動脈，肺動脈）
```

図3・11　成人の2次救命処置（ALS）

た，除細動や薬剤投与などの行った処置などの時間経過を把握する．これらのチームビルディングの考えは日常診療でも役に立つ．

B ● けがきずと止血法

　出血は，古くから緊急事態の最たるものであり，大量の出血は生命をも脅かす．
　けがをして，きずができると，多くの場合体表から出血する．その程度はさまざまであり，程度が軽い場合は，生体の防御機能としての血液凝固が起こり自然に止血するが，出血が続く場合には，大量出血の危険があり，これらの出血を制御すること，すなわち止血をすることは，救急処置の基本ということができる．
　外傷では，体表を覆っている皮膚のみならず，筋肉や骨・関節，場合によっては内臓にも損傷が及ぶこともある．損傷を受けた組織の種類，部位，程度などにより，さまざまな出血が生じることを，まずもって理解することは外傷の初期対応をするうえで，きわめて重要なことである．
　とくに，骨折や脱臼を取り扱う柔道整復師にとっては，外傷に伴う出血と，その対処法についての十分な知識が求められる．

1　外出血と内出血

　外傷によって生ずる出血には，血液が体外に流出する外出血と，体内に漏れ出る内出血とがある．**外出血**は，たとえ少量でも血液が傷口から流れ出るため，誰もが気づくことができる．しかも，出血しているのが目に見えるため，出血の仕方や出血量を把握することも容易である．そのため，生命を脅かすような大量出血を見落とすことは，まずない．
　一方，**内出血**では，出血しているのが目に見えないため，四肢の骨折で腫脹を伴うもの以外は，目立ちにくい．このため，大量に出血していても，すぐにはわからず，バイタルサインに異常をきたして，はじめて気づかれることもまれではない．とくに，交通事故や転落事故などの**鈍的外傷**では，致命的な内出血がありながら，表面の外傷が軽いため，見過ごされてしまうことがあるので，注意が必要である．生命を脅かす大量出血の多くは，内出血によるものであることを忘れてはならない．しかも，内出血では，外出血と異なり，一般的な緊急止血法により止血することが困難で，手術や特殊な治療によってしか止血できないことも特徴である．したがって，大量の内出血をきたしていると思われる場合には，そのような治療が可能な医療機関へ一刻も早く搬送することがきわめて重要である．
　体表面に大きなきずがないからといって，あるいは，派手な外出血に目を奪われ，重大な内出血を見落としたり，医療機関への搬送が遅れるといったようなことは，決してあってはならない．

2　出血の種類

　内出血では，出血している部位により名前がついているものがある．

a. 動脈性出血

　拍動性の出血．血液は**鮮紅色**．血液は短時間に流出することが多く，大量出血をきたしやすい．緊急止血が必要である．動脈性出血では，外科的な止血を必要とすることが多いので，緊急止血法により一時的に止血できたとしても医療機関への搬送は不可欠である．
　四肢の主要な動脈の損傷では，それよりも末梢への血流が保てなくなり，壊死する可能性がある．このような場合には止血とともに動脈再建手術が行われる．また，動脈損傷では，近くを走

行する重要な神経や腱の損傷を伴っていることも少なくないため，神経・腱の再建が必要となることもある．

したがって，四肢の動脈性出血の場合には，末梢の血行や，知覚，運動についても評価することが重要である．

b. 静脈性出血

流れ出るような出血で，拍動性でない出血．血液は**暗赤色**．動脈性出血に比べると血液が失われる速度は緩やかではあるが，持続する場合には大量出血をきたすこともあり，その場合には，やはり緊急止血が必要になる．多くの場合直接圧迫による止血が可能である．

c. 毛細血管性出血

傷口からゆっくりと**滲み出るような出血**で，最も頻度が高い．生体防御機能としての止血機構（後述）が正常であれば，自然に止血するので，出血量も少量で，特別な止血を要さない．

d. 皮下出血・筋肉内出血

皮下組織や，筋肉内などへの出血．もともと空所のないところへの出血であるので，大量出血になることは少ないが，骨折に伴う内出血では，大量出血となることがある．大腿骨骨折では出血量は 1,000〜2,000 ml にもなる．

前腕や下腿などでは，**筋区画症候群（コンパートメント症候群）**をきたすことがある．筋肉内への出血により，骨や強靭な骨間膜・筋膜によって囲まれた筋区画内の内圧が高まり，筋肉への循環障害や血管・神経の圧迫が生じる．この場合，筋膜切開などの外科的処置が適切に行われないと，筋肉や神経の虚血により拘縮などの重大な機能障害を残し，損傷肢の機能が完全に廃絶してしまう危険もある．

e. 体腔内出血

胸腔や腹腔，後腹膜腔など体内の空所への出血．体表からは出血の有無がわかりにくく，生命を脅かす大量出血となるのは，多くの場合この部位への出血である．

胸腔内に出血した場合は**血胸**といい，出血が多くなると十分な呼吸ができなくなり呼吸不全をきたす．胸部大血管損傷による大量血胸では，緊急開胸手術が必要となる．

腹腔内出血では，肝臓，脾臓などの実質臓器からの出血が多い．造影剤を用いた CT 検査を行い，出血が動脈性であれば，血管造影カテーテル検査を行い，特殊な金属製のコイルを出血部に詰めて止血を行う（経皮的動脈塞栓術）．出血が高度の場合には，緊急開腹手術により直接出血部位を外科的に止血することもある．

後腹膜腔へ大量出血をきたす外傷としては，骨盤骨骨折がある．腹腔内出血と同様，造影 CT 検査で動脈性出血が確認されれば，経皮的動脈塞栓術を行い止血する．

[注意すること]

胸部や腹部の**刺創**では，絶えず胸腔内，腹腔内の臓器損傷の可能性を考慮しなければならない．

頸部の外傷では，頸部大血管の損傷の危険があり，内出血により気道閉塞の危険があることに注意しなければならない．

意識のない患者での顔面や口腔内の出血では，血液が気道に流れ込んで窒息の原因となる．このような場合は，うつ伏せにして気道を確保することが重要である．

3 骨折と出血

　骨は，血行が豊富なため，骨折により周囲に内出血をきたす．その出血量は骨折の部位により概ね決まっている．また，開放性骨折では，外出血と併せて閉鎖性骨折のおよそ2倍の出血をきたすといわれている．

　骨盤骨骨折では，主要な動脈が骨盤輪の後方部分に接して走行しているため，骨折によりこれらの血管が損傷され，大量出血の原因となる．

　それ以外にも，主要な動脈の近くの骨折では，転位した骨片によりこれらの動脈が損傷を受ける可能性があることを忘れてはならない．とくに，上腕骨骨折や膝関節周囲の骨折では注意が必要である．

4 出血とショック

　一般に，人間の全血液量は成人男性で体重の約 1/13（8％）といわれ，大量出血によりその循環血液量が減少すると，全身の重要臓器への十分な血流を維持できなくなりショックに陥る．いわゆる出血性ショックである．

　多発外傷では，1カ所の損傷が軽度であっても，それが複数重なれば出血性ショックになるので，十分注意しなければならない．

　出血性ショックでは，はじめから血圧が低下するわけではない．言い方を変えれば，血圧低下を目安に出血性ショックか否かを判断してはならない．

　人体には，生体防御の仕組みがあり，血圧を一定に保とうとする代償機能が存在する．このため，それが機能している間は必ずしも血圧は下がらないが，出血量が全血液量の30％（体重50kgの人ならば，約1,200 ml）を超えると急激に低下する．まさに，「最後のがけっぷち」を超えてしまうと，一気に転げ落ちるのである．

　したがって，出血性ショックでは，こうした急激な血圧低下が起こる前に，ショックを早期に認知し，適切な処置を行うことが，何より重要である．

　出血により循環血液量が減少してくると，交感神経が刺激され，さまざまな症状が出現する．脈拍は速くなり，末梢血管は収縮して皮膚は蒼白となり，手足は冷たくなる．汗腺が刺激され冷汗が出てくる．不安，意味不明の言動，不穏なども，ショック初期の重要な症状である．

　けがをした人で，このような症状のある人を見た場合には，出血性ショックをきたすような出血がどこかに隠されているかもしれないので，注意深く観察することが重要である．

5 止血機構〜血液凝固の仕組み〜

　血液は，血管内では凝固しないが，血管が損傷され血管の外に出ると数分で凝固して，出血を止めようとする性質をもっている．こうした生体防御の仕組みを止血機構という．

　止血機構には，1次止血と2次止血とがあり，前者の主役は血小板，後者の主役は血液凝固因子である．止血は，これら2つのステップを経て完成する．

　さらに，損傷された血管は，**線溶**という仕組みにより，元通りに修復される．

　水路にあいた穴の補修にたとえると，血小板は応急修理で穴をふさぐ小石に，凝固反応はそのあとに流し込むセメントに相当し，線溶はそれらの後片づけに相当する．

a. 1次止血（血小板凝集）

血小板とリン脂質の働きによる．

血管が破綻すると，血管内皮に綻びが生ずる．ここに血小板が粘着する．粘着した血小板は変性し，リン脂質を放出して次々と凝集し，血小板の塊を形成する．これにより応急的な止血がなされる．この第1段階は，一時的な効果しかなく，この凝集はもろく，新たな出血が再び起こる．

b. 2次止血（凝固系）

血液凝固因子の働きによる．

血管の破綻は，一方で血液凝固因子を活性化する．血液凝固因子の一連の反応によりフィブリンが形成され，これが血小板によってできた1次血栓を強化・安定化して止血が完結する．

血小板などの細胞によってできた1次血栓の細胞間にフィブリンが析出して，これを補強する．このフィブリンが血小板凝集を覆うような形で補強する．これで血小板による止血が完全なものになる．この仕組みを凝固系という．

c. 線　溶

でき上がった2次血栓（フィブリン血栓）は，血管修復が完了すればその役目を終える．そしてこの不要になったフィブリンを溶かそうとする仕組みを線溶系という．

6　止血に影響する疾患・薬剤

病気のなかには，上記の止血機構が正常に機能しないものがある．また，服用している薬剤によっては，その影響により出血が止まりにくくなっていることがある．

このような場合には，放置していれば自然に止血するはずの外出血や，軽微な打撲による内出血が，大量出血の原因となることがある．

したがって，診察や施術にあたっては，患者の病歴をよく聴取することが重要で，遺伝性疾患の場合には，家族歴の聴取も忘れてはならない．

a. 血友病

生まれつきに血液凝固因子の一部がつくられない先天性欠損症にはいくつかのものがあるが，最も多いのが血友病である．血友病には，第Ⅷ因子の欠損した**血友病A**，第Ⅸ因子の欠損した**血友病B**がある．どちらもX染色体上の変異による伴性劣性遺伝であるため，血友病患者のほとんどが男性で，女性は1%以下といわれている．

b. 肝硬変

ウイルス性肝炎，アルコール性肝炎など慢性肝障害が進行すると，肝細胞が破壊され線維組織に置き換わり，肝臓は硬く変性する．これが肝硬変である．その結果，肝臓は本来の機能を果たせなくなりさまざまな肝不全症状をきたす．

血液凝固因子の多くは，肝臓でつくられるため，肝硬変ではこれらの欠乏状態が起こる．また，脾機能の亢進により血小板減少が起こる．

c. 低体温

体温は，血液凝固と密接な関係がある．体温が34℃以下に低下すると，血液凝固因子はその活性が低下し，正常な止血機構が機能しなくなる．多発外傷などでは，体温が低下しやすく，血液凝固障害により重篤化するため，体温管理はきわめて重要とされている．

d．薬　剤

　現在，癌とならび死因の上位を占めるものに，虚血性心疾患と脳卒中があり，食生活や生活習慣の変化や，人口の高齢化に伴い増加し続けている現代病ということができる．

　これらは，心臓や脳を養う血管の中で血液が固まってしまい，その先への血流が滞ったり途絶することにより引き起こされる血栓病といわれている．このため，心筋梗塞や脳梗塞（脳血栓）になった人や，高血圧，不整脈など血栓ができやすい疾患をもっている人では，医師の処方のもとにこのような血栓を予防するための薬剤を服用していることが多い．

　これらの薬剤は，血小板凝集を抑える抗血小板薬と，凝固系の反応を抑える抗凝固薬に大別される．

　抗血小板薬は，血小板の凝集や血管収縮を抑えることにより，正常な血小板凝集を抑制する．**アスピリン**，**塩酸チクロピジン**などがある．いずれも投与中止してから正常な1次止血が得られるまでには1週間程度を要する．

　抗凝固薬の代表は，**ワーファリンカリウム**（ワーファリン）である．血液凝固因子は，ビタミンKのもとで肝臓でつくられるが，ワーファリンカリウムは，このビタミンKと拮抗することにより，これらの凝固因子の合成を抑え，血液凝固を抑制する．抗血小板薬と異なり，ビタミンKを投与することにより，その作用を調節することができる．

e．その他

　特発性血小板減少性紫斑病，**再生不良性貧血**などの血液疾患でも，血小板の減少により出血傾向をきたす．

　また，**高齢者**や**長期間ステロイド**を服用している患者では，血管や周囲の結合組織が脆弱で，思いもかけない高度な内出血をきたすことがあるので注意が必要である．

7 緊急止血法

　外出血にせよ，内出血にせよ，出血をコントロールすることは，救急処置の基本である．

　けがをした直後，現場で行うことができるのは外出血に対する応急的な止血法である．それには次の3つがあるが，**原則は直接圧迫止血法**であり，他の方法はこれにより止血できないときに組み合わせて行うべき方法である．

a．直接圧迫止血法

　出血している部位を直接圧迫する方法で，緊急止血法の基本である．最も簡単かつ効果的である．

　すべての外出血に適応があり，**動脈性出血**に対しても効果が期待できる．頭部・顔面・頸部では唯一の方法である．

　通常，ガーゼなどで傷口を覆い，その上から強く圧迫する．ガーゼがない場合はタオルやハンカチなどで代用する．実施に際しては，ゴム手袋をして感染防御を行うべきである．

　奥に骨がある部位では，骨に向かって圧迫するとよい．出血している血管を直接圧迫できない場合でも，その周囲を圧迫することで組織内圧が上がり，一時的な止血効果が得られる．

　ただし，一定時間圧迫し続けることが重要で，通常15分間は圧迫を中断してはならない．傷口にあてたガーゼ類が血液で汚染した場合，止血効果が弱まるのでガーゼを重ね圧迫を続ける．

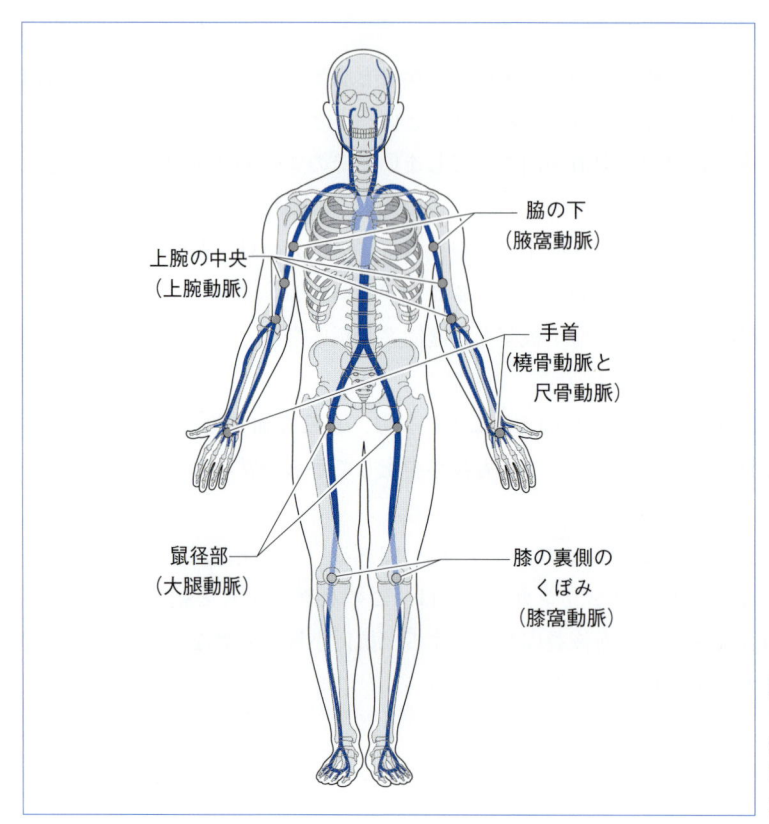

図3・12 代表的な止血点
(救急救命士標準テキスト編集委員会編：救急救命士標準テキスト，上巻，改訂第7版，374頁，へるす出版，2007)

脇の下（腋窩動脈）
上腕の中央（上腕動脈）
手首（橈骨動脈と尺骨動脈）
鼠径部（大腿動脈）
膝の裏側のくぼみ（膝窩動脈）

ただし，止血しているかどうかを確認しようとして頻回にガーゼをめくってはならない．

b. 間接圧迫止血法（止血点止血法）

　四肢の出血で，直接圧迫止血法で止血が困難な場合，これより中枢側で体表から拍動が触知できる動脈を骨に向かって圧迫する方法．動脈の走行などの正しい解剖学的知識が必要である．図3・12に代表的な**止血点**を示す．

　前腕や下腿などの出血では，血管が骨の間を走行しているため，体表からの直接圧迫では十分な止血効果が得られないことがあり，そのような場合には考慮すべき方法である．

　しかし，動脈を閉塞させ末梢への血流を遮断する方法なので，**末梢循環障害**が生じる可能性があるため長時間行うことは避けるべきである．

　また，並行して重要な神経が走行するので，神経の圧挫により重大な機能障害を生じないよう十分な注意が必要である．

c. 緊縛止血法（止血帯法）

　四肢の出血に対し，これより中枢側を強く緊縛することで，末梢への血流を遮断して止血する方法で，正式にはターニケット止血帯，エスマルヒ止血帯を使用する．手元にない場合はベルト，バンダナなどで代用するが，細い紐などは血管，神経が損傷する危険があるので避けるべきである．

　止血帯の代わりに身の回りにあるものを使用する場合には，四肢に巻きつけたあと，このなか

に丈夫な棒を通し，これを捻って緊縛する．出血が止まった時点でこの棒を動かないように固定し，止血を開始した時間を記録しておく．

　緊縛する部位は，上肢なら上腕，下肢なら大腿である．前腕や下腿は，動脈が骨の間を走行しているため，この部を緊縛しても血行遮断効果はあまり期待できない．

　血流の遮断が確実に行うことができるため，上腕や大腿の太い動脈からの出血も止血できる利点があるが，その分末梢の虚血も高度であり，長時間行うことは**末梢の壊死**をきたす可能性があることを決して忘れてはならない．

　止むを得ず本法を長時間継続しなければならないときは，1時間を限度にいったん緊縛を緩めて末梢への血行を再開させることが必要である．しかし，このときには再度出血することが多いので，止血帯を緩めた直後に容態が急変する可能性があるので注意が必要である．

　また，緊縛が中途半端で緩い場合は，体表近くの静脈のみを遮断することになるので，かえってうっ血をきたし出血を助長する結果になりかねないので，実施にあたっては十分な注意が求められる．

　緊急止血法のなかでは，「最後の手段」として位置づけられる方法と考えるべきである．

　以上，けがやきずに伴う出血と止血法について概説したが，けがをして出血すると，けがをした本人も，周囲の人も，慌てて冷静な判断や行動ができなくなることが多い．外出血を止めることは，こうした状況を沈静化するためにも重要なことといえる．

◆ **[コラム] 創処置の基本：洗浄，デブリードマン，破傷風予防**

　一般に，よく「創傷」というが，「創」と「傷」とは，正確にはそれぞれ別々のきずを表現する言葉である．「創」は，切りきず・擦りきずなど出血を伴うような皮膚開放創を指し，「傷」は打ち身・捻挫など出血を伴わない鈍的外傷を指す．したがって，「挫創」といえば，ぶつけて皮膚が切れているものを指し，「挫傷」といえば，ぶつけて腫れたり内出血したりしているものを指すという具合である．

　いろいろな「創」の処置で大切なことは，「化膿させないように早く治すこと」である．きずをつくるとよく消毒をするが，これだけでは化膿を防ぐことはできない．

　創部やその周囲の挫滅された組織には，砂や土などの異物が付着している．これらは，化膿の原因となる細菌繁殖には大変都合のよい環境を提供することになる．このような異物を残したままいくら消毒しても，しばらくすれば元の木阿弥である．大事なことは，細菌の繁殖源となる異物をよく洗い流すこと（洗浄）であり，傷ついた組織を除去すること（デブリードマン）である．後者は病院でなければできないが，前者は誰にでもできる．とにかくよく洗うことが，最も理にかなった応急手当といえるだろう．

　もう1つ注意しなければならないことに破傷風がある．

　わが国では，1968年にジフテリア・百日咳・破傷風混合ワクチン（DTP），いわゆる「三種混合ワクチン」の定期予防接種が開始されてから，患者数・死亡者数ともに減少し，最近では年間発生患者数は30～50人に留まっているが，依然として致命率が高い（20～50%）感染症である．

　注目すべきはその年齢で，ほとんどが成人である．定期予防接種は子どものときに行われるが，これによる免疫は10年程度しかもたないため，成人になったときには，破傷風に対する免疫がなくなっているのである．破傷風は軽微なきずからも感染する．数は少ないとはいえ，いったん発症すると治療にはかなり長期を要し，中には何ヵ月も痙攣を繰り返すため人工呼吸器のお世話にならなければならない人もいる．

　スポーツやアウトドアで，ちょっとしたけがをしやすい人は，破傷風の予防接種を受けることをお勧めする．

C ● 打撲，捻挫，骨折と RICE

1 打 撲

■概 念

　通常，鈍的外力による皮膚および皮下組織損傷のことを打撲という．ただし，外力の強さによってはその損傷は筋，腱，血管，神経，骨，内臓にまで及ぶ場合がある．

■症 状

　損傷部位に一致して腫脹，疼痛，運動制限，皮下出血などが認められることが多い．四肢軽症例では疼痛のみで他の症状が認められないこともあるが，重症例や適切な応急処置がされないと後になって筋区画症候群（コンパートメント症候群）や骨化性筋炎などを引き起こす原因となる．また，頭部打撲では受傷当日に症状がそれほどなくても内部で徐々に出血を起こすことがあり，約1～3ヵ月後に，頭痛や麻痺症状を呈する．**慢性硬膜下血腫**となる可能性もある．シートベルトなどによる腹部打撲では数十時間後に**遅発性腸管損傷**を引き起こすこともあり，同じく，交通外傷の中でハンドルによる胸部打撲は**肺挫傷**や**血気胸**などの原因にもなり，打撲といってもその部位によっては注意が必要な場合がある．

2 捻 挫

■概 念

　関節部に外力が加わり，関節支持組織（関節包，靱帯など）が損傷したもので，通常，骨・軟骨損傷はなく，関節面相互の適合性は保たれる．発生原因として足関節の内反・外反強制によるものや手関節の掌屈・背屈強制によるものが多い．四肢関節以外では頭部に外傷を負った際や追突事故などで介達的に頸部に外力が及び，**頸椎捻挫**を引き起こすことがある．

■症 状

　四肢では，打撲の症状と同様に腫脹や疼痛，運動制限，皮下出血などが認められ，重症例になると関節部の捻挫で不安定性が認められる例もある．交通外傷や転倒，転落による頸椎捻挫の症状は通常の四肢の捻挫とは多少異なり，頸部の鈍痛をはじめ頭痛や肩こり，めまいなど頸部以外の多彩な随伴症状を呈することが多い．なかには治療期間中，症状の改善があまりみられず，うつ状態になる人もいる．治癒するまでの期間は四肢よりも長引くことが多く，数週間から数ヵ月かかることも珍しくない．なかには完全に治癒せず後遺症としてさまざまな症状を残す人もいる．

3 骨 折

■概 念

　外力などにより骨の連続性が断たれた状態をいう．原因はさまざまであり，強い外力によるものはもちろん，弱い外力でも繰り返し同じ部位に力が加わることにより骨折を起こす場合もあれば，腫瘍病変の存在する骨は軽微な外力でも骨折する可能性がある．また，高齢者における脊椎圧迫骨折のように骨密度の低下により骨の脆弱性が増し，重力の力だけで生じるものもある．

■原　因

交通外傷や転落，転倒などの強い外力によるものがほとんどを占めるが，陸上競技やバスケットボール，バレーボールなどのスポーツ選手によく見られる．反復される外力によって起こる**疲労骨折**や腫瘍などの骨病変の存在する部位に外力が加わり起こる**病的骨折**，骨密度の低下に起因する**脊椎圧迫骨折**などがある．

■症　状

受傷部位に一致して，疼痛，腫脹，機能障害，皮下出血などが見られ，それ以外にも通常，打撲や捻挫では見られない変形や異常可動性，軋轢音が認められ，重症例では骨折に伴う合併症として受傷部位より末梢の知覚障害や循環障害が認められることもある．

知覚・循環障害が認められた場合は神経・血管損傷の存在を示唆するものであり，手術などの緊急処置が必要となってくることも多く，患者が訴える症状を注意深く観察する必要がある．

■分　類

(1) 閉鎖性骨折

骨折部と外界が交通していない骨折をいう．

骨の折れ方に関わらず骨折部位に外気の流入がない骨折であり，粉々の骨片が存在したとしても受傷部位に創が存在せず，体外との交通がない骨折のことをいう．

(2) 開放性骨折

骨折部と外界が交通している骨折をいう．

骨折の形がどんなものであっても，受傷部位からの骨の突出がある場合はもちろん，骨が確認できなくても同部位に創を認める場合は，感染を引き起こす可能性が高く，骨折の修復と感染に対する加療が必要になる．

(3) 骨折の形態による分類

骨の折れ方によりそれぞれ横骨折や縦骨折，斜骨折，らせん状骨折，圧迫骨折，破裂骨折，粉砕骨折，裂離(剥離)骨折，亀裂骨折，脱臼骨折など形態によるさまざまな呼び方がある．(表3・3, 図3・13)

ただし，骨折の原因や形態による違いは治療過程において大事ではあるが，初期治療に関していえば，あまり重要ではない．初期治療においては感染の危険性があるかないかが問題となり，感染の危険性の有無で初期治療が変わってくる．つまり，閉鎖性なのか開放性なのかということが重要なのである．

■合併症

骨折に起因する合併症は多く，早期に起こるものと晩期に起こるものがあり，なかには重篤な症状を呈するものや重度の後遺症を残したりするものもある．また，治療の甲斐なく，死に至るものもあるため重要なものは知っておく必要がある．

(1) 出血性ショック

軽微な骨折で起こすことはまれであるが，大腿骨など長管骨の骨折の場合，挫滅された骨折部周囲の軟部組織からの出血と骨折そのものによる骨髄性の出血を合わせると相当な量となり，循環血液量減少性ショックとなる．

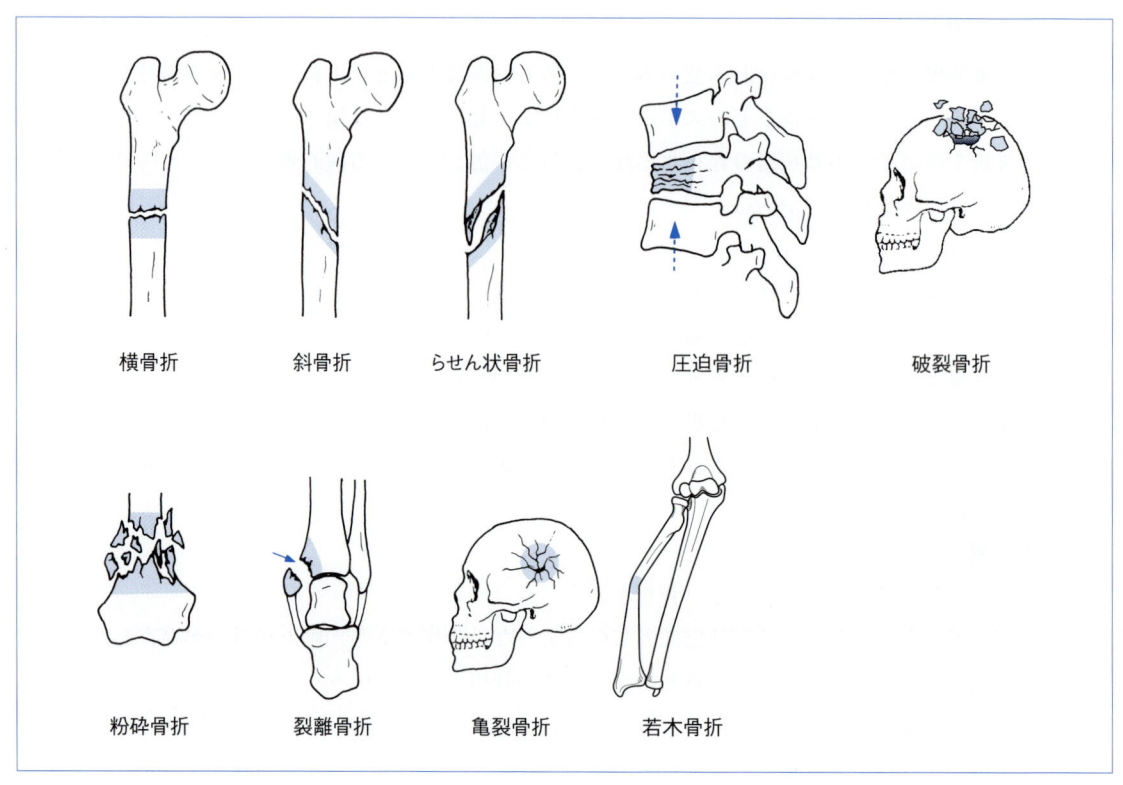

図3・13　骨折の分類

表3・3　骨折の形態による分類

(1) 横骨折：骨折線が骨軸と垂直であるもの	(6) 粉砕骨折：複数の骨折線，骨片が存在するもの
(2) 斜骨折：骨折線が骨軸に対し斜めであるもの	(7) 裂離骨折：筋や腱の骨接合部が骨側から剥がれたもの
(3) らせん状骨折：捻転力により起こり，らせん状に骨折したもの	(8) 亀裂骨折：俗にいう「ひび」が入ったもの
(4) 圧迫骨折：軸方向の圧力によって潰れたもの	(9) 脱臼骨折：脱臼に骨折が合併したもの
(5) 破裂骨折：骨片が破裂したように崩れたもの	(10) 若木骨折：骨端線閉鎖前の小児などに見られる不全骨折

(2) **筋区画症候群**

　コンパートメント症候群とも呼ばれ，筋膜，筋間中隔，骨間膜，骨などに囲まれた筋区画の内圧上昇により生じる筋・神経組織の阻血性障害のことをいう．骨折以外にも打撲・捻挫や熱傷，ギプス固定後などに生じる．症状として強い疼痛や腫脹，熱感，末梢の知覚鈍麻，循環障害，運動麻痺などが認められる．程度にもよるが重度の場合は筋膜切開などの緊急処置を要する．

(3) **脂肪塞栓症**

　多発骨折や骨盤骨折，大腿骨骨折受傷後に発生しやすく，脂肪塞栓により血管が閉塞し，塞栓された臓器が虚血により不全症状を呈する．肺で起これば低酸素血症となり，脳で起これば意識障害などの原因になり，最悪の場合は死に至ることもある．脂肪塞栓の原因として骨折部から

骨髄が流れ出し，周囲の損傷血管に入り込むという説や外傷により体内の脂質代謝が変化を起こし，血管内に脂肪滴ができることにより引き起こされるという説がある．

(4) 脊髄損傷

頸椎，胸椎，腰椎，仙椎からなる脊椎に骨折を生じると，その骨折の仕方によっては脊柱管内を走行する脊髄を損傷する可能性がある．損傷の程度や部位により症状はさまざまで，痛みやしびれ程度の人から手足の麻痺を認めたり，呼吸停止に至ることもある．また，最初は症状を呈していなくても時間が経つにつれ損傷部の血腫や腫脹の増大により上記のような症状を呈してくることもある．

(5) その他

上記以外にも関節の可動域が狭くなる関節拘縮や骨萎縮，変形が残存したまま骨癒合してしまう変形治癒，変形治癒した骨片が神経を圧迫し生じる外傷後神経麻痺，舟状骨や大腿骨頭のように特殊な血行により栄養されている骨が骨折を起こし，血流が途絶えることによって生じる偽関節や無腐性壊死，骨折そのものによる臓器損傷などさまざまな合併症を引き起こすことを覚えておかなければならない．

また，骨折そのものの合併症以外にも高齢者では間接的に長期臥床による肺炎や褥瘡（床ずれ），認知症などの内科的合併症を併発する危険性があるので注意しなければならない（表3・4）．

■ 処　置

骨折に対してはまず随伴する症状を診て確認した後，固定を行う．固定の目的は第1に骨折部の動揺による疼痛の軽減である．骨折部が動かないように固定することにより疼痛はだいぶ和らぎ，また精神的にも落ち着く．2つ目の目的として2次損傷の予防である．骨折部が動くことにより周囲の神経や血管を傷つけてしまうのを予防するために行う．3つ目は移動を容易にする目

[コラム] 徒手整復の基本的考え方

外傷により脱臼や骨折を負った際，速やかにその関節や骨折部位が整復されないと疼痛が増したり，神経・血管損傷を引き起こしたりする可能性が高まり予後にも影響してくる．できるだけ早期に解剖学的肢位に整復するのが好ましいのは確かではあるが，そのためには知識と経験が必要になってくるのは当然であり，誤った整復操作を加えることにより逆に予後を悪くする可能性もあることを常に念頭におかなければならない．

まず，脱臼にしても骨折にしても診断が必要と考える．もちろん外傷患者を見慣れている人やその外傷の経験者であれば，ある程度脱臼なのか骨折なのかの判断はつくとは思うが，捻挫や打撲とは違うという判断がついたとしてもどのような脱臼なのか，ましてやどういう骨折なのかは見ただけでは詳細に知ることはできない．

脱臼・骨折を疑ったときは速やかにX線撮影を行い，まず診断をつけることが最優先となる．そのうえで徒手整復操作となるのだが，手技を書いてある本はいろいろあるが，脱臼にしても骨折にしても患者にとっては徒手整復の際，相当な侵襲になることからまず患者との信頼関係がないといくら正確な操作をしたとしても患者の協力は得られない．整復操作は筋弛緩が得られるかどうかで難易度も変わってくるので患者に対し優しい言葉で接し，けがの状態を説明し，今から行う整復操作の必要性や操作方法を説明し，同意を得ることから始める必要がある．整復操作中，患者が痛みを訴えた場合はそこでいったん，整復操作を中止し，深呼吸をさせて力を抜かせたりする配慮が必要である．筋弛緩を得ることができなかったり，整復操作が長時間に及んでしまう場合は局所麻酔や伝達麻酔が必要になってくる．

徒手整復後は確認のために再度X線撮影をすることを勧める．

脱臼に骨折を合併している例も少なくなく，また，骨折に関しては整復操作後再度転位を起こしてしまう場合があり，このような不安定骨折に対しては手術が必要になってくる例もあるのである．

徒手整復後はしっかり患部の固定をし，RICE処置などを併用してその後に起こりうるコンパートメント症候群などの2次的合併症を防ぐよう努めなければならない．

表3・4　骨折の合併症

(1) 早期合併症	(2) 晩期合併症
①全身性 　出血性ショック，播種性血管内凝固（DIC），脂肪塞栓症候群（肺塞栓症，脳塞栓症），血栓性静脈炎，敗血症など ②局所 　臓器損傷，骨折部周囲の皮膚・軟部組織損傷，神経・血管損傷，筋区画症候群（コンパートメント症候群），創感染（破傷風，ガス壊疽など）	①全身性 　外傷後末梢神経障害，骨粗鬆症など ②局所性 　偽関節，阻血性骨壊死，関節拘縮，骨萎縮，慢性骨髄炎，骨化性筋炎，変形治癒，反射性交感神経性ジストロフィーなど

的である．病院に向かう途中や救急車に乗り込む際など固定を行っていないと移動のたびに骨折部が動き疼痛が強くなったり，2次損傷の危険度も増すことになるので固定をする必要がある．通常固定は良肢位で固定するが，変形が強く疼痛が強い場合は無理な整復操作はせず，そのままの状態でいちばん疼痛の少ない肢位で固定をする．開放性骨折の場合は無理に骨を整復せず創部をガーゼなどで覆い，骨折部がなるべく動かないように固定する．

■治　療

(1)　保存療法

骨折部の転位が少ない場合や徒手整復により良好な整復位が得られた場合は，副子や装具，ギプスを用いて固定を行い，骨癒合するまで経過観察を行う．副子やギプスを用いた場合は骨折部を挟む上下各1関節が動かないように原則，**良肢位**（関節が動かなくなった場合でも日常動作において支障が最も少なく，負担も少ない肢位のこと）で固定する（表3・5）．

(2)　手術療法

骨折部の転位が大きい場合や徒手整復後も再転位を起こす不安定骨折，あるいは血流が悪い部位の骨折や粉砕骨折などに対して金属の板や螺子，鋼線や髄内釘などを用いて骨折部の安定を得る．必要であれば骨移植や人工骨を用いる場合もある．開放性骨折の場合は汚染の程度により一次的に手術をせず，創外固定という手術を行い，感染のリスクを低下させたあと内固定を行うこともある．

治療法の選択では絶対的適応と比較的適応がある．ただし，保存療法も手術療法も利点，欠点があり，骨の状態や程度，年齢や全身状態などあらゆることを考慮してどちらを選択するか慎重に決定しなければならない（表3・6）．

4　RICE

外傷時，とくにスポーツ現場などで発生する打撲や捻挫，筋挫傷，骨折などに行う基本的初期治療である．rest（安静），icing（冷却），compression（圧迫），elevation（挙上）の頭文字をとったもので外傷時の疼痛や腫脹を和らげる効果がある．

(1)　**安静 rest**

受傷部位を動かさないように安静を保つ．動くことで血流が改善され，疼痛や腫脹が強くなるため，それを防ぐため安静をとる必要がある．血管・神経損傷などの2次的損傷を予防する．全

表3・5　良肢位
(救急救命士標準テキスト編集委員会編：救急救命士標準テキスト，上巻，改訂第7版，380頁，へるす出版，2007)

(1) 肩関節：屈曲30°〜45°，外転60°〜70°
(2) 肘関節：屈曲90°
(3) 前腕：回内回外中間位
(4) 手関節：背屈20°，橈尺屈0°
(5) 指関節：軽度屈曲位
(6) 股関節：屈曲10°〜20°，外転15°〜20°，外旋0°〜5°
(7) 膝関節：屈曲10°〜20°
(8) 足関節：屈曲0°

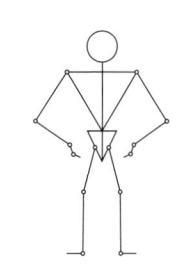

身的には座ったり，横になるなどして血流を抑制し，局所的には受傷部が動いて疼痛や腫脹が強くなることを防ぐ必要がある．副子やギプスによる固定，松葉杖による免荷歩行も安静のうちに入る．

(2) 冷却 icing

打撲や捻挫，骨折による腫脹を最小限に抑える有効な手段である．氷嚢などを受傷部にあて約15〜30分間感覚がなくなるまで冷却するのが理想である（図3・14）．途中，痛みやしびれなどの症状が増強もしくは出現した場合はすぐに中止する．凍傷を防ぐために直接氷を皮膚にあてないようにする注意が必要である．また，冷却はけががなくても運動後に行うことで局所の炎症を防ぐ効果があり，疲労回復などに用いられる．例としては通常，肩を冷やしてはいけない野球の投手などが試合や練習後は必ずアイスパックで肩を冷やしている光景を見たことがあると思うが，あれは酷使した筋肉や関節周囲の靱帯などのケアを目的として行っているのである．

◆ [コラム] 三角巾の使い方

　三角巾を主に用いる救急処置には被覆，圧迫止血，固定などがある．それぞれの処置に対応できるように，うまく三角巾を使いこなす必要がある．

　三角巾のいちばん長い辺を基底，その向かい側にある角を頂点といい，三角巾を全部広げた状態を全巾，全巾の頂点と基底の真ん中を結ぶ線で折ったものを半巾という．

　通常，全巾の状態から折りたたんで，たたみ三角巾という状態で用いることが多い．その場合は創傷の大小に合わせて，4つ折りもしくは8つ折り三角巾とし，圧迫止血や被覆，固定などに用いる．上肢や体幹に用いる場合は半巾の状態で用いることが多い．

　三角巾を使用する際は以下のことに注意する．
(1) 創傷部に用いる際は直接三角巾を創傷部位にあてず，必ず滅菌ガーゼなどをあててから用いる．
(2) 三角巾の両端を結ぶ場合は解きやすいように本結びで結ぶ．
(3) 三角巾の結び目は創傷部位の直上かつ臥床時に下にならないようにする．
(4) たたみ三角巾を作製する際は，地面に接触させず，手に持ったままの状態で折りたたむ．

　三角巾は医療従事者だけでなく一般の人でも扱えるため，その使用方法を覚えておくだけでさまざまな外傷の初期処置に用いることができる．骨折であれば骨折部に対し三角巾を用いて固定することにより疼痛を軽減したり，神経・血管などの2次損傷を防ぐことができ，出血であれば出血部位を覆っているガーゼの上から三角巾で圧迫することにより止血効果を得ることもできる．三角巾が使用できる部分は多く，頭部や顔面部をはじめ，胸部や鎖骨部，肩関節，肘関節，手関節，股関節に膝関節や足関節とあらゆる部位の固定に用いることができる．また，場合によっては2枚の三角巾をつなげて使用する場合もあり，その用途はさまざまである．

　三角巾は救急処置における包帯処置としてきわめて有効に用いられ，創傷の大小に関わらず，救急現場における応急処置に最も便利な包帯材料である．さらに，三角巾の使い方を熟知すれば手持ちのハンカチやタオル，シーツなどにも応用することができ，三角巾を持ち合わせていなくても，打撲や骨折，出血に対して迅速かつ的確に応急処置を行うことができるのである．

表 3・6 治療法の選択

保存療法	手術療法
【適　応】 ①転位がない，もしくは少ない安定型骨折 ②血流がよく，リモデリングが期待できる ③原則，非荷重部の骨折 ④全身状態が悪く手術療法ができない　など 【利　点】 ①傷跡が残らない，侵襲が少ない ②原則，入院がいらない ③麻酔などによるリスクが低い　など 【欠　点】 ①固定期間が長くなる ②リハビリテーションの開始が遅れる ③変形が残存する場合がある ④仮骨が形成されるまで転位の可能性がある ⑤長期間の固定による筋萎縮や関節拘縮の可能性がある　など	【適　応】 ①転位が高度である．もしくは整復位が保持できない不安定骨折 ②粉砕骨折など多数骨片の存在 ③血流が悪く，将来壊死を起こす可能性がある ④転位が強く神経・血管損傷を伴っている ⑤開放性骨折　など 【利　点】 ①強固な固定が得られる ②早期離床を促すことができ，内科的合併症の発症を低下させる ③早期社会復帰が望める　など 【欠　点】 ①侵襲が大きい ②感染の危険性を伴う ③麻酔による危険性を伴う ④手術時の出血に対する輸血における合併症の危険性を伴う ⑤手術手技そのものによる合併症の危険性を伴う　など

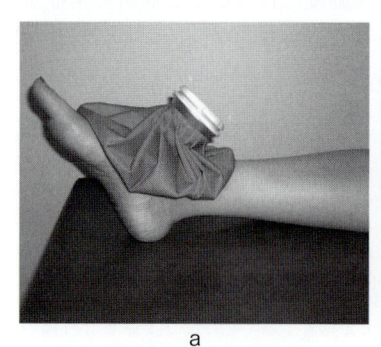

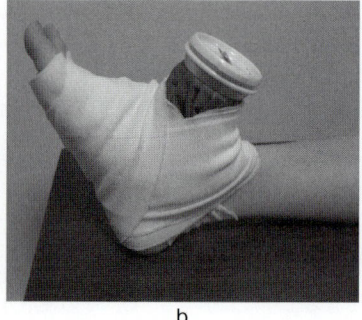

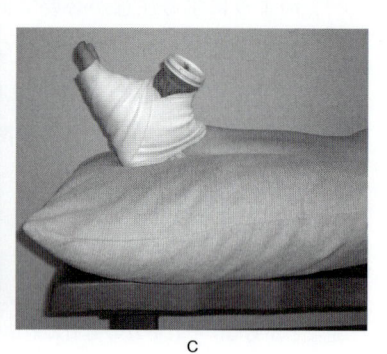

図 3・14　氷嚢による冷却

(3) **圧迫 compression**

　軽度の圧迫を加えることにより，内出血による腫脹を防ぐ．冷却と同時並行にしなければ逆に圧迫により疼痛が強くなる可能性もある．

　弾力包帯を用いたときは徐々に圧迫が強くなることがある．患部を固定する目的ではないので，巻き直しをするか，パッドやスポンジを腫脹部位にあて，はじめから強い圧迫が加わらないように軽度の圧迫に留めなければならない．

(4) **挙上 elevation**

　腫脹を予防する目的の他に受傷部を高くすることで早く腫脹を引かせる作用もある．上肢であれば三角巾などを用いて挙上し，下肢であれば就寝時に枕やクッションを用いて挙上させる．

　受傷後，早期の正しい RICE 処置を行うことにより，その後の治癒過程や予後にも関係してく

るので受傷後すぐの急性期には非常に効果的な初期治療といえる.

D◉気道異物,異物除去(溺水)

1 気道異物

■概　念

　気道異物は，咽頭，喉頭から気管，気管支に停滞する外来性の固形物の総称である．異物の形状や性状，存在部位によって，症状はさまざまであるが，時に生命の危険にさらされ，緊急の対応が迫られる．

　気道異物は上気道(鼻腔，咽頭，喉頭)異物と下気道(気管，気管支)異物とに分類される．臨床上は，異物の存在部位，種類，形態，大きさ，時間経過により，急速に**呼吸困難・窒息**に至るものから軽度な咳嗽に留まるものまでさまざまな臨床経過をたどる．

　気道異物は食事中に発生することが多い．異物の種類は，欧米では肉片の報告が多く，わが国では，もち，米飯(おにぎりを含む)，パン，魚介類，果実類，肉類，錠剤の空のシート，義歯，などが報告されている．高齢者では，よく噛まないで大きな食べ物を飲み込もうとすることや，義歯で咀嚼が不十分になることも原因となる．また脳血管障害による**嚥下障害**も危険因子である．

　小児では，2歳以下の乳幼児に多く発生する．とくにピーナッツや豆類を気管の中に吸い込んだときは危険である．初期の症状はあまりないが，豆類が気管支の中で水分を吸収して膨張し気管支を閉塞したり，油成分が気管を刺激したりして化学性肺炎を起こす可能性があり早急な医療機関の受診が望まれる．

■症　状

(1) **異物が気道を完全閉塞している(上気道閉塞)**

　気管(咽喉頭部を含む)を異物が完全に閉塞している場合は窒息状態であり，傷病者は意識があっても咳，発声，呼吸が不能となる．自分の首を両手で鷲づかみする万国共通の**窒息のサイン**を示すことがある．

　咳が弱くて効果がない，吸気に高音の喘鳴が聴取される，チアノーゼなど，完全気道閉塞の所見がみられ，時間が経過すると**意識消失**から**心停止**に至る．

(2) **異物が気道を部分的に閉塞している(下気道閉塞)**

　気道の異物では激しい咳と努力性呼吸を伴う．喘鳴や気道の狭窄音を聴取する．気管の異物が気管支に落下すると，呼吸困難はむしろやや軽快することがある．ただし時間が経過すると感染を起こして発熱，咳嗽などの症状が増悪する．

■診　断

　窒息している場合は診断までの猶予がなく蘇生処置と同時に診断することが重要である．

　(1)病歴聴取：気道異物の診断上，非常に重要である．
　(2)理学的所見：身体所見の観察は緊急度と重症度の診断にきわめて重要である．

(3) 画像検査：X線非透過性異物では単純X線撮影・X線透視にて異物が描出される．また呼気相と吸気相の適切な撮影ができれば，縦隔陰影が吸気時に患側に，呼気時に健側に移動する**ホルツクネヒト(Holzknecht)徴候**を呈し診断はより確実になる．CT検査も有用でありピーナッツ誤嚥にはMRI検査が有用との報告がある．

(4) 内視鏡検査：気道異物の疑いがあるが確定できない場合には，最終的に直接異物を観察する試みが必要である．異物が確認されたときには，引き続き摘出できるように準備をしておく．

■ 治 療

(1) 病院前

①異物が気道を完全閉塞している（上気道閉塞）

早期に完全閉塞に気がつくことが大切である．傷病者のそばに行き，「喉に物が詰まったのですか」と質問をする．うなずいたら，「声は出せますか」と質問をする．話すことができず，声が出せなければ，直ちに119番通報をするように依頼し，救助者はすぐに対応しなければならない．

腹部突き上げ法と背部叩打法は，その場の状況に応じて実施してもよいが，**腹部突き上げ法**を優先して，一方で異物が除去できなければ両方をあわせて行い，異物が除去できるか意識がなくなるまで続ける．

(a) 意識がある場合

i 腹部突き上げ法・ハイムリック法

腹部突き上げ法は横隔膜を押し上げることで，肺からの呼気を強め，気道からの異物を除去させることになる．そして，異物が除去できるか，傷病者の意識がなくなるまで，続けなければならない．腹部突き上げ法は，合併症として腹腔内や胸腔内臓器の損傷を起こす可能性があるので，腹部突き上げ法を受けた傷病者は異物が除去できた場合でも医療機関での診察が必要である．上部消化管や肝損傷などの合併症が存在するので腹部突き上げ法は練習することが重要であり，合併症を起こさないためにも正しい手技と手順を覚える．

〈立位または座位の傷病者に対する，腹部突き上げ法〉

❶傷病者の後ろに立って，腰部の上，側腹部あたりに両手を回す．
❷片方の手で握りこぶしをつくる．
❸握りこぶしの親指を傷病者のへそよりやや上，剣状突起より下の腹部正中線上にあてる．
❹もう片方の手で握りこぶしをつかみ，すばやく上方に突き上げながら腹部を圧迫する．
❺気道から異物が除去できるか，傷病者の意識がなくなるまで続ける．

ii 背部叩打法

傷病者が立位の状態ならば，後ろ側に立ち，左右の肩甲骨の中間あたりを鋭く手のひら基部（手根部）で数回叩く．背部叩打法は腹部突き上げ法ほど有効ではない．

iii 胸部突き上げ法

傷病者が妊婦や極度の肥満に対しては，腹部突き上げ法に代わる方法として，胸部突き上げ法がある．立位または座位の傷病者に対しては，傷病者の後ろ側に立ち，両腕を傷病者の両腋窩か

ら胸部に回す．片方の手で握りこぶしをつくり剣状突起より上胸骨前面に置き，片方の手で握りこぶしをつかみ，すばやく上方に突き上げながら胸部を圧迫する．意識がない傷病者には，背臥位にして，心肺蘇生法における胸骨圧迫と同じ要領で行う．このときの胸骨圧迫は，気道異物を除去しようとする意識をもって行うようにする．

　(b) **意識がなくなった，意識がない場合**

　窒息を起こすと，最初は見られた反応は時間とともになくなり，意識がなくなる．このような場合は気道異物が原因なので，傷病者の口を大きく開け，咽頭部に異物がないか確認する．窒息の傷病者で最初から意識がないこともある．

　胸骨圧迫は胸腔・気道内圧を高めるため，異物除去につながる．

　傷病者の意識がなくなった場合は直ちに胸骨圧迫を開始する．救助者が1人の場合は119番通報を行い，AEDが近くにあれば，AEDを取りに行ってから心肺蘇生法を行う．

　心肺蘇生を行っている途中で異物が見え，確実に取り出せるようになってから指で取り除く．異物が見つからなければ，やみくもに指を入れず，心肺蘇生法を続ける．

　②**異物が気道を部分的に閉塞している(下気道閉塞)**

　傷病者が，力強い咳や発声できるのならば，処置を行う必要はない．咳は異物除去に最も効果的な方法だからである．急いで医療機関を受診する．

　(a) **乳児に対する窒息の対処**

　1歳以下の乳児に対しては腹部突き上げ法・ハイムリック法を行わず，**背部叩打法**と**胸部突き上げ法**を組み合わせる必要がある．

　〈反応がある乳児の場合〉

　(1)片膝をついて座る．乳児を膝の上に乗せて，すぐにできるときは乳児の胸をはだけさせる．
　(2)片方の手で頭部と下顎を支えながら，うつ伏せにして，胸部より頭部が少し下がるようにする．
　(3)乳児の背中(肩甲骨の間)を，もう一方の手の付け根で5回叩く(背部叩打法)．
　(4)背中を5回叩いたら，乳児を仰向けにさせ，胸部より頭部を低くさせる．
　(5)胸骨圧迫と同じように，5回(1秒1回)，胸部突き上げ法を行う．気道から異物が除去できるか，乳児の意識がなくなるまで続ける．

　〈反応がない乳児の場合〉

　(1)乳児を床に寝かせる．
　(2)気道を確保し口腔内を観察して，咽頭に異物がないか確認する．異物が見えたら取り除く．
　(3)心肺蘇生法を約5サイクル(約2分間)行い，119番通報する．
　(4)時間的余裕がない場合，窒息状態か呼吸困難が高度な場合は，まず気道確保を行う．

(2) **病院内**

　窒息を疑った場合は，直ちに気道確保(気管挿管)を行い酸素化を最優先させる．その際には声門下腔に嵌入した異物を，換気を確保するために，あえて気管支内に押し込んでも構わない．状況に応じて外科的気道確保も考慮される．

　①上気道閉塞：**鼻腔異物**は，鼻腔粘膜に血管収縮薬とリドカインを噴霧後に，鉗子を用いて摘

出する．**咽頭異物**は，舌圧子や間接喉頭鏡などを用いて，異物をよく見ながら鉗子で摘出する．喉頭異物は，全身麻酔下に喉頭直達鏡で異物を直視下に起き，鉗子で摘出する．喉頭異物摘出後の合併症として，**喉頭浮腫**，出血，**喉頭痙攣**などがあるため注意が必要である．

②下気道閉塞：下気道異物では，全身麻酔下にて気管支ファイバースコープの観察下に摘出を行う．把持鉗子やフォガーティ（Fogarty）カテーテルやバスケット型カテーテルを用いて摘出するとよい．

③異物摘出後：術後にステロイドやβ刺激薬の吸入やステロイドを投与することもあり，また肺炎や無気肺に対しては，抗菌薬の投与が必要となる．低酸素血症の時間が長くなると低酸素脳症を併発し重篤な脳障害などの後遺症を残す場合もあり適切な初期対応が重要である．

2 溺水

■概念

溺水とは気道内に液体が入り気道が閉塞することによる窒息の一種である．24時間以上生存したものを溺水と定義し，24時間以内に死亡した場合は溺死となり，日本では年間5,000人を上回る溺水が発生している．

(1) 乾性溺水と湿性溺水

乾性溺水とは誤嚥した液体が気管に入り，反射的に喉頭痙攣が起こることにより発生する．このため液体は気道内や肺に入らず，喉頭痙攣による，**窒息**，**低酸素血症**から心肺停止に至ることもある病態をいう．

湿性溺水とは誤嚥した液体が気管から肺に入り，肺胞でのガス交換が不能となり，低酸素血症から心肺停止に至ることもある．

(2) 淡水溺水と海水溺水

淡水溺水では，肺胞内に吸引された液体が**表面張力（サーファクタント）**を変化させ，肺胞を虚脱させる．肺胞内の液体は浸透圧の高い血液中に吸収される．大量に吸収されると血液は希釈され，溶血が起こり血清カリウムが上昇することもある．

海水溺水では，海水は血液より浸透圧が高いため肺胞内に移動して，肺胞性肺水腫をきたす．海水に含まれる，マグネシウムが血液中に吸収され，血清マグネシウムが上昇することもある．

■症状

窒息に準じた症状・所見を呈し咳嗽・呼吸困難から重篤な意識障害，心停止に至ることもある．

■診断

意識障害を呈したり窒息していたりする場合は診断までの猶予がなく蘇生処置と同時に診断することが重要である．

(1)病歴聴取：いつ，どこで，どのような理由で溺水に至ったか治療と予後の判断に重要である．
(2)理学的所見：身体所見の観察は緊急度と重症度の診断にきわめて重要である．
(3)画像検査：単純胸部X線撮影で液体の誤嚥に伴う肺炎像を呈していることが多い．CT検査も有用である．

■ 治 療
(1) 病院前

　呼吸停止はすべて低酸素血症となる．低酸素の持続時間が長ければ中枢神経などが障害されるので，傷病者の救命を左右するのは，**早期の酸素化**と**人工呼吸**である．したがって，現場に居合わせた人の迅速で適切な対応が溺者の予後を決定する．

　飛び込みや転落事故，モーターボートなどの事故では，呼吸停止の原因として頸椎・頸髄損傷，頭部外傷などがある．頸髄損傷が疑われた場合は，救出や移動の際には不用意な頸部の動きを避けて，頭部を中立位に固定し安定化させる．

　①水中からの救出：傷病者を救出するときは，救助者自身の安全を確認してから行う．安全を確保したうえで，救助者はできるだけ早く傷病者のもとに到着する．可能ならボートやサーフボード，浮き具などで近づくのがよい．救出中も救助者の安全を確保することが大切である．

　②蘇生処置(水没傷病者に対する1次救命処置)：反応のない傷病者を水から引き上げたら，すぐに心肺蘇生法を試みる．気道確保ができ，救助者の安全が確保できればすぐに人工呼吸を始める．可能であれば傷病者がまだ水に浸かっている状態であっても救助者の安全が確保されているのであれば人工呼吸を行う．

　水が異物と同様に気道を塞ぐ働きをする根拠はなく，喉頭痙攣や呼吸停止によりなにも誤嚥をしていない傷病者がいる．したがって傷病者の肺から水を出そうとして，腹部突き上げ法やその他の異物による気道閉塞解除処置に時間を費やすべきでない．そのような処置により気道確保や人工呼吸，心肺蘇生法が遅れないようにする．

(2) 病院内
- 溺水に特異的な治療はなく，また，淡水と海水においても実際の臨床例では治療に大差はない．
- 救急蘇生と蘇生後の集中治療，とくに呼吸・循環管理が重要である．合併症として吸引性肺炎，細菌性肺炎，肺水腫，ARDSや低酸素脳症，不整脈，血圧低下，心不全，低体温症，溶血，急性腎不全，播種性血管内凝固(DIC)などを念頭に治療にあたる．
- 一時的に回復したように見えても，後に呼吸不全をきたすことが多く，原則として入院させ

◆ [コラム] わが国の外傷診療体制と現状

　日本において日常茶飯事的に多発していることが認識されている防ぎえる外傷死亡(PTD)が，実際にどれくらいの頻度で発生しているか，その実態がようやく明らかとなったのが2002(平成14)年である．2001(平成13)年度厚生科学特別研究「救命救急センターにおける重傷外傷患者への対応の充実に向けた研究」研究班の報告である．この島崎研究班では全国の救命救急センターにおける外傷診療の実態調査を行った．

　結果は全国の救命救急センターで死亡した外傷症例のうち，修正予測外死亡数(避けえた可能性の高い外傷死)が実に38.6%にものぼるという惨憺たるものであった．さらにその成績には大きな地域間格差・施設間格差が存在していることも判明した．2002(平成14)年度，同研究班において，異なる調査年において同様の調査を行ったところ，修正予測外死亡の外傷死亡症例における割合が38.1%ときわめて近似した値であったことから，全国の救命救急センターにおける，この驚くべきPTDの発生率が，確かな事実であることが確認された．最重症外傷患者を診療することが制度上定められている救命救急センターでのこの結果は，現在の日本の救急搬送システムや医療レベルからは，にわかには信じがたいものであり，とうてい一般市民が納得できる数字ではない．米国の外傷システム整備の歴史を参考に，日本の医療事情に適合した形で，日本におけるPTDの発生減少に向けた施策の推進が求められるようになった．

E◉体位管理と搬送

1 体位管理の目的

体位管理は，傷病者に適した体位を保つことで傷病者の苦痛を和らげ，2次的損傷を防ぎ，呼吸や循環機能の維持，症状の悪化を防ぐことを目的とする．なお，傷病者の意識がはっきりしているならば傷病者の望む体位がいちばんよい．日本人は，緊急事態になると傷病者を前にして「何もするな，さわるな，近づくな」という概念が刷り込まれている．しかし，医療従事者であるならば傷病者に対して適切な体位管理を実施することが医療者としての本分である．

体位管理の具体的な目的として，①傷病者の苦痛の軽減，②嘔吐時の誤嚥防止，③呼吸の改善，④循環の改善，⑤傷病部位の保護，安定化などがあげられる．

2 体位管理の種類

a. 背臥位（仰臥位）（図3・15，16）

緊急処置を実施するときの基本的な体位であり，仰向けになっている体位のことである．心肺停止傷病者に対する応急処置はこの体位で行う．なお，**舌根沈下**や**嘔吐**など気道閉塞に注意が必要である．

また，外傷などにより鎖骨から上に負傷部位がある場合は，頭頸部を固定し脊椎の保護を実施する．

b. 左側臥位（中毒・妊婦）（図3・17，18）

中毒物質が胃内にあると推測される場合は，左側臥位にする．左側臥位にすることで十二指腸への胃内容物の流入を減少させることができる．

また，妊娠後期の場合は子宮により下大静脈を圧迫して仰臥位低血圧症候群になるので，下大静脈を圧迫しないように左側臥位にする．

c. 回復体位（左・右側臥位）（図3・19）

意識障害や嘔吐の危険性がある傷病者に対して実施する．下にするのは，左右どちらでもよい．顎を突き出し，上方になった上肢を顎の下にあてがい気道確保をする．上方にある下肢を前方に出して膝を曲げ傷病者自身で安定する姿勢にする．

d. 膝屈曲位（半座位，ファウラー位）（図3・20）

腹痛時の腹圧を軽減する目的で実施する．上着やズボンのベルトを緩め，上半身を30～45°挙上し半座位とし，膝の下に毛布やタオルを入れて膝を曲げることで腹圧の軽減を図る．

e. ショック体位（図3・21）

ショックになっている傷病者に対して実施する体位である．背臥位で両下肢を挙上する．下肢を挙上することで下肢の静脈血を体幹部へ還流することを目的としている．外出血がある場合は，止血後にショック体位にすることはいうまでもない．また，**心不全**や**呼吸困難**な傷病者に対して実施することは静脈還流が増加するため禁忌である．

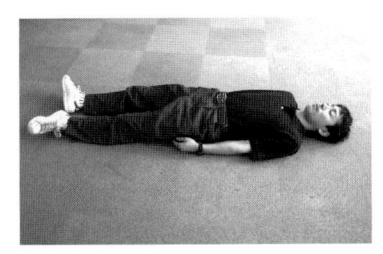

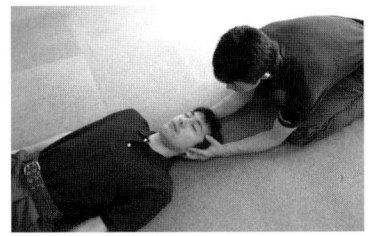

図3・15　背臥位（仰臥位）　　図3・16　外傷時の頭頸部固定　　図3・17　左側臥位（中毒）

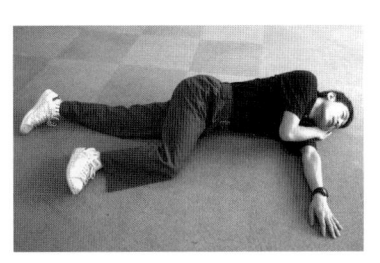

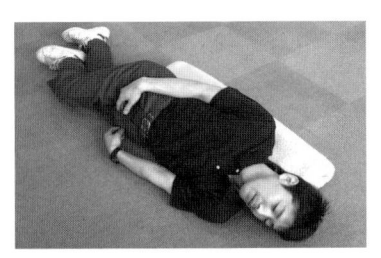

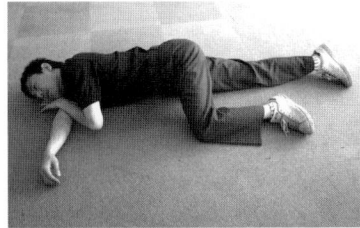

図3・18　左側臥位（妊婦）　　図3・19　回復体位（左・右側臥位）　　図3・20　膝屈曲位（半座位，ファウラー位）

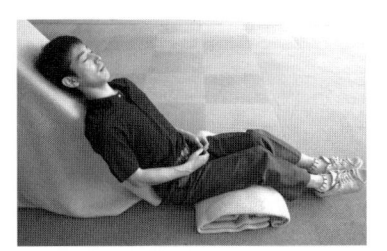

f. 座位（図3・22, 23）

　　努力性呼吸をしているような呼吸苦を呈している傷病者に対して実施する．上半身を挙上し呼吸筋が可動しやすいようにする．また，前胸部に毛布などを抱えさせてもよい．

3 体位変換するときの注意点

　　傷病者は，無意識に傷病者自身にとっていちばん楽な体位になっていることが多い．不用意に体位の変換を実施すると病状が悪化する場合がある．たとえば呼吸困難で傷病者自身は，もっと背部を起こして座位になり呼吸を楽にしたいが，それも傷病者自身で体位変換も困難な場合に，安易に背臥位にすると呼吸筋が使えなくなり，ますます呼吸困難が増悪することとなる．体位変換は，十分な観察を実施し慎重にすべきである．

4 搬送法

a. 徒手（人）による搬送法

　1. 1人法（図3・24〜27）

　　要救助者（傷病者）が1人で，救助者が1人の場合の傷病者搬送方法である．緊急時など止むを得ない場合に行う．要救助者の前腕を救助者がしっかりと握り，搬送する際の支持点とする．要救助者の下肢を組み，障害物にぶつからないようにする．

　2. 2人法①（図3・28）

　　要救助者が1人で，救助者が2人の場合の傷病者搬送方法である．1人は，1人法で要救助者の上肢を持ち，もう1人が救助者の下肢を持つ．下肢を担当するものは，要救助者の膝部付近をもつと搬送する際に安定する．そして，必ず片手は自由にしておき搬送途上の障害物などの除去ができるようにしておく．

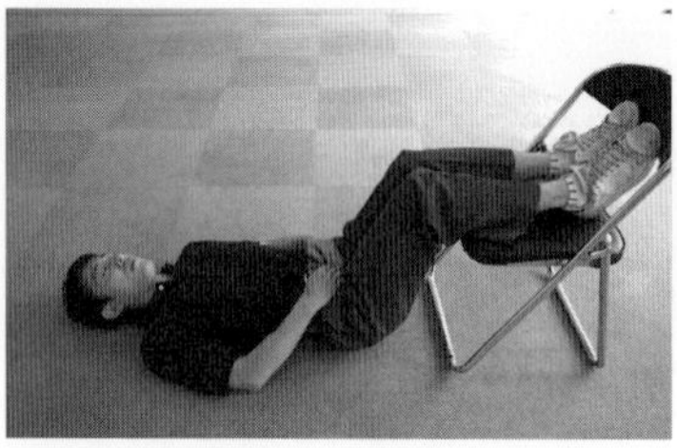

図3・21 ショック体位 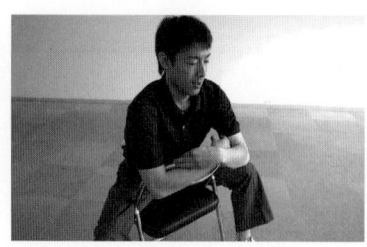　　図3・22 座位1 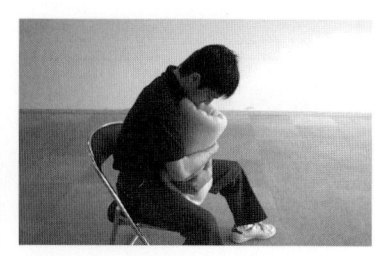　　図3・23 座位2(毛布抱え込み)

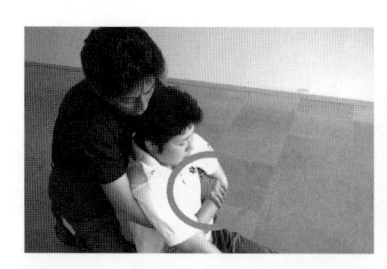

図3・24 搬送法(1人法)の手の組み方
要救助者の前腕に自分の手で組み，支持点とする．

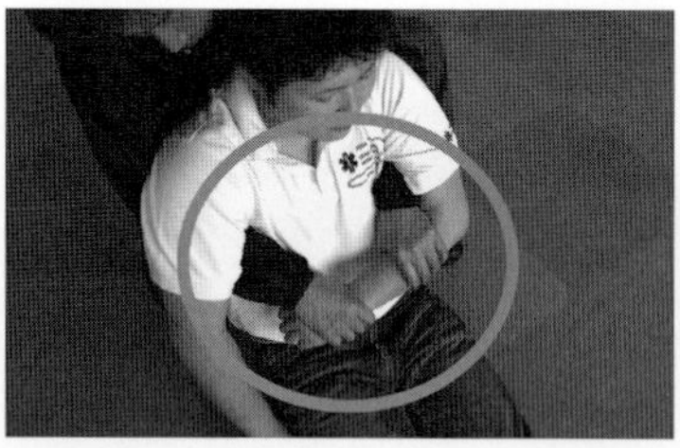

図3・25 搬送法(1人法)の手の組み方(詳細図)

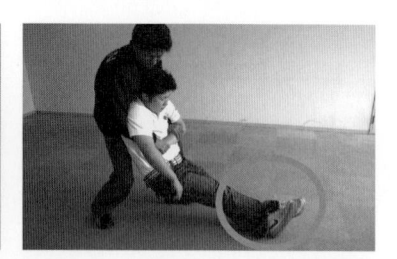

図3・26 搬送法(1人法)の搬送時
要救助者の下肢を組むことで無用な障害物にぶつからないようにする．

3. 2人法②(図3・29)

要救助者の両側に位置し要救助者を側方から抱える方法である．要救助者自身に救助者の肩に手を回して保持してもらう．要救助者がある程度意識がはっきりしている場合に使用する．

4. 緊急的搬送法①片手法(図3・30)

緊急事態が迫っており，要救助者のみならず救助者自身にも危険が迫っている場合に使用する方法である．要救助者の襟付近を持ち(襟は丸めることにより強度を保つ)引っ張り出す搬送法である．

5. 緊急的搬送法②両手法(図3・31)

緊急的搬送法片手法の両手バージョンである．片手では搬送困難な体格差がある場合に使用する．襟は丸めて強度を保つことはいうまでもない．また，前身頃はなるべく頸部のほうまで閉めておくと要救助者のずれが少ない．

b. 資器材を使用した搬送方法

1. 担架法(図3・32～35)

搬送時は，傷病者を足部から搬送するようにする．頭部側から搬送すると前方が見えないので担架に乗っている傷病者は不安を感じる．また，担架に乗せるときや移動時に傷病者を落下させやすいので，担架の中央部に傷病者を支える人が入ったほうがより安全である．搬送中も担架中央部に人が付き添うことで観察が可能である．

2. 毛布法：片手法，両手法(図3・36, 37)

要救助者の下に毛布を敷き，その端末を丸めて保持しやすくし搬送する方法である．毛布の滑

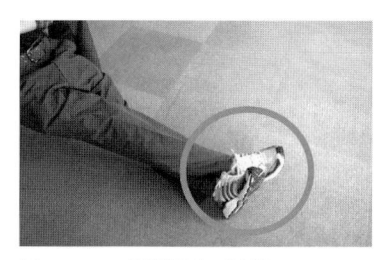

図3・27 搬送法(1人法)
搬送時の足の組み方の詳細図.

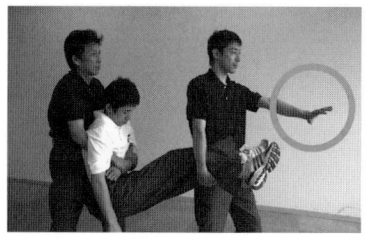

図3・28 搬送法(2人法)
救助者は,障害物を避けられるように片手は必ず空けておく.

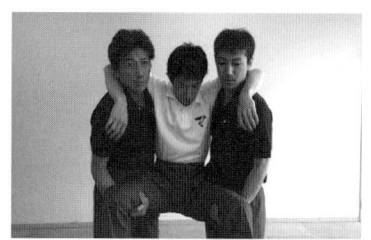

図3・29 2人法(両側抱え込み法)

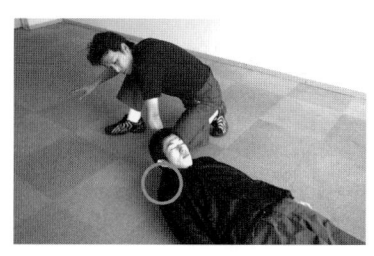

図3・30 緊急的な搬送法(片手法)
要救助者の襟元は,丸めておくことで強度が出て引っ張れる.

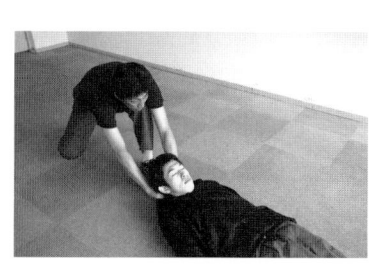

図3・31 緊急的な搬送法(両手法)

るという特性を生かすことである程度の体格差までならば搬送可能である.

3. 毛布担架作製方法(図3・38, 39)

毛布と丈夫な棒による簡易担架による搬送法である.簡易担架の作製方法を図3・39に示す.

5 搬送時の注意点

救助する場合は,2人組以上の者で救助に向かう.救助には危険が伴うものであるから1対1で決して救助活動は実施しない.もし1人で救助に向かい,救助者が負傷した場合に要救助者が2人となり,そこから救出はおろか脱出も不可能となる.搬送においても救助の原則は守るべきであり,緊急事態以外では2人以上の者で搬送を基本とする.資器材を使用しての搬送方法が最適であることはいうまでもない.しかし,事前に資器材の使用方法を正しく習得しておくべきである.また,資器材がなければ徒手による方法で搬送しなければならない.

搬送する場合は,要救助者(傷病者)の安全が優先する.担架搬送など資器材を使用する場合は,傷病者が落ちないようにベルトの固定や保持,観察する者を配置し安全に搬送することを心がける.

体位をその場で継続するときや搬送を待つ間は,傷病者の保温に注意する.体温は傷病者の床面に接している体表面からの熱放散により体温が低下する.保温をする場合は,傷病者の下面に毛布などを敷くなどして体温の低下を防止する.毛布1枚を使用した保温方法を図3・40に示す.

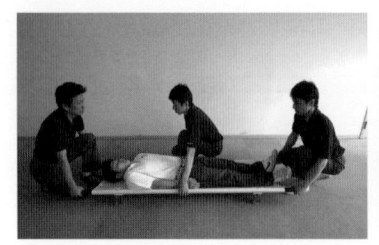

図3・32 担架法

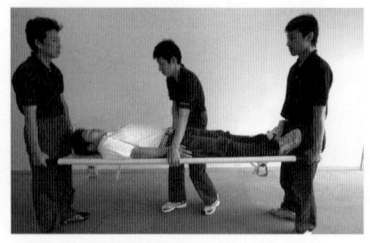

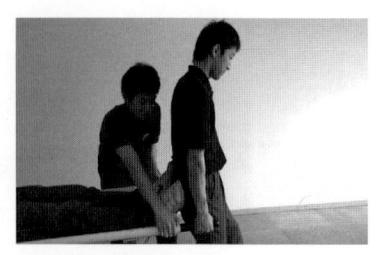

図3・33 担架法
担架を持ち上げるとき，傷病者の落下防止のため保持．

図3・34 担架法
搬送方向への向きを変えるときの保持

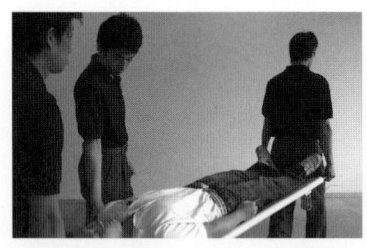

図3・35 担架法
搬送は，中央に1人が付き添い要救助者の観察を継続する．

図3・36 毛布法(片手法)
要救助者の毛布を丸めておくことで，強度が出て引っ張りやすくなる．

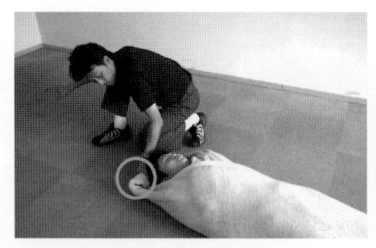

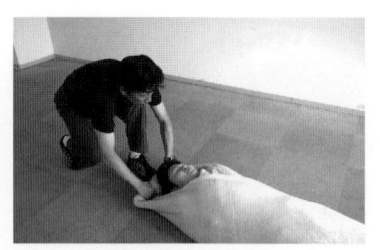

図3・37 毛布法(両手法)

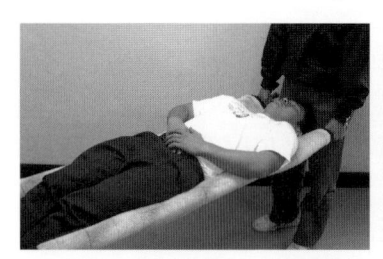

図3・38 毛布と棒による簡易担架

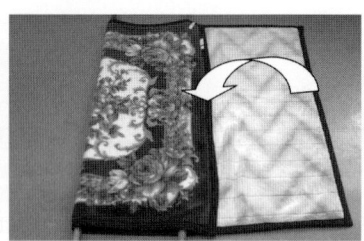

図3・39 毛布と棒による簡易担架の作製方法
中央に棒，半分に折り返し，さらに中央に棒，半分に折り返す．毛布を4分の1に折り返す．幅が狭い場合は2回目の折り返しが少しずれるようにして調整する．

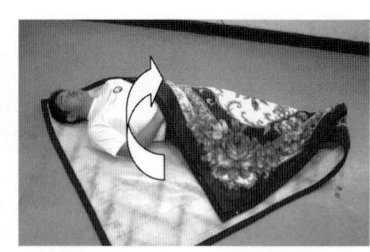

図3・40 毛布による保温法(1枚法)
毛布を折り返す．

第4章　内因性疾患

A●中枢神経系疾患

1●脳血管障害

　脳血管障害には，血のかたまり（血栓）や動脈硬化などにより脳細胞を栄養する血管が閉塞し症状を呈する脳梗塞（虚血性血管障害）と，脳の血管が破綻して症状を呈する脳出血・くも膜下出血（出血性血管障害）がある．このなかで急激な意識障害や麻痺などにより発症するものを脳卒中と呼んでいる．癌，心疾患に次ぐわが国の死因の第3位であるが，患者数は癌の142万人，心筋梗塞の86万人に対し136万人であり（平成17年厚生労働省統計）単一臓器の致死的疾患としてはわが国ナンバーワンの疾患である．

　脳血管障害の最大の危険因子は高血圧であり，予防においては血圧のコントロールが重要であることが確認されている．そのほか，糖尿病，脂質異常症，喫煙，非弁膜性心房細動，アルコール多飲などが危険因子とされている．表4・1にそれぞれの脳血管障害に特徴的な所見を示す．

1 脳梗塞

■概念・病態

　脳梗塞は，動脈硬化や血管の狭窄が原因で大きな血管が閉塞するアテローム血栓性脳梗塞と，動脈硬化が原因で細い血管が閉塞するラクナ梗塞，心房細動や弁膜症などにより心臓に生じた血栓が原因で血管が閉塞する心原性塞栓症の3タイプに分けられる．表4・2にそれぞれのタイプに特徴的な所見を示す．

■症　状

　血管が閉塞された部位によりさまざまな症状を呈する．心原性塞栓症のように，急激に頭蓋内の大血管が詰まれば重篤な意識障害を伴う重度の片麻痺で発症することもある．ラクナ梗塞のように閉塞された部位が小さければ，構音障害や流涎，ごく軽度の片麻痺や知覚障害のみのこともある．また自覚症状がほとんどなく，他覚症状として認知症の急な進行や活動性の低下で見つかる場合も存在する（表4・2）．

■トリアージ

　心原性塞栓症は重篤な意識障害を呈することが多く緊急性が高い．そのほかのタイプでも，意識障害が存在する場合や高齢者である場合，相対的に重症度が高くなる．また，後述する2005（平成17）年10月よりわが国でも使用が許可された超急性期の血栓溶解療法の適応の問題があり，前述したような症状がみられた場合，速やかな医療機関受診が求められている．

■診　断

　脳梗塞と同様の症状をきたす疾患は，脳出血などの脳血管障害はもとより，低血糖やてんかん，

表4・1 特徴的な所見

	くも膜下出血	脳出血	脳梗塞(脳血栓)
TIA	−	−	＋
発症時期	活動期	活動期	休息期
頭痛	激烈	強い	軽い
高血圧	±	＋	±
意識障害	一過性または持続性	＋	±
項部硬直	＋	−	−
片麻痺	−	＋	＋
共同偏視	−	＋	±
言語障害	−	＋	＋

TIA：一過性脳虚血発作 transient ischemic episode は麻痺，言語障害などの脳局所症状が発症してから24時間以内に完全に消失するもの．

表4・2 脳梗塞の鑑別

	アテローム血栓性脳梗塞	ラクナ梗塞	脳塞栓(心原性塞栓症)
前駆症状	TIA	TIA	異なる血管支配領域への脳虚血発作
好発年齢	高齢者	高齢者	とくになし
発症時刻	起床時	覚醒時	日中活動時
発症様式	緩徐進行	比較的緩徐	突発完成
意識障害	軽いか，なし	−	しばしば高度
大脳皮質症状	時に＋	−	＋
経過，症状	症状は多彩	軽度の麻痺や構音障害	時に急速に改善，時に悪化
身体所見	高血圧，糖尿病，脂質異常症，頸部血管雑音など	高血圧	心疾患(心房細動，弁疾患など)

ヒステリーなどの精神疾患など幅広い．確定診断には頭部CTが必要であり，早急な医療機関の受診が勧められる．(脳梗塞の場合，早期にはCTで所見がないことが多く，MRIなどの検査が必要になることがある．)

■治 療

　梗塞範囲が小さければ，抗血小板薬などの投与とともに再発予防(血圧コントロール，血糖コントロール，脂質異常症治療)などの内科的治療がメインになる．心原性塞栓症のように梗塞範囲が大きい場合は，高度の脳浮腫を2次的に引き起こし生命に危険が及ぶことも多く，脳圧降下薬などの内科的治療に加え外科的治療も考慮した集中治療が必要になる．

　2005(平成17)年10月より**超急性期血栓溶解療法**がスタートしている．簡略に説明すると，脳梗塞発症後3時間以内であり種々の条件を満たしていれば，血栓溶解薬の投与により血管の閉塞を解除するというものである．出血などの重篤な合併症や，限られた病院でのみ許可されているなどの問題があるが，脳梗塞を治せる病気にできるとうい意味で期待されている．

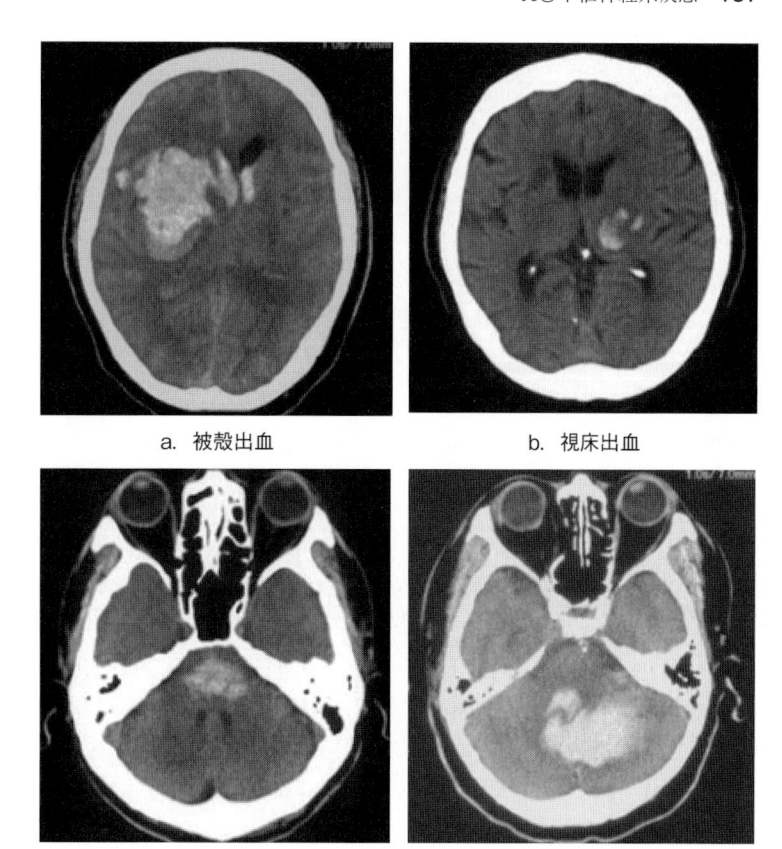

図 4・1　高血圧性脳出血の CT 所見
a. 被殻出血　　b. 視床出血　　c. 脳幹出血　　d. 小脳出血

2　脳出血

■概念・病態

　脳出血とは，頭蓋内の血管が何らかの理由で破綻し脳内に出血を起こした状態である．原因としては高血圧が最も多く 8〜9 割を占める．そのほかの原因としては，脳動静脈奇形などの血管奇形や腫瘍，外傷などがある．ここではその大半を占める高血圧性脳出血に絞って解説する．

　高血圧性脳出血には，出血を起こす場所によって解剖学的に，被殻出血，視床出血，脳幹出血，小脳出血に分けられる（**図 4・1**）．

　皮質下出血は高血圧以外の原因であることが多い．

■症　状

　典型的なものは，高血圧の既往がある人が活動時に頭痛や嘔気・嘔吐を伴い，片麻痺や言語障害などの症状を自覚する．症状は進行することが多く，意識障害を伴うことが多い．他覚所見としては眼所見と麻痺所見が重要で，所見から出血部位が類推できることがある．

■トリアージ

　意識障害の程度と瞳孔所見が重要である．高度の意識障害をきたしている場合は血腫が大きいなどの理由で脳幹に障害が及んでいる場合がほとんどで，気道確保などの対応が必要になることが多い．また，瞳孔の左右差が認められる場合（**瞳孔不同**）は，いわゆる**脳ヘルニア**を起こしてい

表 4・3　高血圧性脳出血の部位別特徴

	被殻	視床	脳幹	小脳
意識障害	±	±	+++	−
嘔吐	+	+	++	+++
頭痛	±	±	−	+++
めまい	−	−	++	++
麻痺	対側片麻痺	対側不全片麻痺	四肢麻痺	運動失調
しびれ	対側+	対側++	四肢	−
瞳孔	病巣側への共同偏視	内下方視	縮瞳	水平性眼振
予後	出血の程度による	出血の程度による	悪い	回復の可能性あり
手術適応	±[*1]	±[*2]	なし	あり

[*1] 血腫量が 31 ml 以上でかつ血腫による圧迫所見が高度なものでは，考慮してもよい．
[*2] 血腫の脳室穿破を伴う場合，脳室拡大の強いものには脳室ドレナージを考慮してもよい．

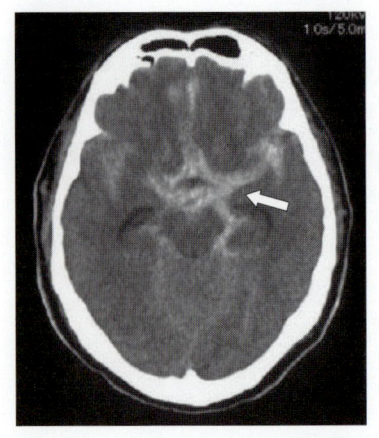

図 4・2　くも膜下出血の CT 所見

る状態であり，より緊急度が高い．両側瞳孔散大はもはや脳幹への障害が不可逆的であることが多く，致命的であることが多い．

■ 診　断

だいたいにおいて異常な高血圧，突然発症で進行する意識障害や片麻痺で前述した脳梗塞などの疾患と鑑別可能である．確定診断には頭部 CT が非常に有用である．CT では出血部位が高信号域として描出される．（脳出血の場合 MRI は脳梗塞に比して有用ではない．）

■ 治　療

ひとたび脳出血と診断されれば，速やかな降圧が必須である．そのほかの内科的治療としては脳圧降下薬などの投与があげられる．

出血部位によって外科的治療の対象になるが，救命効果は認められているが，症状の改善は期待できないのが現状である．

高血圧性脳出血の各々の部位における特徴的な所見と治療・予後について表 4・3 にまとめた．

3　くも膜下出血

■ 概念・病態

くも膜下出血は，くも膜下腔といわれる空間に出血が起きた状態を指す．この腔は軟膜とくも膜に囲まれた腔であり，脳の主幹動脈(内頸動脈，中大脳動脈，前大脳動脈，脳底動脈，椎骨動脈，後大脳動脈)が存在している．これらの動脈にできた**動脈瘤が破裂**するのがくも膜下出血の主たる原因である．年間人口 10 万人あたり 20 人程度が発症し，発症するとその約半数が死亡もしくは重度の障害を受ける重篤な疾患である．

■ 症　状

突発する激烈な頭痛が特徴である．患者は「今までに経験したことがない痛み」や「ハンマーで殴られたような痛み」と表現することが多い．一過性に意識を失うものから，重度の意識障害

へ発展するもの，嘔吐を伴うものなど多様な症状をきたすが，脳梗塞や脳出血と違い麻痺などの局所症状をきたさないことが多い．数分から数十分で症状が改善するものもある．他覚的な所見として特徴的なものに髄膜刺激症状としての項部硬直がある（表4・1）．

■トリアージ

仮にいったん症状が改善したとしても，高率に再出血（動脈瘤の再破裂）をきたすことが知られており最緊急として扱う．再出血の多くは致命的で，病院に着くまでの間に死亡する原因で最も多い．速やかに脳外科医のいる専門施設へ搬送するべきである．

■診　断

突発する激烈な頭痛の存在があれば鑑別は容易である．確定診断は頭部CTによる（図4・2）．
軽度のくも膜下出血ではまれに頭部CTで所見がないことがあり，その場合腰椎穿刺により血性脳脊髄液を確認することで確定する．

■治　療

初期の治療は，動脈瘤の再破裂の防止に重点がおかれる．近年まで開頭術による動脈瘤頸部クリッピング術が主流であったが，最近は血管内カテーテルを用いた開頭を行わないコイリング術の割合が増加している．再出血の防止がなされたのちは，脳血管攣縮といわれる合併症の予防に治療の重点が移る．いずれの治療も脳外科医のいる専門施設で行われる．

2 ● 感染症

■概　念

中枢神経系の感染症には，その感染の主体がどこにあるかによって髄膜炎，脳炎，脳膿瘍に分けられる．また，それぞれ原因によって，細菌性，ウイルス性，真菌性，結核性や癌性などに分けられる．

1 髄膜炎・脳炎

■概念・病態

感染がくも膜および軟膜に生じたものを髄膜炎といい，脳実質に及んだものを脳炎という．

■症　状

髄膜炎であれば，発熱，頭痛，悪心，嘔吐，意識障害などがみられる．脳炎になれば，前記所見に加えて脳実質障害の所見である痙攣や精神症状，運動麻痺，知覚障害などが加わる．
他覚的所見として重要なのが，髄膜刺激症状としての項部硬直である．

■トリアージ

意識障害の程度によるが，たとえ意識障害が軽度であっても診断・治療の遅れが重篤な後遺症を残すことにつながるため，疑われた場合，早急に診断をつけて治療を開始する必要がある．

■診　断

頭痛や意識障害を起こす疾患がすべて鑑別にあげられるが，先行する感染症や発熱などの症状から疑う．確定診断は脳脊髄液検査による．意識障害が高度の場合，CTやMRIも必要となる．

■治　療

抗菌薬や抗ウイルス薬，抗真菌薬，抗結核薬など脳脊髄液検査の結果により選択する．迅速な

2 脳膿瘍

■ 概念・病態

髄膜炎，脳炎とは違い，感染が脳実質内に限局しているものである．髄膜炎や脳炎に引き続き起こることもある．外傷により脳内に異物が混入した場合や，開頭術後などに起こることがある．

■ 症　状

膿瘍ができる部位により多彩な症状を呈するが，一般に痙攣や脳局所症状を呈する．発熱などの感染徴候があることもある．

■ 診　断

脳腫瘍などとの鑑別が必要である．認知症や精神疾患として扱われてしまい，治療が遅れることがある．確定診断は造影 CT や MRI によってなされる．

■ 治　療

抗菌薬などの投与や，頭蓋内圧亢進症状の治療が行われる．外科的治療が必要になることもある．

B ● 心血管疾患

1 ● 虚血性心疾患

虚血性心疾患は，心筋の虚血(すなわち心筋の酸素需要と心筋への血流量のバランスの破綻した病態)を示す疾患であり，可逆的な虚血の状態では**狭心症**，不可逆的な梗塞をきたした状態が**心筋梗塞**である．

1 狭心症

■ 概念・病態

狭心症は，心筋が虚血に陥ったことによって生じる**胸痛**をはじめとした胸部不快感を典型的な主訴とする症候群である．その病態の観点から，次の3つに分類することが一般的である．

(1) 安定労作性狭心症

ある一定以上の労作によって生じる狭心症で，発作の誘因や回数，症状の程度や持続時間がほぼ一定しており，その大部分は動脈硬化由来の安定した**冠動脈狭窄**による．

(2) 不安定狭心症

古典的に，不安定狭心症は，初回の狭心症発作，狭心症発作の頻度の増加，狭心症発作の誘発される労作の閾値の低下，安静時の狭心症発作の出現，長時間の狭心痛の持続と定義されていた．現代においても，臨床的な診断はこのような定義に基づいている．近年の病態理解は，冠動脈に発生した動脈硬化巣の**プラーク**が破綻して，そこに血栓が形成されて，狭窄あるいは閉塞が生じた状態であるとされる．労作性狭心症と異なり，必ずしも労作によって誘発されるわけではない．急性心筋梗塞に移行しやすい状態であり，緊急治療の適応である．

(3) 冠攣縮性狭心症

冠動脈の攣縮(**スパズム**)によって虚血の生じた状態である．典型的には，労作とは関係なく早

朝出現する狭心痛である．

■診　断

自覚症状の聴取を中心にした問診がきわめて有用である．胸痛の性状，持続時間，誘因，部位，あるいはニトログリセリンの効果などを聞き出す．検査は12誘導心電図，運動負荷心電図，ホルター心電図で狭心症発作時の心電図変化を捉えることが基本となるが，運動負荷心臓超音波検査や心筋シンチグラフィー検査も有用である．近年，CT検査によって冠動脈画像を高精度で検査することができるようになっているが，確定診断法は心臓カテーテル検査である．

2 **急性心筋梗塞，急性冠症候群**

■概念・病態

急性心筋梗塞は冠動脈閉塞によって心筋の虚血から梗塞をきたした病態である．その診断は症状（胸痛），心電図変化，および生化学マーカー陽性化の3項目のうち2つ以上の項目が当てはまった場合である．近年の病態の解析では，冠動脈プラークの破綻や崩壊に伴って冠動脈内に血栓形成されることが原因であることが明らかにされており，不安定狭心症や**心臓性突然死**と共通した病態として，これらを一括して**急性冠症候群** acute coronary syndrome（ACS）と呼ぶ．

■症　状

急性心筋梗塞の胸痛は狭心症と同様に前胸部の締めつけられるような，あるいは圧迫されるような胸痛が典型的である．左肩から左上腕部，下顎部，背部，あるいは心窩部への放散痛を訴えることがある．しかし，胸痛を訴えない患者も2割程度存在する．また，悪心や嘔吐，冷汗，呼吸困難，失神のような非典型的症状を訴える患者も存在する．このため，胸痛を訴えなくとも急性心筋梗塞の場合がありうる．

■診　断

診断は心電図変化と生化学マーカーが基本である．

心電図変化は，典型的なST上昇を示すST上昇型とST上昇を示さない非ST上昇型に分類される．これらは急性心筋梗塞患者の約5割ずつを占めている．ST上昇の有無は診断のみならず治療方針にも影響する．救急医療では，胸痛患者に対しては12誘導心電図を来院から10分以内にとらなければならない．そして，典型的なST上昇を認めれば，冠動脈形成術や血栓溶解療法による**再灌流療法**を可能な限り早期に行わなければならない．なお，12誘導心電図でST上昇を認める誘導によって，閉塞した冠動脈を予測できる．

生化学マーカーは，CPK，心筋特異的トロポニンTなどが診断に汎用されている．とくに心筋特異的トロポニンTは心筋に特異的であり，陽性であれば心筋の障害が確実である．

その他の診断方法としては，断層心臓超音波検査が補助的に用いられる．この検査で梗塞部位の心筋壁運動の異常を検出することができ，心電図では診断が不確定であった場合に有用な診断手段となる．このほか，乳頭筋不全による急性僧帽弁逆流や心室中隔穿孔，あるいは左室自由壁破裂のような重篤な合併症の診断，心筋梗塞の鑑別（例：急性大動脈解離，肺塞栓症）に有用である．

■治療法

虚血性心疾患における治療の基本は，狭窄や閉塞をきたした病変の治療である．狭窄・閉塞病変は心臓カテーテル検査によって確認し，カテーテル治療（バルーンによる拡張やステント留置

など)を行うことが多い．急性冠症候群(ACS)では，このような治療を緊急に行う．とくに心電図でST上昇を伴う急性心筋梗塞では，可能な限り早期に閉塞を解除することによって心機能や生命予後が改善することがわかっている．カテーテル治療がすぐに行えない場合には，**血栓溶解療法(t-PA治療)** を行う．このように，急性心筋梗塞をはじめとした急性冠症候群では，発症から治療開始までの時間が患者の予後に直結しており，迅速な診断と治療が求められる．また，病変によっては冠動脈バイパス術の適応となることがある．このような緊急治療の適応とならない患者や病態に対しては，抗血小板薬，硝酸薬(ニトログリセリン)やβ遮断薬，あるいはCa拮抗薬によって薬物治療を行う．

◆ 救急医療における要点

虚血性心疾患を疑った場合には，必要に応じて酸素投与，アスピリン投与，硝酸薬投与，および鎮痛を行って，12誘導心電図を施行し，可及的速やかに専門治療を開始する．

2 ● 心不全

■概念・病態

心不全は**心臓のポンプ機能不全**によって主要な臓器への血流を維持できない状態と定義できる．慢性心不全は基礎疾患による心臓の慢性的なポンプ機能不全が存在した状態であり，急性心不全は急激なポンプ機能不全の発生によって循環機能が維持できない状態で，この中には，慢性心不全の急性増悪も含まれている．慢性心不全の急性増悪は慢性的なポンプ機能不全が代償されて安定した状態であったものの，代償機能を低下させる増悪因子によって循環機能が維持できなくなった状態である．したがって，心不全の病態には，心臓のポンプ機能不全をきたしている基礎疾患(**表4・4**)と，ポンプ機能不全に対する代償機能を低下させる増悪因子(**表4・5**)が関与している．

ポンプ機能不全が左室機能低下による場合は**左心不全**，右室機能低下による場合は**右心不全**，左右心室機能の低下による場合には**両心不全**という．また，ポンプ機能のうち，心室の収縮異常

◆ [コラム] メタボリック・シンドローム

高血圧や脂質代謝異常，糖尿病をはじめとしたいわゆる生活習慣病は単独ではなく，相互に関連して発症し，軽症であってもこれらが重なることによって動脈硬化性病変が急速に進行することが明らかになってきた．さらに，これら生活習慣病の大きな要因に内臓脂肪の蓄積が寄与していることがわかった．このような内臓脂肪蓄積を基礎に高血圧や脂質代謝異常，あるいは高血糖が重複した状態をメタボリック・シンドローム(内臓脂肪症候群)という．この状態の放置は動脈硬化の急速な進展によって脳血管障害や虚血性心疾患の危険が高くなる．

メタボリック・シンドロームの診断基準(2005年)は内臓脂肪型肥満(男性腹囲：85 cm以上，女性腹囲：90 cm以上)のほかに高血圧(収縮期血圧130 mmHg以上and/or拡張期血圧85 mmHg以上)，脂質異常(中性脂肪150 mg/dl以上and/or HDLコレステロール40 mg/dl未満)，高血糖(空腹時血糖110 mg/dl以上)のうちの2項目を満たした場合とされる．なお，健康診断では，これらに付随した項目を用いる場合もある．

メタボリック・シンドロームが注目を集めた原因の1つには，特定健診の施行があげられる．メタボリック・シンドロームに着目した検診(特定健診・特定保健指導)の特徴は，メタボリック・シンドローム予防・解消のための保健指導を必要とする人の選別にあり，生活習慣の改善を実践する保健指導にその重点が置かれていることにある．しかし，メタボリック・シンドロームの治療効果を明確に示した成績は乏しく，降圧薬，脂質異常症治療薬，糖尿病治療をそれぞれ行うことが現状である．したがって，今後，メタボリック・シンドロームに対する治療目標を設定し，臓器合併症や動脈硬化の指標の評価が必要となる．

表4・4 心不全の主な基礎疾患

虚血性心疾患（心筋梗塞など）
心筋症（拡張型心筋症，肥大型心筋症，アルコール性心筋症など）
心筋炎
高血圧症（高血圧性心不全）
弁膜症（僧帽弁狭窄症，大動脈弁狭窄症など）
不整脈
先天性心疾患
心膜炎
肺塞栓症
甲状腺機能亢進症
貧血

表4・5 心不全の増悪因子

感染症（肺炎など）
不整脈
心筋虚血（狭心症発作など）
水分・塩分管理の不足
血圧上昇
服薬の中断
心理的ストレス
貧血

表4・6 心不全のフラミンガム（Framingham）基準

大基準	夜間発作性呼吸困難 頸静脈怒張 肺野のラ音の聴取 心拡大 急性肺水腫 心音のⅢ音ギャロップ 静脈圧の増大 循環時間延長 肝・頸静脈逆流	小基準	足首の浮腫 夜間咳嗽 労作性呼吸困難 胸水貯留 肺活量の低下 頻脈
		その他	治療に反応して5日間に4.5 kg以上の体重減少

による場合は**収縮不全**，拡張の障害による場合は**拡張不全**と呼んでいる．

■ 症　状

　左心不全症状では，肺野のうっ血による**呼吸困難**が出現する．また，心拍出量が減少しているために全身倦怠感が出現する．呼吸困難や**全身倦怠感**は労作によって出現しやすい．労作の程度による症状の出現程度によって心不全の病状の程度が分類される．また，臥位は肺野へのうっ血を強めるため，重症左心不全では起座呼吸となり，背臥位がとれなくなる．夜間就寝時に発生する呼吸困難や咳嗽発作は臥位による胸腔への血液灌流増加や自律神経機能によって肺うっ血をきたすことによって生じる．

　一方，右心不全症状は心臓への血液灌流が障害されるため，静脈圧が上昇して**下腿浮腫**や肝うっ血による**肝機能障害**をきたす．左心不全では，肺野のラ音や心音のⅢ音を聴取し，右心不全では頸静脈の怒張や下腿浮腫を認める．

■ 診　断（表4・6）

　胸部X線写真：肺野のうっ血や胸水貯留，心拡大を認める．

　心電図：不整脈や心筋虚血の有無を調べる．また，基礎疾患に伴う異常が認められる．

　断層心臓超音波検査：心腔の拡大や収縮機能の評価を行う．また，肺動脈圧や下大静脈径の計測を行うことによって右房圧を推測できるので，心不全の程度を推測することができる．このほか，基礎疾患に伴う異常を観察する．

血液検査：B型ナトリウム利尿ペプチドB-type natriuretic peptide（BNP）は心不全で上昇する．心不全の診断や治療効果判定に用いられている．

■治　療

急性増悪では，心仕事量を減少させるために安静が基本である．慢性期では適度な運動が予後を改善する．塩分や水分摂取は体液量を増やし，心仕事量を増やすので制限する．これらが過度な場合や浮腫を認める場合には，利尿薬を用いる．

酸素投与：高度な肺うっ血では酸素投与が不可欠である．呼吸困難や低酸素血症は心不全のさらなる悪化をきたす．

血圧管理と降圧薬：高血圧は心臓に対する負荷となるため，適切な降圧が必要である．降圧薬は急性期と慢性期，あるいは病態によって異なるが，一般的にはカルシウム拮抗薬の多くが心機能を抑制するために用いられない．近年，内分泌物質が心不全の病態悪化に関与していることが明らかになり，交感神経系やレニン・アンジオテンシン・アルドステロン系に作用する β 遮断薬やアンジオテンシン受容体拮抗薬が使用されるようになっている．また，硝酸薬もよく用いられる．

強心薬：重症病態によっては，収縮不全に対して心臓の収縮性を高めるような薬剤を投与する．

◆救急医療における要点

救急医療では，慢性心不全の急性増悪や急性心不全の診療を行う．これらに対しては，病態の安定化を図るために，有効な酸素投与と血圧管理が欠かせない．そのうえで，心不全の基礎疾患と増悪因子を診断し，それに対処する．

3 ●不整脈

■概念・病態

不整脈とは，心拍数が60回/分以下となる**徐脈**，100回/分以上となる**頻脈**，心拍数によらずリズムの不整をきたした状態，あるいは正常範囲の心拍数（徐脈でも頻脈でもない）でリズムの不整もないが洞調律でない状態をいう．洞調律でも徐脈（例：睡眠時，スポーツ選手）や頻脈（例：緊張，運動後，発熱時）をきたしている場合やリズムの不整（呼吸性変動による洞不整脈）が認められる場合があるが，一般的にはこれらに不整脈としての病的意義は乏しい．洞調律以外の不整脈では，その不整脈を洞調律に戻すこと，あるいは戻せなくても心拍数を正常範囲に近づけることがその治療となるが，電解質異常のような心臓以外の原因で発生した不整脈に対しては当然のことながらその治療が必要である．

■症　状

(1) **血行動態の安定した状態**：一般的な症状として，胸部不快感や**動悸**を訴える患者が多いが，血圧や意識状態が保たれていればその病態は安定しているといえる．

(2) **血行動態の不安定な状態**：不整脈のために心拍出量が得られなくなると，ショックや意識障害をきたす．一過性の場合には失神やめまいをきたす．重症では心停止となる．基礎心疾患がある場合には心不全や心筋虚血をきたすことがある．このような血行動態の異常を伴う不整脈はたとえ一過性の症状であったとしても，重症であり，緊急治療が必要である．不安定な状態を示唆する症状は意識障害やショック，冷汗，呼吸困難，胸痛である．

■診断・治療
(1) 徐　脈
　心拍数が60回/分以下の状態．病的意義のある主な徐脈は**洞不全症候群**と**房室ブロック**である．薬物治療の効果がない場合や血行動態の不安定な状態では，ペースメーカーの挿入が必要となる．

(2) 頻　脈
　心拍数が100回/分以上の状態である．頻度の高い頻脈は**発作性上室性頻拍**である．器質的心疾患を伴っていない場合には，そのほとんどは薬物治療によって発作を停止することができる．発作性上室性頻拍の多くは心電図上，QRS幅の狭いリズム不整のない頻拍である．一方，QRS幅の広い頻脈では，心室頻拍を疑わなければならない．心室頻拍は**心室細動**に移行することがあるため，いつでも電気的除細動が可能な準備を怠ってはならない．薬物治療の効果がない場合や血行動態の不安定な状態では，電気ショックが必要となる．

(3) 心房細動
　心拍のリズム不整がある．心房が不規則に細かな収縮を起こした状態となっている．通常，血行動態に大きな影響を及ぼさないが，心房内に血栓ができ，脳塞栓症の原因となるため，ワーファリン治療を要する．不整脈治療としては，薬物あるいは電気ショックで洞調律に戻す治療と，洞調律に戻すことはせずに，ワーファリン治療と心拍数を調整する治療を行う場合がある．

(4) その他
　QT延長症候群や**ブルガダ(Brugada)症候群**のように不整脈が起こっていなくても，不整脈が発生し，致死的となりうる患者は，不整脈の発生しうる患者としての治療を行う．このような疾患を疑えば専門的検査と治療を必要とする．

◆救急医療における要点
　血行動態が安定しているか否かを見極め，不安定な徐脈にはペーシングを，不安定な頻脈には電気ショックを行う．安定している場合には専門医と連携して薬物治療を行う．

4 ●大動脈解離，大動脈瘤

1 大動脈解離

■概念・病態
　大動脈壁は内膜，中膜，外膜の3層構造をしており，内膜に何らかの原因で亀裂が生じ，血液が流入して中膜のレベルで2層に剥離した状態が大動脈解離である．大動脈壁内に生じた新たな腔を偽腔と呼び，本来の血管内である真腔との間の隔壁をフラップと呼ぶ．偽腔の外壁は脆弱であり，しばしば破裂を起こす．また，偽腔の内圧が高まると真腔を圧排閉鎖するので臓器への血流障害をきたす．大動脈解離における重篤な合併症はこの破裂(**心タンポナーデ**，縦隔血腫，後腹膜血腫，胸腔内出血，腹腔内出血)や血流障害(脳梗塞，心筋梗塞，脊髄梗塞，腎梗塞，腸管梗塞，下肢血流不全)によって生じる．これらは放置すれば致死的である．

■症　状
　最も典型的な症状は胸部から背部にかけての移動性のある引き裂かれるような疼痛である．

■診断・治療

診断はCTが有用である．上行大動脈に解離がある場合には手術による人工血管置換が原則である．上行大動脈に解離がない場合には，厳重な降圧療法による内科的治療が原則であるが，臓器虚血がある場合には手術が行われる．

2 大動脈瘤

■概念・病態

大動脈が腹部では3 cm以上，胸部では4 cm以上に拡大した状態で，その部位によって胸部（上行，弓部，下行），あるいは腹部大動脈瘤と呼ばれる．

■診　断

通常，大動脈瘤は無症状であり，ほかの目的で行われたX線検査や超音波検査あるいはCTで発見されることが多い．

■治　療

一般的な治療は降圧療法で経過観察を行うが，瘤の径が5 cmを超えれば外科的治療を検討する．救急医療においては，大動脈瘤の切迫破裂に対する治療が重視される．切迫破裂とは，無症状でも瘤の径が短期間に急速に拡大している場合，破裂はしていないが疼痛が出現している有症状の大動脈瘤の場合，あるいはショックには至っていないが少量の出血や大動脈外への血液成分の漏出が認められた場合であり，緊急の外科的治療が必要となる．

◆救急医療における要点

適切に大動脈解離と大動脈瘤を診断し，積極的な降圧と安静を行いながら，心臓外科医と連携することである．

5 ●急性動脈閉塞症

急性動脈閉塞症は主に四肢の血流が突然遮断されて出現する．その原因は塞栓症，血栓症，動脈解離，外傷が原因となる．塞栓症では，心房細動をはじめとした心原性血栓や動脈壁の粥状硬化巣由来の動脈原性の血栓がある．血栓症は動脈の狭窄や動脈壁異常に伴う血栓形成によるもので，閉塞性動脈硬化症や**閉塞性血栓血管炎**（バージャー Buerger 病）がある．四肢の動脈閉塞によって出現する徴候は，疼痛 pain，蒼白 pallor，拍動消失 pulselessness，知覚異常 paresthesia，運動麻痺 paralysis の5徴候（5つのP）と呼ばれている．急性閉塞では原則として外科的治療による血流再開を行うが，血栓や塞栓に対する緊急治療としてヘパリン投与を行う．

C ●呼吸器疾患

1 ●気管支喘息

■概念・病態

気管支喘息は，気道の慢性炎症により気道過敏性が亢進し，可逆性の気道閉塞を起こし，喘鳴，咳，呼吸困難を繰り返し生じる疾患である．多くの症例では，**アレルギー**による炎症である．種々の刺激により気管支が過剰に反応し**気道閉塞**（発作）を起こす．発作が起こると，気道の炎症

表 4・7　喘息発作の重症度

重症度	呼吸困難の程度	会 話	SpO$_2$
軽　度	苦しいが横になれる	可　能	96% ≦
中等度	苦しくて横になれない	可　能	91〜95%
高　度	苦しくて動けない	困　難	≦ 90%
重　篤	呼吸減弱，チアノーゼ，意識障害	不　能	≦ 90%

は増悪し，気道過敏性もさらに亢進し，次の発作も起こりやすくなる．

■症　状

　喘鳴，咳，呼吸困難，喀痰などがみられる．身体所見として，聴診で**呼気延長**を伴う喘鳴，視診や打診で過膨張（鼓音など）が認められる．症状がない場合には，聴診の際に「思いっきり最後まで息を吐いてください」などと強制呼気を行ってもらうと，安静時には聞こえなかった**狭窄音 wheeze**を聴取できることがあり，診断に有用である．

■判断のポイント

　気管支喘息発作の重症度は症状の程度から 4 段階に分ける（**表 4・7**）．

　高度の場合には，速やかに酸素吸入，血管確保などを開始しつつ，検査，その他の処置を併行して行う．重篤発作では喘鳴はむしろ低下し，ラ音も聞こえなくなることがある．

■診　断

　喘息診断は，①発作性の喘鳴，呼吸困難，咳などの臨床症状の存在，②閉塞性障害の可逆性（β_2刺激薬による 1 秒量の 12% 以上かつ 200 m*l* 以上の増加やピークフロー値の 20% 以上の日内変動），③ほかの心肺疾患の除外，による．種々の環境アレルゲンに対する IgE 抗体の存在，気道過敏性の亢進（寛解期で呼吸機能が正常な場合でも存在する），気道炎症（主として好酸球）の存在といったことが診断の補助となる．なお，重症度や治療効果の判定を正しく行うには呼吸機能検査（スパイロメトリー）は必須である．

　発作の初期は，動脈血ガスでは，低酸素血症（または酸素分圧正常のこともある），低二酸化炭素血症，アルカローシスを呈する．PaCO$_2$の増加は，呼吸筋の疲労と呼吸不全の出現が差し迫っていることを示す．胸部 X 線写真は，ほかの疾患の鑑別（気胸など）や気管内チューブの位置確認に役立つ．1 秒量やピークフローは，重症度の判断や治療効果の判定に有用である．鑑別診断としては，心不全，慢性閉塞性肺疾患 chronic obstructive pulmonary disease（COPD），声帯機能不全が重要である．心不全との鑑別には，身体所見とともに X 線，心エコーが役に立つ．COPD との鑑別には，病歴（喫煙歴，夜間の発作の有無など）と肺機能検査（とくに β2 刺激薬による可逆性の程度），胸部 CT が有用である．

■治　療

　喘息治療の目標は，気道炎症や気流制限を起こす因子（アレルゲンなど）の回避・除去に加え，適切な薬物療法を行い，可能な限り呼吸機能を正常化し，健常人と変わらない日常生活を送れるようにすることである．適切な長期管理の実行は，急性増悪を激減し喘息死の回避をもたらす．

　喘息は慢性の疾患であり，長期の管理を必要とするが，また，その過程においてしばしば急性発作が起きることも多い．したがって，その管理に用いられる薬剤は，長期管理薬（コントローラー）と急性発作の治療に用いる発作治療薬（リリーバー）に分けることができる．これらの薬剤

をそれぞれのステップに応じて使用する．

長期管理は，気道の慢性炎症を抑えて気道過敏性を低下させ，発作の頻度や重症度を下げることが重要であり，吸入ステロイドを中心とした治療を行う．

発作時の治療は$β_2$刺激薬の吸入，ステロイド全身投与が主体となる．低酸素血症があれば酸素吸入，それでも酸素化が維持できない重篤な場合は人工呼吸管理も念頭におく．

2 ● 肺 炎

■概念・病態

肺炎とは「肺実質」の「急性」の「感染性」の炎症である．すなわち，何らかの病原微生物が肺に侵入して，急性の炎症をきたした疾患である（表4・8）．

(1) **市中肺炎**：病院外で日常生活をしていた人に発症した肺炎で，原因微生物としては，肺炎球菌，次いでインフルエンザ菌の頻度が高く，ほかにマイコプラズマ，クラミジア（クラミドフィラ）・ニューモニエ，レジオネラなどがみられる．

(2) **院内肺炎**：入院後48時間以降に新しく出現した肺炎で，基礎疾患を持ち免疫能や全身状態など患者の状態が悪いため，重症化，難治化しやすい．主な原因菌は，緑膿菌をはじめとする**グラム陰性桿菌**とメチシリン耐性黄色ブドウ球菌 methicillin-resistant *Staphylococcus aureus*（**MRSA**）を含めた**黄色ブドウ球菌**である．

(3) **誤嚥性肺炎**：嚥下機能障害により口腔内容物を微量誤嚥することにより発症する肺炎で，好発するのは，高齢者（とくに寝たきり症例），神経疾患（脳血管障害，意識障害，パーキンソン（Parkinson）病など），胃切除後の症例などである．原因菌としては，嫌気性菌（ペプトストレプトコッカスなど），黄色ブドウ球菌，クレブシエラ，エンテロバクター，肺炎球菌，緑膿菌などが主である．口腔内の常在菌は主に嫌気性菌が主体であるため，誤嚥性肺炎ではとくに嫌気性菌が重要である．

■症 状

典型例では，発熱，咳，痰，胸痛，呼吸困難などの症状を呈する．そのほか，チアノーゼ，頻脈，多呼吸，打診での濁音，聴診での肺雑音 coarse crackle，気管支呼吸音，胸膜摩擦音がある．高齢者の場合，頻呼吸だけ，意識障害だけ，あるいは「普段より元気がない」だけのこともあるので注意を要する．

■判断のポイント

日本呼吸器学会のガイドラインでは，以下の症状，所見，背景因子から重症度を分類している（表4・9）．

軽症は外来治療が可能であるが，中等症は入院治療も検討する．重症以上は原則入院治療とするべきである．

■診 断

血液検査では，末梢血白血球数増加，CRP陽性，赤沈亢進などの所見を呈し，炎症の場が肺にある証拠として胸部X線写真で新しい浸潤陰影の出現が認められる．

原因微生物を検索するためには喀痰のグラム染色や培養はきわめて重要である．とくにグラム

表4・8 肺炎の原因菌

市中肺炎	肺炎球菌, インフルエンザ菌, マイコプラズマ クラミジア(クラミドフィラ)・ニューモニエ レジオネラ, 黄色ブドウ球菌, クラミジア・シッタシ モラクセラ・カタラリス, クレブシエラ ミレリ・グループ, 嫌気性菌, コクシエラ 緑膿菌, 真菌
院内肺炎	黄色ブドウ球菌, 緑膿菌 クレブシエラ属, エンテロバクター属 ステノトロフォモナス, セラチア属 アシネトバクター属, 大腸菌 インフルエンザ菌, 肺炎球菌
誤嚥性肺炎	嫌気性菌(ペプトストレプトコッカス属・プレボテラ属・ フソバクテリウム属など) 好気性菌(黄色ブドウ球菌・クレブシエラ・エンテロバクター・ 肺炎球菌・緑膿菌など)

表4・9 肺炎の重症度分類

使用する指標	1. 男性:70歳以上, 女性:75歳以上 2. BUN:21 mg/dl 以上, または脱水あり 3. SpO$_2$:90% 以下(PaO$_2$:60 mmHg 以下) 4. 意識障害 5. 血圧(収縮期):90 mmHg 以下
重症度分類	軽　症:上記5つの項目のいずれも満たさないもの 中等症:上記項目の1つまたは2つを有するもの 重　症:上記項目の3つを有するもの 超重症:上記項目の4つまたは5つを有するもの 　注)ただし, ショックがあれば1項目のみでも超重症とする

染色上, 好中球による貪食像を認めた場合には, 貪食された細菌が原因菌と考えてよい. 尿中抗原検査はきわめて簡便な検査法であり, 現在レジオネラと肺炎球菌に対して使用可能となっている.

■ 治　療

抗菌薬による化学療法が肺炎治療の基本である. 病原微生物が特定できれば特異的な抗菌薬選択が可能となる. しかし細菌培養の結果が判明するまでには数日が必要であるうえ, 培養を行っても起炎菌が同定できない場合も多い. 一方, 肺炎は急速に悪化する場合があるので直ちに治療を開始する必要がある. 以上より, 通常起炎菌の特定を待たずに, 肺炎の重症度や起炎菌を予想して,「最も適切であろう」薬物を選択し治療開始する. その後, 臨床経過や細菌培養の結果に基づいて適切な抗菌薬を選択する.

PaO$_2$ > 60 mmHg(酸素飽和度 > 90%)を保つよう酸素投与し, 輸液により循環動態を安定化させる. 呼吸不全では, 非侵襲的もしくは侵襲的な機械換気が必要となる. 理学療法や気管支鏡検査は, 痰を排出するのに役立つ.

3 ● 過換気症候群

■概念・病態
　過換気症候群とは，過剰に呼吸をしすぎてしまうことにより二酸化炭素(CO_2)が過剰排泄され$PaCO_2$が低下し**呼吸性アルカローシス**を呈する病態であり，その多くは何らかの心因的要因(不安など)を契機として発作性に発症する．

■症　状
　発作時には，過呼吸，呼吸困難感，不安感，動悸，胸痛などがみられる．特徴的なのは，十分な換気がなされているにも関わらず，**空気飢餓感**と呼ばれる呼吸困難感を訴えることである．過換気による$PaCO_2$の低下および**低Ca血症**による症状(めまい感，まれに失神，気管支攣縮による喘鳴，口唇のしびれ，**テタニー**など)もある．

■判断のポイント
　多くの重篤な器質的疾患が隠れていることがあり，これらを除外することなく過換気症候群と決めつけるのは危険である(**表4・10**)．

■診　断
　パルスオキシメーターで低酸素血症がないことを確認する．ほとんどの場合に肺に特別の病気がないことが多いが，必要に応じて動脈血ガス分析，胸部X線写真，心電図，血漿Dダイマー測定など適宜検査を追加し，他疾患を除外する．本症候群では重篤感がないのが特徴だが，多くの重篤な器質的疾患を否定してはじめて過換気症候群と診断するべきである．

■治　療
　まず呼吸困難感に伴う不安感を取り去るため，呼吸をしすぎていることが病気の原因であるということを丁寧に説明し，患者を落ち着かせる．それでも不安感が持続し，過換気状態が改善しない場合は抗不安薬の点滴静注や内服を行う．紙バッグによる再呼吸は一般に広く認知された治療法であるが，近年その有効性は疑問視され，またその危険性さえ指摘して行うべきでないと考える向きもあり最近は勧められなくなっている．過換気発作寛解後も不安感が強ければ，精神科，心療内科への受診を勧める．

4 ● 慢性閉塞性肺疾患(COPD)

■概念・病態
　慢性閉塞性肺疾患 chronic obstructive pulmonary disease(COPD)とは有毒な粒子やガスの吸入によって生じた肺の炎症反応に基づく進行性の気流制限を呈する疾患である．発症と経過が緩徐であり，**労作性呼吸困難**を生じる．
　喫煙を中心とする傷害物質の吸入によって炎症が惹起され，中枢気道では気道の分泌組織が増生し咳や痰をもたらし，末梢気道では気道内腔の狭窄をもたらす多彩な病変がみられ，肺胞領域では肺胞の破壊消失と気腔の拡大を特徴とする気腫病変が肺の広範囲に分布する．末梢気道病変と気腫病変が複合的に作用することによって，COPDを特徴づける末梢気道領域に生ずる気流制限がもたらされる．

表4・10　過換気の原因となる疾患

分類	疾患
呼吸器系の異常	肺血栓塞栓症 肺炎 肺水腫 気管支喘息 自然気胸
循環器系の異常	心不全 低血圧
代謝異常	アシドーシス （糖尿病性・腎性・乳酸） 肝不全 甲状腺機能亢進症
脳神経系の異常	中枢神経系の感染 脳腫瘍
薬剤性（中毒）	サリチル酸 β刺激薬 プロゲステロン
その他	敗血症 発熱 疼痛 妊娠 パニック障害

■症　状

表4・11「COPDの臨床所見」を参照．

■判断のポイント

COPDの重症度の判定には，予測値に対する1秒率の割合（%FEV$_1$）を用い，軽症（80%以上），中等症（50%以上，80%未満），重症（30%以上，50%未満），最重症（30%未満または50%未満で呼吸不全あるいは右心不全を合併）に分類する．

COPDの増悪とは，息切れ，咳，痰などの症状が日々の変動範囲を超えて悪化することである．とくに意識障害を認め，動脈血ガス分析上**呼吸性アシドーシス**を伴う**高二酸化炭素血症**である場合（**CO_2ナルコーシス状態**），および気胸を伴う急性増悪の場合は緊急を要する．COPDの増悪時には短時間作用型気管支拡張薬の増量と全身性ステロイドを中心とした薬物療法を行うが，必要に応じて酸素療法や人工呼吸器による呼吸管理を行う．

■診　断

診断の確定にはスパイロメトリーが必須である．気管支拡張薬投与後の検査で1秒率（FEV$_1$/FVC）＜70%であれば気流制限が存在すると判定される．気流制限をきたしうる他の疾患を画像診断や呼吸機能精密検査により除外することが必要である．気管支喘息は気管支拡張薬で気流制限が改善するが，COPDでは気管支拡張薬やステロイドを使用してもほとんど不可逆性の気道閉塞が認められる．

進行すると胸部単純X線検査で過膨張所見を認めるが，高分解能CTでは早期より肺胞破壊が低吸収域として描出できる．

表4・11　COPDの臨床所見

自覚症状	労作性呼吸困難，咳嗽，喀痰
理学所見	視　診：ビア樽状の胸郭，口すぼめ呼吸，呼吸補助筋使用，胸郭の奇異性運動，チアノーゼ 打　診：鼓音，心濁音界不明瞭 聴　診：呼吸音減弱，呼気延長，強制呼出時の喘鳴

■治　療

　COPDに対しての特異的な治療法はないが，重症度に応じて段階的に治療法を選択し，禁煙，薬物療法，呼吸リハビリテーション，酸素療法，外科療法の順に行う．禁煙はCOPDの発症を予防し進行を遅延させる最も効果的な治療の第1歩である．

　インフルエンザワクチンは，増悪によるCOPD死亡率を50%低下させると報告されており，すべてのCOPD患者に接種が望まれる．

　COPDに対する薬物療法の中心は気管支拡張薬であり，患者の症状を軽減させQOLを改善する．吸入ステロイド薬は，重症および最重症の患者で増悪頻度の比較的多い例に勧められる．喀痰の多い場合には喀痰調整薬を使用する．

　運動療法を中心とした呼吸リハビリテーションはCOPDの非薬物療法の中で最も重要なものであり，症状の軽減や運動能力の向上，QOLの改善などが期待できる．

　長期在宅酸素療法は，低酸素血症を呈するCOPDに対して生存率を改善する．高二酸化炭素血症を伴う患者に対する換気補助療法として非侵襲的陽圧換気 noninvasive positive pressure ventilation(NPPV)が普及しつつある．

　十分な内科的治療によっても依然として呼吸困難が持続する重症COPD患者に対し，外科療法として肺容量減量手術 lung volume reduction surgery(LVRS)が行われることがある．またCOPDは肺移植の適応疾患でもある．

5　呼吸不全

■概念・病態

　急性肺損傷 acute lung injury(ALI)/**急性呼吸窮迫症候群** acute respiratory distress syndrome(ARDS)の本態は，肺胞領域の非特異的炎症による透過性亢進型肺水腫である．広範な肺損傷がその特徴で，元来，難治性の急性呼吸不全として単一の臓器障害とされていたが，現在では**多臓器機能障害症候群** multiple organ dysfunction syndrome(MODS)の一分症と位置づけられることもある．

　先行する基礎疾患をもち，急性に発症した低酸素血症で，胸部X線写真上で両側性の肺浸潤影を認め，かつ心原性の肺水腫が否定できるもので，PaO_2/FiO_2値が300以下であればALI，さらにPaO_2/FiO_2値が200以下であればARDSであると定義されている．ALI/ARDSの病態は，肺毛細血管内皮細胞・肺胞壁細胞傷害による透過性亢進による肺水腫であり，間質性および肺胞性肺水腫と肺虚脱によりシャント効果，換気血流不均等，死腔換気率が増大し低酸素血症を呈す

る．

ALI/ARDS の発症原因となる病態は，直接損傷と間接損傷の2つに大別される．直接損傷のなかで重要なものは**重症肺炎**と胃内容物の**誤嚥**である．他の疾患としては脂肪塞栓，組織傷害性ガスの吸入，肺挫傷などがあげられる．一方，間接損傷として重要なものは**敗血症**であり，ALI/ARDS の原因として最も頻度が高い．他の間接損傷には，ショックを伴う外傷，大量輸血，急性膵炎，輸血関連急性肺障害などがあげられる．

■症　状

肺胞虚脱とシャント効果によって低酸素血症に陥り呼吸困難を呈する．意識が明瞭であれば不安，不穏となる．初期は労作性呼吸困難であるが，進行とともに安静時の呼吸困難となり，頻呼吸，低酸素血症に陥る．発熱，白血球増多を認める場合が多い．多くは基礎疾患の先行後 12～48 時間経過して発症するが，時に5日後の発症も報告されている．

■診　断

ALI/ARDS の診断は，先行する基礎疾患の存在と急性難治性低酸素血症，胸部 X 線写真上での両側性浸潤陰影，心不全の否定によってなされる．ALI/ARDS に特異的な検査所見はないが，胸部 X 線写真で類似の陰影を呈する他病態との鑑別が重要となる．他疾患・類似病態の鑑別や合併の診断に，胸部 CT や気管支肺洗浄 bronchoalveolar lavage(BAL)の有用性が高い．とくに心原性肺水腫を否定することが重要であり，心音などの臨床所見，心エコー，血中 BNP などから総合的に判断する．

■治　療

呼吸不全を起こした元の病気の治療とともに，呼吸管理を中心とした対症療法を行う．

酸素投与により $SpO_2 \geq 90\%$，$PaO_2 \geq 60$ mmHg を維持できなければ陽圧換気を開始する．非侵襲的陽圧換気が有効な症例もあるが，重症例では気管挿管を行う．

人工呼吸では低容量換気が推奨され，1回換気量は 10 ml/kg 以下に，呼気終末のプラトー圧は 30 cmH_2O 以下になるように設定する．適切量の PEEP（終末呼気陽圧）との組み合わせにより，$FiO_2 \leq 0.6$ で $PaO_2 \geq 60$ mmHg を保てるよう調節する．

D●消化器系疾患

1●急性腹症（腹膜炎）

■概念・病態

急性腹症とは，急激に発症する腹痛を主訴とし，緊急手術の必要性が考慮される腹部疾患群の総称である．急性腹症の診療において最も重要なことは，限られた時間の中で患者の病態を理解し，手術を行うべき疾患を見逃さないことである．以下に緊急手術を必要とする病態を概説する．

■緊急手術が必要な病態

急性腹症の発生機序の中で，以下の病態の場合は躊躇することなく緊急手術を行うべきであ

る．手術の遅れは患者を重篤な状態にし，治療は困難を極める結果となる．

(1) 汎発性腹膜炎

　急性腹膜炎が腹腔内全体に広がった状態である．緊急手術にて感染巣を除去し，腹腔内の洗浄を行う．対応が遅れると重症敗血症から多臓器不全となり救命が困難となる．

- 理学所見：発熱・腹痛．腹部全体の圧痛．腹膜刺激徴候(反跳痛・筋性防御)．
- 血液検査：炎症所見の上昇．
- 画像検査：腹部X線；小腸ガス．**消化管穿孔**の場合，**腹腔内遊離ガス**．
- CT・US：腹水の存在．
- 原疾患：胃・十二指腸潰瘍穿孔，胃癌穿孔，小腸穿孔，虫垂穿孔，大腸穿孔，胆嚢破裂，子宮外妊娠破裂，卵巣嚢腫破裂，メッケル(Meckel)憩室穿孔など．

(2) 臓器の循環障害

　臓器の捻転や栄養血管の閉塞により，腹腔内臓器が急激に虚血にさらされる状態である．臓器が消化管の場合，急速に進行する壊死にて腸穿孔をきたす．緊急に開腹し，捻転の解除や壊死臓器の摘出を行う必要がある．

- 理学所見：強度の腹痛．捻転や腸間膜血管閉塞症では急に発症することが多い．
- 血液検査：軽度，炎症所見の上昇．逸脱酵素(GOT, CPK, LDHなど)の上昇．
- 画像検査：腹部X線；小腸ガス．
- CT：造影CTで循環不全領域の虚血性変化を認めることあり．
- 原疾患：**絞扼性イレウス**，**腸間膜血管閉塞症**，ヘルニア嵌頓，腸重積症，S状結腸捻転，脾捻転，卵巣嚢腫捻転など．

(3) 臓器の重症急性炎症

　腹腔内臓器の重度の急性炎症．感染巣の摘出，感染部位のドレナージを行わないと汎発性腹膜炎や敗血症に移行し治療が困難となる．

- 理学所見：発熱・腹痛．限局した圧痛．
- 血液検査：炎症所見の上昇．
- 画像検査：腹部X線；小腸ガス．
- CT・US：対象臓器の炎症性変化．
- 原疾患：急性虫垂炎・閉塞性化膿性胆管炎・骨盤腹膜炎など．

■ 診　断

　腹痛の性質から**内臓痛**か**体性痛**かをまず判断する．内臓痛であれば緊急手術の適応となることは少ない．体性痛であれば，触診で腹膜刺激徴候の有無を丹念に検索する．**腹膜刺激徴候**が陽性であれば，原則的に緊急手術の適応と考えてよい．腸間膜動脈閉塞症の場合，疼痛の訴えの割に腹膜刺激徴候が乏しいことが多いので注意が必要である．

　画像検査では，腹部X線で小腸ガス，イレウス像，腹腔内遊離ガスの有無を検索する．CT・超音波検査では腹水および腹腔内遊離ガスの有無，各臓器の炎症性肥厚などの変化の有無をみる．CT・超音波検査を行うことで急性腹症の原因となる臓器の同定が可能となることが多い．とくに胆石症などの胆道系の検索は，超音波検査が優れている．CTは腹腔内遊離ガスの同定に

優れており，また造影CTを行うことで臓器の虚血性変化の描出も可能である．

■ 治　療

　患者が急性腹症に伴うショックを合併している場合，何よりも抗ショック療法が優先される．敗血症性ショックと循環血液量減少性ショックが合併していることが多く，急速輸液が行われる．時に消化管出血や腹部大動脈瘤破裂などで高度の出血性ショックになっていることがあり，輸液に加えて急速な輸血が必要になることがある．ショックを伴う急性腹症のほとんどは緊急手術を要するので，ショックに対処しながら迅速に根治手術を進める必要がある．

　すべての急性腹症は手術を意識して治療にあたらなくてはならない．緊急手術を必要とする病態は先述したが，以下の3パターンに分けて対応する必要がある．

　①緊急手術を行うべき疾患：先述．

　②保存的治療を行い，重症度・経過により手術を考慮すべき疾患：急性虫垂炎，大腸憩室炎，急性胆囊炎など．

　③保存的治療を選択すべき疾患：消化性潰瘍，急性腸炎，虚血性腸炎，クローン（Crohn）病，急性膵炎，尿路結石など．

　急性腹症においては，本来手術が必要である病態に対してその施行が遅れると，敗血症などの治療困難な状態になることが多い．したがって，保存的治療を行う場合は何度も患者の腹部所見をとり血液検査・画像検査も繰り返して，確実に病態が改善していることを確認しなければならない．改善を認めなければ，手術を行う根拠になりうる．

◆ [コラム] DCS，ACS，Deadly Triad

　DCS(damage control surgery)とは，もともと軍事用語であり，「自軍の被害を最小限に抑えて，いかに戦闘の継続を可能にするか」に優先度をおいた戦略をいう．具体的には，重症外傷や急性疾患の結果，患者の状態が重篤で，著明な低体温，代謝性アシドーシス，凝固障害のいずれかの状態になったときに，一期的な再建・修復手術を回避し，止血・汚染の防止だけを行って可及的速やかに手術を終了させ，その後24〜48時間集中治療室における各種治療によって患者の全身状態を立て直し，その後二期的に根治的手術を施行する方針をいう．たとえば，出血性ショックを伴う高度な肝損傷症例において，根本的に損傷箇所を切りとる肝切除術は大量の出血と長時間を要する．したがって外傷や急病で瀕死の状態では，肝切除術そのものがさらに生体に過大な侵襲を与えるため，この根治的手術は逆に命取りになり，完遂できない．この際，止血を最大の目的として肝表面，腹腔内にガーゼを詰め込み，閉腹し，集中治療室に帰室する（ガーゼパッキング）．その後各種集中治療により，患者の状態が立て直されたら，再度開腹して詰め込んだガーゼの除去と必要に応じた二期的手術を施行する．

　この低体温，代謝性アシドーシス，凝固異常はdeadly triadと呼ばれ，体温34℃以下，pH 7.2以下，プロトロンビン時間50%以下が目安となる．これらの基準を下回る生体環境は出血を助長し，外傷や急病が生体へ与える侵襲のみならず，外科的手術の遂行そのものが生体へ与える過剰侵襲により，患者は致命的な状態となりうる．常にdeadly triadを意識し，手術そのものが与える過大侵襲で生体を致命的状態にさせないようにDCSの適応を十分に考慮する必要がある．

　一方，DCS後にはガーゼパッキングや後腹膜血腫，腸管浮腫などにより腹腔内圧が上昇し，腎血流量の低下，静脈還流の低下，心拍出量の低下，ひいては気道内圧の上昇とともに換気障害をきたす．この一連の病態をabdominal compartment syndrome(ACS)，腹部コンパートメント症候群という．ACSはDCSにおいて高頻度に合併する．したがってDCSの閉腹時は，無理に完全な閉腹を試みるのではなく，人工性資材を腹膜に縫い付けて閉腹したり，鉗子で腹膜をつまむだけの可及的な閉腹方法など，応急的な閉腹法を行う必要が生ずる．

　いずれにせよ，外傷や急性疾患の手術においては，完全な手術の遂行を目的にするのではなく，救命を第1に優先させ，deadly triadの状態を早期に発見し，速やかにDCSの適応を判断するとともに，ACSを懸念した対応が必要である．

2 ●消化管出血

■概念・病態

　食道から直腸までの消化管における出血を消化管出血という．消化管の出入り口は口と肛門だけなので，血液はどちらかから出てくる．口から出てくれば吐血，肛門から出てくれば**下血**という．胃の出口である幽門が一種の弁の役割を果たしているので，一般に胃から口側の出血は**吐血**，十二指腸より肛門側の出血は下血となることが多い．

　消化管において上部と下部の境界は十二指腸末端に位置する**トライツ**(Treitz)**靱帯**である．したがって，食道・胃・十二指腸からの出血は**上部消化管出血**，小腸・結腸・直腸・肛門からの出血は**下部消化管出血**と定義される．

　頻度をみてみると，上部消化管出血が70～80%，下部消化管出血が20～30%と上部のほうが頻度が高い．そして，上部消化管出血の中では胃・十二指腸潰瘍が最も多く，胃悪性腫瘍，急性胃粘膜病変，食道・胃静脈瘤がそれに続き，以上の疾患でほとんどを占めている．下部消化管出血の原因としては，大腸癌，痔核，潰瘍性大腸炎，虚血性腸炎，大腸憩室出血などの頻度が高い．

■症　状

　吐血・下血ともに出血部位によってその性状が異なる．

　まず，吐血において食道からの出血は新鮮血の状態で嘔吐される．それに対して，胃からの出血では，胃内にたまった血液が胃酸によって酸化され黒色のヘマチンという物質に変性するため，コーヒー残渣様といわれるさらさらとした黒茶色を呈して嘔吐される．

　対して，下血では肛門に近い直腸やS状結腸からの出血は新鮮血として排泄される．この状態をとくに**血便**と呼ぶことがある．逆に血液が腸管内に長時間滞在することとなる小腸より口側，とくに上部消化管からの出血は，胃酸で酸化されさらに腸内細菌によって硫化されるので，黒色で粘稠性の**タール便**となり肛門より排泄される．

　以上が原則であるが，下痢などで腸管蠕動が亢進している場合など，タール便となるべき出血が血便として認められることもある．この原則は重要であるがあまりこだわりすぎることは危険である．また，呼吸器からの出血である喀血を吐血と誤判断してしまうことがある．喀血は窒息にて突然死をきたす病態であるので，この鑑別は大切である．

■診　断

　吐血・下血ともに既往歴や併存疾患から原疾患の推定が可能である．推定される疾患を考慮して，次に述べる検査の順序を組み立て，効率的な診断を行うことが重要である．

　吐血については，肝硬変を合併している患者で新鮮血の吐血をみたら**食道静脈瘤破裂**を考える．最近の胃痛の既往があれば胃・十二指腸潰瘍の可能性が高い．リウマチ性疾患や整形外科的疾患あるいは感冒に対して投与される非ステロイド性消炎鎮痛薬の服用歴も**胃・十二指腸潰瘍**を強く疑わせる．繰り返す嘔吐に続発する新鮮血の吐血は**マロリー・ワイス**(Mallory-Weiss)**症候群**を疑う．

　下血については中高年の下血で便の狭小化を認めればS状結腸や直腸の悪性腫瘍が疑われる．

中高年で便秘に伴って突然下血した場合は痔・直腸潰瘍・**大腸憩室**からの出血が疑われ，腹痛に前後して下血が始まれば**虚血性大腸炎**が最も疑われる．若年者で，腹痛とともに粘血便や血性下痢が認められれば，**潰瘍性大腸炎**や**クローン病**などの慢性炎症性腸疾患が疑われる．また，比較的まれではあるが，非ステロイド性消炎鎮痛薬の服用が小腸にも潰瘍をつくることが知られている．

■検査・治療

消化管出血の患者に対して最初に行うべき処置は，まずバイタルサインをチェックし重症度を判定すると同時に出血性ショックに備えることである．血管確保をしていつでも急速輸液，輸血ができる準備を整える必要がある．バイタルサインのチェックは一度だけではなく経時的に何度も繰り返し行うべきである．また，出血早期には血液検査上でヘモグロビンの低下は認められないので注意を要する．

ショックを合併していないか，していても急速輸液でバイタルサインが安定した場合は，緊急内視鏡検査を施行する．吐血であれば上部消化管内視鏡検査を，下血であれば下部消化管内視鏡検査を行う．上記の内視鏡検査では小腸の精査はできないが，最近は小腸ファイバースコープが一般化しつつあり，緊急でも行われるようになってきた．内視鏡検査は出血部位の同定のみならず，エタノール局注，クリップなどを用いて止血も可能である．

出血性ショックでバイタルサインが安定しない場合，緊急血管造影検査が施行されることが多い．腹腔動脈・上腸間膜動脈・下腸間膜動脈といった消化管を栄養している血管の直接造影検査を行い，造影剤が消化管内に漏出する部位を探して出血部位を同定する．さらに選択的に出血している血管を塞栓物質やマイクロコイルを用いて塞栓し止血することも可能である（TAE：transcatheter arterial embolization）．内視鏡検査・血管造影さらにCT検査などを行い，出血部位が同定できたにも関わらず，以上の保存的止血手技によって止血ができない場合があり，その場合は開腹手術による止血が選択される．しかし，食道静脈瘤破裂では内視鏡で止血ができない場合，セングスターケン・ブレイクモア Sengstaken-Blakemore（SB）チューブによる一時止血が行われることが多い．

全身状態が安定し，内視鏡検査や血管造影検査にて止血が奏功すれば，出血をきたした原疾患の治療を行う．消化性潰瘍に対して抗潰瘍薬の投与を行う・悪性腫瘍に対して外科手術を行うなどがこれにあたる．

E●代謝性疾患

1 ●高血糖・低血糖

1 高血糖

■概念・病態

血糖値が 350 mg/dl 以上の状態をいう．とくに緊急に治療を要するのは糖尿病性ケトアシドーシスと高浸透圧性非ケトン性昏睡である．

高血糖は何らかの原因で血液中のブドウ糖濃度(血糖値)が上昇した状態で，一般にはインスリン分泌低下とインスリン抵抗性のいずれか，あるいは両者が合併する糖尿病でみられる．食後の一過性高血糖は，境界型糖尿病やステロイド糖尿病のほか，**甲状腺機能亢進症**や**ダンピング症候群**でもみられることがある．350 mg/dl 以上の高血糖は，**浸透圧利尿**による脱水やケトーシスから神経症状が出現し，重篤な状態に陥ることがあり厳重な管理が必要である．

■症　状
- 最近，急激な体重の減少
- 舌，口腔粘膜の乾燥，口渇
- 多飲
- 多尿，とくに夜間尿
- 皮膚が乾燥(脱水を伴う場合)，生体ツルゴール，発汗の程度(甲状腺機能亢進症の場合は湿潤)
- 意識レベルの低下(糖尿病性ケトアシドーシスや高浸透圧性非ケトン性昏睡の重症例では傾眠や昏睡などを呈する)

■診　断
糖尿病性ケトアシドーシスはインスリンの不足によるケトーシス，**高浸透圧性非ケトン性昏睡**は高度の脱水が本態である．治療法はほとんど異ならないが，一般的には糖尿病性ケトアシドーシスではインスリン抵抗性が強く，より大量のインスリンが必要とされる．

また昏睡をきたす疾患として脳卒中(梗塞・出血)，脳炎，髄膜炎，くも膜下出血などを鑑別するために，CT や髄膜刺激症状の有無を調べる必要がある．

(1) **糖尿病の診断**
- 尿糖陽性，ケトアシドーシスでは尿ケトンが陽性となる．
- 血糖値：早朝空腹時血糖 126 mg/dl 以上(基準値は 110 mg/dl 未満)
  - ＊血糖は食事や運動などで変化しやすく，検査の時期によって変動するため，2 回以上確認しないと糖尿病と診断しない．
- HbA$_{1c}$ の上昇(6.5% 以上の場合)
  - ＊HbA$_{1c}$ はヘモグロビンと糖が結合する性質を利用した検査で，糖化は血糖の高値に関わらず，その濃度に見合った量が結合するため，高血糖が続くほど，また糖の濃度が濃くなるほど，多くのヘモグロビンは糖化される．赤血球の寿命は約 120 日なので，HbA$_{1c}$ は過去 1～2 ヵ月の血糖の平均を表している．
- 経口ブドウ糖負荷試験(OGTT)：空腹時に 75 g 糖液を経口摂取して，経時的に(30 分，60 分，120 分後)血糖値を測定する．2 時間値の基準値は 140 mg/dl 未満だが，一定の負荷のもとで血糖の正常化のパターンをみることで，糖尿病型，境界型，正常型に分類することができる．

(2) **糖尿病性ケトアシドーシス**
- 血液ガス分析で代謝性アシドーシス(アニオンギャップが増大)
- 血中ケトン陽性

- 血糖 350 〜 700 mg/dl 程度

(3) **高浸透圧性非ケトン性昏睡**
- 血中ケトン陰性
- 血糖 700 mg/dl 以上

■ 治　療
(1) **重症の場合**
- 昏睡による意識障害がある場合，気道確保，人工呼吸管理が必要となる場合がある
- インスリンによる血糖コントロール
- 輸液管理（水分や電解質の十分量の補液に配慮して行う）

(2) **重症でない場合**
- 食事療法
- 運動療法
- 薬物療法（経口血糖降下薬，インスリン注射）

2 低血糖

■ 概念・病態

低血糖を定義とする血糖値については，成人では 60 mg/dl 以下，新生児では 30 mg/dl 以下の状態をいい，インスリン製剤および経口血糖降下薬使用中の患者に起こりやすい．

- インスリンおよびインスリン様物質の過剰
- 低血糖に対する拮抗ホルモン不足
- 酵素欠損などによる肝糖新生低下
- 腸管からの吸収障害
- 末梢組織での糖利用の増加

■ 症　状
- 副交感神経刺激症状：空腹感，悪心，おくび
- 精神機能低下，嗜眠，あくび，寡黙，計算力の低下
- 交感神経刺激症状：頻脈，発汗，過呼吸
- 低血糖性昏睡，痙攣

■ 診　断

低血糖症状に類似した症状を呈するものとして以下のものがあげられる．ヒステリー，過換気症候群，内因的抑うつ，褐色細胞腫，副甲状腺機能低下症，甲状腺中毒症，狭心症，敗血症，アルコール中毒など

■ 治　療
- 意識があり経口摂取が可能な場合は，ショ糖あるいはブドウ糖（10 〜 20 g）あるいは吸収の速い糖質を 1 単位（80 kcal）摂取させ，15 〜 20 分後に症状および血糖値の改善が十分でない場合には同量を追加摂取させる．
- 患者には，ID カード（「私は糖尿病患者です」と表示された名刺サイズのカード）を常に携行させ，患者，家族には食事指導や簡易型血糖測定器を用いた血糖コントロールなどを中心と

した教育(糖尿病教室)を行い，友人，親しい同僚，教師などには低血糖時の処置を説明し協力を求める．

2 ● ビタミン B_1 欠乏症

■概念・病態

ビタミン B_1 欠乏による**脚気** beri-beri は，かつては日本の国民病であったが，最近でもビタミン B_1 含有量の少ないインスタント食品の普及により，アンバランスな食事摂取による典型的脚気の報告がある．臨床面ではビタミンを欠いた高カロリー輸液施行のため，ビタミン B_1 欠乏による代謝性アシドーシスによる死亡が多く発生した時期があった．またアルコール依存症患者などにおいても発症しやすく，重症のビタミン B_1 欠乏症は**ウェルニッケ(Wernicke)脳症**および**コルサコフ(Korsakoff)症候群**の原因となる．

ビタミン B_1 の特徴は，①水溶性ビタミンに分類され，排泄されやすいため，体内蓄積量は少なく欠乏症をきたしやすいが，過剰症はまれである，②骨格筋，心筋，肝臓，腎臓，脳に多く，約50%は筋肉に存在する．生物学的半減期は9〜18日と短く，持続的な補給が必要である，③エネルギー産生および神経活動電位の発生や神経伝導に関与する．したがって，ビタミン B_1 欠乏では主に心機能や神経系・運動系に影響を与える．

■症　状

【自覚症状】全身倦怠感，動悸，手足のしびれ感，下肢のむくみなどを訴える．軽症時には多発性末梢神経障害がみられ，四肢末端の知覚鈍麻，痛覚と温覚の低下が起こる．さらに深部知覚，平衡感覚も侵される．運動障害は知覚障害より遅れて出現し，筋力低下，筋萎縮がみられる．腱反射は初期に亢進し，その後，低下または消失するが，**アキレス腱反射**が最も早期から侵される．**脚気心**では，心悸亢進，心窩部痛，呼吸困難が出現し，浮腫が認められる．**衝心脚気**は急性心不全をきたす劇症型であり，強い呼吸困難やチアノーゼを認める．

【他覚症状】収縮期駆出性雑音，第2肺動脈音の亢進，拡張期血圧の低下，心拡大などをみる．心電図ではT波の平低化あるいは逆転をみる．

■検　査

・血中ビタミン B_1 低値：(参考)正常値　全血総ビタミン B_1 　20〜50 ng/ml(59〜118 nmol/l)
・血中乳酸とピルビン酸値の上昇
・赤血球トランスケトラーゼ活性低下

■治　療

ビタミン B_1 の所要量は1日1〜2 mg，1,000 kcal につき0.5 mgである．高カロリー輸液施行中にはビタミン B_1 必要量として，成人で1日3 mgを奨められている．アルコール中毒者における脚気，ウェルニッケ脳症では非経口的に1日最低50〜100 mg，重症例で150〜400 mgの投与が必要である．

ビタミン B_1 の投与方法：10〜15 mg/日を注射と内服により投与．一般に神経・筋症状の改善には数ヵ月以上を要する．

3 ● 電解質異常

電解質異常は多種あるが，生命に危険な順番は高カリウム(K)血症，低リン(P)血症，高ナトリウム(Na)血症，高カルシウム(Ca)血症，低カリウム(K)血症，低カルシウム(Ca)血症，低ナトリウム(Na)血症である．

1 低ナトリウム(Na)血症

■ 概念・病態

血清ナトリウム(Na)濃度が135 mEq/l 以下の状態をいう．

(1) **Na 不足によるもの**
　・摂取不足：手術後，栄養不良
　・排泄増加：嘔吐，下痢，消化管からの吸引，Na 喪失性腎炎，アジソン(Addison)病，利尿薬(スピロノラクトン)の使用

(2) **水分の過剰によるもの**
　・心不全，腎不全，水中毒，外傷，ショック後，抗利尿ホルモン antidiuretic hormone(ADH)分泌不全症候群

■ 症　状

全身倦怠(脱力感)，悪心，嘔吐，食欲不振，筋の痙攣，循環虚脱，昏迷などの症状が出現する．

■ 治　療

(1) Na 不足によるものか，水分過剰によるものかをまず鑑別する．
(2) Na 不足の場合は生理食塩液もしくは 5% 高張食塩液を用いて，Na 不足量(142 － 血清 Na 値(mEq/l))×体重(kg)× 0.3(mEq/l))を投与する．
(3) 水分過剰の場合は Na を投与せず，水分制限，利尿薬，強心利尿薬の使用を考える．

2 高ナトリウム(Na)血症

■ 概念・病態

血清 Na 濃度が 150 mEq/l 以上の状態をいう．通常，飲水不可能な環境でしか認められず，日常臨床上遭遇することは少ない．

(1) **Na 過剰によるもの**
　Na 含有電解質の過投与，とくに炭酸水素ナトリウムの投与，アルドステロン血症，クッシング(Cushing)症候群，ホルモン薬の過投与，脳血管障害，脳腫瘍，頭部外傷(渇中枢の障害)

(2) **水分の不足によるもの(脱水)**
　嘔吐，下痢，脱水症，昏睡患者，尿崩症，糖尿病，日射病(熱射病)などによる水分の不足による．

■ 症　状

中枢神経細胞の細胞内脱水による中枢神経症状が主で，頭痛，悪心，嘔吐，いらだち，痙攣，意識障害，筋力低下，麻痺などがみられる．

水分の不足による場合には粘膜乾燥，眼球陥没，渇感，濃縮尿，乏尿などがみられる．

■治療
- Na過剰によるものに対しては原因の除去，5%糖液や低電解質液を投与，もしくは経口的な水分の摂取により，尿からの排泄を促進する．水分不足に対しても同様の水分の投与を行う．
- 血清Na値は，数日間かけてゆっくりと補正する．急激なNa補正は脳浮腫を合併し，痙攣や脳神経障害，死亡に至る可能性があるので，注意を要する．

3 低カリウム(K)血症
■概念・病態

血清カリウム(K)濃度が3.5 mEq/l以下の状態を低K血症とよぶが，実際に症状を呈するのは3.0 mEq/l以下の場合が多く，重篤な症状は2.5 mEq/l以下でしばしばみられる．

(1) Kの不足によるもの
- 摂取不足：食事による摂取不足，輸液のK不足
- 排泄増加：嘔吐，下痢，吸収不全症候群，腸管瘻，利尿薬の使用，アルドステロン血症，クッシング症候群，ホルモン薬の長期投与

(2) 細胞内への移行もしくは排泄増加によるもの
- アルカローシス(代謝性：嘔吐，炭酸水素ナトリウムの過投与，呼吸性：過換気)，グルコース・インスリンの投与，周期性四肢麻痺(高K血症を示すものもある)

■症状

【自覚症状】筋の脱力感，心筋の抑制，腸管麻痺，嘔吐
【他覚症状】心電図所見(ST，Tの低下，U波の出現，QT時間の延長，QRSの拡大)

■治療

(1) 不足によるものに対して

塩化カリウムもしくはL-アスパラギン酸カリウムを500 mlの輸液の中に20〜40 mEq/lを入れ，2時間以上かけて点滴静注する．K含量の多い輸液を用いてもよい．カリウム液の原液単独もしくは急速静注は心停止を生じるため絶対にしてはならない．

(2) 細胞内への移行による場合

アルカローシスの補正を行う．

経口摂取可能な場合は下記のいずれかを用いる．
- L-アスパラギン酸カリウム(アスパラK：1錠300 mg)1日6〜10錠
- 塩化カリウム(スローケー：1錠600 mg)1日2〜4錠

4 高カリウム(K)血症
■概念・病態

血清カリウム濃度が5.5 mEq/l以上ある状態をいう．高K血症による重篤な症状，すなわち心電図異常(不整脈，QRSの延長など)を認める場合および血清K値6.5 mEq/l以上のときは緊急治療を要する．

(1) Kの過剰によるもの

Kの過剰投与，採血後時間の経った保存血の大量輸血

(2) 細胞内からの流出や排泄障害によるもの

代謝性アシドーシス(ショック, 挫滅症候群, 糖尿病, 外傷後), 腎不全(とくに急性), 溶血性疾患, 高K血症性四肢麻痺

■症　状

【自覚症状】消化器症状(悪心, 嘔吐), 神経症状(四肢のしびれ感, 知覚異常), 循環虚脱, 筋の弛緩麻痺, 心筋傷害.

【他覚症状】心電図の変化(テント状T, PQ延長, QRSの拡大, P波消失, サイン波, 心室細動)

■治　療

・Kの摂取(投与)中止
・原因疾患の治療
・緊急の場合は50%ブドウ糖液20 mlあるいは20%ブドウ糖液50 mlと3〜4単位のレギュラーインスリンを混じて, もしくは20%ブドウ糖液200 mlに10〜14単位(糖3gにインスリン1単位の割合)のレギュラーインスリンを入れて30分〜1時間で点滴静注する(GIK(glucose-insulin-Kalium)療法).
・カルシウム液(8.5%グルコン酸カルシウム), もしくは2%塩化カルシウムを静注する.
・アシドーシスがある場合は炭酸水素ナトリウム(メイロン)を不足量投与する.
・イオン交換樹脂(ケイキサレート)
　経口法：ケイキサレート10〜20 gとソルビトール5〜10 gを適当量(100 ml)の水に混じて内服させる(1日, 3〜6回投与).
　注腸法：ケイキサレート30 gを水または2%メチルセルロース溶液100〜200 mlに溶かして注腸する. 注腸前に浣腸して腸内容を除去し, 30分以上(30〜60分)停滞するようにし, これを1日, 3〜6回行う.
　　1 gのケイキサレートは1 mEqのKと結合する能力があると考えられ, 体重60 kgで細胞外液量が12 lの人ではKを1 mEq下げるのに12 gのケイキサレートが必要である.
・血液透析(腹膜透析)は最も効果がある.

5 低クロール(Cl)血症

■概念・病態

血清クロール(Cl)濃度が95 mEq/l以下の状態をいう.

(1) Cl不足によるもの

摂取不足：食事摂取不足, 術後

排泄増加：嘔吐, 吸引, 利尿薬の使用, アジソン病, アルドステロン血症, クッシング症候群

(2) 水分の過剰や酸塩基平衡障害によるもの

心不全, 腎不全, 水中毒, 外傷, ショック, ADH分泌不全症候群, 呼吸性アシドーシス(肺気腫, 慢性気管支炎, 重症喘息)

■症　状

呼吸性アシドーシスの場合を除外して, 低Na血症の症状と同様と考えてよい.

■治 療
- 治療も低Na血症と同様に考えてよい．ただ嘔吐による低Cl血症の場合は，低Na血症を伴っていない場合が多く，NaCl液の投与と同時に，アミノ酸輸液によるClの補給も必要である．
- 慢性の呼吸性アシドーシス（肺気腫，慢性気管支炎など）による低Cl血症では，呼吸性アシドーシスの治療が必要になる．

6 高クロール（Cl）血症

■概念・病態

血清クロール濃度が115 mEq/l以上の状態をいう．

(1) Clの過剰によるもの

NaClの過剰投与，低蛋白血症

(2) 水分不足や酸塩基平衡障害によるもの

脱水症，代謝性アシドーシス（下痢，膵液喪失，尿管結腸瘻，利尿薬の使用など），呼吸性アルカローシス（過換気症候群）

■症 状

脱水症，NaClの過剰投与では眼球陥没，意識障害，痙攣，循環不全，乏尿など高張性脱水の症状，下痢，膵液消失などでは他の電解質異常も合併するため脱水症状と同時に筋力低下などの全身虚脱感が強い．

■治 療

脱水症，Clの過剰投与に対しては5%ブドウ糖液，低電解質液を投与する．低蛋白血症の治療，下痢，膵液の喪失にはダロウ（Darrow）液，ソリタ-T2号・3号などを投与する．

7 低カルシウム（Ca）血症

■概念・病態

血清カルシウム（Ca）濃度が4.4 mEq/l以下である状態をいう．

くる病，脂肪便，吸収不良，呼吸性アルカローシス（過換気症候群），副甲状腺機能低下症，高P血症，クエン酸中毒などによる．

■症 状

手足のしびれ感，骨格筋の痙攣，テタニー，腱反射の亢進

■治 療

原因疾患に対する治療と同時に10%グルコン酸カルシウム（カルチコール）などの静脈内投与をゆっくり行う．過換気症候群の場合は呼吸性アルカローシスの治療が必要である．

8 高カルシウム（Ca）血症

■概 念

血清カルシウム濃度が5.2 mEq/l以上である状態をいう．

■病 態

Ca過剰（ミルク-アルカリ milk-alkali症候群，ビタミンD中毒），副甲状腺機能亢進症，癌腫，サルコイドーシス，甲状腺中毒症

■症　状

原疾患による症状に加えて精神的な抑制，錯乱，傾眠状態，嘔吐，昏睡，筋力低下，食欲不振

■治　療

原疾患に対する治療，血液透析，EDTA（エチレンジアミン四酢酸）の投与，リン製剤の投与を行う．

4 ● リン（P）異常

リン（P）は経口摂取と腸管から吸収され，骨や軟部組織に多く存在し，血液への分布率は0.03%である．腎臓から排泄，骨や細胞外の移動といったバランスが破綻すると，血清濃度異常が起こる．

1 低リン（P）血症

血清リン濃度が1.3 mEq/l以下の状態をいう．

■概念・病態

(1) 腎から排泄促進

副甲状腺機能亢進症，ファンコニ（Fanconi）症候群，腎移植後，副腎皮質ホルモン，ビタミンD欠乏

(2) 摂取不足

飢餓，吸収不良症候群，慢性アルコール中毒など

(3) 細胞内へのPの移行のため

低栄養の患者が急速な糖質補給を受けた場合（高カロリー輸液など），インスリン治療などによる．

■症　状

原疾患（高Ca血症）の症状が前面にみられ，短期間であれば，低P血症そのものの症状は少なく，臓器に与える影響も問題とはならない．しかし，長期間持続し，重篤な場合には，細胞内アデノシン三リン酸 adenosine triphosphate（ATP）の低下によるさまざまな細胞傷害が起こり，溶血，組織の低酸素状態，痙攣，意識障害，筋力低下，横紋筋融解，心不全などをきたす．

■治　療

原疾患の治療，P含有輸液剤の投与を行う．経口摂取が可能な場合には，経口投与による補正が第1選択となる．

2 高リン（P）血症

血清リン濃度が2.7 mEq/l以上である状態をいう．

■概念・病態

(1) 外因性のP負荷

経口摂取量の増加（食事，P含有薬），小腸からの吸収増加，経静脈的なP負荷

(2) 内因性のP負荷

溶血，横紋筋融解症，異化亢進，乳酸性アシドーシス，糖尿病性アシドーシス，腫瘍細胞の崩壊など

(3) 腎臓からの排泄低下

腎不全，副甲状腺機能低下症，ショック

■ 症　状

原疾患の症状が主であるが，高P血症に伴う低Ca血症に関連した症状がでる．

■ 治　療

原則として原疾患の治療(低Ca血症)，高度の場合は対症療法(生理食塩液による利尿，経口P吸着剤，アルミニウム製剤，Ca製剤)，血液透析を行う．

F ● 腎疾患

1 ● 腎不全

■ 概念・病態

　腎臓は尿の生成(尿素窒素などの生体に不要な毒物の排泄)，細胞外液中の水や電解質などの濃度を調節する働き(体液量・浸透圧・pHを一定に保つ)，内分泌機能(血圧に関与するレニンの分泌，造血ホルモンであるエリスロポエチンの分泌)，骨代謝に関与する活性型ビタミンDの合成を行っている．これらの機能が低下した状態を腎不全と呼び，糸球体濾過率 glomerular filtration rate(GFR)10％未満まで進行すると透析治療が必要な末期腎不全の状態となる．

　腎機能障害の指標としてクレアチニン(Cr, CRTNN)と糸球体濾過率を測定する．クレアチニンの正常値は男性で0.8～1.2 mg/dl で，女性で0.6～0.9 mg/dl である．クレアチニンは，筋肉中のクレアチンの代謝により生成される蛋白で，腎糸球体から濾過されほとんど再吸収されることなく，尿中へ排出される．このため，血清中のクレアチニン濃度は腎機能障害の指標として有用となる．

〈急性腎不全と慢性腎不全との違い〉

　腎不全は急激に進行する急性腎不全と，緩やかな経過をたどることが多い慢性腎不全とに分類できる．

　以下に，その相違点を述べる．

(1) 腎機能低下の速度：急性腎不全では急激に腎機能障害が増悪する．

(2) 原　因：急性腎不全では脱水，ショック，薬物，手術，急速進行性糸球体腎炎，急性間質性腎炎などによるが，慢性腎不全では糖尿病性腎症，慢性糸球体腎炎，腎硬化症などが原因となる．

(3) 可逆性：慢性腎不全は非可逆性で進行性であるのに対し，急性腎不全では腎機能の回復が期待できる．

(4) 治療の目標：急性腎不全では腎機能の回復を目標とし，慢性腎不全では腎機能のそれ以上の悪化を防ぐ．

(1)　急性腎不全

　急性腎不全と診断するうえでの「腎機能低下の程度や低下速度に関する診断基準」として明文

化されたものはないが，一般に，

①血清クレアチニン値が 2.0～2.5 mg/dl 以上へ急速に上昇したもの(基礎に腎機能低下がある場合には血清クレアチニン値が前値の5割以上上昇したもの)
②血清クレアチニン値が 0.5 mg/dl/日以上の速度で上昇するもの

を急性腎不全として扱われている．

(2) 急性腎不全の種類

①**腎前性急性腎不全：腎血流の低下**

心臓のポンプ作用の低下・循環血漿量の減少(食事摂取量の減少，嘔吐，下痢，多量発汗)・薬物などによって腎血流量が減少することによる．

②**腎性急性腎不全：腎実質の障害**

糸球体病変(急性腎炎，急速進行性糸球体腎炎)，急性間質性腎炎(薬剤や感染症)，狭義の急性腎不全(ショックなどによる虚血，薬剤などの腎毒性物質による尿細管壊死によるもの)．

③**腎後性急性腎不全：腎より下部尿路の障害**

腎後性急性腎不全の原因としては，後腹膜線維症や後腹膜への悪性腫瘍の浸潤，前立腺肥大や前立腺癌などがある．

(3) 急性腎不全の予後

急性腎不全全体をみた場合，死亡率は約50%であり，腎機能が回復せず慢性腎不全に移行するのが5%，腎機能不全回復は30%となっており，もとの腎機能まで完全に回復するのは15%にとどまる．

(4) 慢性腎不全

保存期腎不全とは，各種の原因による進行性の腎機能障害による生体の恒常性保持の逸脱に基づく病態であり，透析療法を必要とする末期腎不全に至る以前，以後の時期である．その病態は多彩で，体液増大，血圧上昇，電解質異常，酸塩基平衡破綻，腎性貧血などにより各種の症状を呈する．

◆ [コラム] CKD

糸球体濾過率(GFR)とは単位時間あたりの糸球体より濾過される血液の流量を意味する．正常値は年齢により異なるが 90 ml/分/1.73 m^2 以上が概ね正常である．①尿異常，画像診断，血液，病理で腎障害の存在が明らか，② GFR < 60 ml/分/1.73 m^2 の状態が3ヵ月以上持続すると慢性腎臓病 chronic kidney disease(CKD)の定義を満たす(表4・12)．

CKDはさまざまな病態のリスクとなるため念頭において注意する必要がある．

表4・12 CKD のステージ分類

ステージ	説明	進行度による分類 GFR：ml/分/1.73 m^2
	ハイリスク群	≧ 90 (CKDのリスクファクターを有する状態で)
1	腎障害は存在するが，GFR は正常または増加	≧ 90
2	腎障害が存在し，GFR 軽度低下	60～89
3	腎障害が存在し，GFR 中等度低下	30～59
4	腎障害が存在し，GFR 高度低下	15～29
5	腎不全	< 15

透析患者(血液透析，腹膜透析)の場合にはD，移植患者の場合にはTをつける．

(日本腎臓学会：CKD 診療ガイド)

■症 状
(1) 老廃物の排泄，高窒素血症 azotemia に伴う症状：意識障害，全身倦怠感，食欲低下，吐き気，嘔吐，出血傾向，心外膜炎など
(2) 水・電解質，酸塩基平衡調節に伴う症状：浮腫，高血圧，心不全，高 K 血症，不整脈，低 Ca 血症，高 P 血症など
(3) 内分泌器官としての役割の低下に伴う症状：低 Ca 血症，貧血，高血圧など

■判断のポイント
　急性腎不全や慢性腎不全の急性増悪による高 K 血症・肺水腫・心不全はきわめて危険な状態である．血液生化学検査でクレアチニンやカリウムを測定し心電図の変化（高 K 血症は T 波の増高，不整脈の出現，房室ブロックの出現）をみることができれば判断できるが，血圧や脈拍，呼吸状態などを観察し日常と変化があるようなら医療機関を受診させることが必要である．

■診 断
(1) 急性腎不全の鑑別
　①腎前性腎不全を疑う所見
　(1) 脱水（下痢，嘔吐，食欲低下など）や心機能低下（急性心筋梗塞）をきたす明らかな病歴
　(2) 体重減少，血圧低下，起立性低血圧，頻脈，皮膚乾燥など脱水，心機能低下を示唆する身体所見
　(3) 尿量の減少（400 ml/日）
　　　尿の浸透圧は高い（> 500 mOsm/l）
　　　尿 Na 濃度は低い（< 20 mEq/l）
　(4) 尿蛋白所見や尿沈渣
　　　所見はほぼ正常
　②腎後性腎不全を疑う所見
　(1) 前立腺肥大症，骨盤内手術，繰り返す膀胱炎などの既往
　(2) 乏尿，多尿を繰り返す
　(3) 尿蛋白所見や尿沈渣所見はほぼ正常
　(4) 超音波検査による腎盂・尿管の拡大
　(5) MRI などによる後腹膜線維症
　③急性間質性腎炎を疑う所見
　(1) 薬剤投与中の発症
　(2) 尿 α_1 ミクログロブリンや β_2 ミクログロブリンの著明な増加
　(3) 尿や血液中の好酸球増加
　(4) ガリウムシンチグラムでの腎への取り込み増加
　(5) 腎生検で異常所見あり
　④狭義の急性腎不全を疑う所見
　(1) 血圧低下，手術や尿細管壊死を起こす薬剤の投与歴
　(2) 尿浸透圧は 300 mOsm/l 前後，尿 Na 濃度は 20 mEq/l 以上

(3)腎生検で異常所見あり
⑤急速進行性糸球体腎炎を疑う所見
(1)尿蛋白，血尿，尿沈渣の異常所見
(2)他の原因の除外，週の単位で腎機能が悪化
(3)抗基底膜抗体や抗好中球細胞質抗体(ANCA：antineutrophil cytoplasmic antibody)が陽性
(4)膠原病の経過中に発症
(5)腎生検で異常所見あり

(2) 慢性腎不全との鑑別

腎機能の経過が不明の高窒素血症の場合には慢性腎不全との鑑別が必要となる．

〈慢性腎不全との鑑別のポイント〉
(1)既往歴：急性腎不全では下痢，嘔吐，手術，薬剤投与など生体への明らかな侵襲が直前にあることが多いのに対し，慢性腎不全では腎不全が偶然発見されることが多いほか，過去に蛋白尿，浮腫，高血圧などの既往歴を有することが多い．
(2)腎の大きさ：急性腎不全では腎は大きいことが多いが，慢性腎不全では小さいことが多い．

これらによって鑑別できないときには，数日から1～2週後に腎機能を再検し，高窒素血症の進行速度から急性腎不全と慢性腎不全の鑑別を行うことになる．

■治　療

(1) 腎機能保護

原因疾患に対する治療，血圧管理，腎性貧血の管理，腎保護作用を有する薬剤の使用などが重要である．
腎炎のなかにはステロイド薬や免疫抑制薬による治療が適応となる場合がある．

(2) 血圧管理

十分な降圧は腎機能保護にも有用であり降圧目標は130/80 mmHg未満，尿蛋白1 g/日以上もしくは尿蛋白/Crが1以上なら125/75 mmHgを目標とする．

(3) 体液管理

利尿薬の内服や水分・塩分管理・体重測定により体液を管理し体液過剰による心不全や肺水腫を予防する．

(4) 生活指導

慢性腎不全における生活指導では腎機能低下があり，高血圧，蛋白尿が1 g/日以上であれば，程度に応じて社会生活を考慮した運動制限を指導する．

(5) 食事療法

腎機能と血圧を測定し減塩(6 g/日程度以下)を指導する．腎炎と診断されたものや蛋白尿の多い症例や腎機能低下例(GFR 70 ml/分以下)では軽度の蛋白制限を指導する．

(6) 透析療法

高窒素血症や高K血症，アシドーシス，さらには肺水腫，消化器症状などが出現した場合には透析を開始する．透析には大きく分類して血液透析と腹膜透析があるが，わが国では血液透析を選択する患者・施設が多い．

〈血液透析導入の基準〉
・急性腎不全単独の場合：①脳症，出血傾向，肺水腫の出現，②乏尿，無尿期間3日，③1日2kg以上の体重増加，④血清K値6 mEq/l 以上，⑤HCO₃ 15 mEq/l 以下，⑥血清クレアチニン値7 mg/dl 以上，⑦BUN 80 mg/dl 以上
・多臓器不全 multiple organ failure（MOF）における急性腎不全の場合：十分な利尿が得られない場合

(7) 予　防

　手術，造影検査，抗悪性腫瘍薬や抗菌薬の投与などによる急性腎不全は細胞外液量が減少している状態では発症しやすく，十分な補液を行っておくとその発症の頻度が減少し，腎不全の程度が軽減されることが知られている．

　実際の医療の現場では造影検査前には絶食が指示されることが多く，また，手術や抗悪性腫瘍薬投与を受ける患者も食欲の低下，発熱などにより細胞外液が減少している状態にあることに留意すべきである．

　腎機能がもともと低下している患者や，糖尿病患者，高齢者など急性腎不全の発症の危険の高い患者に手術，造影検査，抗悪性腫瘍薬の投与などを行う場合にはそれらの必要性について慎重な考慮が必要になる．また，前もって経静脈的補液を行って脱水を是正しておくなどの慎重な対応が必要である．

2 ●糖尿病性腎症

■概念・病態

　糖尿病には小児より起こす**1型糖尿病**（インスリン依存性糖尿病）と**2型糖尿病**（インスリン非依存性糖尿病）の2種類がありさまざまな合併症を併発する．

　糖尿病性腎症は糖尿病の3大合併症（網膜症，神経症，腎症）の1つであり，**ネフローゼ症候群**や腎不全を経て透析に陥る可能性の高い，続発性腎疾患である．糖尿病発症10～15年を経て発生することが多く，新規透析導入患者の約40％を占め原因疾患として第1位である．

　病期の分類としては，第1期（腎症前期），第2期（早期腎症），第3期（顕性腎症），第4期（腎不全期），第5期（透析療法期）に分類される（1991年厚生省班会議糖尿病調査研究班）．

　糖尿病で高血糖状態が続くと，糸球体を構成している細かい血管が動脈硬化を起こして硬くなり，糸球体の組織の目が粗くなって濾過機能が低下する．その結果としてアルブミンなどの蛋白質が糸球体の網の目を通り抜けて蛋白尿が出たり，尿をつくる働きが低下して老廃物が排泄されなくなり体内にたまったりして糖尿病性腎症に至る．

　糖尿病性腎症が増加してきた原因は生活習慣の変化（若年時からの食生活の乱れや車社会による運動不足が原因の肥満，脂質異常症など）による糖尿病自体の増加，血糖コントロールの進展による糖尿病患者延命率の延長，糖尿病性腎症進行期の治療に対する難治性や治療開始の遅れなどがあげられる．

　2型糖尿病性腎症の進展には多くの因子（高血糖，ポリオール経路の亢進，サイトカインの産生および分泌，活性酸素の活性化，糸球体もしくは全身性高血圧など）が複雑に関与している．

2型糖尿病では，人種差や家族内発症がみられることから，発症ないし進展に何らかの遺伝因子が関与していると考えられる．

■ 症　状

【自覚症状】第1期(腎症前期)〜第2期(早期腎症)にかけて**多尿**を自覚することがあるが，一般には自覚症状に乏しい．腎臓は沈黙の臓器であり糖尿病性腎症は第3期(顕性腎症)になり浮腫が出現してはじめて自覚症状が出現する場合が多い．

腎機能が悪化し，第4期(腎不全期)になると，**尿毒症**による症状(頭痛，吐き気，立ちくらみなど)が出現してくる．

【他覚所見】微量アルブミン尿の出現(第2期)にて診断される．第1期(腎症前期)は微量アルブミン尿は陰性であるが，腎生検では腎症に特徴的な組織学的変化がみられることがあるので設けられた病期である．第4期(腎不全期)になると腎機能が中等度以上低下し，血清クレアチニンが上昇する時期である．

■ 診　断

糖尿病を罹患している場合に糖尿病性腎症を続発する可能性があり早期発見・早期治療が大切であり，そのためには血糖・血圧のコントロールだけでなく医療機関への受診を勧め微量アルブミン尿を年に1回測定することが必要である．

第1期(腎症前期)を診断するには腎生検が必要であり，糖尿病に罹患していて腎機能障害を発症した場合，糖尿病性腎症と診断されることが多いが治療可能な他の腎疾患が合併していないか注意する．

■ 判断のポイント

腎不全の項と重複するが糖尿病性腎症の急性増悪による高K血症や肺水腫，心不全はきわめて危険な状態である．血圧や脈拍，呼吸状態などを観察し日常と変化があるようなら医療機関を受診させる必要がある．

〈問診で糖尿病に陥る可能性を見分けられるか〉

以下の項目に当てはまる場合，糖尿病の可能性が高くなる．

・健診で血糖値が高値だったことがある．
・肥満(20歳代前半の健康時の体重より1割以上増加している)．
・ストレスが多い．
・毎日お酒をたくさん飲む．
・健診で尿糖が陽性だったことがある．
・食べ過ぎ，運動不足が顕著である．
・普段から塩分や蛋白摂取が多い．

◆ [コラム] 難しい糖尿病の研究

現在，2型糖尿病性腎症の遺伝子解析として種々の候補遺伝子の検討がなされている．レニン・アンジオテンシン系，プラスミノゲンアクチベータインヒビター1 plasminogen activator inhibitor-1(PAI-1)，アポ・リポ蛋白E，アルドース還元酵素，βアドレナリン受容体，一酸化窒素合成酵素 nitric oxide synthase(NOS)，心房性ナトリウム利尿ペプチド atrial natriuretic peptide(ANP)などが候補遺伝子として検索対象となっている．しかし，本症の発症に関する遺伝子の解明については十分には進んでいない．

・4 kg 以上の赤ちゃんを産んだ母親，あるいは妊娠糖尿病といわれたことがある母親.
■治　療

高血圧や高血糖は腎症の増悪因子となるので，HbA_{1c} 6.5% 未満，血圧 130/85 mmHg 未満を目標とし，蛋白尿が 1 g/日を超える場合には 125/75 mmHg 未満が望ましく，医療機関での患者教育や栄養指導を積極的に行うことが重要である.

3 ●尿路感染症

■概念・病態

尿路感染症とは，尿路に細菌・ウイルス・真菌などが感染することによって起こる感染症の総称である.

尿路とは尿の排泄経路のことを意味する．尿は腎臓の糸球体で血液が濾過され，尿細管にて再吸収が行われ，集合管に集められる．集合管が合流した部分が腎杯であり，腎杯のさらに下流に腎盂がある．腎盂は腎臓の外に出たところで尿管に移行し，左右の尿管が膀胱に流入する．膀胱から尿道を経由し体外に尿は排泄される.

(1) **急性尿路感染症か慢性尿路感染症か**

自覚症状がなく急に発熱などの症状が出現した場合は急性感染症の可能性が高く，数週間続く持続感染や繰り返し再発している場合は慢性感染症の可能性が高い．以下に記載する単純型・複雑型により経過が別れることが多い．単純型は急性，複雑型は慢性の臨床経過をとることが多い.

(2) **上部尿路感染症か下部尿路感染症か**

上部尿路感染症とは，膀胱よりも上の尿路の感染症である．臨床的には，発熱を伴う尿路感染症は上部尿路感染症を疑わせる．急性腎盂腎炎が代表的な疾患である.

下部尿路感染症とは，膀胱以下の尿路の感染症であり発熱は伴わない．膀胱炎，尿道炎が下部尿路感染症に分類される.

(3) **単純型か複雑型か**

尿路感染症のうち，解剖学的あるいは機能的な尿路の異常（先天性・後天性は問わない）などの基礎疾患を伴わないものを単純型尿路感染症と呼び，解剖学的あるいは機能的な尿路の異常を伴うものを複雑型尿路感染症と呼ぶ．複雑型尿路感染症は単純型と比べ，反復しやすく上部尿路感染症が多い．起炎菌が抗菌薬に耐性となりやすいといった特徴がある.

1 膀胱炎

膀胱炎は，膀胱に炎症が生じたものであり，尿道が短いことより逆行性に細菌が進入しやすい女性に多くとくに急性単純型膀胱炎は 20 歳代の若い女性に多い.

小児と高齢者に発症する膀胱炎の多くは複雑型であり，小児では尿路奇形が原因となり高齢者では**神経因性膀胱**が主な原因となる．複雑型は適切な抗菌薬治療が実施されても再感染や再燃の可能性が高い.

臨床症状として**排尿痛・頻尿・尿混濁**など特徴的な症状を呈し，下腹部の不快感を伴うことも多い．原則として発熱を伴わず，38 ℃を超える発熱がある場合は急性腎盂腎炎への進展として

対処する．単純性膀胱炎の原因菌は，大腸菌が約80％を占める．残りはグラム陽性菌であり，複雑性膀胱炎の原因菌はきわめて多彩で，緑膿菌や腸球菌など弱毒菌の頻度が高くなる．

2 腎盂腎炎

腎盂腎炎は細菌の上行性（逆行性）感染により腎盂，腎杯および腎実質の炎症を起こした状態である．臨床経過より急性と慢性に，発症に関わる基礎疾患の有無により単純性と複雑性に分類される．

単純性の場合は急性，複雑性では慢性の臨床経過を取ることが多く，**急性腎盂腎炎**の多くは若い女性であり，大腸菌が主たる起炎菌で70～80％を占める．急性腎盂腎炎では発熱，全身倦怠感などの全身感染症状に加え，腎部痛，腰背部痛，肋骨脊柱角 costvertebral（CVA）の叩打痛などの症状がみられる．

血液検査では，好中球増多，CRP 上昇，赤沈亢進などの所見がみられる．尿検査では膿尿（10 WBCs/HPF 以上），細菌尿（中間尿培養で 105 cfu/ml であれば原因菌）を認め，蛋白尿，血尿を伴うことが多い．

また，**慢性腎盂腎炎**では急性腎盂腎炎と比較し症状は軽く，軽度の全身倦怠感や微熱，肋骨脊柱角の叩打検査により鈍痛程度しか示さない場合が多い．しかし急性増悪時には急性腎盂腎炎と同様の臨床症状を呈する．画像検査で腎膀胱単純撮影（kidney, ureter and bladder X-ray：KUB）や腹部超音波検査，腹部 CT，排泄性尿路造影検査などによって腎盂の拡張，巣状の粗大な腎瘢痕，尿路の閉塞の有無を確認するとともに，気腫性腎盂腎炎や腎膿瘍などの重症感染症の存在を鑑別する．慢性腎盂腎炎の中には再発・再燃を繰り返し腎障害が進行する場合もあり，定期的な尿検査と腎機能検査が必要である．

■ 症　状

発　熱：発熱を伴う場合，上部尿路感染症を疑う．

腰背部痛：腰・背中の鈍痛．強いときには腹痛も伴うことがある．背中の中央を軽く叩くだけでも，響くような痛みがある．これも上部尿路感染症を疑う所見である．

頻　尿：尿が少ししか貯まっていなくても排尿したくなる．膀胱炎に特徴的．

排尿痛：排尿時に，焼けつくような痛みがある．膀胱炎のほか，尿道炎の主症状である．

血　尿：出血性膀胱炎では，鮮血の混じった肉眼的血尿を呈する．

■ 診　断

・尿検査：尿定性で白血球反応陽性，時に潜血も伴う．沈渣では，白血球を多数（多くは，100/視野以上）認め，細菌を認めることもある．

・血液検査：下部尿路感染症では，ほとんど異常なし．上部尿路感染症では，白血球数・好中球数の増加，CRP の上昇などの炎症反応を認める．

・細菌検査：尿培養で起炎菌を分離する（クラミジア，淋菌など，通常の培養では難しいものもある．）起因菌が同定されたら抗菌薬の感受性検査を行い有効な抗菌薬を判定する．上部尿路感染症では，血液培養が陽性となることもある．

・超音波：非侵襲的な検査であり腎臓の形態や腎盂・腎杯の拡張，結石の診断に役立つ．

・排尿時膀胱造影：経過から複雑型尿路感染症が疑われる場合に行われる．膀胱尿管逆流の有

無を調べる.
- 経静脈的腎盂造影(IVP)：静脈内に造影剤を注射し，尿中に排泄された造影剤をX線撮影する．膀胱から尿管までの画像が得られ，水腎症や尿管瘤の検索に有用である．
- 腎シンチグラム：静脈内に微量の放射性同位元素を注射し，腎への取り込みをみる．急性期には，上部尿路感染症の鑑別に役立ち（上部尿路感染症では，取り込みの欠損像がみられる），回復期には，膀胱尿管逆流や反復性感染による腎の瘢痕を検索するのに役立つ．
- MRI：腎臓，尿管の詳細な構造を得ることができる．

一般細菌培養陰性のいわゆる**無菌性膿尿**が持続する場合は**尿路結核**を疑って検索する．また，放射線性膀胱炎，薬剤性膀胱炎，間質性膀胱炎，ウイルス性膀胱炎などの非細菌性膀胱炎のほかに，神経性頻尿を鑑別する必要がある．

■**判断のポイント**

発熱を伴う場合は上部尿路感染症を疑う．**上部尿路感染症**の中でも**急性腎盂腎炎**は頻度が高く，**敗血症**に移行する可能性もあるため注意が必要である．

■**治　療**

起炎菌に合った抗菌薬の投与が基本である．尿路感染症が疑われたら医療機関の早期受診が望ましい．尿路感染症の特徴として抗菌薬が腎臓より排泄されているために，尿路感染症は抗菌薬投与によって改善しやすい疾患である．しかし，抗菌薬の投与期間が不足していると，簡単に再発する場合もある．抗菌薬の副作用や細菌の薬剤耐性化，菌交代現象を避けるため，抗菌薬の選択は感受性検査に基づいて最適なものを選ぶことが望ましい．

下部尿路感染症では，ほとんどの場合経口抗菌薬での治療が可能である．上部尿路感染症では，全身状態が悪い場合には静脈内投与を要する．乳幼児の上部尿路感染症では，原則として入院し，抗菌薬の静脈内投与を行う．また，水分を十分に摂取し（できない場合は点滴して），尿流をうっ滞させず，排尿を促し洗い流すことも有効である．

複雑型尿路感染症の場合，再発予防のため，急性期を過ぎた後も少量の抗菌薬を予防内服することもある．

4 ●前立腺肥大症

■**概念・病態**

前立腺肥大症は臨床的な概念，つまり自覚症状により診断される疾病である．前立腺肥大の病態は，①加齢に伴い前立腺が重くなる，②前立腺部尿道の狭窄による抵抗の増加や閉塞，③下部尿路の自覚症状（頻尿や残尿感，尿閉など）の3つに分類できる．

前立腺は膀胱の下，直腸の前にあるクルミ大の器官で尿道が通っている．肥大により，尿道が圧迫されて排尿障害をもたらす．

■**症　状**

【自覚症状】頻尿，夜間尿が出現し進行すると**残尿感**が出現し，さらに進行すると尿閉に陥る．
【他覚的所見】直腸診による前立腺触診にて前立腺が肥大している．または超音波での検査が有効である．

■ **判断のポイント**

前立腺肥大症にて直接，命に関わる危険性は少ないが尿閉が出現していると**腎後性腎不全**を呈して不可逆性の病態に陥る可能性がある．また尿路感染症や出血を合併している場合，緊急を要する可能性があり速やかな泌尿器科専門医の受診が必要である．

■ **診　断**

- 直腸診による前立腺触診により大きさ，硬さ，しこり，圧痛，不整，非対称性などの所見がわかり，前立腺炎，前立腺癌との鑑別診断ができる．
- 下部尿路の症状（頻尿や残尿感，尿閉など）を呈する症例の中には前立腺癌が合併することがあり，血清前立腺特異抗原 prostate specific antigen（PSA）の異常高値や直腸診異常があれば前立腺生検の適応を含め専門医に相談すべきである．
- 逆行性尿道造影：造影剤を尿道内から膀胱に注入し尿道の様子を調べる．前立腺肥大症があると尿道が圧迫されたり，延長したりする．
- 腹部超音波検査：下腹から超音波をあてて前立腺の大きさや形，内部の様子を調べ，さらに膀胱内の残尿の量，腫瘍や結石の有無を調べる．

■ **治　療**

前立腺肥大は良性疾患であるため治療法決定には自覚症状の程度がとくに重要である．したがって，患者自身が望まなければ，あえて治療しなくてもよい．

治療については，排尿機能の評価（尿流測定における最大尿流率と残尿測定），前立腺形態の評価（超音波による前立腺容積の計測）を行い，国際前立腺症状スコアと QOL スコアを加えた 5 項目により軽症，中等症，重症に分類する．症状により無治療経過観察，薬物治療，低侵襲治療，手術療法があり薬物治療では，交感神経 $α_1$ 遮断薬が第 1 選択標準薬として推奨され，抗アンドロゲン薬については前立腺サイズの縮小と症状改善に関して記載がある．

(1) 薬物療法

- $α_1$ 遮断薬（α ブロッカー）：膀胱および前立腺部尿道に存在する $α_1$ 受容体に作用し閉塞を軽減する．
- 抗アンドロゲン薬：前立腺を縮小させることが目的であるため大きな前立腺肥大が適応となる．

(2) 手術療法

明らかな前立腺肥大があり，薬物療法により症状が軽快しない場合が適応となる．

- 経尿道的前立腺切除術 transurethral resection of the prostate（TURP）が標準的．
- ホルミウムレーザーを用いる前立腺核出術が近年，普及しつつある．

◆ [コラム] **国民病になった前立腺肥大**

前立腺から分泌される前立腺液は精液の構成成分で，体外に射精された精液中の精子を助ける働きがある．年齢とともに生殖能力が必要でなくなるために，前立腺は萎縮するか肥大するかの二者択一の道を選ぶ．昭和 30 年代ごろまでは，日本人男性のほとんどが前立腺は萎縮の経過をたどっていたらしい．しかし食生活の向上・欧米化により，現在では 80 歳までに日本人男性の 80% が前立腺肥大症になるといわれている．ベリー（Berry）（米国）によると 1,000 例以上の解剖例における組織検査の結果，前立腺結節が 40 歳代で 20%，50 歳代で 40%，60 歳代で 70%，70 歳代で 80% に発見されている．

(3) 低侵襲性治療

主に外来での治療が可能な治療法で，合併症のあるハイリスク症例でも治療可能である．

- 高温度治療：マイクロウェーブなどのエネルギーを用いて経尿道的に肥大した前立腺腺組織の凝固壊死を起こし縮小させる．
- 尿道留置ステント：姑息的治療法であり，手術リスクの高い人に適応される．
- 間欠自己導尿：手術リスクの高い場合や手術までの待機的処置としても利用される．

第5章　外因性疾患

A● 外　傷

1● 頭頸部

1 頭部外傷

2006年では不慮の事故による死亡は約3万9千人で死因順位の5位となっており，死亡総数の3.5%を占めている．不慮の事故では交通事故が23.6%と窒息に次いで多く，1〜4歳では33.8%，15〜24歳では70.6%，25〜34歳では53.9%を占める．これらの中で頭部外傷が死因とされるのは約半数といわれている．また，救命されたものの障害や後遺症を有するのは死亡者数よりはるかに多い．

■分類・病態

(1) 1次性脳損傷と2次性脳損傷（表5・1）

外力によって直接生じた脳実質の機械的損傷や破壊が1次性脳損傷である．それに引き続いて生じる脳血流障害による虚血，壊死，浮腫，さらにはそれらを原因とする脳への圧迫などが2次性脳損傷である．また，低酸素血症，血圧低下，貧血，浸透圧異常，酸塩基平衡異常，感染など全身性・局所性障害が2次性脳損傷を助長する．重症頭部外傷患者の大部分は，1次性脳損傷と2次性脳損傷の複合である．

(2) 外力の作用機序による分類

①直線方向への外力による脳損傷

脳実質には外力が作用した直下に生じる直撃損傷と，その対角線上に生じる反衝損傷が発生する．**直撃損傷**では受傷部位の頭蓋骨に骨折を生じたり，直下の脳表に血腫や脳挫傷を生じる．一方，後頭部や側頭部を強打した際，しばしば前頭葉や反対側側頭葉に脳挫傷が出現するが，これは**反衝損傷**の典型である．

②回転外力による脳損傷

回転加速度による脳組織のズレの力（剪断力）による損傷である．たとえば，ヘルメットを装着し高速で走行中のオートバイで転倒した際には，頭蓋の特定部位に外力は作用せず，脳実質に作用した回転加速度により脳損傷が発生する．大脳白質や基底核，あるいは脳幹部などに神経線維（軸索）の断裂が生じる（後述）．受傷直後から意識障害を認めるのが特徴で，意識障害や高次脳機能障害などの後遺症が問題となる．

(3) 脳実質と外界との交通性による分類

脳実質が創を介して外界と交通する場合を**開放性**（または**穿通性**）**頭部外傷**という．すなわち，頭蓋骨が骨折あるいは欠損し，直下の硬膜が損傷を受けている状態である．一方，脳実質が外界

表5・1　1次性脳損傷と2次性脳損傷

- 1次性脳損傷
  外力が脳実質を直接損傷
  治療で軽減することは困難
- 2次性脳損傷
  受傷後のさまざまな要因で生じる
  適切な判断や処置，治療で軽減が可能
  頭蓋内因子と頭蓋外因子に分けられる

と交通していない場合を**閉鎖性**(または**非穿通性**)**頭部外傷**と呼んでいる．前者の場合は，頭蓋内感染を起こす可能性が高く，緊急手術が必要となる．

(4) 損傷による分類

①頭皮損傷

頭皮は血流に富み，頭皮の創傷部からの出血は多い．とくに小児においては頭皮損傷だけで出血性ショックを生じることもまれではないので注意が必要である．

②頭蓋骨骨折

頭蓋骨骨折自体が意識障害の原因となることはない．しかし，それに付随して生じる急性硬膜外血腫は手術適応となる場合があるので注意が必要である．一方，頭蓋底骨折は外耳孔の後方に皮下出血を認める**バトル**(Battle)**徴候**(図5・1)や両側眼窩周囲に皮下出血を生じる**ブラックアイ**(または**パンダの眼徴候**)(図5・2)などの症状から診断される場合が多く，また外鼻孔や外耳孔からの血液の混じった髄液漏を認めることがある．

③頭蓋内損傷

(a) 急性硬膜外血腫

頭蓋骨と硬膜の間に生じ，その形状は両側凸レンズ形を呈する(図5・3)．硬膜外血腫の出血源は硬膜の動静脈，静脈洞，あるいは骨折した頭蓋骨自体である．一般に脳挫傷を伴うことが少ないので，血腫がある程度の大きさになるまでは意識が清明な時期が存在する(意識清明期 lucid interval)．適切な治療(手術を含む)で良好な予後が期待される．

(b) 急性硬膜下血腫

硬膜と軟膜の間に生じ，その形状は三日月形である(図5・4)．血腫の出血源は脳表と静脈洞を連絡する架橋静脈や脳表の動静脈であるために脳挫傷を伴うことが多く，受傷当初から意識障害を認めることが多い．予後は急性硬膜外血腫と比較すると不良である．

(c) 脳挫傷

脳実質が外傷により損傷された結果生じる．脳浮腫や小出血を伴うが，小出血が癒合して大きな血腫(脳内血腫)を伴うこともある(図5・5)．

(d) 外傷性脳内血腫

外傷性脳内血腫は前頭葉や側頭葉に好発する．脳挫傷や硬膜下血腫などの合併損傷を有し，単独で生じることは少ない(図5・6)．

(e) びまん性脳損傷

回転加速度による脳組織のズレの力(剪断力)で生じる．重症の場合，回転加速度によって大脳

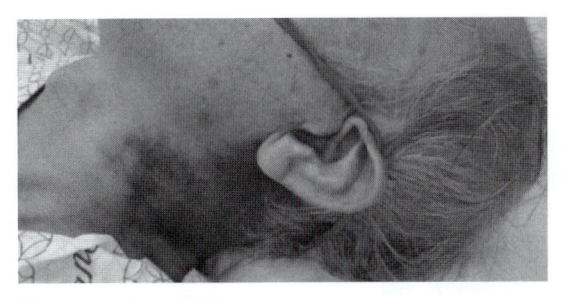

図5・1 バトル徴候

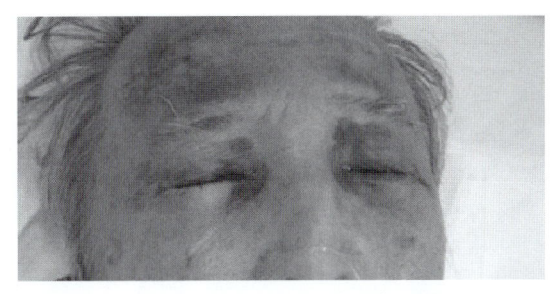

図5・2 ブラックアイ（またはパンダの眼徴候）

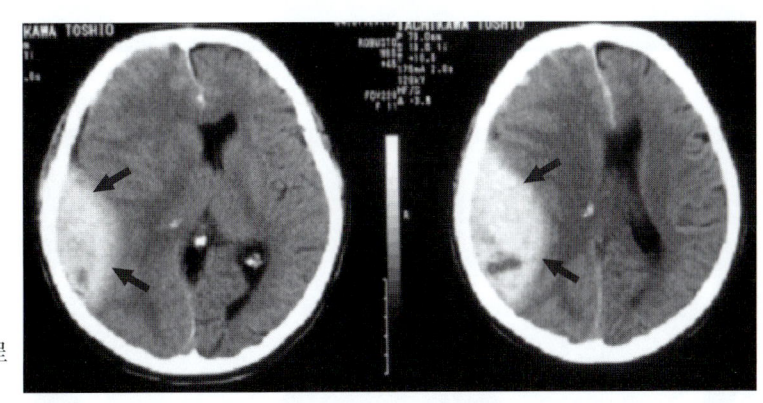

図5・3 急性硬膜外血腫
血腫の形状は両側凸レンズ形を呈する（矢印）．

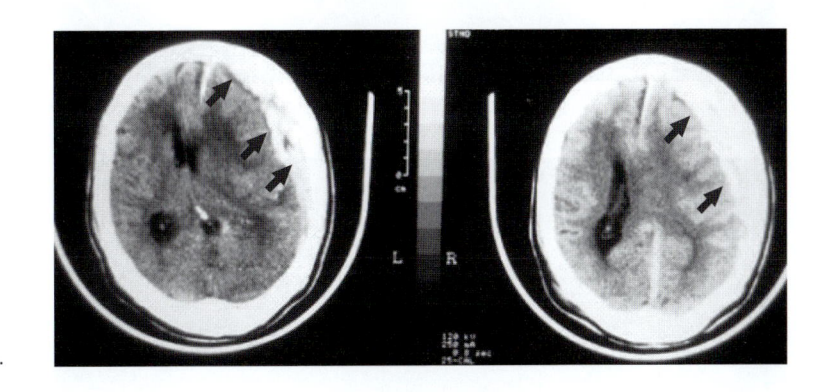

図5・4 急性硬膜下血腫
血腫の形状は三日月形を呈する．

白質，脳梁部，大脳基底核あるいは脳幹と周囲脳組織との間に剪断力が生じ，これらの部位の神経線維（軸索）に断裂が生じる（**図5・7**）．びまん脳損傷のなかには**脳振盪**のように意識障害が一過性で何ら神経学的後遺症を呈さないものから，高度の意識障害が遷延するびまん性軸索損傷まで，その程度はさまざまである．

■ **続発症と後遺症**

(1) 外傷性てんかん

脳挫傷部が焦点となり，てんかんを生じることがある．外傷性てんかんの危険因子は若年者，前頭葉の脳挫傷であるが，75％が受傷2年以内に発症する．

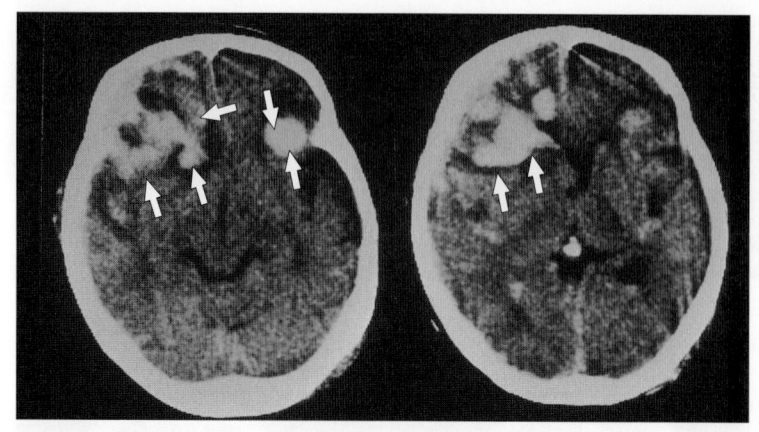

図5・5 脳挫傷

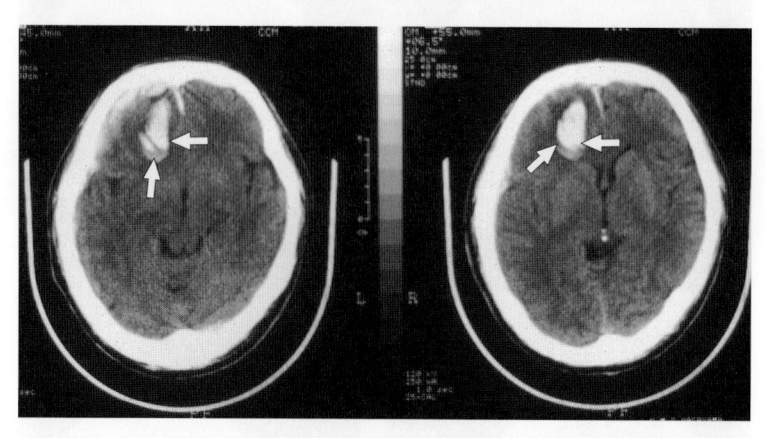

図5・6 外傷性脳内血腫

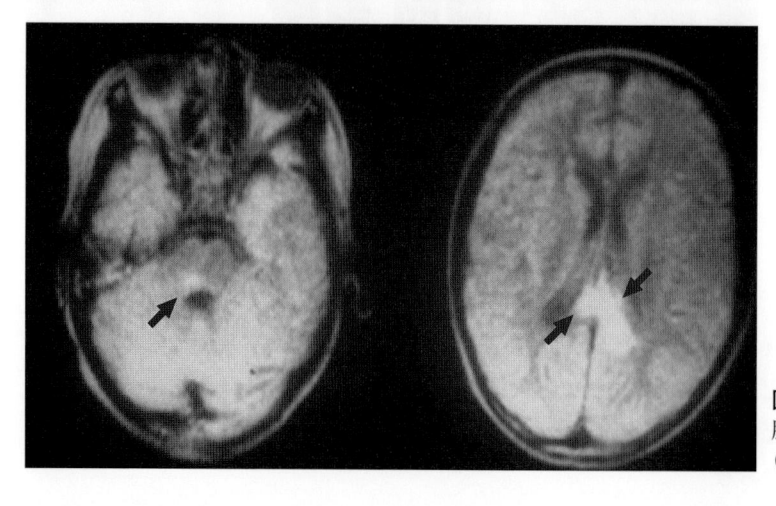

図5・7 びまん性軸索損傷
脳梁部と脳幹に病変を認める（矢印）．

(2) 慢性硬膜下血腫

軽微な外傷後3〜4週以上経ってから頭痛や片麻痺，認知機能低下が出現する．高齢者に好発するが，若年者でもまれに生じる．外傷の既往がはっきりしない場合もある．本症の特徴は血腫

に被膜を有することで，穿頭して血腫を洗浄除去することで治療する．

■特殊な頭部外傷

(1) 若年性頭部外傷症候群

学童期から思春期の小児が頭部を打撲した場合，受傷2時間後くらいから頭痛，嘔吐，失語，片麻痺，視野障害などが出現することがある．外傷の程度は通常軽微であり，同様の症状は6～24時間持続し，その後は何らの後遺症も残さず回復する病態である．本病態の原因については十分に解明されていないが，直撃損傷や反衝損傷により機能低下した局所の脳機能が，あたかも水面に石を投げたときに生じる波紋のように機能低下部位がゆっくり他部位に伝わり，さまざまな脳局所症状（巣症状）を出現させ，波紋が自然に消滅するように機能低下の部分も改善していく，という理論が受け入れられている．

(2) 揺さぶられっこ症候群

乳児を強く揺すったあとに嘔吐や意識障害が出現し，くも膜下出血や硬膜下血腫を生じる．乳児では頸部の筋肉が未熟であること，頭蓋骨と脳実質や，くも膜下腔が成人や年長児に比べて広く，脳表の静脈（架橋静脈）の支持組織も脆弱であることが誘因となっている．

(3) 被虐待児頭部外傷

被虐待児の約10～20％に頭蓋内病変が存在する．そのほとんどが急性硬膜下血腫で，高率に眼底出血を伴う．新旧の混在した全身皮下出血の有無，四肢骨折の有無，小児標準体重と比較しての発育評価などプレホスピタルでの情報が診断に重要である．

(4) 高齢者頭部外傷の特徴

高齢者では加齢による組織や血管の老化や生活習慣病などを背景に若年者に比較して重症化する傾向が強い．直撃損傷や反衝損傷が若年者より強くなる傾向がある．

2 頸部外傷

頸部には気道，頸動脈，頸静脈，食道や頸椎・頸髄など損傷を受けると重大な機能障害や生命予後に直結する重要器官が集中している（図5・8）．鈍的損傷の際には当初に症状がなくても血腫による2次的な圧迫により経時的に症状が出現し，適切な診断と治療を怠ると予後が不良となることがあるので注意が必要である．

■解　剖

頸部を尾側から頭側にかけて3つのゾーンに分類する．鎖骨と輪状軟骨までをZone I，輪状軟骨から下顎角までをZone II，下顎角から頭蓋底をZone IIIとする．Zone Iには椎骨動脈，総頸動脈近位部，肺，気管，頸髄が，Zone IIには総頸動脈，内頸動脈，外頸動脈，内頸静脈，外頸静脈，椎骨動脈，気管，頸髄，喉頭が位置し，Zone IIIには咽頭，内頸動脈，外頸動脈が含まれる（図5・9）．

■病態・受傷機転

自動車のハンドルやダッシュボードでの強打，シートベルトやヘルメットの紐，スポーツ外傷や暴力による直達外力や回転加速度，時に頸部の過伸展や過屈曲で生じる．また，縊頸（首を吊ること）時にもZone I，IIの鈍的損傷が生じることがある．

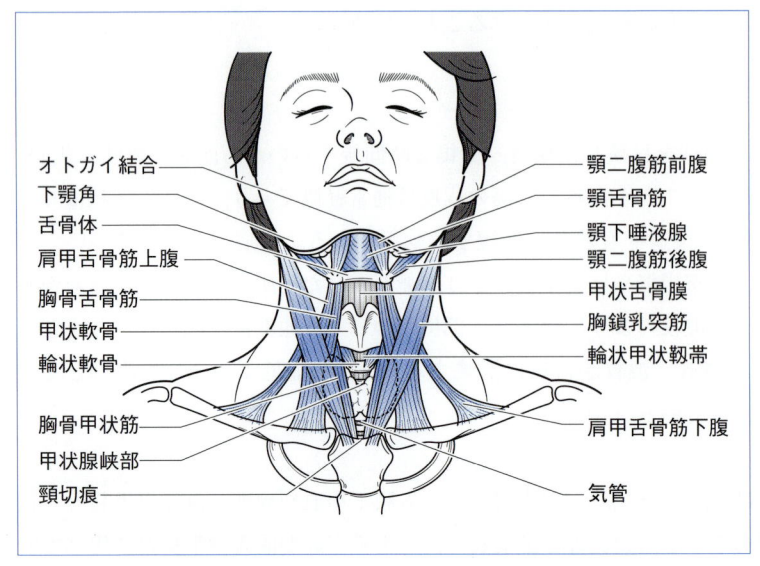

図5・8 頸部の解剖

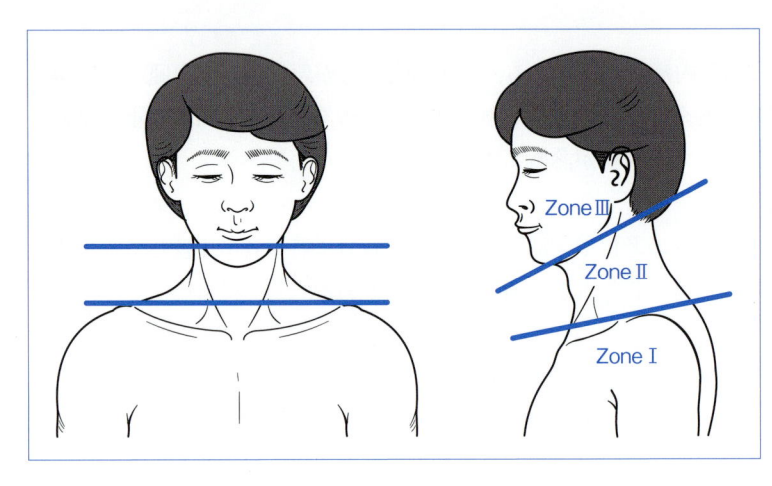

オトガイ結合
下顎角
舌骨体
肩甲舌骨筋上腹
胸骨舌骨筋
甲状軟骨
輪状軟骨
胸骨甲状筋
甲状腺峡部
頸切痕
顎二腹筋前腹
顎舌骨筋
顎下唾液腺
顎二腹筋後腹
甲状舌骨膜
胸鎖乳突筋
輪状甲状靱帯
肩甲舌骨筋下腹
気管

図5・9 頸部損傷の部位による分類
Zone Ⅰ：鎖骨と輪状軟骨との間（椎骨動脈と総頸動脈近位側，肺，気管，食道，胸管，頸髄，主要な頸髄神経幹）
Zone Ⅱ：輪状軟骨と下顎角との間（内頸静脈，椎骨動脈，頸動脈，気管，食道，頸髄，喉頭）
Zone Ⅲ：下顎角から頭蓋底までの間（咽頭，内頸静脈，椎骨動脈，内頸動脈遠位部）

■診 断

　視診で腫脹や変形，皮下出血の有無を確認し，触診で皮下気腫，総頸動脈触知の左右差，圧痛部位を判断する．気道狭窄の際には聴診で狭窄音が聴取されることがある．しかし，確定診断には頸部単純X線（正面，側面），頸部超音波，CT（造影を含む），血管撮影などの画像診断が必須である．嗄声は声帯や反回神経損傷・麻痺，意識障害は頸髄損傷や総頸動脈・椎骨動脈損傷を疑うべきである．

■症状・治療

　気道の異常があれば下顎挙上法で気道確保を行い，気道が確保できない際には確実な気道確保として気管挿管を行う．不可能な場合は輪状甲状靱帯穿刺（切開）が必要に応じて行われる．

(1) 喉頭・気管損傷

　Zone Ⅰ，Ⅱの損傷で生じる．同部位の皮下気腫や圧痛，喘鳴，嗄声の症状を有するとき疑う．

適切な気道管理が原則であるが，重症な場合は損傷修復をかねた気道確保が必要となる．

(2) (内外)頸動脈・頸静脈損傷

頸部の過伸展，過屈曲で生じる．総頸動脈損傷の場合は内膜損傷による閉塞や塞栓による脳梗塞やホルネル(Horner)症候群が出現する．治療は血行を維持するための再建術，ステント留置が行われる．

(3) 椎骨動脈損傷

第6頸椎〜第1頸椎横突孔を貫通するので，頸部過伸展や過屈曲で内膜損傷を生じる．一側性の場合は無症状のことが多いが，両側の損傷では椎骨・脳底動脈領域の脳梗塞を生じる．

(4) 食道損傷

まれであるが，縦隔内気腫や放置すると膿瘍が生じる．損傷が小さな場合は自然治癒も期待できるが，損傷程度が大きいときには損傷部ドレナージ，食道瘻設置などを考慮すべきである．

(5) 頸椎・頸髄損傷

3章C．3骨折の「脊髄損傷」の項目を参照．

2 ● 胸 部

胸部には大動脈や大静脈などの大血管や肺，心臓などがあり，胸部への外傷は呼吸不全(低酸素血症，高二酸化炭素血症)や循環不全(血圧低下，ショック)をきたし，致死的になりうる．致死的胸部外傷としては，心タンポナーデ，気道閉塞，フレイルチェスト，緊張性気胸，開放性気胸，大量血胸などがあげられる．胸郭は骨性成分として左右12本の肋骨，12個の脊椎(胸椎)，肩甲骨，鎖骨，胸骨がある．筋肉，結合組織としては，大胸筋，小胸筋，肋間筋，横隔膜などがある．

胸郭の底を形成している横隔膜のすぐ下には腹部臓器が存在する．右横隔膜下には肝臓，左横隔膜下には脾臓，左右に腎臓が存在する．したがって，胸郭下方への外傷の場合(下位肋骨骨折など)は，腹部臓器損傷の合併を常に考えなければならない．

鈍的胸部外傷の受傷機転としては，乗用車のハンドルによるものなどがある．エアバッグなどの安全装備，シートベルト着用率の向上などにより，自動車事故患者の重症度は以前と比べるとかなり低下してきた．

下記では，胸部外傷のうち重要なものを列挙し，それぞれについて概説する．

1 肋骨骨折

■概念・病態

肋骨は左右12本存在し，形は扁平である．背中側は胸椎より始まり，胸部前方にて肋軟骨へと連なる．肋軟骨は胸部全面に存在する胸骨へと連なるが，下位肋骨では胸骨と結合していない．肋骨の間には肋間筋が存在し，呼吸筋として働く．また，大胸筋，小胸筋などの筋肉が胸郭を形成している．肋骨に関係する動脈としては，肋間動脈が存在し，肋骨下縁を走行する．肋骨骨折では，1本あたり100〜200 mlの出血をきたすといわれている．呼吸時に胸郭運動のため骨折部位に痛みを生じる．

■症　状

身体所見としては，骨折部に一致して圧痛を認める．気胸(後述)を合併している場合は，**皮下気腫**を認めることがある(触診にて握雪感＝皮下にプチプチと空気の泡を感じる)．

■診　断

診断は，X線写真や胸部CT検査にて行う．X線写真ではわからないような微細な骨折も，CT検査で判明することが多い．その際は圧痛部位を注意深く画像検索することが必要である．数本の肋骨骨折でも，高齢者では血圧低下をきたし，生命を脅かすことがある．とくに昨今は抗血小板薬や抗凝固薬など出血を助長する薬を内服していることが多く，内服内容にも注意が必要である．

■治　療

治療は，疼痛コントロールである．鎮痛薬の内服や点滴投与を行う．また，硬膜外ブロック(胸髄の硬膜外に局所麻酔薬や麻薬を投与し，神経をブロックし除痛する)も有効である．肋骨骨折では，骨修復術を要することはほとんどない(次に述べるフレイルチェストに至った場合は，手術することもある)．

2 フレイルチェスト(胸壁動揺)

■概念・病態

連続する数本の肋骨が骨折した場合に，胸郭の奇異性運動をきたすことがあり，フレイルチェストという．**奇異性運動**とは，骨連続性を失った胸壁(フレイルセグメントという)が，吸気時に陥没し呼気時に膨隆する運動である(通常は，吸気時に胸郭は挙上し呼気時に下がるが，骨連続性が失われるとその動きについていけないため，フレイルセグメントが吸気時に陥没し呼気時に膨隆しているように見える)．高エネルギーを受けているため，**肺挫傷**や気胸を高率で合併し，呼吸不全をきたす．好発部位は胸壁の前面，側面である．

■診　断

診断は，注意深く胸郭運動を観察し(視診)，奇異性運動に気づくことである．骨折であるため，肋骨骨折と同じく骨折部位に一致して圧痛を認め，多発肋骨骨折のため胸郭が動揺しており，触診にて胸郭の不安定性(ぐにゃぐにゃ)を確認する．また，気胸を合併し皮下気腫(握雪感)を認めることも多い．

■治　療

治療は，病院到着前であれば，奇異性運動を示している胸壁を厚めのガーゼやタオルで圧迫し，テープでしっかりと固定する(図5・10)．呼吸不全に対して高濃度酸素投与を行う．病院到着後は，気管挿管を行い陽圧換気を行う(内固定という)．陽圧をかけることで胸郭の動揺が改善する．また，肋骨骨折に対して，疼痛コントロールを行う．2週間前後を目安に陽圧換気を継続しても，動揺性が改善しない場合は，肋骨固定術(図5・11)を考慮する．

3 気　胸

■概念・病態

気胸とは，胸膜に穴があき胸腔内に空気が貯留する病態である．肋骨骨折を合併することが多い．次に述べる血圧低下を伴う緊張性気胸，開放性気胸は致死的胸部外傷の1つである．

図5・10 フレイルチェストに対する固定　　図5・11 肋骨固定術

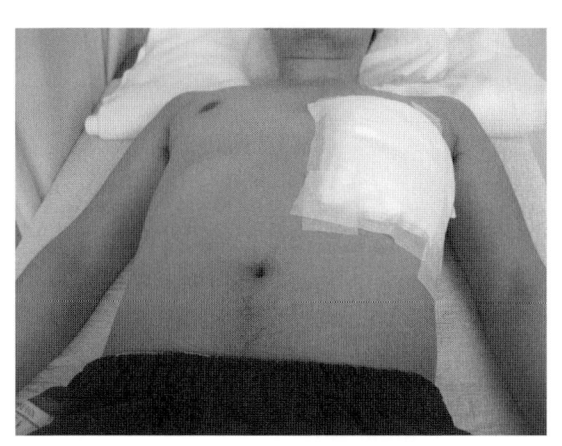

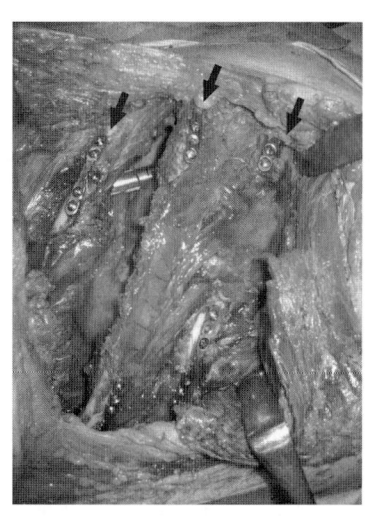

(1) 緊張性気胸

単純性気胸とは異なり，胸膜開口部が弁になり，胸腔内に多量の空気が貯留し胸腔内の圧が著しく上昇し，そのため心臓や大静脈が圧迫され，血圧低下をきたすものである．緊急に脱気しなければ，心停止に至る．そのため，迅速に診断し同時に治療することが求められる．

症状は，頻呼吸，呼吸困難，血圧低下，ショックによる意識の混濁などである．

静脈血が心臓へ流入すること(静脈還流)が妨げられるため，頸静脈の怒張をきたす．打診にて鼓音，聴診にて患側肺の呼吸音消失を認める．触診では，皮下気腫を認め，頸部気管が健側に偏位する．以上の身体所見より，緊張性気胸と診断できれば，**緊急脱気**を行う．鎖骨中線第2肋間より太い静脈留置針を挿入し，脱気を確認する．その後，通常の気胸と同様に**胸腔ドレナージ**を行う．この際も脱気を確認できる．脱気により胸腔内圧は低下し，静脈還流が改善し血圧は上昇する．

緊張性気胸の診断に胸部X線写真は必要ない．生命の逼迫した状況であり，身体所見，症状，バイタルサインより診断し，脱気の治療を行う．X線写真の撮像を待っていては，心停止に至る．

(2) 開放性気胸

開放性気胸とは，胸壁に開放創を認め，そこから胸腔内へ空気が入り込む気胸のことである．多くは，穿通性外傷(刃物による刺創や銃創など)によって生じる．開放創が大きくなるに従って症状は重篤になる．症状は，創部痛と呼吸促迫である．開放創から空気が流入する際に，創部に血液の交じった泡が生じているのが観察される．

病院前の処置としては，空気の流入を防ぐために，開放創を塞ぐ．しかし完全に閉鎖してしまえば，緊張性気胸をきたす可能性があるため，**3辺テーピング法**により創を覆うようにする(図5・12)．病院では，その他の気胸と同様に胸腔ドレーンを挿入し，その後に開放創を縫合し閉鎖する．

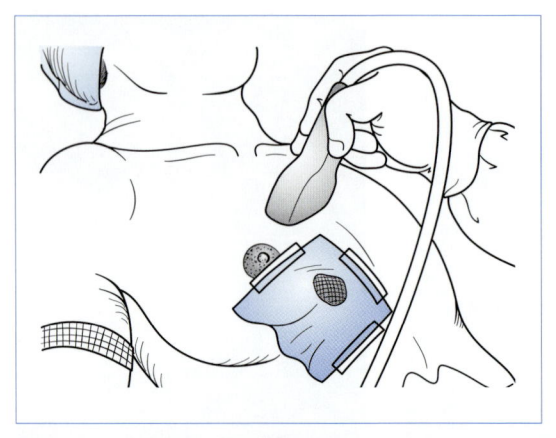

図5・12　3辺テーピング法
セロハンテープやビニール袋を切り取ったものを下方（背側）のみテープで固定せずに開けておく．

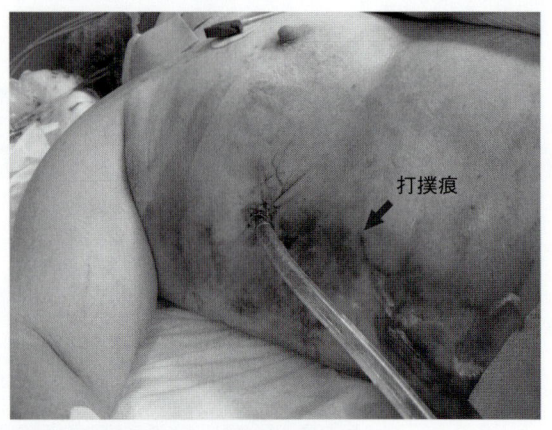

図5・13　胸腔ドレナージ

打撲痕

■ 身体所見・診断
　身体所見では，聴診上呼吸音の減弱，触診にて皮下気腫，打診にて鼓音を認める．肺の虚脱が著明であれば，患側肺の胸郭運動が悪化することが視診にて確かめられる．診断は，胸部X線写真，胸部CT検査にて行う．肋骨骨折，肺挫傷，血胸を合併することが多く，それらの検索も同時に行う．

■ 治　療
　治療は，胸腔ドレナージである（胸腔ドレーンという管を胸腔に留置し脱気を行う，**図5・13**）．そのほか，肋骨骨折を合併していれば疼痛コントロールも行う．

4　血　胸

■ 概念・病態
　胸腔内には片側だけで2〜3 lの血液が貯留しうる．肋間動脈や内胸動脈の損傷，肺実質損傷などから出血する．大量血胸の場合は，出血性ショックに至る．また，貯留した血液に圧迫され肺が虚脱するため，呼吸不全をきたす．大量血胸は**致死的胸部外傷**の1つである．

■ 身体所見・症状
　大量血胸では血圧低下をきたすため，頻脈や四肢冷感などのショック徴候がないかどうかが重要である．理学所見では，聴診にて患側肺の呼吸音減弱，打診にて濁音（ポンポンと軽い音ではなく，鈍い音に変わる）を認める．

■ 診断・治療
　胸部X線写真や超音波検査（FAST）にて血胸を診断する．治療は胸腔ドレナージを行う．しかし，ドレーンからの出血量が多い場合は開胸止血術が必要となる．

5　肺挫傷

■ 概念・病態
　胸部への外力が強いと肺実質を損傷する．外力が強いため，多くは肋骨骨折や気胸を合併す

る．外力により肺胞の毛細血管構造が破綻し，肺胞内へ炎症細胞の浸潤や出血が起こり，呼吸不全(低酸素血症，高二酸化炭素血症)をきたす．

■身体所見・症状
身体所見では，聴診にて肺雑音を聴取するが，必ずしも聴取できるとは限らない．

■治 療
治療は，呼吸不全の程度による．軽度の肺挫傷であれば，マスクなどによる酸素投与を行うだけでよい．中等症から重症では，人工呼吸器管理などの陽圧換気が必要になる．最近は，NPPV(非侵襲的陽圧換気 noninvasive positive pressure ventilation)と呼ばれる，マスクを介した陽圧換気方法が普及してきており，意識のよい胸部単独外傷などではよい適応となる．

肺挫傷のため受傷後数日で，急性呼吸窮迫症候群(ARDS)に至ることもあり，その場合は致命的となりうる．

6 心損傷

■概念・病態
ハンドルなどで胸部前面を打撲した場合などでは，心損傷をきたす．心損傷の程度は，不整脈を起こすだけの軽度の心筋挫傷から，心破裂までさまざまである．**心破裂**の場合は，下記に述べる心タンポナーデをきたすことが多い．

■身体所見・症状
前胸部痛，前胸部に打撲痕など．

■診 断
12誘導心電図をとり，不整脈の有無を確認する．採血にて心筋より逸脱する酵素(クレアチンキナーゼ)を測定する．心損傷に伴う不整脈を認める場合は，心電図モニターを装着して経過観察入院とする．

a．心タンポナーデ

■概念・病態
致死的胸部外傷の1つである．心臓は心囊と呼ばれる膜に包まれており，心囊腔には心囊液が少量存在する．右心破裂や心筋挫滅部位から心囊内に出血が続くと，心囊内出血のために心臓の拡張が阻害され，低圧の右心系が虚脱し心拍出量が低下しショックとなる．緊張性気胸と同じく，直ちに診断し処置をしなければ致死的である．

■身体所見・症状
血圧低下，内頸静脈怒張，心音の減弱がベック(Beck)の**3徴**として知られている．しかし，出血性ショックを合併しており，頸静脈怒張を認めないこともある．

■診 断
超音波検査にて心囊液の貯留を確認する．心囊液は超音波検査で黒く写る．

■治 療
超音波検査にて，心タンポナーデを認めたら，すぐに**心囊ドレナージ**を行う．心窩部よりドレナージ用カテーテルや中心静脈カテーテルなどをガイドワイヤーを用いて留置する．心囊液のドレナージを行いショックを離脱した後に，心損傷に対して開胸止血術を行う．心囊ドレナージが

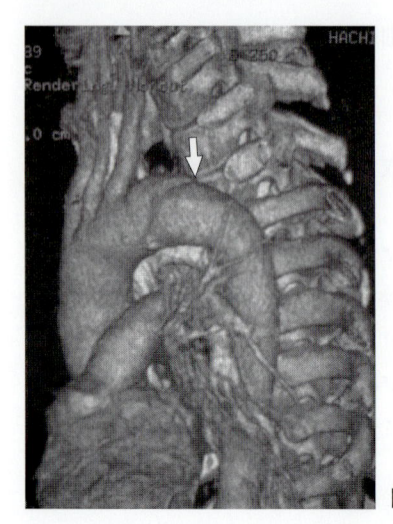

図5・14　大動脈損傷

成功しないときは，直ちに手術する．

7 大動脈損傷

■概　念

大動脈は，左心室より流出し一度上行したのち弧を描いて(大動脈弓)胸椎の脇の後腹膜の中を下行する．それぞれを，上行大動脈，大動脈弓，下行大動脈という．下行大動脈は後腹膜に固定されているが，上行大動脈と大動脈弓は固定されていない．そのため，外力が加わると，大動脈弓と下行大動脈の境目(大動脈峡部という)でズレが生じ裂けることが多い．大量出血のため，85%は現場で死亡するといわれている．

■身体所見・症状

背部痛，血圧低下，内頸静脈怒張など．

■診　断

胸部X線検査にて縦隔拡大や大動脈弓の不鮮明化を認める．胸部造影CT検査にて確定診断が得られる(図5・14)．

■治　療

ステント治療と手術療法がある．合併損傷を認める場合は，ステント治療が選択されることがあるが，施設によっては施行不可能な場合もあり，その場合は待機的に手術療法を行う．

3 ● 腹　部

■概　念

外傷の原因は物理的もしくは化学的な外的要因による体の組織・臓器の損傷である．外傷の多くは物理的外因のうちの機械的外力による損傷であり，狭義の外傷とされる．損傷の程度は，外力の強さや性質，作用時間，損傷部位による外的因子と受傷者の内的因子で決定される．本項ではこの機械的外力による腹部外傷を解説する．腹部には血管の豊富な実質臓器，腹部主要血管の腹部大動脈，下大静脈，門脈などや消化管をはじめとする管腔臓器，泌尿生殖器が存在し，おの

おのが出血性病変と炎症性病変の原因となる．腹腔内の出血は生命を脅かす**大量出血**から受傷早期に致命的となりうるので，緊急度が高い．相対的に腹膜炎は進行が緩徐であり，早期の症状に乏しいことがあり早期の診断が困難となりやすいことが特徴である．

受傷機転から鈍的損傷と鋭的損傷（または，穿通性損傷）に分類される．**鈍的損傷**は交通事故や労働災害，墜落・転落，スポーツ事故，暴行などの衝撃による**非開放性損傷**である．**鋭的損傷**は刺創や銃創，杙創（よくそう：鋭的損傷のうち比較的鈍的構造物に刺し入れた損傷）などによる体表に創を観察できる**開放性損傷**であり，開腹手術の対象となる．

軽微な腹部外傷は自宅での療養でも回復するが，緊急度の高い症例は医療施設で開腹止血術などの根本治療を受けられず現場あるいは搬送中に死亡する例が多い．根本治療までの時間が生命予後や，病悩期間，後遺症併発に大きく影響するために根本治療までの許容時間は限られ，この1時間を golden hour と強調される．

また，すべての外傷初期診療の原則として腹部外傷も例外でなく，受傷機転や外力の大きさにより，他部位の損傷を合併している可能性を念頭におき，生命を脅かす生理学的徴候を把握した蘇生処置が重要である．よって初期診療手順は，生命維持に関わる**生理学的評価**（呼吸，循環，意識）に基づいたアプローチが優先される．

■ 病　態

主病態は出血と腹膜炎である．出血は血管自体の損傷や血液の豊富な肝臓や脾臓，腎臓などの実質臓器損傷からの出血による循環障害であり，外傷急性期におけるショックの9割以上を占める．

出血は，時間あたりの出血量で緊急度が大きく変化する．急速な大量出血でショック徴候を有する症例は一刻の猶予もなく，生命危機の観点から緊急度が高い．

一方，腹膜炎は胃や十二指腸，小腸，大腸などの消化液や食物残渣，細菌を含む消化管や膀胱，尿管，胆嚢などの管腔臓器損傷，膵損傷からの膵液漏出による腹腔内の汚染・炎症が原因となり進行性に波及する．大量に細菌の存在する下部消化管損傷では重篤な**敗血症**を併発し重症度が高くなる．受傷早期からバイタルサインの変化が出現することは少なく，急速大量出血の病態に比べ開腹術までに許される時間は比較的猶予（概ね6時間以内）がある．

これらの病態は進行性に全身状態を悪化させる．また実質臓器と管腔臓器が損傷されれば2病態が併存し治療を困難にする．その他のまれな病態として，動脈内膜損傷による血栓形成からの血管閉塞による臓器虚血や内ヘルニアからの腸閉塞などがある．また臓器や器官の損傷自体からその機能が損なわれることがある．さらにショックの遷延や炎症の進行は急性腎不全や呼吸不全，肝不全，播種性血管内凝固症候群（DIC）などの（多）臓器障害を併発し，いっそう重篤な状態となる．

腹部は，腹腔と後腹膜腔に分けられる．腹腔は腹膜で裏打ちされた閉鎖腔であり，後腹膜腔は腎臓，膵臓や腹大動脈，下大静脈などが存在し，腹腔の背側に位置する．出血の局在はこれらに分かれ，腹腔への出血と後腹膜への出血がある．おのおのは胸腔（大量血胸）と同様に（腹腔内出血，後腹膜血腫），体幹での生命を脅かす大量出血が貯留しうる場所（腔）であり，外観から観察できないことから過小評価となり診療遅延につながる危険をはらんでいる．

■自覚症状と他覚所見

　受傷部位，腹部症状，腹部所見が中心となるが，危険なショック状態を見逃さないために生理学的徴候の異常を認知することが重要である．

　自覚症状において腹痛の性状では，疼痛の局在，部位が限局性なのか，びまん性なのか，移動性があるのか，広がっているのかである．疼痛の時間的経過は，受傷直後から出現しているのか徐々に強くなっていくのか，また内臓痛を示唆する周期的な痛みなのか，腹膜炎からの体性痛のサインである持続的な疼痛であるか．また，消化器症状としては悪心，嘔吐，腹部膨満感，便通・排ガス異常などである．

　他覚所見として，生命危機が切迫しているかどうかの判断に意識状態，呼吸状態，循環状態(脈拍・血圧・顔面蒼白・四肢冷感)，体温などの生理学的徴候の把握が最も優先される．腹部の診察では，視診として体表の打撲痕や開放創の局在，腹部膨隆などを観察する．聴診では腸蠕動音の聴取(減弱，消失，亢進)を行う．触診で圧痛の部位，腹膜刺激症状である**反跳痛**(腹部を押して急に放したときに生じる痛み)や**筋性防御**(腹部を押したときの腹壁の緊張)の有無を診る．腹部所見が乏しい際は初診だけでなく経時的な観察が重要である．会陰部付近の損傷が疑われれば直腸指診にて圧痛，直腸粘膜の連続性，前立腺の高位・浮動感，出血の有無を観察する．血尿があれば腎臓や膀胱の尿路系損傷を疑う．

　消化器症状や腹部所見は個人差があったり，当初は軽微であったり，他部位の痛みや意識障害がある際，アルコール飲酒時は早期の診断を困難にする．

■トリアージ

　緊急度・重症度の高い症例を見落とさずに救命するためには，まず生命維持に関わる生命徴候(バイタルサイン)の把握から始め，3段階で緊急度，重症度を評価する．

　第1段階は**生理学的徴候**の評価である．

　(1)気道・呼吸：気道の開通，呼吸回数(9回/分以下，30回/分以上)，努力性呼吸の有無を観察する．

　(2)循環状態：脈拍が弱い，触知不能，速い(120回/分以上)，遅い，四肢の冷感・湿潤，顔面蒼白，外出血を観察する．

　(3)意識状態：呼びかけに対する応答を観察する．

　これらのうち1つでも異常があれば，緊急度は高い．生理学的徴候は病態の進行や処置により悪化も改善もするために常に繰り返し評価することが重要である．循環障害が進行すれば初期は興奮状態，攻撃状態，不穏状態となるが，さらにショックが進行すれば脳血流が低下し，意識は無反応から昏睡状態となり心停止が差し迫っているサインである．活動性の外出血は圧迫止血を行う．

　第2段階は**損傷の状態**から評価する．

　大きな打撲痕，切創や刺創，創口からの内臓脱出や大量出血を観察する．第1段階をクリアしてもこれらがあれば重症と判断する．

　第3段階は**受傷状況**と**受傷者側の因子**から評価する．

　(1)大きな衝撃が加わったと推測されるとき(高速度での自動車事故，歩行者や自転車対自動車

の事故，挟まれ事故，下敷き事故など）．

(2)受傷者側の内的因子は，年齢，体格，基礎疾患や服薬（たとえば抗凝固薬），妊婦などの確認．

第1段階と第2段階に異常がなくても，第3段階に該当すれば重症の可能性が潜在するために，重症扱いとし診療を行う．

■ 診 断

診療を進めるうえで，重要なのは鑑別診断や確定診断よりも把握すべきショック状態を見逃さず認知し蘇生処置を並行することである．

重度のショック時には，明らかな損傷臓器の同定（診断）前に，蘇生のための開腹止血術が唯一の救命手段となる．つまり生命危機が切迫しているときは検査を最小限（血液検査，血液型検査，腹部超音波検査など）まで省き，鑑別診断や確定診断は必要なく出血制御のための開腹術が優先され，開腹時に診断と治療を行う．時間を要したり，移動を要する診断法（CT検査，血管造影検査など）を利用する際は，全身状態が安定していることが大前提である．

■ 治 療

治療は進行する出血と腹膜炎が対象であり，治療の一般原則は生理学的機能の維持を優先する．出血性ショックは緊急度が高くその早期認知と対応が大切である．

初期診療では生理学的評価に基づく，蘇生要否の判断のための観察プライマリ・サーベイ

◆ [コラム] プライマリ・サーベイと蘇生

最初の短時間の第一印象で意識状態，呼吸状態，循環状態を概観し生理学的機能の切迫状態を把握し，その後につながる診療スピードと重点部位の目安とする．

気道・呼吸管理(A: Airway, B: Breathing)に関しては，気道確保，高濃度酸素投与，気管挿管，補助換気を行う．

循環の管理(C: Circulation)に関しては，循環異常の徴候があれば上肢から太く短い静脈留置針を2箇所から確保し，1〜2 lの加温輸液（晶質液）を急速に投与し循環血漿量の補充とともに血圧，脈拍の反応からショックの程度を評価しその後の診療指針とする．反応しない場合は最も緊急度が高く，さらなる輸液の急速投与を継続し緊急輸血のオーダー・輸注（総輸液量が3 lを超える前に開始する）を行う．腹部超音波により腹腔内液体貯留を確認し，蘇生の一環として開腹止血術を行う．この際，出血制御までの時間短縮に最大限の勢力を注ぐことが重要となる．

反応を認める場合は，その後に再び不安定となるものと安定が継続するタイプに別れる．不安定なタイプは出血持続や蘇生輸液の不足が考えられ輸血や止血手技の可能性が高い．

安定継続のものは，軽微な出血が考えられ止血手技の可能性は低い．

また体温は，循環障害や脱衣，急速大量輸液・輸血から急速な低下傾向を示し，低体温が凝固障害や心筋抑制，不整脈誘発などを生じさせるために積極的な保温と加温を行い体温維持に努める．

セカンダリ・サーベイ

第2のステップとして，解剖学的評価から損傷の検索を行う．まず，漏れなく，簡潔に病歴の聴取を行う．Allergy（アレルギー歴），Medication（服用中の薬），Past history & Pregnancy（既往歴・妊娠），Last meal（最終の食事摂取時間），Event & Environment（受傷機転と受傷現場の状況）．各項目の頭文字からAMPLEと記憶できる．身体所見（視診，聴診，触診，打診），胃管留置により胃の減圧とともに排液内容から出血の有無を確認する．

尿道留置カテーテルは，時間あたりの排液量が循環状態の重要な指標となり，血尿は尿路系の損傷を示唆する．

血液検査，画像検査では，腹部超音波の繰り返し（出血量推移観察）施行，腹部単純X線写真，腹部造影CT検査などが一般的である．

セカンダリ・サーベイの段階での治療は，生理学的機能が担保されているために，これらの検査結果より損傷臓器の同定と損傷程度を把握し治療方針を決定する．

腹膜炎では一般的に開腹による修復術が必要となる．

循環状態の比較的安定した肝臓や脾臓，腎臓からの出血には経カテーテル的動脈塞栓術が有効である．

また，出血が少量で止血傾向であれば注意深い観察のもとで保存的治療が選択できる．

早期診断が困難なときは，診断遅延からの開腹遅延の危険がはらむために，注意深い経時的な観察が重要となる．また，損傷部位によって遅発性破裂（消化管や脾臓など）にも留意すべきである．

primary survey と蘇生を行う．蘇生とは生命を脅かす生理学的機能破綻の是正，維持であり，プライマリ・サーベイと蘇生は同時並行する．プライマリ・サーベイと蘇生により生理学的な安定を担保できれば，次に解剖学的評価から損傷の検索を行う（セカンダリ・サーベイ secondary survey）．

緊急度の高い腹部外傷の救命の要点は，外傷直後の現場での初期対応から根本的な治療までの速やかな連鎖が重要であり，一刻の時間も無駄にできない．すなわち現場での時間浪費と過小評価はきわめて危険であり，医療施設搬送に対する過大評価は容認される．

4 ● 骨盤・四肢

■概念・病態

骨盤・四肢の外傷は，第1に生命を脅かす活動性の出血や急性期の合併症，第2に運動機能を損ない後遺障害に直結する四肢関節構成体の損傷に病態を分けて考えると理解しやすい．骨髄内には豊富な血管網が存在し（図5・15），骨折により骨髄内から出血を生じたり，転位した鋭利な骨片が周囲の血管網を損傷したりすることが原因で，時に生命を脅かす**大量出血**を生じる．四肢関節構成体の損傷には，骨折・脱臼に加え，軟部組織損傷（皮膚・皮下組織損傷，筋肉・腱・靭帯損傷，神経・血管損傷）があり，いずれも損傷程度が自然治癒力の範囲を超えた場合には，可及的早期に観血的治療を考慮する必要がある．初期診療においては，骨盤・四肢の致死的外傷の早期発見と処置，機能障害を残す可能性の高い外傷の早期診断を念頭におき，外傷急性期から積極的な治療を行うことが大切である．

打撲や転倒，鋭器・鈍器による損傷では，四肢外傷の頻度は高いが，単独で生命に危機的な影響が及ぶことは少ない．患部が地面，物体などに直接衝突する外力（直達外力）による受傷が多いが，患部のねじれなどによる間接的な外力（介達外力）による受傷もある．スポーツ活動に伴う外傷のほとんどは，骨折や脱臼，靭帯損傷に絞った処置が必要となり，損傷自体の重症度が問題となる．この場合の重症度は，機能再獲得に至るまでの困難さを示す．

骨折・脱臼に伴い，さまざまな急性期合併症が発生する可能性があり，初期診療では注意が必要である（表5・2）．緊急度の高い局所の合併症としては，**急性動脈閉塞**や**開放性骨折**がある．骨折部に著明な転位がみられ，鋭利な骨片により主幹動脈が損傷された場合には，それより末梢の部位が**阻血性壊死**に陥る危険性がある．大腿骨遠位部骨折や膝関節脱臼では膝窩動脈損傷を，

◆ [コラム] 高エネルギー外傷と大量出血

モータースポーツやパラグライダー，スキー，スノーボードなどのウインタースポーツ，また交通外傷や産業活動に伴い発生する墜落や転落事故，重量物による圧挫などでは，いわゆる高エネルギー外傷が発生する．直達外力や介達外力により，頭部や体幹，骨盤・四肢に外傷が多発し，致死的損傷が発生する可能性がある．骨盤骨骨折や，四肢の長管骨の骨折が発生した場合には大量出血の原因となり，骨盤骨骨折では1,000〜4,000 ml，大腿骨骨折では1,000〜2,000 ml，下腿骨骨折では500 ml程度の出血を伴う（表5・8）．とくに骨盤環が破綻した両側性不安定型（図5・16）が発生した場合には，骨盤内動静脈（図5・17）の損傷から大量の後腹膜出血を合併し，生命に危機を及ぼすため，初期診療における緊急度も重症度も高い．関節内骨折や閉鎖性骨折の場合，血腫ができることでタンポナーデ効果がある程度期待できるが，開放性骨折では出血量が1.5倍程度増加するといわれており，長管骨の開放性骨折は単独でも致死的になる可能性がある．また，開放創を伴う主要動脈損傷，上腕や大腿レベルでの四肢切断，多発する長管骨骨折も大量出血となりうるため，注意が必要である．

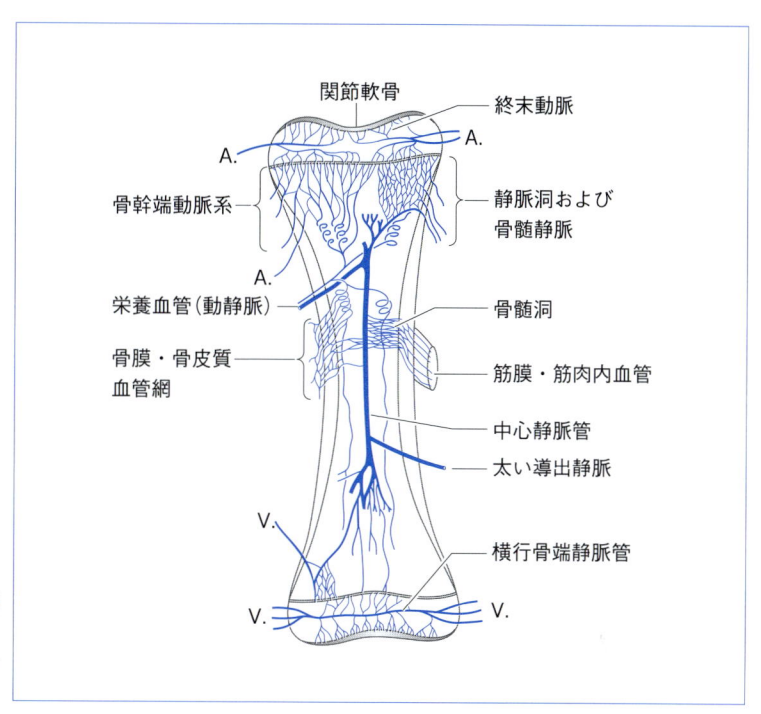

図 5・15　ラット長管骨の血管構築（矢状断像）
(Brookes M, Revel WJ: Blood Supply of Bone. Springer-Verlag, 1998)

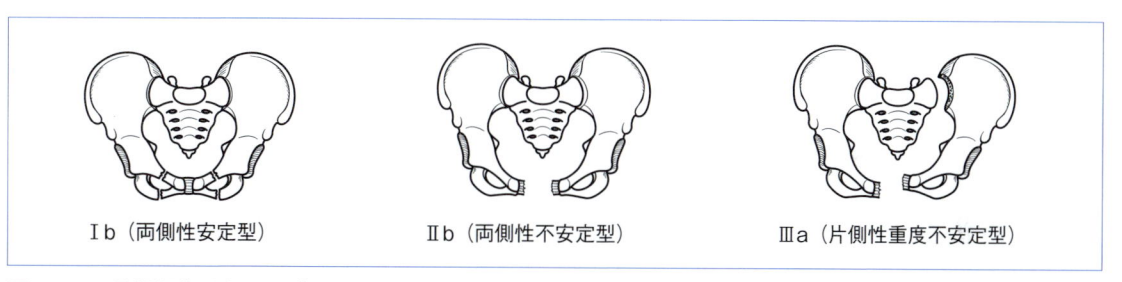

図 5・16　骨盤損傷分類 2008（日本外傷学会）
Ⅰ型：単純 X 線像および CT 像で骨盤環の連続性が保たれている損傷，ないしは前方骨盤環に限局する損傷をいう．a. 片側性．b. 両側性
Ⅱ型：単純 X 線像で前方骨盤環の離開を認め，かつ明らかな後方骨盤環の離開を認めないもの．または CT 像で後方骨盤環の離開幅が 10 mm 未満のもの．a. 片側性．b. 両側性
Ⅲ型：単純 X 線像で後方骨盤環の離開が明らかなもの，または CT 像で後方骨盤環の離開幅が 10 mm 以上のものまたは垂直性不安定型の骨盤骨折．a. 片側性．b. 両側性
（日本外傷学会骨盤損傷分類委員会：骨盤損傷分類　2008（日本外傷学会）．日本外傷学会雑誌 22(3)：372, 2008）

　上腕骨顆上骨折では上腕動脈損傷を，それぞれ合併しやすいため注意する（**表 5・3**）．上肢では橈骨動脈の拍動を，下肢では足背動脈もしくは後脛骨動脈の拍動を触知し，手指・足趾の動きや感覚を調べることが早期の循環不全の診断に重要である．従来から pain（疼痛），pallor（蒼白），paralysis（運動麻痺），paresthesia（知覚異常），poikilothermy（冷感），pulselessness（拍動消失）に代表される **6 つの P** が代表的な理学的所見である．開放性骨折に合併した軟部組織損傷の程度を加味した分類として，**ガスティロ**（Gustilo）の分類がある（**図 5・18**）．創は一般的に皮膚の開放

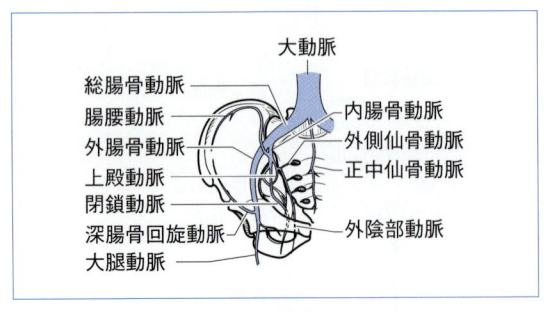

図 5・17 骨盤周囲の主な動脈
(日本外傷学会外傷研修コース開発委員会編：改訂外傷初期診療ガイドライン，116頁，へるす出版，2004)

表 5・2 注意が必要な骨折・脱臼の急性期合併症

全身性合併症	出血性ショック 脂肪塞栓症候群 播種性血管内凝固症候群
局所の合併症	隣接臓器損傷 皮膚・筋・腱の損傷 血管・神経損傷 コンパートメント症候群 挫滅症候群 感染 (破傷風，ガス壊疽*)

*亜急性期の合併症．

表 5・3 動脈・末梢神経損傷を合併しやすい四肢外傷
(日本外傷学会初期診療ガイドライン改訂第3版編集委員会編：外傷初期診療ガイドライン，改訂第3版，へるす出版，2008)

鎖骨骨折	鎖骨下動脈損傷，腕神経叢損傷
肩関節脱臼	腋窩神経損傷
上腕骨骨幹部骨折	橈骨神経損傷
肘関節脱臼 肘関節周囲骨折	上腕動脈損傷， 尺骨・正中・橈骨神経損傷
肘関節後方脱臼	尺骨神経損傷
上腕骨顆上骨折	上腕動脈損傷，正中・橈骨神経損傷
橈骨頭脱臼 (モンテギア骨折)	橈骨神経損傷
橈骨遠位端骨折	正中神経損傷
股関節脱臼	坐骨神経損傷
膝関節脱臼	膝窩動脈損傷，脛骨・腓骨神経損傷
腓骨頭脱臼 および骨折	腓骨神経損傷

性の機械的損傷を，傷は非開放性の損傷を意味し，開放創はその受傷機転から多かれ少なかれ汚染され，創縁は挫滅されている．分類の程度が上昇するに従い，重症度は高くなる．

　発症すると重症度の高い全身性合併症に**脂肪塞栓症候群**が，局所性合併症に**コンパートメント症候群，挫滅症候群，神経損傷**がある．何らかの原因で非乳化した脂肪滴が毛細血管あるいは最小動脈を閉塞し，臨床症状を呈する状態を脂肪塞栓症候群と呼んでいる．脂肪滴の由来が骨折部分の骨髄内と周囲の脂肪組織が主体といわれており，大腿骨骨折，脛骨骨折，骨盤骨骨折に合併しやすい．受傷後第1病日から第3病日までの間に起こることが多く，長管骨骨折の1％程度に生じるといわれている．臨床症状としては，呼吸不全，中枢神経症状，皮膚の点状出血が三大症状，発熱，頻脈を伴い，呼吸不全は呼吸困難，頻呼吸，低酸素血症，が三主徴である．筋膜の区画内圧が，出血や筋肉の腫脹により増加すると血行不全を呈して組織の阻血性壊死を生じ，これを**コンパートメント症候群**という．強い疼痛，知覚障害，手指や足趾の他動的伸展による疼痛が

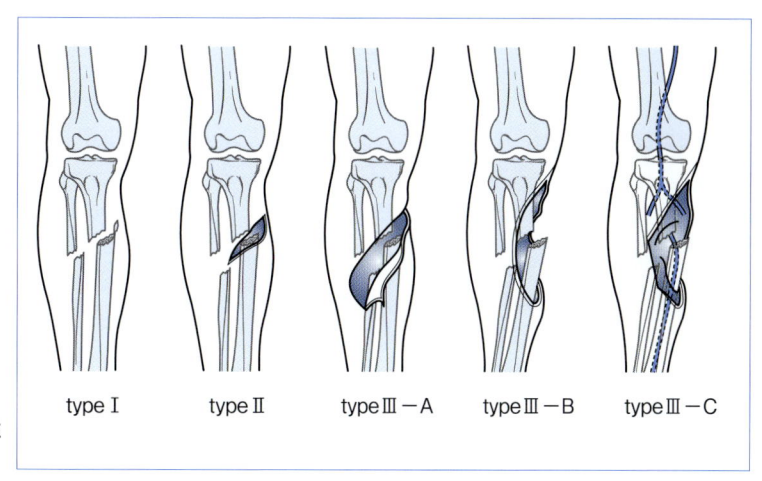

図5・18 ガスティロによる開放性骨折の分類

type Ⅰ：開放創は1cm以下で汚染を認めない．
type Ⅱ：開放創は1cmを超えるが，広範な軟部組織損傷や剥皮創を伴わないもの．
type Ⅲ：広範な軟部組織損傷を伴う開放性骨折で，一般的に高度な汚染があると思われるもの．
type Ⅲ A：広範な軟部組織損傷にも関わらず，骨折部を適切に軟部組織で覆える場合や，開放創の大きさを問わず高エネルギー外傷の場合．
type Ⅲ B：骨膜剥離や骨露出を伴う広範な軟部組織損傷合併症例で，骨折部を軟部組織で覆うために局所または遊離皮弁が必要なもの．
type Ⅲ C：修復を必要とする動脈損傷を合併した開放性骨折．
(Gustilo,RB et al：The management of open fractures. J Bone Joint Surg Am 72：299-302 1990 より引用)

あり，測定したコンパートメント圧が30〜45 mmHg以上であれば診断を確定する．挙上・冷却などの保存的治療で改善が見られず，症状が進行する場合には，緊急に筋膜切開を実施する必要がある．重量物などによって四肢，骨盤あるいは腹部が長時間圧迫されたあと，これを取り除いた場合に起こるショック様の症状に始まる一連の病態を**挫滅症候群**という．圧迫された部位より遠位の循環障害によって広範に筋肉が壊死に陥り，大量のミオグロビンやカリウムが産生され，圧迫の解除により全身循環に放出されると，致死的不整脈や急性腎不全など致命的な臓器障害を招来する．

骨折部の近くに神経が走行する場合には，骨折と同時にその神経が損傷されることがある．上腕骨骨幹部骨折（**図5・19**）での橈骨神経損傷，上腕骨顆上骨折での正中神経損傷や橈骨神経損傷，肩関節脱臼での腋窩神経損傷，肘関節における橈骨頭脱臼での橈骨神経損傷，股関節後方脱臼での坐骨神経損傷の合併がよく知られている（**表5・3**）．

■症　状

大量出血では，蒼白，表在静脈の虚脱，冷汗，脈拍触知困難，呼吸不全などの交感神経の活動亢進による症状を観察することができる（5章 A．5②参照）．中枢神経症状として不穏，意識混濁・昏睡などが出現するため，自発的な痛みの局在，しびれ感などの自覚症状を十分に聴取することは困難である．体表面からの視診や患部の触診など，簡便な診察で局所症状を可及的に見逃

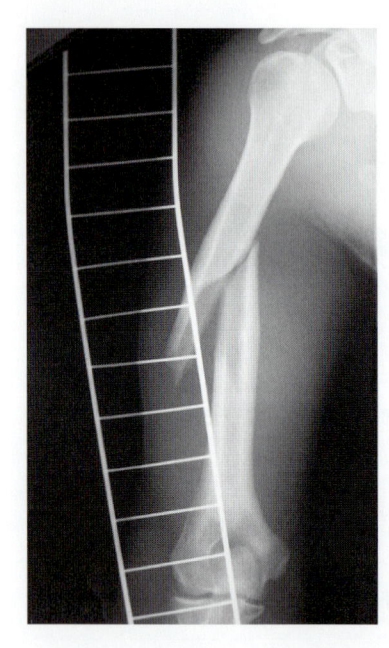

図5・19　腕相撲による上腕骨骨幹部骨折

さないように努力し，また受傷機転から潜在的損傷を想定して応急処置を行う必要がある．骨折や関節脱臼単独でも，強い疼痛により**神経原性ショック**を呈し，一時的に血圧が低下し意識レベルが低下することがあるが，この場合にも**頻脈**など**出血性ショック**の他覚的症状を見逃さないように注意する．

　局所の診察は，全身の状態が安定している状況下で詳細に行う必要がある．骨折や脱臼の局所症状では，疼痛や変形，患肢の機能障害，腫脹，皮下出血などがみられる．意識が清明な患者では，骨折部に激しい自発痛，疼痛を自覚し，骨折部を他動的に動かすと疼痛は増強する．無意識に患部をかばい，部位によっては特有の姿勢をとることがあり，診断の一助となる．骨折では，たとえ転位がなくても，軸方向に叩打して振動圧を加えると，疼痛を誘発することができる．完全骨折では，骨片の転位により，回旋，屈曲，短縮などの種々の変形がみられる．意識障害のある患者では，他覚的所見の中でも主に変形によって骨折を見破る必要がある．転位を伴う骨折では，骨片の断端部で**異常可動性**(動揺性)を示し，ときに骨片の断端がぶつかりコツコツという軋轢音をきく．大腿骨や脛骨の完全骨折では歩行不能となり，上腕骨の完全骨折では患側上肢の運動が不可能となるなど，患肢の機能障害は重要な所見である．ただし，不全骨折や腓骨の単独骨折などでは，疼痛はあっても機能障害が顕著でないことがあり，注意を要する．骨折後の時間経過とともに血腫と炎症による浮腫によって患部は腫脹し，一般に受傷後24時間から72時間ごろが最も著しい．また日数の経過とともに重力のために骨折部から離れた場所へ**皮下出血斑**が移動する場合がある．

■トリアージ

　必ずバイタルサインを確認しながら診療を進めることが重要である(5章A. 5②参照)．骨盤骨骨折，とくに不安定型骨盤骨骨折(**図5・20**)は，大量の後腹膜出血や重篤な合併損傷を伴うこ

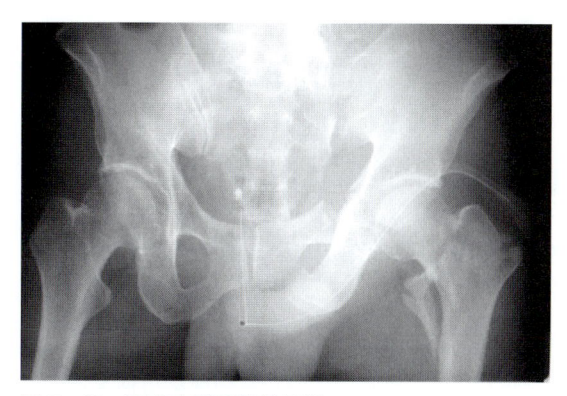

図5・20　不安定型骨盤骨折
左仙骨骨折に左恥・坐骨骨折，股関節臼蓋底骨折，大腿骨転子部粉砕骨折を合併

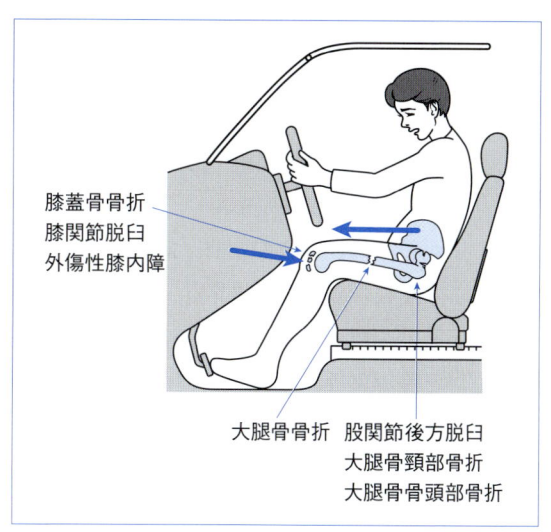

図5・21　ダッシュボード損傷から予測される骨盤・下肢損傷

膝蓋骨骨折
膝関節脱臼
外傷性膝内障

大腿骨骨折　股関節後方脱臼
　　　　　　大腿骨頸部骨折
　　　　　　大腿骨骨頭部骨折

とが多く，出血性ショックを生じ死亡率の高い損傷であり，緊急度，重症度が高く優先的に対応する必要がある．また，開放創を伴う主要動脈損傷，上腕や大腿レベルでの**四肢切断**，**多発長管骨骨折**，**開放性骨折**などでは，いずれも緊急度が高く，再接着や機能再建の機会の喪失，治療開始の遅延による重篤な感染症の発生を回避することが重要である．高齢者では循環器系予備力の不足から，容易にショックとなるので注意が必要である．合併症を伴わない限局した四肢関節の非開放性損傷は緊急度が低い．ただし，神経・血管損傷の合併が疑われる場合は緊急度が高く，直ちに専門医へ紹介する．

■診　断

受傷時の状況を聴取し，身体各部に対する受傷機転を把握できれば，ある程度損傷を推定しながら対処することができる（図5・21）．

体表面にできた創傷，打撲痕などの程度や位置からも，外力の加わった方向や外力の大きさを推定することができる．視診により，変形，腫脹，開放創，皮下出血，打撲痕，擦過傷の有無，そして肢位の異常や左右差を見破り，骨盤・四肢損傷の存在を疑う．脱臼は特徴的な関節の変形や肢位で診断が容易な場合も多く，骨盤および股関節部の自発痛や打撲痕，擦過傷，下肢長差，下肢の異常外旋・内旋位が認められたならば，骨盤骨折の存在を疑わなければならない．

触診上の恥骨結合の開大，骨盤部の圧痛は骨盤骨折を強く疑わせる所見である．開放創から**脂肪滴**が流出している場合には，開放性骨折を疑う．会陰部，腟，直腸，殿部の開放創は骨盤骨折部と交通している可能性があり，転位した骨片による直腸，腟内壁の損傷を直腸診によりチェックする．また前立腺高位，尿道口からの出血が認められた場合には，尿道損傷の合併を疑う．

全身状態が安定し，患者の意識が清明で協力が得られれば，自動運動を指示することにより，運動時疼痛と麻痺の有無を確認できる．続いて行う触診により，圧痛，軋轢音，関節内血腫，冷感，

末梢動脈の拍動の左右差，知覚障害の有無などを明らかにし，損傷の局在部位や血管・神経損傷の有無を推定する．骨折が疑われる場合には，X線診断に至る前に骨片により2次的な軟部組織損傷が生じないように配慮し，疼痛の強くない，しびれ，冷感などの生じない，いちばん傷病者が楽になる姿勢で固定することが原則である．外固定としては簡便に三角巾を用いた固定や，弾力包帯法，副木固定を用いる．意識障害などにより，患者の協力が得られない場合には，必ず検者が愛護的に四肢の屈曲・伸展，内外旋などの他動運動を行い，防御逃避反応の有無や軋轢音，不安定性の有無を確認する．

骨盤損傷の画像診断は，まず前後方向の単純X線像で行い，不安定型の骨盤損傷の有無を判定する．受傷機転および臨床所見から骨盤損傷が疑われ，X線像で明らかな損傷が指摘できない場合には，X線CT像が，とくに骨盤後方部の損傷の評価に有用であり撮影を考慮する．四肢の画像診断は，患部を中心に必ず正面・側面2方向の単純X線像で行い，長管骨損傷の場合には，骨折が疑われる部位の両端の関節を含めて撮影することが望ましい．関節周囲の損傷では，必要に応じて斜位2方向撮影を追加し，骨端線があり損傷の判定が難しい小児の場合には，健側の撮影を追加し比較する．関節内骨折の診断にはX線CT像が有用であり，緊急度に応じて初期診療での適応を考慮する．

■**治療の要点**

骨盤損傷の治療は，救命を目的とした急性期の**後腹膜出血**に対する止血と，急性期を脱した後に行う機能再建に分けられる．初期治療の目的は，動脈性出血と骨折部からの出血（静脈性出血）をコントロールすることである（**図5・22**）．骨盤骨骨折による出血の大部分が静脈，および骨折部からであり，転位した骨盤骨骨折部からの出血に対しては，骨折部の早期整復固定が骨折面からの出血の抑止に有効と考えられ，また固定自体により骨盤内に形成された血腫によるタンポナーデ効果がある程度期待できるようになる．急性期の固定には，シーツラッピング（**図5・23**）や創外固定器（**図5・24，25**）による簡便な外固定を用いることが多い．血管損傷を合併し骨盤内動脈より出血している場合には，TAE（経カテーテル的動脈塞栓術 transcatheter arterial embolization）が有効と考えられる．骨盤は，仙骨と左右の寛骨（腸骨，坐骨，恥骨）により構成されており，前方部は恥骨結合，後方部は仙腸関節で結合された輪状構造を呈する．座位および立位加重時の力は大腿骨から寛骨臼，骨盤後方部へと伝達され，続いて脊椎へと伝播し，骨盤の前方3分の1にはあまり伝えられないため，骨盤前方部のみでは輪状構造の安定性にあまり影響はない．一方，骨盤後方部に位置する**仙腸関節**は生体内で最も強靭な靭帯で支持，補強されており，仙腸関節を中心とした骨盤後方部の破綻は骨盤輪の安定性に大きく影響する．このため，骨盤後方部の骨折，脱臼に対する治療の難易度は，骨盤輪骨折後の機能再獲得の困難度や，後遺障害の程度に密接な関係がある．正確な脱臼・骨折の整復と，早期可動域訓練に耐えうるだけの強固な内固定（**図5・26**）が必要である．

四肢損傷の治療は，急性期の出血に対する止血と，骨折・脱臼に対する応急処置や，軟部組織損傷に対する治療と合併症の治療，急性期を脱した後に行う**機能再建**に分けられる．止血の原則は，患部の固定と体表面からの圧迫である．

閉鎖性骨折の場合には，骨折部の可及的整復後，上下各1関節を含めて副子固定する．整復位

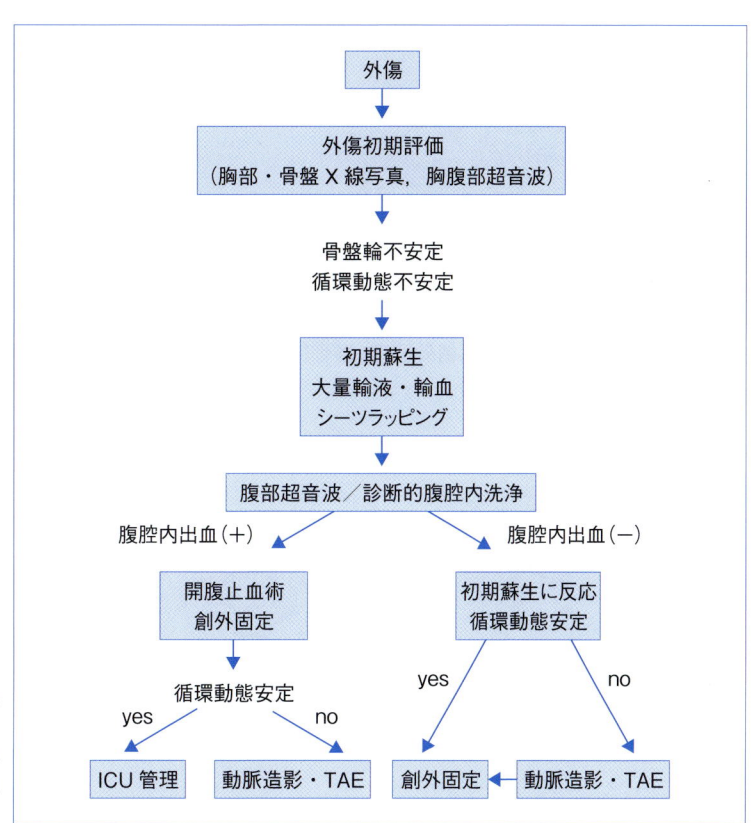

図5・22　不安定型骨盤輪骨折の急性期治療指針
(田中啓司, 新藤正輝:骨盤環骨折の急性期治療. MB Orthop. 17(11): 53-60, 2004)

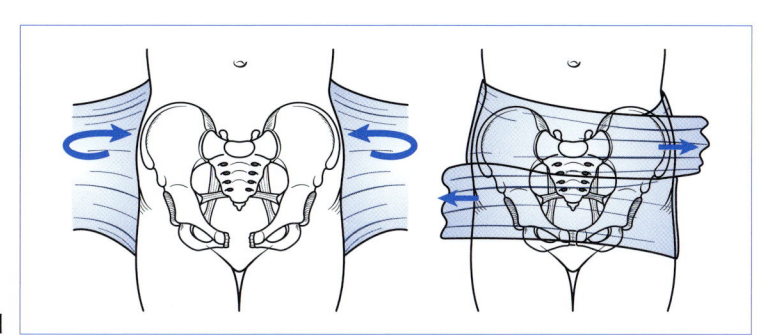

図5・23　シーツラッピング模式図

の維持が困難な場合, とくに自家筋力による短縮傾向がある場合には, 応急的に直達牽引の設置や創外固定法(**図5・27**)の適応を考慮する. 開放性骨折の場合には, 開放創と骨折, 両方の処置が必要である. 開放創の治療には **golden time** と呼ばれる時間帯があり, 受傷から創処置までの時間経過が6〜8時間以内であれば, 細菌感染が深部に及んでいないので, 洗浄とデブリードマン(創面清掃)を行えば, 創を一時閉鎖してよいとされている. 開放性骨折のうち, **ガスティロの分類**(**図5・18**) I, II, IIIAまでは骨折部を軟部組織で被覆可能であり, 全身状態や, 創の状態に問題がなければ, 髄内釘による一期的内固定も選択肢に入れる. IIIAでも創の汚染が強い

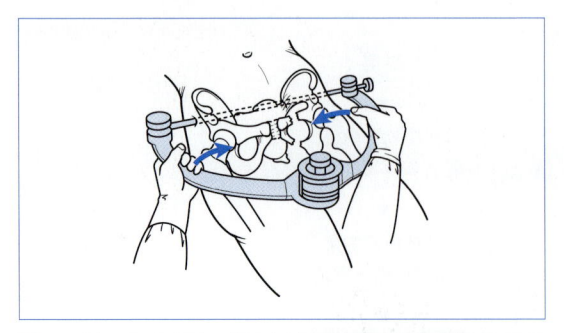

図5・24 C-クランプによる創外固定(腸骨後方での固定)

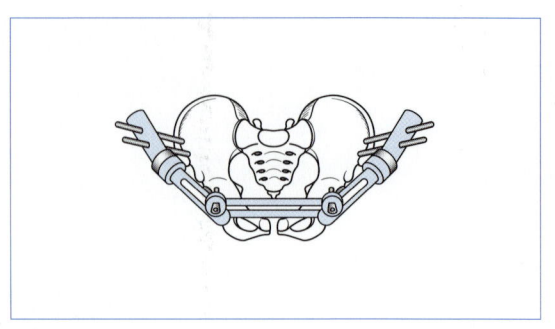

図5・25 ストレートクランプによる創外固定(腸骨稜での固定)

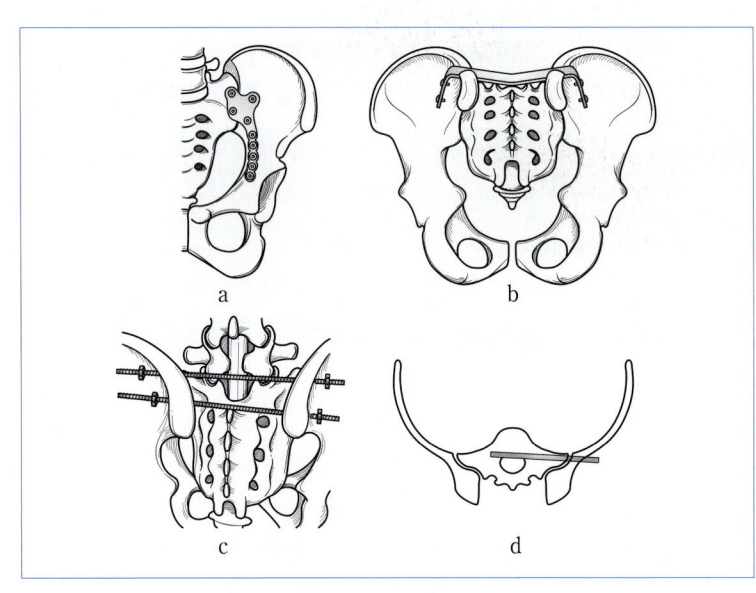

図5・26 仙腸関節の各種内固定
a. Ilio-sacral plate による仙腸関節の整復固定
b. Transiliac plate による固定
c. ザクラルバーによる仙腸関節の固定
d. 仙腸関節の経皮的スクリュー固定

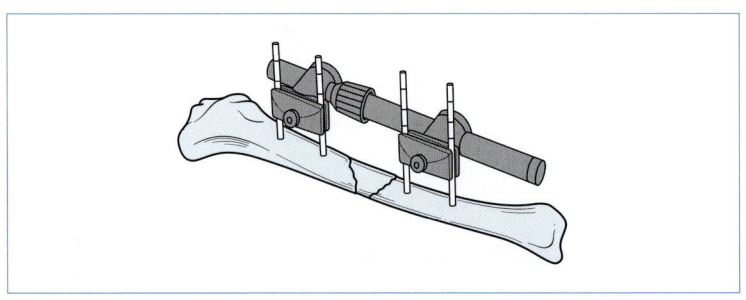

図5・27 長管骨骨折に対する創外固定器装着モデル

場合,および感染症の発生率が高いⅢBでは,創外固定を施行して早期に軟部組織を被覆した後に,必要に応じて髄内釘への内固定変更を計画する.一時的な固定目的のために,ピンレス創外固定器も実用化されている.血管損傷が疑われる場合には動脈造影検査を行い,早急に血行再建の必要性を検討する.血行再建においては,受傷から血流再開までの時間,阻血時間が最も重

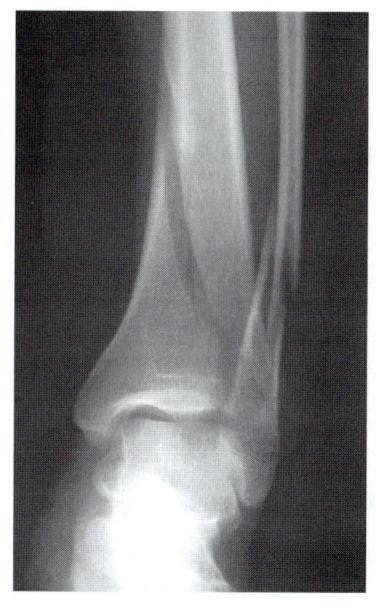

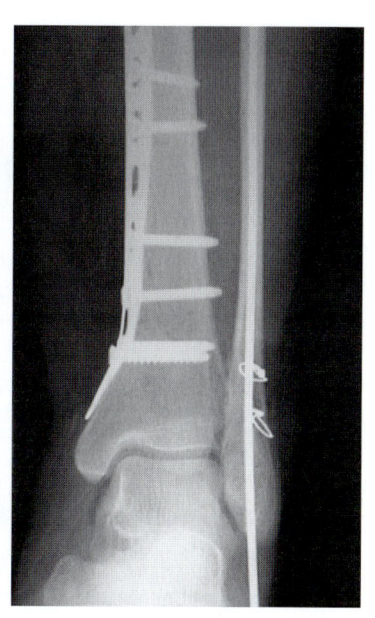

図5・28 左脛骨遠位部骨折＋左腓骨遠位部骨折
a. 骨折により矯正保持困難な内反変形を生じている
b. プレートと鋼線を用いた観血的治療後

要で，動脈損傷の血行再建可能な時間的限界を**血行再建の golden period** と呼び，常温下で6〜8時間とされている．ガスティロ分類のⅢCでは，血行再建と同時に骨折部の適切な固定，血行の豊富な軟部組織による骨折部や吻合血管の被覆を実施する必要があり，また術後の高K血症，急性腎不全などの再還流障害や創部感染症の発生など解決すべき問題が多く，最も重症度が高い．

脱臼は特徴的な関節の変形や肢位で診断が容易な場合も多く，X線撮影後骨傷の有無を確認し，合併症の心配がなければ愛護的な整復操作を試みる．筋肉が発達している患者では2次的損傷を考慮し，十分な麻酔下に整復を試みる必要がある．整復が得られれば損傷部隣接上下2関節を含めて副子固定する．明らかな骨折がなければ，RICE処置(3章C.参照)で対応する．整復位の維持が困難な骨折や，許容範囲を超えた転位の残存する骨折に加え，整復困難な関節脱臼，整復後も易脱臼性のみられる不安定な関節は，観血的治療の適応と考えられる．非開放創における腱・靭帯損傷，神経損傷についても，損傷程度が自然治癒力の範囲を超えた場合には，可及的早期に観血的治療（図5・28）を考慮する必要がある．治療の具体的な内容は多岐にわたり，詳しくは成書をご参照いただきたい．

5 外傷への標準的な対応

1 外傷病院前救護ガイドライン（JPTEC™）

a. JPTEC™ とは

　　JPTEC™ は**防ぎえる外傷死亡** preventable trauma death（**PTD**）を1人でも減らすべく病院前医療を担う全国の救急救命士や救急隊員に対する**外傷初療教育プログラム**である．JPTEC™ は日本救急医学会が監修した日本を代表する**病院前外傷観察・処置教育プログラム**として位置づけ

られ，医師向けのJATEC™(Japan Advanced Trauma Evaluation and Care)と整合性を保ち病院前から病院内まで一貫したわが国を代表する病院前外傷教育プログラムとして広く全国に普及するところとなっている．

1. 米国におけるPTDへの対応の歴史

1960年代，米国ではこの防ぎえる外傷死亡(PTD)の多発が社会問題化し，これを減少させることに社会をあげて取り組んだ．その結果，外傷予防，立法化，病院前医療，搬送，**外傷センター**での専門治療からリハビリテーションまでを独立した医療体系として確立させ，すなわち外傷システムとして整備が進められた．この外傷システムの整備により，1970年代前半には，25.6～51.5%であった全外傷死に占めるPTDの割合を，1980年代には，0.9～20.7%にまで大幅に減少させることに成功した．この歴史を学び日本でも外傷トレーニングコースであるJPTECがつくられた．

2. PTDを減少させる具体策(3Rs)

多発するPTDを減少させるために米国では外傷システムを整備したと前述した．外傷システムとは，外傷予防，法律整備，病院前救護，トリアージ・搬送，病院での治療，リハビリテーション，すべてを一貫して整備する外傷医療体系である．外傷医療をシステム医療としてとらえ，PTDを回避するための一連の重要な対応を，1つの文章に集約させた標語がある．それは，**3Rs**(The **R**ight Patient in the **R**ight Time to the **R**ight Place：適切に選別(トリアージ)された重症外傷患者を，適切な時間内に，適切な外傷医療施設へ搬送する)というものであり，これを実現できれば，PTDは確実に回避することができる．

(1) The Right Patient(重症外傷の適切なトリアージ)

救急現場におけるトリアージは，重症外傷患者の転帰を決定的に左右する．現場での的確な観察・評価により，外傷患者の重症度・緊急度を適切に判断し，その判断結果に応じて適切な医療機関を選定する作業は，救急隊員に課せられた最も重要な任務である．

重症でない外傷患者を重症と判断し，高次の救急医療機関へ搬送すること(**オーバートリアージ**)は，高次救急医療機関への無用な負担を増大させ，結果的に必要な患者へ提供される医療サービスのレベルを落とすこととなる．

一方，重症外傷である患者を，十分な対応ができない医療機関へ搬送すること(**アンダートリアージ**)は，患者の転帰を決定的に悪化させる．

実際には，喧噪の中で，病院内でのようなさまざまな診断機器を使わず，情報収集と自らの五感のみで判断するという厳しい制約が伴っている．標準化プログラム(JPTEC™)で繰り返し訓練する初期評価(生理学的異常の認知)と全身観察(身体所見による致死的外傷の認知)によって，現場トリアージの精度を向上させることが，まさに求められる所以である．

(2) in the Right Time(適切な時間内に搬送する)

1970年代コウリー(Cowley)らは，症例の蓄積やベトナム戦争での経験から，PTDを可能な限り少なくするためには，緊急性の高い外傷患者に対して受傷から1時間以内に手術療法などの根治的治療を行うことが重要であると報告し，これを**ゴールデンアワー**と呼んだ．そしてこのゴールデンアワー以内に，適切な治療が行われるよう，病院前における航空搬送の充実や外傷を

扱う医療施設の院内体制の整備を進め，劇的にPTDを減少させることに成功した．

(3) to the Right Place（適切な外傷医療施設へ搬送する）

　重症外傷を現場で適切にトリアージし，迅速な患者搬送が遂行されても，搬送先の医療機関で適切な外傷医療が提供されなければ，それまでの努力が水泡に帰すこととなる．米国では，外科学会が重症外傷を扱う医療機関としての必須条件を規定し，その要件を満たした医療施設を行政が外傷センターとして指定し，重症外傷は外傷センターのみに搬送するシステムを確立した．これにより3Rsが完結し，PTDの劇的減少に成功したわけである．重症外傷が発生した現場の近くに大きな医療機関が存在していても，そこが外傷センターでなければ，その施設を迂回して（バイパスして）最寄りの外傷センターへ搬送するというトラウマバイパスの考え方を徹底し，搬送先施設の限定によって搬送時間が延長されることに対しては，ヘリコプター搬送を多用することで対応している．

(4) 外傷医療体制と傷病者数

　2007（平成19）年度厚生労働省「人口動態統計」では，不慮の事故に代表される外傷は悪性新生物，脳血管障害，心疾患，肺炎に続いて第5番目の死因であり，年間約4万人もの尊い命が失われている．外傷はとくに若い年代に重要な疾患であり，40歳未満の若年者では死亡原因の上位を占める．さらに死亡者だけでなく，その数十倍の人々が入院治療や後遺症に悩まされているとされ，多くの若者が長期にわたる入院治療やリハビリテーションを余儀なくされていることを考えると外傷による死亡や後遺障害は，本人家族の苦痛のみならず多大な社会的損失や医療経済的損失を生じさせており，死因の第5位，死亡者数4万人弱，傷病者数100万人弱といった表に現れる数字以上の人が外傷によって悩まされていることを強く認識しなければならない．

(5) ゴールデンアワーとプラチナの10分

　患者が受傷した瞬間から最終的に手術室に搬入されるまでに1時間，というゴールデンアワーの時間的制限は大変厳しいものである．たとえば病院搬入後，患者診察・蘇生治療・最小限の放射線検査・輸血準備・外科医招集・手術室準備等々にやはり30分は必要となる．また，事故発生から119番通報，さらに現場到着までの時間と現場出発から病院までの搬送時間を合わせて20分必要と考えると，救急隊のための現場活動時間は10分しか残されない計算となる．この10分間に救急隊が何を行ったかが，患者の予後を大きく左右することから，ゴールデンアワーに対

◆ [コラム] 傷病者の初期評価

　救急隊員は救急現場で迅速に救急患者を搬送するために，常に重症度（病気がいかに重いかの判断）と緊急度（緊急性が高いか否か）の判断を行っている．
　その理由はまず適切な病院を選択して，適切な時間に搬送することが，外傷同様，患者の予後に最も大きく関係してくるからである．
　一般に緊急度の判断の基準となるのは①気道の開通の有無，②呼吸が切迫しているか，浅い・早い呼吸をしていないか，チアノーゼがあるかなどで，③脈や血圧や顔色などで，循環状態の把握を行っている．これをJPTEC™では**初期評価**といっている．このような緊急度に異常がある場合は生命の危機が切迫している状態といえ，早急に手当の受けられる施設に搬送すべきである．
　一方，重症度は，病気やけが自体の重い軽いなどの比較をするもので，この判断には専門性が必要とされる．すなわち緊急性が高い場合には救急専門病院での治療を，重症度の高い場合はより専門性の高い施設を選択すべきである．
　柔道整復師のみなさんもこのような判断の基準をもっていると救急患者への対応も円滑にできるようになります．ぜひコースに参加して習熟してください．

比させて，**プラチナの10分**と称されている．

JPTEC™では，現場で患者に接触してから，初期評価／蘇生処置・全身観察／緊急処置が終了するまでに2分，さらに全脊椎固定を終了し，車内収容までに5分以内という目標を設定してトレーニングが行われている．（図5・29）

b. JPTEC™で推奨する概念

1. ロード＆ゴーの概念

外傷現場活動においては，救命率を改善するために，患者の接触と同時に迅速な観察を開始し，生命が脅かされる可能性がある事項についての観察と処置のみを行い，全脊柱固定をして5分以内に現場を出発するべきである．すなわち生命維持に関係のない部位の観察や処置は現場では極力省略し，搬送時間を短縮することが求められる．そして詳細な観察は車内収容後に行う．この概念を**ロード＆ゴー**（Load and Go）という．

2. 重症度・緊急度の判断基準と病院選定

重症度・緊急度の判断基準は，第1段階「初期評価：生理学的異常」，第2段階「全身観察：解剖学的異常」，第3段階「状況評価：受傷機転（高エネルギー事故）」で行われる．

c. JPTEC™で行われる観察と処置

1. 初期評価

初期評価の目的は蘇生処置の必要性とロード＆ゴーの適応を迅速に判断することである．初期評価は，表5・4に示した順に実施する．

(1) **頸椎保護（ニュートラル位に保持）（図5・30）**

傷病者を振り向かせないように接近し，用手的頭部固定を行う．

(2) **気道開通の評価と意識レベルの評価**

(1)と併行して呼びかけおよび痛み刺激に対する反応から，意識があるかないか，大まかに把握する．併行して気道と開通状態を確認する．たとえば声が出せれば気道は開通しているし，傷病者の応答が適切ならば意識も良好と判断する．応答が適切でなければ意識状態（JCSの桁数）（表

◆ [コラム] EBMとガイドライン

EBM（evidence based medicine）は，「根拠（証拠）に基づく医療」と翻訳される．

「エビデンス」とは患者集団を対象に行った研究から導き出された，疾病の頻度やリスク・治療の有効性に関する情報である．医師はいつの時代も日常診療において，個々の患者から得られる患者情報と過去の医学研究や経験から得られた情報をもとに診断や治療を行ってきた．EBMとは，あやふやな経験や直感に頼らず，科学的根拠に基づいて行う医療のことである．EBMの実践にはエビデンスの収集，信憑性の確認，使用可能性の判断力が重要である．ただ1人ひとりの臨床医には検索・吟味する時間や能力（とくに統計学的素養）に限界があるのが問題である．多数の医学雑誌の発行，電子情報の普及によって，臨床に影響を与えうる情報が大量に発生しており，有用な情報が選別されそれらが体系づけられたかたちで提供されることが強く求められており，ガイドラインが必要とされる理由の1つにもなっている．

ガイドラインとは医師が特定の臨床の場での適切な医療行為について決定を下す補助をするため，体系的に作成された記述である．ガイドラインに従った医療とはすなわちEBMを含めた標準的医療である．ガイドラインは，先述した過剰な情報の優先順位づけのほかにも，医療の情報開示，社会資源の適正使用，医療訴訟における判断材料などの観点で存在価値が高い．臨床意思決定における構成要素には，研究より得られるエビデンス，患者の好み，臨床状況・臨床経験があり，この3つの要素のどれが欠けても，適切な診療を提供することはできない．

ガイドラインやエビデンスが適応できる患者や臨床状況は限られている．医師が絶えずこの3つの要素のバランスを考えながら，その患者にとって最良と考える診療を提供することが，患者中心の医療につながる．

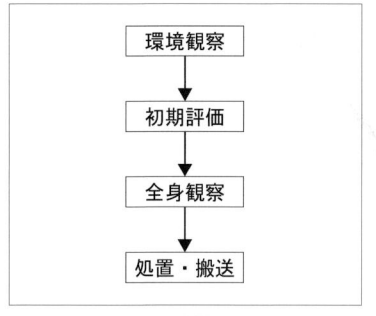

図 5・29 JPTEC™ の目標

```
環境観察
　↓
初期評価
　↓
全身観察
　↓
処置・搬送
```

表 5・4　初期評価の判定

(1) 頸椎保護(ニュートラル位に保持)
(2) 意識レベルと気道開通の評価
(3) 呼吸の評価
(4) 循環の評価
(5) 必要に応じた処置(止血,気道確保,補助・人工呼吸,心肺蘇生)
(6) ロード&ゴー適応の判定

表 5・5　観察を同時に行うべき処置

・受傷機転から頸椎損傷を疑う	→用手頸椎保護(ニュートラル位保持)
・明らかな徐呼吸	→口対口の人工呼吸
・気道の自力維持不能	→用手的な気道確保
・活動性外出血	→直接圧迫止血

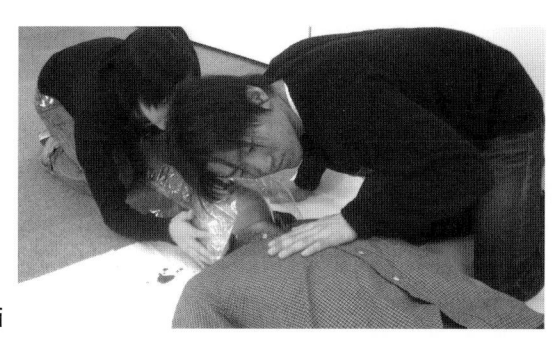

図 5・30　頸椎保護と呼吸の評価

2・14 参照)を判断する.

(3) 呼吸の評価(図 5・30)

　呼吸運動を,「見て,聴いて,感じて」,呼吸の有無を確認,呼吸の速さの確認(速いか,遅いかのみで,詳細な回数までは問わない),呼吸パターンを調べる.具体的には口元に耳を近づけて呼吸音を聴き,頬で呼気を感じてもよいし,傷病者の胸に手を置いて動きを感じてもよい.

(4) 循環の評価

　橈骨動脈の脈拍(乳児は上腕動脈)を触知し,その脈の性状が強いか,弱いか,速さが速い・普通・遅い・程度の判別をする.脈が速く,皮膚が蒼白で,冷たく湿ってればショックと判断する.この際に活動性外出血の有無を確認する.もし,活動性の外出血があれば直ちに圧迫止血を行う.

　橈骨動脈で脈拍触知不能なら,頸動脈を触知する.頸動脈で触知不能以上の処置を中断し,CPR,脊柱固定して搬送を開始する.

(5) 観察を同時に行うべき処置

　表 5・5 を参照.

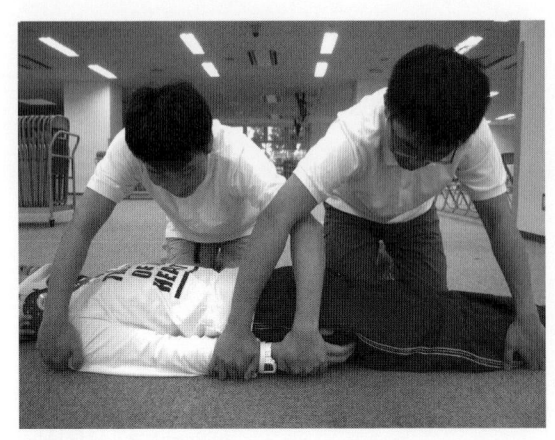

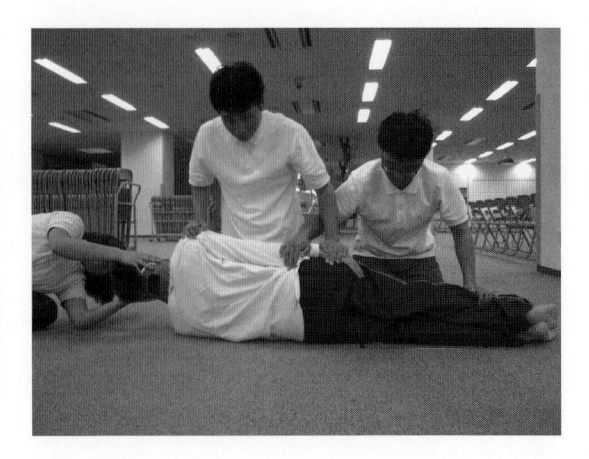

図5・31　ログロール

表5・6　急速に生命を脅かす特徴的所見と疑うべき病態

顔面の著しい損傷	気道閉塞（とくに上顎骨骨折，下顎骨骨折）
頸静脈の怒張，血圧低下，奇脈	心タンポナーデ
頸静脈の怒張，気管偏位，胸頸部の皮下気腫，呼吸音の左右差	緊張性気胸，血胸
胸郭の動揺	フレイルチェスト
腹部の膨隆，腹壁の緊張	腹腔内出血，臓器損傷
骨盤の動揺，圧痛，下肢長差	骨盤骨折
大腿の変形，出血，腫脹，圧痛，下肢長差	両側大腿骨骨折
頭部，胸部，腹部，頸部または鼠径部への穿通性外傷	重要臓器損傷，大血管損傷，開放性気胸（胸部）
顔面または気道の熱傷	気道閉塞
四肢の麻痺	脊髄損傷

2. 全身観察

　全身観察は初期評価に引き続いて迅速に行う．この目的は緊急処置の必要性とロード＆ゴーの適応を解剖学的に迅速に判断することである．とくに急速に生命が脅かされる状態に陥る可能性があるかどうかを判断する．

　表5・6はすべて，生命の危機にかかわる病態である．これらの病態を1つでも疑った場合には緊急度と重症度が高いと判断する．

3. ログロール・全脊柱固定（図5・31）

　ログロールとは，頸椎損傷が疑われる傷病者に対してバックボードに固定するために，傷病者の身体を脊椎軸に捻りや屈曲を加えずに処置する動作をいう．

　肩，殿部，下腿をつかみ，頭部を保持している者の合図でログロールする．頭部はボーリングボールをもつように保持する．傷病者の身体が90°になるまで横向きとする．またバックボード上に同様の操作で下にする．

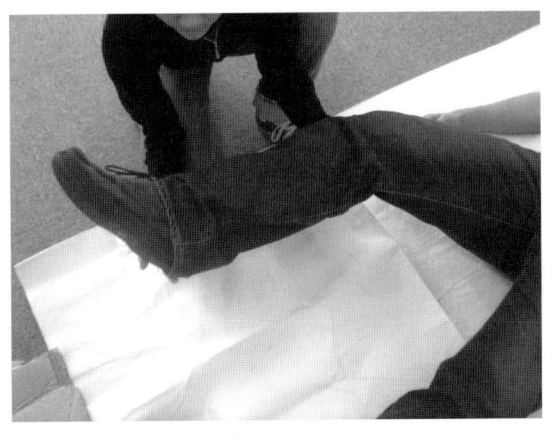

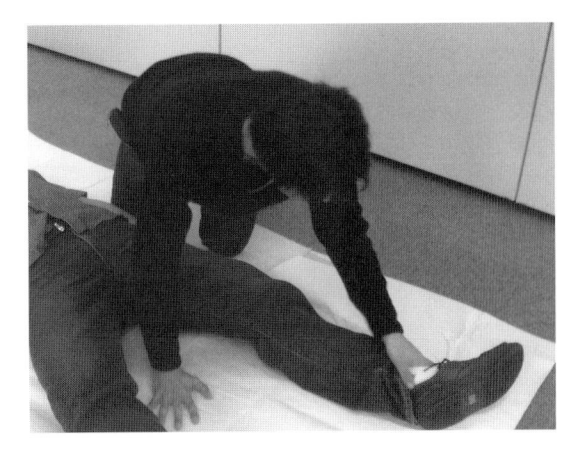

図5・32　骨折肢の処置

4. 骨折肢の処置（図5・32）

骨折部より中枢側の関節部と末梢の関節を保持し，牽引しながら整復する．末梢の循環（脈拍の触知），運動・知覚を確認する．

膝関節，大腿骨の脱臼では牽引してはならない．毛布などを下に敷きそのままの体位で搬送する．また開放性骨折があるときは，骨折端を還納しない．

5. 活動性出血への処置

動脈性・静脈性であっても，直接圧迫止血を行う．出血面をしっかり圧迫し，止血を得てからも最低3分は圧迫を続ける．

2 外傷初期診療ガイドライン（JATEC™）

外傷診療の質の向上には「防ぎうる死亡の回避と機能障害のない良好な社会復帰」が重要であり，その多くの要素は初期治療に依存している．しかし，わが国では重症外傷患者の初期治療に関する標準的な診療指針はこれまでなく，担当する医師が個人や個々の施設においてまちまちに施行しているのが現状であった．そこで，外傷診療に関わるすべての医師に標準的な外傷診療の手順や最低限必要な処置を研修するプログラムとして誕生したのがJATEC™（Japan Advanced

---

◆ ［コラム］メディカルコントロールの発展

1991（平成3）年に救急救命士制度が創設され，すでに18年が経過した．この間救急救命士が行う救急業務は拡大され，病院前救急医療に大きな成果をもたらした．しかしさらなる傷病者の救命率の向上のために救急救命士による気管挿管や薬剤投与の処置の追加が必要となった．

これら高度医療の安全性や質を担保するために，2003年4月より全国で200以上のMC区分に分けられメディカルコントロール体制が整備された．このメディカルコントロール体制の3つの重要な要素として①医師からの迅速な指示・指導・助言体制が常時受けられること（オンラインMC），②医師による救急活動の事後検証体制が確立していること（オフラインMC），③病院実習を中心とした救急救命士の再教育体制が整備するのである．

今後のわが国全体のMC体制ではほぼ98%以上の体制が確保されてきたが，さらなる改善点としては自治体より有給職で雇用されたメディカルダイレクターの確立や，メディカルコントロール医の育成，さらに包括的医療活動基準（スタンダードメディカルオーダー（SMO））などの作成であろう．救急医の充足もままならない現在の日本では遠い先の話かもしれないが，多くの救急医が十分な力を発揮することなく他の科への転職を余儀なくされている現在では，救急医の新しいフィールドとして，プレホスピタルケアの進出はあながち不可能なことではないと考えられる．

表5・7 高エネルギー外傷

(1) 6m以上の高さからの墜落
(2) 自動車・鉄道車両にはねられた歩行者・自転車
(3) 搭乗者が飛ばされた二輪車事故
(4) 同乗者が即死した車両事故
(5) 車外に放り出されていた車両事故
(6) 搭乗空間の高度な変形があった車両事故
(7) 救出に20分以上を要した車両事故
(8) 横転した車両事故
(9) 体幹を重圧で挟まれた外傷
(10) 頸部から鼠径部までの鋭的損傷

Trauma Evaluation and Care)である．これは日本救急医学会と日本外傷学会が連携して作成した，わが国の救急医療に即した標準化プログラムである．外傷診療の手順や最低必要な処置を研修し，外傷急性期の**防ぎうる死亡**をなくすことを最重要目的として掲げている．

a. 外傷初期診療ガイドラインとは

　戦後飛躍的な発展を遂げた日本の経済・流通システムの結果，昭和40年代後半より交通事故や労働災害が多発するようになった．急増する救急患者を受け入れるため，全国規模で救命センター・救急病院の整備が進められ，現在までに全国で200以上の救命救急センターが設立されてきた．また各施設間で統一した外傷初期診療のガイドラインとして，2002年よりJATEC™が設立され，避けられる外傷死の撲滅をめざしている．この外傷初期診療では，外傷患者の重症度と治療優先度を生命徴候（バイタルサイン）を中心に的確に判断し，適切な処置を行うことに主眼をおいている．原則的に，外傷患者が病院に搬送された後，初期診療に対応する医師が行う診療手順を示したものであるが，外傷患者の初期診療に遭遇する可能性のある柔道整復師も同様に，周知することが望ましい．身体に強い外力が作用したと予測される**高エネルギー外傷**（表5・7）患者を診療するにあたっては，とくにこのガイドラインに沿った初期診療を行う．

b. 外傷初期診療の概念とその手順

　外傷患者の初期診療では，生命を維持する基本的な生理学的機構をあらためて理解する必要がある（**図5・33**）．すなわち，気道系を通じて肺に酸素を取り入れ，循環系を通じて，脳に血液を供給し，脳に存在する呼吸中枢によって気道系を通じた酸素の取り込みが開始される基本的な仕組みである．外傷によって，この基本的生命維持機構に破綻をきたすと，生命徴候（バイタルサイン）に変調をきたすため，いち早くこの生命を脅かす原因に対して，蘇生行為を行う必要がある．この生命徴候の観察・評価およびそれを安定化させる一連の診療を**プライマリ・サーベイ**と称する．診療の手順としては，気道の開存性 Airway(A)，呼吸状態 Breathing(B)，循環動態 Circulation(C)に加えて，意識の状態 Dysfunction of central nerve system(D)を評価する．さらに外傷患者は大量の出血や，全身の損傷を検索するための脱衣行為や大量輸液の結果，体温が低下しやすい．低体温は出血を助長し，臓器機能を悪化させるため，積極的に保温して体温を維持する必要がある(E, exposure and environmental control)．プライマリ・サーベイはおのおのの頭文字をとって，**ABCDEアプローチ**と呼ばれる．プライマリ・サーベイでは原因に関わらず

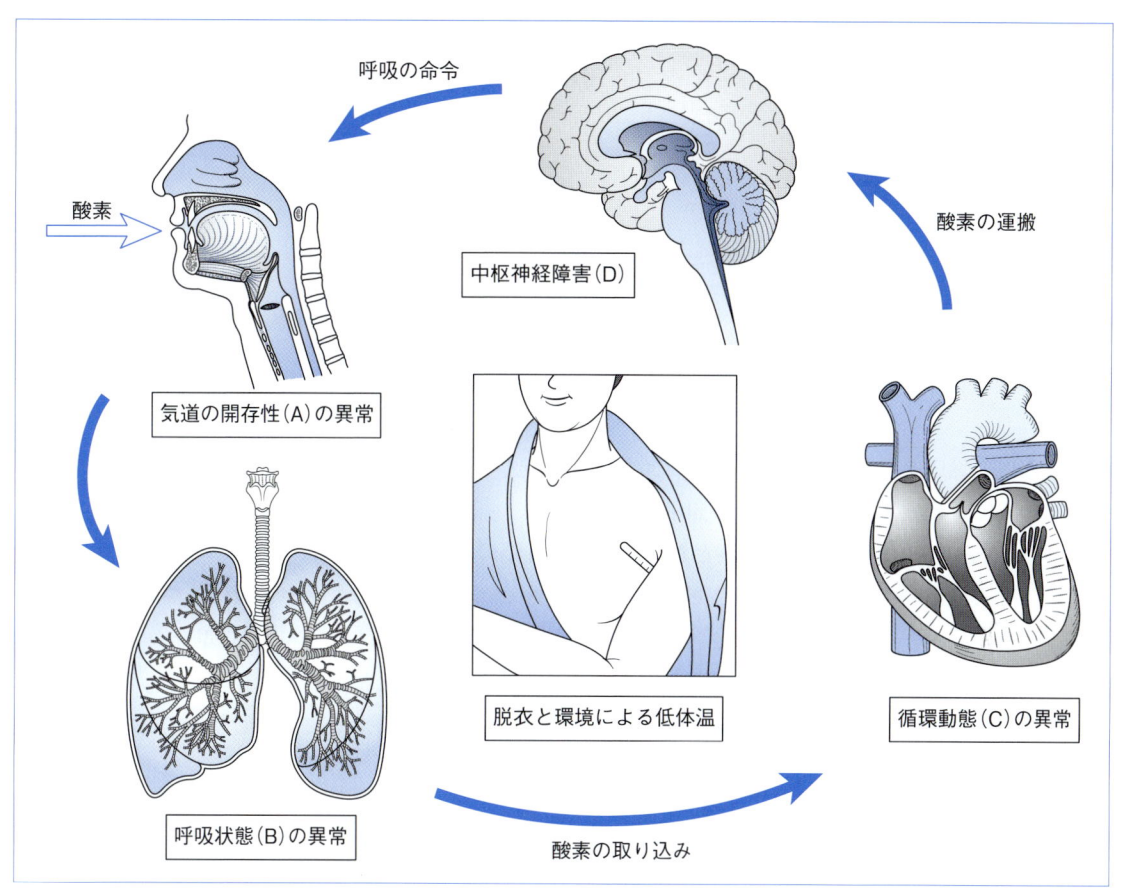

図5・33 生命維持の仕組み
(日本外傷学会外傷初期診療ガイドライン改訂第3版編集委員会:外傷初期診療ガイドライン改訂第3版,へるす出版,2008,一部改変)

生命徴候の危険性の有無の確認とその蘇生に全力を尽くす.
　ABCDEアプローチにより,生命徴候の安定化が確認され,また蘇生行為により生命徴候が安定化すれば,次に全身の損傷箇所をくまなく検索するセカンダリ・サーベイに移行する.**セカンダリ・サーベイ**とは,受傷機転および病歴などの聴取と系統立てた全身の損傷箇所の検索を行うことである.頭部,頸部,胸部,腹部,骨盤,四肢,意識・神経学的所見をもれなく,修復を要する箇所を身体所見および必要なX線やCT検査などの画像所見を合わせて検索する.

c. プライマリ・サーベイの実際

1. Airway(気道の確保と頸椎の保護)

　患者の発声の有無を確認し,発声が可能であれば気道は開通していると判断できる.気道の開通性が確認されれば,100%酸素を10 l 以上で投与を開始する.
　吐物や出血などで気道が閉塞されている場合には,吸引処置にて閉塞物をまず除去するほか,用手的気道確保や確実な気道確保として気管挿管の適応を考慮する.著しい口腔内出血や高度な下顎損傷などで,気管挿管が困難な場合は,輪状甲状靱帯穿刺あるいは切開術による外科的気道

表5・8 損傷部位と出血量

体腔内への出血		
胸腔	1,000〜3,000 ml	
腹腔	1,500〜3,000 ml	
骨折に伴う出血		
骨盤骨折	1,000〜4,000 ml	
大腿骨骨折	閉鎖 1,000 ml	開放 2,000 ml
脛骨骨折	閉鎖 500 ml	開放 1,000 ml
上腕骨骨折	閉鎖 300 ml	開放 500 ml
外出血		
30×30 cm 血液付着 100 ml		

確保の適応となることがある．プライマリ・サーベイ全体を通じて，頸椎損傷は存在するものと考えて，硬性頸椎カラーによる頸椎保護あるいは，用手的頭部正中固定を励行する．

2. Breathing（呼吸状態の観察と致命的な胸部外傷の検索）

呼吸状態の観察は視診 look，聴診 listen，触診 touch の基本的な診察手順に基づく迅速かつ丁寧な診察が要求される．視診として，呼吸数，胸郭運動，呼吸パターン，左右差をよく観察する．また聴診所見として呼吸音の減弱，左右差に注目する．触診では，皮下気腫の有無，圧痛，打診による鼓音の有無に注目する．胸部のみならず頸部の観察を合わせて，呼吸状態の観察および致命的胸部外傷の存在を検索する．

3. Circulation（循環動態の把握と止血）

循環動態の観察の主たる目的は，生体に生ずるショックの徴候を迅速に把握・判断することである．外傷で見られるショックの原因の大半は出血性ショックであり，他は心臓の拡張障害をきたす心タンポナーデや緊張性気胸による閉塞性ショックや，鈍的心損傷に代表される心原性ショックである．したがって外傷患者がショック状態であれば，出血源を積極的に検索する必要がある．表5・8に主な出血源と出血量を示す．

ショックの初期には生体の代償機転が働く結果，脈拍数の増加，皮膚の湿潤・冷汗などの身体所見の変化が認められるが，生体の代償機転を超えると，血圧の低下，ひいては脳血流の低下を伴って意識障害をきたす．したがって，血圧に頼ってショックを評価するとショックの診断は遅れるため，皮膚所見や脈の性状に十分注目して早期にショックを認知する必要がある．**表5・9**に出血量と身体所見の変化を示す．

ショックを認知した際は，直ちに太い静脈留置針を2本以上確保し，成人では2,000 ml を，小児においては20 ml/kg 体重あたりの加温した輸液を全速で投与する．初期大量輸液によってもショックを離脱できない症例では，手術などの外科的な止血を要する．

4. Dysfunction of central nerve system（中枢神経障害の検索と意識レベルの把握）

意識レベルを客観的に把握するため，グラスゴー・コーマ・スケール（GCS）（**表2・15** 参照）あるいはジャパン・コーマ・スケール（JCS）（**表2・14** 参照）を用いて評価する．高度の意識障害，急な意識レベルの低下，瞳孔不同などの脳圧亢進症状を認める場合はセカンダリ・サーベイにおいて頭部CTを優先させる必要がある．

表5・9 出血量と身体所見の変化
（日本外傷学会外傷初期診療ガイドライン改訂第3版編集委員会編：外傷初期診療ガイドライン，改訂第3版，へるす出版，2008 一部改変）

ショックの程度	Class I	Class II	Class III	Class IV
出血量	＜750 ml	750〜1,500 ml	1,500〜2,000 ml	＞2,000 ml
循環血液量の損失	＜15%	15〜30%	30〜40%	＞40%
脈拍数	＜100	＞100	＞120	＞140または徐脈
血圧	不変	収縮期圧不変 拡張期圧上昇	収縮期圧低下 拡張期圧低下	収縮期圧低下 拡張期圧低下
脈圧	不変または上昇	低下	低下	低下
呼吸数	14〜20	20〜30	30〜40	＞40か無呼吸
意識レベル	軽度の不安	不安	不安，不穏	不穏，無気力

5. Exposure & Environment（脱衣と体温保護）

　全身の外傷を評価するため，脱衣を完了させるとともに体温の保持に努める．外傷患者は容易に**低体温**をきたしやすく，低体温は出血を助長させ，代謝性アシドーシス，凝固障害とともに生命を脅かす危険な要因となるため，可及的かつ積極的に保温対策に努める．したがって原則外傷症例の初期輸液は加温したものを用いる．

◆ [コラム] 院内救急体制

　急変は，時間，場所，人を選ばずに起こる．また，突然の意識障害や，卒倒，心肺停止，転倒転落等による外傷など，予測できない状況での急変は，通常の対応では困難な場合が多く現場が混乱しやすい．そのような状況でも的確かつ迅速に対応でき，生命の危機を回避するためには，救急体制が整備され円滑に稼働することが必要である．これは，救急蘇生の指針にある「救命の連鎖」の基本である．院内救急体制には，RRT（rapid response team）やMET（medical emergency team）と呼ばれる対応チームがあり，直接固定の対応チームに連絡する方法や，全館放送などで多くの人々を集める方法がある．

　これは施設の特徴や人員によって異なるが，所属を超えて専門的に対応できるチームをコールするシステムである．東京医科大学病院では，ACLS（advanced cardiac life support）応援コールを2001（平成13）年から設置している．固定の内線番号はどこからでも誰でもコールでき，救命救急センターと集中治療部に同時にコールされ，受信し対応するシステムである．また，病院全職員対象のCPR＋AED講習のシナリオで，応援要請は，このACLSコールの電話番号で統一している．すべての電話に火災時専用番号と，このACLSコール番号が貼付されている．実際には，心肺停止，意識障害や，アナフィラキシーショック，痙攣が多く，その他，外傷，AED使用（プロトコールに則って）などで年間約50〜60件に対応している．なかには，間違い電話や軽い気分不快など本来のACLSコールの範囲ではない場合もあるが，院内救急体制は，この体制が周知され，実働することが重要であり，トリアージの基本原則の，軽症者に隠れた重症者を選別するために，常にオーバートリアージを容認して対応するように徹底している．そのため電話では「発生場所」「発生している内容のキーワード（たとえば心肺停止ですなど）」のみを聞いて出動している．AED使用例は，定期的に医療安全管理室主催で事後検証会を実施し，有効なフィードバックが行われている．またその結果を院内に広報することで，さらに院内でのAEDの使用が促進された．今後その他の院内救急事例のフィードバックも予定されている．組織で取り組む院内救急体制の確立と円滑な対応，その後の検証とフィードバックが繰り返されて，院内救急体制の質も向上するものといえる．院内救急体制は，システム構築とその周知徹底，急変発生時の速やかなシステムの稼働に始まる基本的なAEDを用いたCPRに則った対応の開始が重要である．

d. セカンダリ・サーベイ

　プライマリ・サーベイを完了し，生命に関わる致命的な外傷がない，あるいは上記蘇生行為により，生命徴候が安定化したことを前提にセカンダリ・サーベイを行う．

　セカンダリ・サーベイでは，受傷機転や病歴の聴取，および治療に影響を与えるアレルギーの有無や最終の食事時間などを聴取する必要がある．また頭部・顔面・頸部・胸部・腹部・骨盤・会陰・四肢・神経徴候・背部に至るまで，全身を系統立ててくまなく観察・評価し，外科的な修復処置やCTなどの画像検査を要する箇所を評価しつつ，全身の診察を行い，診断に必要な検査を実施する．セカンダリ・サーベイはあくまでもバイタルサインが等安定していることを前提としているため，バイタルサイン等に問題が生じたらそのつど，プライマリ・サーベイに戻る必要がある．したがってバイタルサイン等は反復して定期的に再評価し，異常が認められたらそのつどABCDEの評価を行う．

e. 柔道整復師に求められる外傷診療への関わり

　外傷患者の診療においては，一見軽症に見える症例にも，受傷機転によっては生命に関わるような大きな外傷が隠されている可能性があり，JATEC™外傷初期診療概論を十分念頭においたうえで対応する必要がある．柔道整復師は診療行為上，目立つ外傷や局所の変形に目が奪われがちであるが，受傷機転をよく問診・考慮するとともに，上記ABCDEに異常がないかどうかを注意深く観察し，必要に応じて医療機関への連絡を躊躇することなく迅速に行う必要がある．柔道整復師は脱臼や骨折の診療に従事する柔道整復師は，外傷診療の窓口となる可能性を十分に意識する必要がある．

3 外傷初期看護ガイドライン（JNTEC™）

　救急蘇生法の対象は，内因性と外因性に分類される．内因性は主に疾患によるものが多いが，外因性には，外傷・窒息・環境障害など，その人の年齢・性別・既往歴などによらず不慮のできごとで発生することが多い．外傷傷病者の場合，外見上の出血や変形など解剖学的なところに，目が行きがちであるが，実は見えないところに生命を脅かす原因があることが少なくないため，その生理学的把握が重要である．とくに外傷は受傷機転からもその重症度を予測して対応することが求められ，防ぎえた外傷死亡を避けるために，標準化された観察や処置が病院前から病院内での診療に至るまで整合性をもって構成されている．ここでは，主に外傷傷病者の初期診療に必要な医師の診断手順である外傷初期診療ガイドライン（JATEC™）に基づいた看護師のための**外傷初期看護ガイドライン** Japan Nursing for Trauma Evaluation and Care（JNTEC™）について解説する．

a. 外傷傷病者対応の基本

　まず，病院前では，外傷傷病者の緊急度を判断し，受傷から決定的治療（手術など）までを1時間を目標とし，生命危機回避に必要な観察と処置のみを迅速に行い，適切な医療機関に搬送する**ロード＆ゴー**という概念がある．この概念に則って，病院前救護では，JPTEC™（病院前救護ガイドライン，前項）の示す，状況評価，初期評価，全身観察と緊急度に応じた生命危機を回避するための応急処置が行われ，搬送される．また，外傷傷病者の移送や体位管理の基本は，頸髄損傷を避けるために，**全脊柱固定**を行い，移動にも脊柱のねじれが起きないような対応を求められ

る.この2点が外傷傷病者対応の基本である.そのため,病院内で受け入れる医師・看護師は,この病院前の対応を理解し情報を活かした対応や観察処置を継続するとともに,さらに高度な診療を開始することになる.

b. JNTEC™ の基本的構成

　JNTEC™ は,「外傷医療チームの一員として基本的な外傷初期看護の知識と技術を身につけること」を目的とし,多くの時間をスキルステーションと呼ばれる実技ブースで学ぶ.各スキルステーションでは,外傷診療および看護に必要な技術をまず習得する.その後,シナリオステーションと呼ばれる一連の流れを状況設定に応じて,診療場面のリーダーとして主体的に行動し,外傷診療および看護の全体像を学ぶ構成である.

　スキルステーションには,①受け入れ準備,②気道と呼吸管理,③循環管理,④GCS,⑤移動と体位管理,⑥家族対応がある.各スキルステーションのポイントを示す.

1. 受け入れ準備

　ここでの目的は,外傷傷病者の受け入れ準備を迅速かつ万全に行うためのスキルを習得することである.目標は,必要な情報収集と伝達,緊急度重症度および予測される状況に応じた準備が系統だてて行われることである.外傷傷病者の病院前の情報を受け,搬入に備えた準備をするためには病院前での対応について知っておくことが必要である.そのため,ロード&ゴーの概念と高エネルギー事故の概要(**表5・7**)を理解することは大切である.また,傷病者の観察結果,行われた処置を把握することによって,搬入後に行われる検査処置の優先度の予測や準備が実践できる.そこで,情報収集には,**MIST**という情報整理のツールを利用する(**表5・10**).ここでの,系統だった情報収集と準備とは,たとえば診療に必要な器具というのは,当たり前に並んでいる器具や薬剤もあるが,どのような状態に対して何が必要なのかということに対して根拠をもって準備する必要性を考えることである.また,限られた情報を選別し,緊急度が高く生命危機回避の優先度の高い処置に備えた万全の準備を整えることが求められる.

2. 気道と呼吸管理

　蘇生における ABCDE の中で AB はいつ何どきでもまず最初に確認すべき項目であり,A(Airway 気道)と B(Breathing 呼吸)である.とくに内因性の心肺停止状態と異なり,外傷傷病者の場合,頸髄損傷を最小限にするために,気道確保方法にも十分留意する必要がある.さらに,舌根沈下などによる気道閉塞のほか,心タンポナーデ,緊張性気胸など胸腔における異常に伴う場合もあり,十分かつ迅速な観察,判断,処置が求められる.そのため,ここでは,外傷傷病者の気道と呼吸の評価および対応が的確にできることを目的としている.習得すべき技術として,下顎挙上法,バッグ・バルブ・マスクを用いた換気,気管挿管における頸椎保護の方法(用手的正中中間位固定法)がある.また,基本的フィジカルアセスメント(視診,聴診,触診,打診)を用いて,呼吸を評価しその観察結果に応じた対応を行う.気道確保が最初に必要な外傷とドレナージが必要な外傷(**表5・11**)を示す.これらの観察と準備が迅速,確実に実践できることが求められる.

3. 循環管理

　外傷傷病者の生命危機の主な原因はショックである.そのため循環状態を正しく観察・把握

表5・10 MIST

M：Mechanism of injury	受傷機転
I：Injury site	主な受傷部位
S：Signs	ショック状態やロード＆ゴーになった観察結果
T：Treatment & Time	行われた処置と時間経過

表5・11 気道確保かドレナージを優先する外傷

まず気道確保が必要な外傷
・フレイルチェスト：奇異呼吸→気道確保と陽圧換気
・大量の気道出血・顔面外傷：気道からの血液の吸引，気管損傷の徴候
ドレナージが優先的に行われる外傷
・緊張性気胸：左右の非対称的な胸郭運動，気管偏位，呼吸音の減弱・消失，鼓音，皮下気腫，頸静脈怒張
・大量血胸：呼吸音の減弱・消失
・開放性気胸：創部からの空気の出入り
・心タンポナーデ：頸静脈怒張，奇脈

し，必要な対応を行うことは重要である．ここでの目的は，外傷傷病者の生命危機回避に必要な循環管理について習得することであり，目標は，ショックの早期認知，ショックの重症度の判断，ショック離脱のために必要な処置の対応である．主にここでは，外出血に対する直接圧迫止血の必要性の理解，初期輸液療法の理解，ショックの原因検索，胸部・骨盤のX線撮影の必要性，緊急超音波検査 forced assessment with sonography for trauma(FAST)の理解，ショックへの対応(骨盤のシーツラッピングや，緊急手術の必要性を理解し，対応するなど)の理解をシナリオを通じて学ぶ．とくにこのシナリオでは，輸液療法の判断やその後の治療の必要性を系統だてて考えることを中心に学ぶ．

4．GCS

意識レベルの評価には，JCS(表2・14参照)が用いられていることも多いが，外傷傷病者の場合は，とくに意識障害の程度によって，頭部外傷などの緊急度の判断とその対応が異なる．意識障害＝頭部CTと考えがちであるが，基本的には，呼吸や循環状態が安定しないままに移動することは生命危機を回避できていないことであり，かえって状況を悪化させる危険性が高いと考えるべきである．

そこで，外傷診療では，GCS(表2・15参照)を用い，切迫するDと呼ばれる早期対応が必要な意識障害を観察・判断する．

切迫するD：GCS 8点以下，意識レベルがGCS 2段階以上の低下，脳ヘルニア徴候を伴う意識障害のうち1つでもあれば切迫するDと判断し，A(気道)，B(呼吸)，C(循環)の再評価と安定化を図る．

5．移動と体位管理

外傷傷病者は頸髄損傷を回避するために，全脊柱固定を行って搬送される．しかし，病院に搬入された後，さまざまな処置，検査が行われるため，体位管理を十分理解しておかないと，2次的頸髄損傷を起こす原因ともなる．

ここでの目的は，頸髄保護の必要性と体位管理，移送を習得することである．

目標は，頸椎カラーの除去基準や装着除去方法，正しいログロールやフラットリフト，再固定方法や移送の準備，それらを傷病者に説明することである．

6. 家族対応

　救急患者全般を通して，患者およびその家族の対応は看護師にとって重要な役割である．また，家族が危機的状態に陥っていることを理解し，対応方法を選択することが必要である．とくに外傷傷病者の場合，第3者の行為による事故もあること，外傷による身体の損傷があり家族にとっても衝撃的な状況があること，緊急手術の判断など，考える余裕のないなか，家族は患者の治療などの意思決定を強いられることなどがあり，家族対応は冷静かつ適切に行う必要がある．そのため，ここでの目的は，外傷で緊急来院した患者家族の心理的社会的特徴を理解し，状況に応じた介入方法を知る．目標は患者家族の心理的状態をアセスメントし，精神的援助方法を習得することである．主にここではロールプレイを行い，日常の対応の工夫などをディスカッションしている．家族対応については，ケースバイケースであることや，施設の環境によって家族の置かれる状況も異なるため，なかなか正解はないものだが，危機的状態の家族の対応について知識と技術を習得することは重要である．

B● 環境障害

1● 熱中症

■概念・病態

　熱中症とは「暑熱環境における身体適応の障害によって生じる状態の総称」である．**暑熱環境**では，自律神経系を介して末梢血管が拡張し皮膚に多くの血液を分布させ，血液の熱伝導と発汗による気化熱により体温低下を図る．このような調節がうまくいかないとき，熱産生と熱放出のバランスが崩れて熱中症を起こす．熱中症の最重症型は，**体温調節中枢**の破綻により，循環不全，代謝亢進，エネルギー産生不全による組織障害を起こす緊急性の高い病態である．

　身体の深部 core では，**環境温度**が変化しても大きな影響を受けることなくおよそ37℃付近に保たれている．これは**深部体温** core temperature が体温調節中枢により一定に維持されているからである．深部体温は直腸温で代表される．腋窩温は直腸温に比べて環境に左右されやすく，熱中症の評価には望ましいとはいえないが，参考値として重要である．

　体温調節中枢は間脳の視床下部視索前野にあり，皮膚や身体の深部にある温度受容器からの情報に基づき，熱放散，熱産生の仕組みを働かせて正常体温を維持するように調節している．体温調節維持の詳細は生理学の成書に譲る．

　熱中症を起こしやすいのは，①健常者では激しい運動や肉体労働を行う者で，横紋筋の活動から直接熱を生み出す．②高齢者・乳幼児・精神疾患患者では，高温環境への適応力が低く，行動性調節が乏しい．③クーラーのない締め切った屋内，高温多湿環境，換気のない車内などで，発汗が停止し熱放散が低下することなどにより熱中症を起こしやすい．

■症　状

　症状から熱中症の重症度を分類する方法が環境省より推奨されている（**表5・12**）．
　めまい・失神（**熱失神**），筋肉の硬直・痙攣（**熱痙攣** heat cramp），大量の発汗などは比較的軽

分類	症　状	重症度
I度	・めまい・失神 　「立ちくらみ」という状態で，脳への血流が瞬間的に不十分になったことを示し，"熱失神"とよぶこともある． ・筋肉痛・筋肉の硬直 　筋肉の「こむら返り」のことで，その部分の痛みを伴う．発汗に伴う塩分(ナトリウムなど)の欠乏により生じる．これを"熱痙攣"とよぶこともある． ・大量の発汗	
II度	・頭痛・気分の不快・吐き気・嘔吐・倦怠感・虚脱感 　体がぐったりする，力が入らないなどがあり，従来から"熱疲労"といわれていた状態．	
III度	・意識障害・痙攣・手足の運動障害 　呼びかけや刺激への反応がおかしい，体にガクガクとひきつけがある，真直ぐ走れない・歩けないなど． ・高体温 　体に触ると熱いという感触．従来から"熱射病"や"重度の日射病"といわれていたものがこれに相当する．	

表5・12　熱中症の症状と重症度分類
(環境省：熱中症　保健指導マニュアル，2007年6月改訂，12頁より一部改変)

症の熱中症(I度)で認められる症状である．熱失神は温熱による血管拡張に起因する一種の起立性失神である．熱痙攣は暑熱環境下での運動中，運動後に生じる不随意かつ有痛性の骨格筋収縮(下腿，大腿，肩)である．熱中症II度の症状は頭痛，気分の不快，吐き気，嘔吐，倦怠感，虚脱感などで，従来から**熱疲労** heat exhaustion といわれている．以上はいずれも体温調節中枢の破綻を起こさない．

最重症(III度)では意識障害(つじつまの合わない行動，昏睡など)・痙攣・手足の運動障害，高体温(熱い乾いた皮膚)を呈し，**熱射病** heat stroke ともいわれる．熱射病は，体温調節中枢の破綻により深部体温が40℃以上となって多臓器障害を起こすため，緊急度も非常に高い．発汗はむしろ停止する．血液検査では各種逸脱酵素(AST, ALT, CKなど)の上昇，血液凝固能異常(DICなど)を呈し，ミオグロビン尿から急性腎障害を起こすこともある．場合によってはショックとなり集中治療を行うこともある．

■トリアージ

熱中症の緊急性と重症度については前項で述べたとおりである．従来，熱失神，熱痙攣，熱疲労，熱射病という用語が用いられていたが，症状から重症度を分類する方法が環境省より推奨されている．

■診　断

鑑別が必要な疾患として，高熱，意識障害，痙攣を起こす疾患を考える(**表5・13**)．中枢神経系疾患として脳炎，髄膜炎，脳膿瘍，脳血管障害，痙攣重積発作など，重症感染症として敗血症を，内分泌疾患として甲状腺クリーゼ，褐色細胞腫など，急性薬物中毒としてアスピリン，覚醒剤，抗コリン薬など，そのほかに悪性高熱，悪性症候群，アルコール離脱などを鑑別する必要がある．鑑別および確定診断に必要な検査として，頭部CT検査(頭蓋内病変の鑑別)，血液検査(多臓器障害・凝固能の異常など)，尿検査(急性薬物中毒の鑑別)などを要する．

表5・13 高熱，意識障害，痙攣を起こす疾患

中枢神経系疾患	脳炎，髄膜炎，脳膿瘍，脳血管障害，痙攣重積発作など
重症感染症	敗血症など
内分泌疾患	甲状腺クリーゼ，褐色細胞腫など
急性薬物中毒	アスピリン，覚醒剤，抗コリン薬など
その他	悪性高熱，悪性症候群，アルコール離脱など

■治療

Ⅰ度であれば，まずは，速やかに風通しのよい日陰やクーラーの利いた室内など，涼しい環境に避難させる．衣服を脱がせ身体からの**熱放散**を助ける．肥満では熱放散が阻害され体温が下がりにくい．可能なら冷たい水分を与える．大量の発汗がある場合は失われた塩分を補うためスポーツドリンクなどがよい．吐き気がある，意識状態が悪いときは水分を経口摂取させてはいけない．自力で水分摂取できない場合，症状が改善しない場合や悪化する場合には医療機関へ搬送することを考慮すべきである．

Ⅱ～Ⅲ度では速やかに医療機関へ搬送すべきである．以下，主にⅢ度の治療について述べる．

(1) 迅速な冷却

40℃近辺で冷却を緩め39℃で冷却を中止する．正常体温まで下げるとむしろ低体温となる．冷却方法は，衣服を除去して全身の露出した皮膚に微温湯・室温水をかけ，扇風機で蒸発させ気化熱を奪う．冷却ブランケットや氷嚢・氷枕を用いる方法は，皮膚の血管を収縮させ熱放散を妨げたり，シバリング（身震い）を招くためかえって体温を上げてしまうこともあり注意が必要である．冷水浴は健常者の激しい運動後に陥るタイプのものに対して行ってもよいが，モニタリングが困難で下痢・痛みなどへの対策を要する．胃や膀胱の冷水による灌流を行い体温を下げることも試みる．体温を下げるのに最も早い方法は血液浄化法を用いた体外循環であるが，手間がかかるうえに凝固能が著しく低下しているときは適応となりにくい．

(2) 細胞外液の点滴

冷却した輸液を250 ml/時で行う．尿量を指標に輸液量を調節する．十分な心機能と血管内容量を確保するために，肺動脈カテーテルのモニター下に行うこともある．

(3) その他

必要ならば酸素投与・気道確保を行う．輸液負荷による肺水腫に対し，人工呼吸管理が必要となることもある．体温の正常化後に中枢神経性，肝，腎，血液凝固系などに広範な臓器障害がみられ，集中治療を要することもある．**横紋筋融解症**による急性腎不全が重篤化する際には**持続的血液濾過透析** continuous hemodiafiltration（**CHDF**）を考慮してもよい．

[運動時熱中症の予防と対策]

熱中症は予防が大事である．とくに運動時の注意事項についてあげる．

スポーツ活動中の熱中症は暑くなり始める7月中旬と8月上旬に多い．また，1日のうちでは10～18時に集中している．気象台のデータによると発生時の気温は22～37℃の広い範囲に分布しており，湿度が高ければ気温がそれほどでなくても発生している．

日本体育協会では表5・14に示すように，熱中症のための運動指針を示している．環境条件の

表5・14 熱中症予防のための運動指針
（環境省：熱中症　保健指導マニュアル，2007年6月改訂，37頁より一部改変）

WBGT (℃)	湿球温 (℃)	乾球温 (℃)	運動指針	指導内容
> 31	> 27	> 35	運動中止	特別の場合以外は中止する
31	27	35	厳重警戒 激運動中止	激運動・持久走は避ける．積極的に休息をとり，水分補給 体力のない者，暑さに慣れていない者は運動中止
28	24	31	警　戒 積極的休息	積極的に休息をとり，水分補給 激しい運動では，30分おきぐらいに休息
25	21	28	注　意 積極的水分補給	死亡事故が発生する可能性がある．熱中症の徴候に注意 運動の合間に積極的に水分補給
21	18	24	ほぼ安全 適宜水分補給	通常は熱中症の危険は少ないが，適宜水分補給を行う．市民マラソンなどではこの条件でも要注意

　指標は気温，湿度，輻射熱を合わせた**湿球黒球温度** wet-bulb globe temperature（**WBGT**）が望ましいが，気温が比較的低い場合には湿球温度を，気温が比較的高い場合には乾球温度を参考にする．

　暑いときにはこまめに水分をとる．休息は30分に1回とる．運動の前後で体重を測定し，減少した体重分が失われた水分量と考えられるので，同量の水分を補給するようにする．大量の汗をかくときには塩分補給も行う．1 l の水に2 gの食塩が適当である．

　また，身体を暑さに徐々に慣らしていくことが熱中症の予防に重要であり，個人の体調を考慮して無理をさせないようにする．

2 ● 熱　傷

■概念・病態

　熱傷とは，火炎，高温物質などによる皮膚組織の損傷をいう．皮膚は成人で約 1.5 〜 2 m^2 を占め，重さは体重の約16％と生体で最大の器官であり，物理的な刺激や微生物から生体を防御するほか，水分調節，体温調節，知覚，免疫反応に関係するなど重要な機能を有している．熱傷の程度が激しい場合は皮膚だけでなく全身性の炎症反応が引き起こされるため，広範囲熱傷と小範囲の熱傷では治療方針が大きく異なる．

　小範囲の浅い熱傷では局所の炎症反応が生じるに留まるが，**広範囲熱傷**では全身性の炎症反応が惹起されて病態が進行していく．まず，熱刺激によりサイトカインが大量に産生され，血管透過性の亢進により血漿成分が血管外へと漏出して循環血液量減少性ショックの症状を呈する．救命のためには大量の輸液が必要となり，全身の組織で浮腫が生じる．呼吸器系では急性肺障害，消化器系では**カーリング**（Curling）**潰瘍**など全身の器官に影響が生じる．血管透過性の亢進は通

常48時間から72時間で消退し，組織の浮腫液がリンパ系を通じて循環系に戻り，尿量が増加する **refilling現象**が生じる．その後，熱傷壊死創が除去されて正常な皮膚で覆われるまでの間，創感染から容易に敗血症に陥る危険性の高い状態が続く．

■ 症　状（熱傷深度と熱傷面積の評価法）

(1)　熱傷深度の評価

　皮膚は，図5・34のように，表皮，真皮，皮下組織の3層から構成され，その中に毛包や汗腺などの皮膚付属器と総称される器官が点在している．

　熱傷深度は熱による傷害が皮膚のどの層まで達しているかで分類され，疼痛の有無などの自覚的な所見と水疱形成の有無や皮膚の色調などの他覚的な所見から表5・15のように評価する．受傷後数日間経過しないと深度は決定できない．また，さまざまな深度の熱傷が混在しているのが通常である．

(2)　熱傷面積の評価

　熱傷面積がその患者の全体表面積の何%に及ぶかを図5・35のようにして評価する．**9の法則**は概算に適しているが，幼児や小児では**5の法則**を用いる必要がある．年齢による体表面積の分布の違いをさらに詳しく反映させたのが**ランドとブラウダー**（Lund and Browder）**の図表**（図5・35）である．小範囲の熱傷が身体のあちこちに散在する場合は，患者の手掌の面積がその患者の体表面積の1%に相当することを利用して熱傷面積を算定する**手掌法**が有用である．

■ トリアージ

(1)　緊急度の評価 primary survey

　一般的に，熱傷だけで受傷直後にバイタルサインに異常が生じることはまれであり，そのような場合は他の外傷の合併を考慮する必要がある．バイタルサインに異常がある場合は緊急度が高いため，以下のように系統的に評価を行いながら適切な処置を速やかに施行する必要がある．

　①気道の評価：気道熱傷や顔面熱傷などでは上気道の浮腫が急速に増強する可能性があり，早期に気管挿管による確実な気道確保が必要となることが多い．

　②呼吸の評価：気胸，血胸，多発肋骨骨折の合併などに注意が必要である．胸部の全周性Ⅲ度熱傷による換気障害に対しては減張切開が必要となる．

　③循環の評価：熱傷受傷直後にショック状態に陥っている場合，他の外傷の合併を考慮したほうがよい．活動性の外出血があれば止血を試みる．閉塞性ショックの合併や胸腔・腹腔・後腹膜腔への出血の有無を迅速に評価する．静脈路を確保し，蘇生のための輸液療法を開始する．四肢の全周性のⅢ度熱傷では末梢循環不全の出現に注意し，減張切開を考慮する．

　④意識の評価：受傷直後に意識障害がある場合，一酸化炭素中毒や頭部外傷の合併を念頭におく．舌根沈下による気道閉塞に対して適切な気道確保が必要となる．

　⑤脱衣と体温管理：広範囲熱傷では低体温となりやすいので保温に注意する必要がある．

(2)　重症度の評価 secondary survey

　プライマリ・サーベイでバイタルサインを安定させた後に熱傷深度や熱傷面積を評価する．他の外傷の合併がないか評価を行い，患者の重症度を決定する．

　①病歴聴取：AMPLE（A：アレルギー，M：内服薬，P：既往歴，L：最終食事，E：受傷機転）

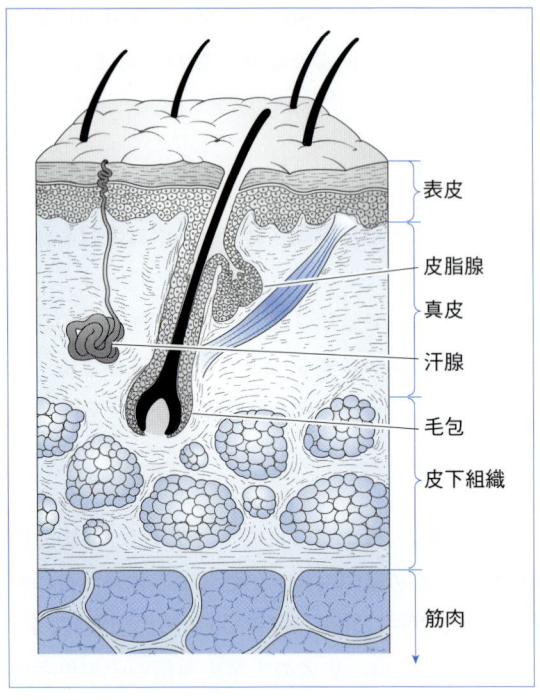

図 5・34　皮膚の構造
（日本熱傷学会用語委員会編：熱傷用語集，68頁，1996 一部改変）

表 5・15　熱傷深度分類

Ⅰ度熱傷(epidermal burn, EB)：表皮熱傷で受傷部皮膚の発赤のみで瘢痕を残さず治癒する
Ⅱ度熱傷
　浅達性Ⅱ度熱傷(浅Ⅱ度熱傷 superficial dermal burn, SDB)：水疱が形成されるもので，水疱底の真皮が赤色を呈している．通常1〜2週間で表皮化し，治癒する．一般に肥厚性瘢痕を残さない
　深達性Ⅱ度熱傷(深Ⅱ度熱傷 deep dermal burn, DDB)：水疱が形成されるもので，水疱底の真皮が白色で貧血状を呈している．およそ3〜4週間を要して表皮化し治癒するが，肥厚性瘢痕ならびに瘢痕ケロイドを残す可能性が大きい
Ⅲ度熱傷(deep burn, DB)：皮膚全層の壊死で白色レザー様，または褐色レザー様となったり完全に皮膚が炭化した熱傷も含む．受傷部位の辺縁からのみ表皮化するので治癒に1〜3ヵ月以上を要し，植皮術を施行しないと肥厚性瘢痕，瘢痕拘縮をきたす

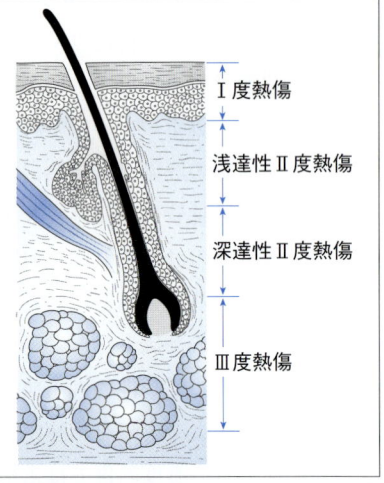

（日本熱傷学会用語委員会編：熱傷用語集，51頁，1996）

を聴取する．受傷機転を把握することで外傷合併の可能性を推測できる．

②全身観察：頭の先から爪先まで見落としがないよう観察する．熱傷の面積と深度の評価も行う．

③熱傷重症度の判定：熱傷の重症度は皮膚に生じた熱刺激の大きさに比例する．直接的には測定困難な熱刺激の大きさを熱傷面積と熱傷深度の組み合わせて評価したのが**熱傷指数** burn

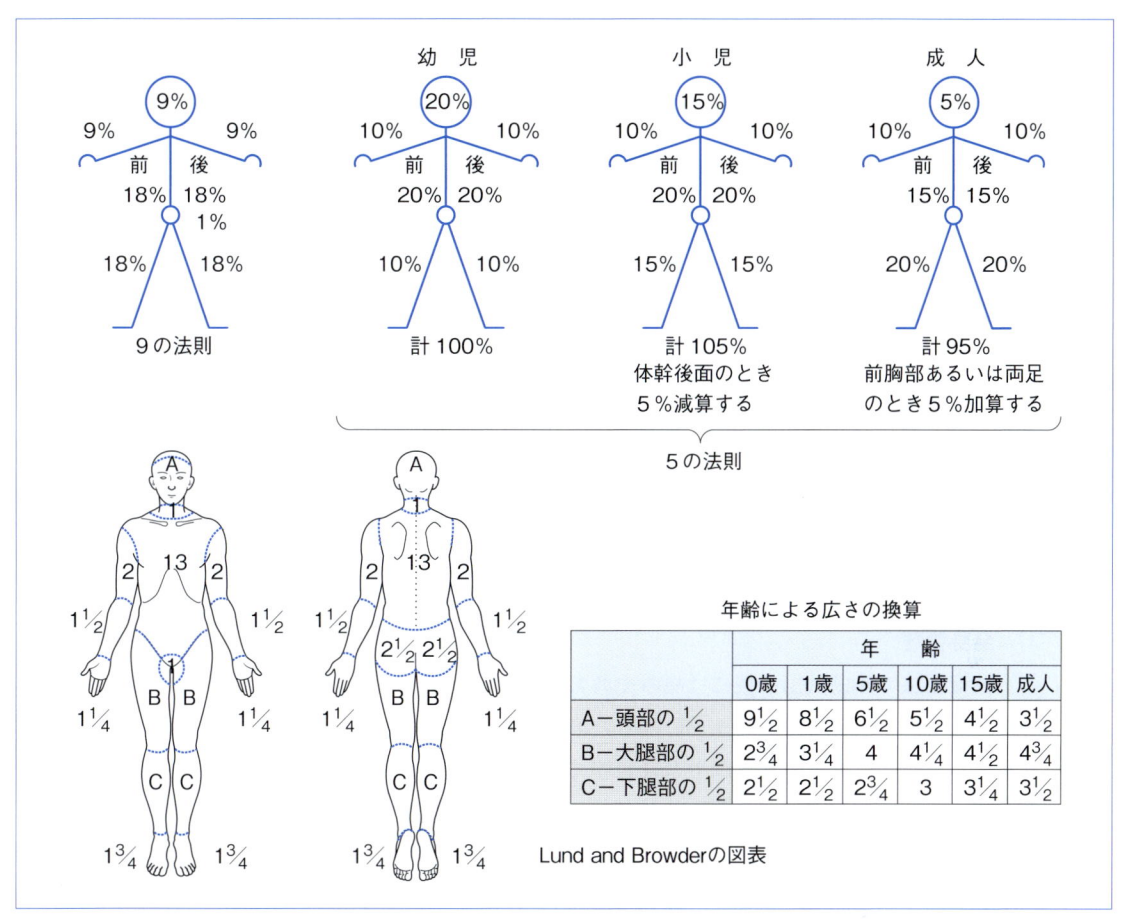

図5・35 熱傷面積に関する計算公式
（日本熱傷学会用語委員会編：熱傷用語集，53頁，1996）

index（**BI**）である．

熱傷指数（BI）＝ Ⅱ度熱傷面積（％）× 1/2 ＋ Ⅲ度熱傷面積（％）

BIが10〜15以上では全身性の炎症反応を惹起する可能性があり，重症と判断する（小児では5以上でも重症となりうる）．

一般的に成人では同程度の熱傷を受傷しても年齢が高いほど救命率が低下することが知られている．年齢を加味し，生命予後も含めた重症度を定式化したのが**熱傷予後指数** prognostic burn index（**PBI**）である．

熱傷予後指数（PBI）＝ BI ＋ 年齢

PBIが120以上の場合致死的とされ，現在の医学では救命はきわめて困難と考えられている．

同じ熱刺激が加わったとしても，熱傷部位や受傷者の状態によって治療の困難度は影響される．熱傷患者の重症度を総合的に判定する際には**アルツ（Artz）の基準**（**表5・16**）が参考となる．

■ 診　断

皮膚の損傷として熱傷のほかに化学損傷，電撃傷，雷撃傷，放射線損傷などがあるが，病歴が

表5・16 アルツの基準

重症熱傷（熱傷専門施設での入院加療を要する）
Ⅱ度熱傷で30％以上のもの
Ⅲ度熱傷で10％以上のもの
顔面，手，足のⅢ度熱傷
以下の合併症を有する熱傷
気道熱傷，軟部組織の損傷，骨折，電撃傷，化学損傷
中等度熱傷（一般病院での入院加療を要する）
Ⅱ度熱傷で15〜30％のもの
Ⅲ度熱傷で10％未満（顔面，手足は除く）
軽症熱傷（外来通院でよいもの）
Ⅱ度熱傷で15％未満のもの
Ⅲ度熱傷で2％未満のもの

確認できれば診断に至るのは比較的容易である．

■治　療

BIが10〜15以上の広範囲熱傷では全身管理と熱傷創の処置を併行して行う必要がある．

(1) 全身管理

①輸液療法：熱傷受傷直後には痛みや興奮のため血圧が低下していないことが多いが，広範囲熱傷では受傷後数時間でショックに陥るため大量の輸液が必要となる．輸液療法は循環血液量を過不足なく適切に保って熱傷創や全身臓器の血流を維持することが目的である．循環血液量が適切か否かは時間尿量で評価することが多い．受傷後24時間を対象としたいくつかの輸液公式が提唱されているが，あくまでも時間尿量を指標として輸液量を調節する必要がある．参考のため臨床上頻用されている**バクスター公式** Baxter formula（**パークランド** Parkland **の公式**）を紹介する．

バクスター公式

4.0 ml ×熱傷面積（％）×体重（kg）

最初の24時間は全量を乳酸リンゲルで輸液する．

受傷時から8時間までに1/2，次の16時間に1/2を輸液する．

②呼吸管理と気道熱傷：急性期に重篤な呼吸障害を生じる最大の危険因子となるのは気道熱傷の合併である．気道熱傷は主な傷害部位が声門より上か下かによって分けて考えると理解しやすい．上気道型では熱による直接的な傷害により急速に上気道の浮腫を起こすため，浮腫が改善するまでの間，確実な気道確保が必要となる．下気道型では熱で損傷された気道が炎症を起こした結果，気道粘膜の壊死・脱落が生じて呼吸障害に陥る．

③減張切開：四肢，体幹で全周に熱傷が波及したものを**全周性熱傷** circumferential burn と呼ぶ．四肢の全周性Ⅲ度熱傷では末梢の血行障害に注意が必要であり，体幹の全周性Ⅲ度熱傷では換気障害に注意が必要となる．いずれも減張切開が考慮される．

(2) 熱傷創の処置

小範囲の熱傷創に対しては，受傷直後に水道水や生理食塩水で創の洗浄と冷却を行う（広範囲熱傷では低体温となりやすいため，保温に注意が必要である）．水疱膜には創面の保護や治癒促

進効果があり，受傷初期の水疱は可能な限り温存する．洗浄後は創面の観察が容易な非固着性ガーゼや透明な被覆剤で創面を覆う．このような処置を熱傷深度が確定するまで施行する．Ⅲ度熱傷や深Ⅱ度熱傷が**デブリードマン・植皮術**の適応となる．

3 ● 凍　傷

■概　念
凍傷は0℃以下の強い寒冷曝露による組織の凍結・解凍によって生じる損傷をいう．

■病　態
凍傷の発生には，組織凍結，末梢循環障害，解凍後の虚血再還流障害が関与する．

■症　状
四肢末端や鼻，耳などの露出部分に発生しやすい．解凍前は知覚低下と組織硬化を認め，解凍に伴って強い痛みと発赤が出現する．

■トリアージ
低体温症を合併し，バイタルサインに異常がある場合は凍傷の局所処置よりも全身管理を優先する．

■診　断
受傷状況の確認から診断に至る．**凍瘡**（しもやけ）は5℃前後の寒冷刺激で生じる皮膚の局所的血行障害であり，凍傷とは異なる．

■治　療
まず，濡れている衣服や手袋・靴を脱がせ，直ちに急速解凍を行う．

患部を40〜42℃に保った温水につけ，湯の中で自動運動をさせながら10〜30分かけて完全に解凍する．皮膚の摩擦やマッサージ，火にかざして暖めるのは禁忌とされている．鎮痛と再還流に伴う有害な炎症反応の抑制を目的に抗炎症薬を併用する．

解凍後は抗生物質含有軟膏を塗布してゆるく被覆し，機械的損傷，乾燥，感染を防ぐ．

水疱は内容を吸引除去し，被膜は残す．局所は挙上して浮腫の軽減を図る．破傷風の予防と抗菌薬の投与を行う．喫煙は禁止する．末梢循環改善を期待して血管拡張薬などの投与が行われる場合もある．

少なくとも受傷後3週間程度は上記の保存的治療を継続し，壊死範囲が明らかになった後にデブリードマン，植皮，皮弁，切断などの外科的治療を行う．

4 ● 低体温

■概念・病態
低体温症とは生命の機能を維持するために適切な熱を産生することができない状態になることをいう．一般的に低体温とは核心温度が35℃未満と定義される．恒温動物である人間は比較的狭い温度の範囲内で核心温度を維持し環境に適応することができている．そのため，この適応機構が破綻したときに低体温になるといわれている．例をあげると健常者が野外活動や溺水などで寒冷にさらされて生じるものが有名であるが，乳幼児や高齢者，低血糖，中毒，重症感染症など

の患者では冬期以外や屋内でも発症することがある．また，低体温症の生存者としての**最低核心温度**は生後 23 日目の乳児が 15.2℃，成人では 16℃という報告がある．

　細胞の活動を支える化学反応の速度は温度依存性であるので，体温の低下に応じて細胞の機能は低下する．これに毛細血管の透過性亢進と尿細管での再吸収低下による循環血漿量減少が加わって低体温の病態を形成する．臨床的には中枢神経系，循環系（腎臓系・心血管系），血液凝固系の機能低下がとくに問題になる．体温 30℃以下では心筋の被刺激性が亢進し，粗暴な体位変換や気道操作で心室細動が誘発されやすい．心停止前の低体温には低酸素性脳障害に対する保護作用があり，長時間の心停止を経て救命された低体温例の報告がなされている．

(1) 体温調節

　人体は視床下部で寒冷に対し体温と生理学的反応を調節している．生体に寒冷暴露が生ずると筋緊張が生じて熱産生が正常の 2 倍になり，続いて起こる**シバリング**では代謝が最大 5 倍まで増加する．しかし，この代償のメカニズムには限度があり，核心温度が 30℃より下回るとしばしば低下がみられる．また，人体が熱産生をする能力には限度があるので熱損失を促すような状況では低体温の発症が早くなる．たとえば，正常の状態では輻射にて約 60％ の熱が失われる．空気への伝導と物体への伝達により 10〜15％ の熱損失がみられ，寒冷，湿気や風の吹いている環境下では劇的に増加する．また，皮膚と気道からの蒸発による熱損失は 25〜30％ あり，寒冷・乾燥や風が吹く状況では増加する．

(2) 基礎疾患

　低体温症は環境因子による影響以外に**表 5・17** に示すように**体温調節機能**を失うような基礎疾患を伴う場合はそれほど寒いところでなくても低体温症を発症するので注意が必要である．

(3) 生理学

　低体温症は多臓器にわたり障害をきたす．その中でも腎臓系，心血管系，中枢神経系に有害な影響を及ぼすことが臨床上重要になってくる．

　①**腎臓系**

　腎血流量の低下の結果として末梢血管の収縮が起こり体温の低下が起こる．**寒冷刺激**は利尿を引き起こし，循環血漿量が減少する．最終的には心拍出量の減少と血管緊張の増加により糸球体濾過率の低下が起こり急性腎不全となる．腎血流量は 27℃から 30℃の間では 50％に減少し，また低体温症では復温で可逆性の低 K 血症がみられる．

　②**心血管系**

　末梢血管の収縮とカテコラミン産生の増加により心拍数，血圧そして心拍出量が初期には増加がみられる．しかしその後，停滞した段階を経てこれらの生理学的パラメータは急速に低下し，28℃未満の低体温患者の 50％は徐脈になっていく．これはペースメーカー細胞の自発的な脱分極の減少と伝導系の伝播遅延に関連して起こっている．結果としてアトロピンはこのような状況では有効性はなく，加えて心筋は易刺激性となるため不整脈を引き起こす．心房細動はよく心室細動に先行して出現し，次いで 25℃以下では心停止に至る．また，低体温の患者のおよそ 1/3 には心電図上特徴的な**オズボーン**(Osborn)**波**（もしくは **J 波**）がみられる．

表5・17 低体温をきたす基礎疾患・病態

薬剤	アルコール，インスリン，鎮静薬，抗不安薬，抗精神病薬，麻薬，一酸化炭素
全身状態	高齢者，乳幼児，低栄養状態，脱水，疲労，熱傷，広範囲皮膚疾患，悪性腫瘍
内分泌	低血糖，甲状腺機能低下症，副腎不全，糖尿病，視床下部障害
心血管	末梢血管疾患，ニコチン，脳血管障害
神経	末梢神経障害，脊髄損傷，外傷，パーキンソン病
感染	敗血症

③中枢神経系

低体温症ではニューロンの代謝が減少し脳血流も減少している．この防御反応により脳は低体温症による虚血性障害から保護されている．臨床的には意識レベル低下の進行がみられる．初期には運動神経の能力が損なわれてゆき，最終的には構音障害，失調運動，粗大運動神経の欠落がみられるようになる．中等症低体温症での微妙な臨床徴候や症状は認識衰退，脳血管障害，甲状腺機能低下症や粘液水腫性昏睡に類似した症状がみられる．

また，低体温症の患者は意思決定能力や思考過程が低下してくる．低体温症の人は服を脱ごうとする**矛盾脱衣**といった現象が知られている．この現象は切迫した体温調節が破綻し，死ぬ直前の反応を示していると考えられている．

■症　状

低体温症は核心温度の程度により3段階に分類することができる．

①軽症低体温：32〜35℃
②中等症低体温：28〜32℃
③重症低体温：28℃未満

体温32℃以上では体温調節機能が残存しており，むしろ興奮することさえある．それ以下では，ほとんどすべての臓器系で体温低下に応じた機能低下がみられる．症状には個人差が大きいが，一応の目安がある（表5・18）．また，それぞれの全身症状の特徴も示す（表5・19）．

■トリアージ

低体温症は見落とされやすいため，トリアージは図に示すアルゴリズム（図5・36）に沿って行う．低体温は腋窩温では信頼性に欠けるので，核心温度（直腸温）を測定する．高度の低体温ではバイタルサインが微弱でも，かろうじて生命が保たれている場合があるため，呼吸と総頸動脈触知の有無は30秒以上かけて慎重に判断し，心臓マッサージや気管挿管などの行為により心室細動を誘発しかねないため，不必要な心肺蘇生は避ける必要がある．

■治　療

重症度によって復温の方法が変わってくる．復温の方法には，①**保温** passive external rewarming，②**表面加温** active external rewarming，③**中心加温** active internal rewarming があり，後者ほどより積極的な復温方法である．

(1) 保　温

濡れた衣服を取り除き，暖かい場所で全身を毛布で覆う．循環動態が安定している患者に有効

核心温度	症状
35℃	シバリングは最強，基礎代謝は通常の3～6倍
32℃	シバリングの消失，軽い意識障害
30℃	不整脈(心房細動など)
29℃	瞳孔散大
28℃	心室細動の危険
26℃	昏睡，神経反射の消失
25℃	基礎代謝量の半減
24℃	血圧低下著明
19℃	平坦脳波
15℃	心停止

表5・18 低体温による症状の特徴
(瀧野昌也：環境に起因する急性疾患．救急診療指針，改訂第3版(日本救急医学会専門医認定委員会編)．351頁，へるす出版，2008)

表5・19 低体温による全身症状の特徴

	軽症(＞32℃)	中等症(28～32℃)	重症(＜28℃)
体温調節	シバリング(＋)	シバリング消失，急冷	
呼吸	頻呼吸	低換気，呼吸性アシドーシス，低酸素血症，誤嚥性肺炎，無気肺	無呼吸，成人呼吸促迫症候群
循環	頻脈，高血圧	低血圧，徐脈，QT延長，J波	PEA，心房細動，心室細動，心停止
消化器	イレウス	膵炎，胃炎	
泌尿器/電解質	寒冷利尿	高カリウム血症，高血糖，乳酸アシドーシス	
筋肉	筋緊張亢進	硬直	横紋筋融解症
血液		血液濃縮，血液凝固亢進	播種性血管内凝固症候群，出血
神経	反射亢進，失見当識，運動失調，構音障害	反射減退，興奮，幻覚，散瞳	反射消失，昏睡，瞳孔反応遅延

(Biem J et al：Out of cold：management of hypothermia and frostbite. CMAJ, 168(3)：305-311, 2003 一部改変)

で，この方法ではおよそ1時間に0.5～2.0℃核心温度の上昇が期待できる．

(2) **表面加温**

電気毛布やヒーターなどを合わせて用い復温していく．電気毛布などで復温することで核心温度は1時間におよそ0.8℃の上昇が期待できる．しかし，お風呂はモニタリングが困難なため推奨されていない．

(3) **中心加温**

中心加温は最も有効で早く核心温度が上昇する方法である．単純な方法として43℃に温めた補液をすることや暖かい酸素を投与することである．併用することにより核心温度は1時間あたり1.0～2.0℃の上昇が期待できる．

より侵襲的な方法はより早く復温できる．たとえば，腹膜洗浄，胸腔洗浄，胃洗浄などを加温して行うことにより1時間あたり1.0～4.0℃の核心温度の上昇が期待でき，体外循環では5分あたり1.0～2.0℃の核心温度の上昇が期待できる．

軽症低体温症に対してはたいてい保温で十分である．しかし，高齢者でシバリングによる熱産

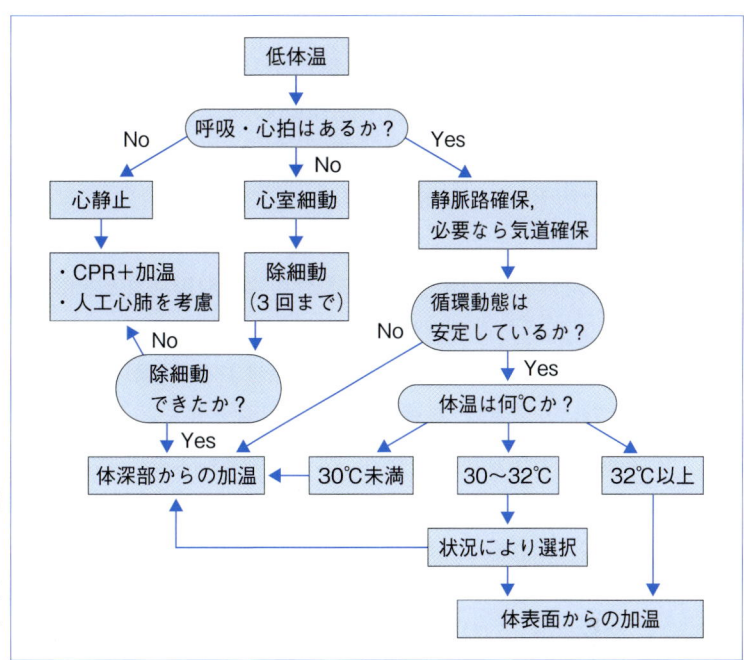

図5・36 低体温症の急性期治療指針
(瀧野昌也:環境に起因する急性疾患.救急診療指針,改訂第3版(日本救急医学会専門医認定委員会編),351頁,へるす出版,2008)

生のできない場合では表面加温をすべきである.

中等症低体温症に対しては表面加温を行う.その際,四肢より体幹部の加温を優先することが推奨されている.全身を復温することで理論的には冷えた,そして酸性に傾いた血液が四肢から体幹部へ戻ってくることで復温とは矛盾して核心温度が低下する(アフタードロップ現象)危険性がありそれを避けるためである.

重症低体温症に対しては中心加温が推奨されている.

(4) その他

低体温症は前述のように,冬の環境温度が低いときのみに生じるのではなく,高齢者や基礎疾患保有者では四季を通じて発症の可能性があり,柔道整復師も日常診療上念頭におく必要がある.また,低体温患者に遭遇した際は,保温に努めながら速やかに医療機関への連絡を行う必要がある.

C●急性中毒

1 急性中毒とは

中毒とは,化学物質が体内に摂取され,化学物質自体もしくはその代謝産物によって生体に障害が生じることの総称で,「毒にあたる(中る)」ことを意味する.化学物質摂取後短時間で生体の機能障害が生じる**急性中毒**と,微量の化学物質を一定期間摂取することにより生体の機能障害が生じる**慢性中毒**に大別される.本項では急性中毒について概説する.

2 発生頻度

一般市民および医療機関より財団法人日本中毒情報センターに寄せられた中毒に関する電話問い合わせ件数は1年間に36,044件(2008年)であるが，実際の中毒発生件数はこの数十倍と考えられる．また，中毒死の原因物質は，わが国の人口動態統計によると，第1位は一酸化炭素中毒，第2位は医薬品類，第3位は農薬である．

3 中毒物質

ほとんどすべての化学物質が急性中毒の原因物質となる．家庭用品(化粧品，タバコ，洗浄剤，殺虫剤など)，医薬品，農業用品，自然毒(植物，咬刺傷，キノコなど)，工業用品，食品などに大別される．これらのうち，家庭用品による中毒が多く，なかでもタバコの誤食が最も多く，化粧品，石けん・洗剤，乾燥剤・鮮度保持剤と続く．入院による経過観察や治療が必要となるのは，医薬品による中毒が最も多く，次いで農薬による中毒が多い．

4 摂取経路

摂取の主な経路には経口，吸入(経気道)，経皮の3つがあり，経口が最も多い．経口摂取のなかでも誤飲・誤食は幼小児や高齢者に多い．中毒発現までの時間は経静脈摂取が最も早いのに対し，経皮摂取(吸収)では一般的に緩徐である．

5 急性中毒患者の診断

a. 急性中毒の判断

急性中毒の診断はまず急性中毒を疑うことが重要である．急性中毒を疑うべき症状や状況としては，

(1) 原因不明の意識障害
(2) 原因不明の①ショック状態，②痙攣，③高熱，④呼吸不全，⑤肝機能障害，⑥腎機能障害，⑦代謝性アシドーシス，⑧多臓器障害
(3) 突然の嘔吐・腹痛・下痢
(4) 同様の症状を有する患者の集団発生
(5) 自傷行為，自殺企図の既往のある患者
(6) 精神科疾患患者

などがあげられる．

b. 体表の除染

患者を診察する場合，中毒を拡大させないために，着衣の汚染があればまず衣類を脱がせポリ袋に密封保管する．体表の汚染があれば，温水シャワーで汚染物質を洗い流す．可能であれば処置室に入る前に洗い流す．

c. 中毒物質の推定

1. 現場の確認ならびに本人・周囲からの情報収集

急性中毒患者は意識障害を伴っている場合があり，患者から情報を直接得られないことも少なくない．そのような場合は，患者の家族や現場に居合わせた人，警察または救急隊員などから何を，いつ，どのくらい，どのような状態で摂取したか，また他に摂取したものはないか，などについて詳細に聴取する必要がある．現場の臭いや吐物・排泄物があれば中毒物質の推定に参考と

表5・20 特徴的な臭気とその原因物質

臭気	原因物質
アルコール臭	アルコール，フェノール，抱水クロラール
アセトン臭	アルコール，ラッカー
アーモンド臭	シアン(青酸)化合物
キョウニン水臭	シアン化合物
クレゾール臭	石炭酸，クレゾール
スミレ臭	テレピン油
ニンジン臭	ドクゼリ
ニンニク臭	有機リン，ヒ素，タリウム
あまい臭	クロロホルム，アセトン
タバコ臭	ニコチン
靴墨臭	ニトロベンゼン
腐敗卵(イオウ)臭	硫化水素
洋ナシ臭	抱水クロラール

なる(表5・20).とくに，現場に残された原因物質，容器やラベル，内服薬であれば残った錠剤やパッケージ，注射薬であればアンプルなどは有力な手がかりとなる.

2. 症状からみた中毒物質の推定

特徴的な症状の組み合わせから中毒物質をおおまかにグループ分けして推定することができ，中毒物質が不明な段階からある程度の応急処置が行えるという利点がある．このような症状の組み合わせを**トキシドローム**と呼び，以下のように分類される.

(1) 興奮性トキシドローム：不穏，多動，振戦，高血圧，頻脈，呼吸数増加，高体温，散瞳
(2) 鎮静・催眠剤トキシドローム：意識低下，低血圧，徐脈，呼吸数減少，低体温
(3) 麻薬トキシドローム：意識低下，低血圧，徐脈，呼吸数減少，低体温，縮瞳
(4) 抗コリン性トキシドローム：散瞳，頻脈，体温上昇，幻覚，口渇

[コラム] 動物咬傷

人や動物による咬み傷は，日常遭遇することの多い外傷の1つである．人でも動物でも，口の中にはおびただしい細菌が生息しており，咬まれた創では，これらの細菌が傷口から進入するため，きわめて感染を生じやすいことが咬傷に共通する特徴である．

受傷する部位については，手や顔面など露出部が多いことも特徴の1つである．とくに，手では，歯の先端が容易に腱鞘や関節に達しやすく，これらに細菌が侵入して腱鞘炎や関節炎が起こると，機能的な障害をきたすこともまれではない．咬傷では傷口が小さく，一見大したことないようにみえるが，このような咬傷では，早期に適切な処置や治療が必要である．

イヌに咬まれたとき，真っ先に思い浮かぶのは狂犬病である．狂犬病は，発症したら100％死亡する大変怖い病気であるが，わが国ではイヌに対する予防接種が義務付けられた1950年から激減し，1956年以後国内発症は1例もない．ただし，わが国を取り巻く国々ではいまだに狂犬病で多くの人が亡くなっており，こうした国に渡航する場合は，十分な注意が必要である．

毒蛇による咬傷も，決して珍しくない．とくにマムシ咬傷は，都市部では少ないものの，全国どこでも見られる比較的ポピュラーな動物咬傷といえるだろう．年間3,000人の人が咬まれ，毎年10人程度が亡くなっている．

マムシに咬まれたときは，まずはパニックにならないことが大切である．慌てて動き回ると毒の広がりを早めるので，できるだけそっと医療機関に行くことが大変重要である．

マムシ毒は，リンパや血液によって全身に広がるので，現場での応急手当として，咬まれたところの中枢側を軽く縛っておくことは，毒の広がりを遅くするのに有効である．ただし，決してきつく縛ってはいけない．また，咬まれてすぐであれば局所から毒を排泄することはある程度可能といわれており，毒を吸い出す道具(ポイズンリムーバー)の使用も効果的と思われる．アウトドアのお供に1ついかがだろうか．

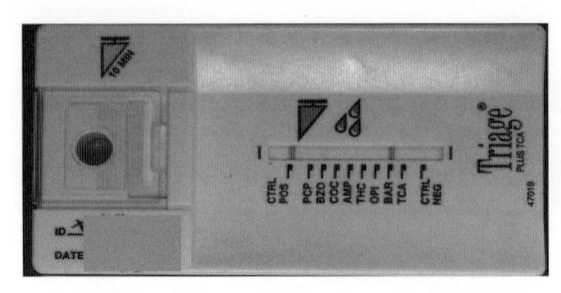

図5・37　トライエージ®
尿を用いて乱用薬物のスクリーニングを行う．PCP（フェンシクリジン類），BZO（ベンゾジアゼピン類），COC（コカイン系麻薬），AMP（覚せい剤），THC（大麻），OPI（モルヒネ系麻薬），BAR（バルビツール酸類），TCA（四環系抗うつ薬）を検出することができる．図の例ではBARの部分に陽性を示す線を認める．

　(5) コリン作動性トキシドローム：縮瞳，流涎，流涙，下痢，筋攣縮

3. 簡易スクリーニングキット

　中毒の原因となった物質の血中濃度を迅速に測定することは，多くの医療施設において困難である．そこで，臨床現場では尿を用いた乱用薬物スクリーニングキットであるトライエージ®（図5・37）が診断の補助手段として用いられる．しかし，通常量の睡眠薬を服用している場合にも陽性となるので，その判定には注意を要する．

6　急性中毒患者の治療

　急性中毒の治療は対症療法，毒物の排除，拮抗薬の3者に大別される．中毒患者に対しては，特異的な解毒薬や拮抗薬の投与が有効な場合もあるが，最も重要なことは，バイタルサインが不安定な患者に対して直ちに全身管理を行うことである．また，急性中毒を疑った場合には，他の人への2次被害を防ぐことが不可欠であり，避難および除染の必要性を判断する．

a. 対症療法と全身管理

　急性中毒患者のバイタルサインが不安定な場合には，救急処置の原則に従ってABC（気道確保，呼吸，循環）を実施する．急性中毒患者にしばしば認められる重篤な症状には，意識レベルの低下，痙攣，呼吸障害，循環障害，体温異常（高体温・低体温）がある．痙攣に対しては，抗痙攣薬を投与し，高体温では直ちに冷却，低体温では直ちに復温を開始する．

b. 未吸収毒性物質の吸収防止

　体表に付着した中毒物質は，水洗で汚染物質を洗い流して吸収を防止する．経口摂取した中毒物質の吸収を防止し，排泄を促進することを**消化管除染**と呼ぶ．具体的には，①胃内の中毒物質の除去（催吐，胃洗浄），②腸管における吸収防止（吸着剤，中和剤），③腸内滞留時間の短縮（緩下剤，腸洗浄）などを行う．

　近年，催吐や胃洗浄の適応は限定される傾向にあるが，吸着剤である活性炭の早期投与あるいは繰り返し投与の有効性が強調されるようになった．

1. 催　吐

　舌根への機械的刺激や小児では吐根シロップが応急処置としてしばしば使用されてきたが，適応は慎重に考慮する必要がある．誤嚥や胃・食道損傷などの合併症を招く可能性があることから，①意識障害や痙攣のあるとき，②腐食性物質（強酸・強アルカリなど）の摂取，③石油製品・有機溶剤の摂取，④鋭利な異物の摂取，⑤胃切除後，⑥出血傾向などでは禁忌となる．

2. 胃洗浄

胃洗浄は胃内に残留する中毒物質を除去するために，経口または経鼻で胃内に太い胃管（成人では 34～36 F，乳幼児，小児では 16～28 F 程度）を挿入し，胃内容物を回収，洗浄する方法である．加温した生理食塩水または水を用いて，排液が透明になるまで繰り返す．胃洗浄の効果が期待できるのは，中毒物質が胃内にとどまっている期間で，通常は物質摂取後 1 時間程度までである．胃洗浄が禁忌となるのは，①腐食性物質（強酸・強アルカリなど）の摂取，②石油製品・有機溶剤の摂取，③鋭利な異物の摂取，④食道狭窄例，⑤出血傾向などの場合である．また，意識障害のあるときには，先に気道確保（気管挿管）を行う．

3. 活性炭

活性炭はさまざまな中毒物質を吸着するが，それ自体は吸収されない．そのため，経口摂取による急性中毒症例では，禁忌例および活性炭に吸着されない物質以外は全例で適応となる．服用が困難な場合や胃管を挿入している症例では，胃管より投与する．テオフィリン，三環系抗うつ薬，フェノバルビタール，オピオイド，カルシウム拮抗薬，抗コリン薬などでは活性炭の繰り返し投与がとくに有効である．また，活性炭はすでに吸収された中毒物質に対しても，腸肝循環を遮断することにより効果を発現する．活性炭に吸着されない物質には，強酸，強アルカリ，アルコール類，エチレングリコール，鉄，硫酸鉄，リチウム，ヒ素，カリウム，ヨウ素，ホウ酸，フッ素化合物，臭化物，青酸化合物などがある．高度の腸閉塞や消化管穿孔では禁忌となる．

4. 緩下剤

糖類下剤のソルビトール溶液や塩類下剤のクエン酸マグネシウムなどが用いられる．緩下剤を単独で用いても排泄効果は乏しいが，中毒物質と結合した活性炭を短時間で体外に排出する目的で，緩下剤を併用することが多い．緩下剤の効果を得るためには十分な水分とともに投与することが必要で，活性炭の固形化や，便秘・腸閉塞を防止するためにも有用である．

5. 腸洗浄

腸内容を洗い出す目的で，大量（1～2 l/時）の洗浄液を胃管または十二指腸管から排便が透明になるまで数時間注入する．洗浄液として体液異常の副作用の少ないポリエチレングリコール電解質液が望ましい．活性炭に吸着されない物質による中毒が適応となるが，実施する際には高度の全身管理が必要である．

c. 既吸収毒性物質の排泄促進

1. 強制利尿と尿アルカリ化

毒物の尿中への排泄促進を期待して，大量の輸液と利尿薬を投与する強制利尿が広く行われてきた．しかし，一部の物質を除いて排泄促進効果のないことが明らかとなったため，強制利尿の適応は制約されるようになった．尿細管ではイオンとなった物質は再吸収されないため，糸球体から濾過された中毒物質のイオン化率を高めることにより，尿細管での再吸収を抑制することができる．バルビタールやサリチル酸中毒では，尿量を増やすよりも尿をアルカリ性にして（尿アルカリ化）イオン化率を高めることにより排泄が促進される．

2. 血液浄化法

血液浄化法には，①血液灌流（血液吸着），②血液透析，③血液濾過透析，④血漿交換などがあ

る．血液浄化法は，血液中に存在する中毒物質を除去することはできるが，血液から組織への移行率の高い中毒物質の除去には適さない．中毒物質の分子量などを考慮して血液浄化の方法を選択するが，血液透析よりも血液吸着のほうが除去できる中毒物質の種類が多い．

血液浄化法の適応として，①致死量を内服し，時間経過などからすでに吸収されていると考えられる場合，②全身状態が進行性に悪化する場合，③昏睡が遷延する場合，④通常の薬物排泄経路が障害されている場合(腎不全など)，⑤代謝産物がより有害となる場合などがあげられる．

d. 拮抗薬・解毒薬の投与

一部の中毒物質については，特異的な拮抗薬や解毒薬が存在する．薬理学的に中毒作用に拮抗するもの，物理化学的性質や抗原抗体反応を利用するものなどがある．

1. 薬理学的に中毒作用に拮抗するもの

アトロピン(有機リン中毒)，フルマゼニル(ベンゾジアゼピン中毒)，メチレンブルー(メトヘモグロビン血症)，N-アセチルシステイン(アセトアミノフェン中毒)などがある．

2. 物理化学的性質により解毒作用を発揮するもの

ジメルカプロール(British anti-Lewisite：BAL，ヒ素および水銀中毒)，ヨウ化プラリドキシム(2-pyrydine aldoxime methiodide：PAM，有機リン中毒)，d-ペニシラミン(銅，鉛，水銀などの重金属中毒)，エタノール(メタノールやエチレングリコール中毒)などがある．シアン中毒では，亜硝酸アミルや亜硝酸ナトリウム投与により体内でメトヘモグロビンを合成させ，シアンと結合させてシアノメトヘモグロビンにすることにより，シアンによる細胞呼吸障害を防止する．さらに，シアノメトヘモグロビンから徐々に遊離するシアンをチオ硫酸ナトリウムと結合させ尿中へ排泄させる．

3. 抗原抗体反応によるもの

マムシ，リュウキュウハブ，ヤマカガシによるヘビ毒にはそれぞれの抗毒素血清がある．強心薬であるジギタリスによる中毒では，ジゴキシン Fab-fragment 抗体がある．

4. 胃内投与して毒物と結合させるもの

牛乳・卵白(酸・アルカリ・ホルマリン中毒，ヒ素・水銀などの重金属中毒)，ケイキサレート(パラコート・カリウム・リチウム中毒)，コレスチラミン(有機塩素系殺虫剤・ジゴキシン・ジギトキシン中毒)などが用いられる．

7 遭遇することの多い急性中毒

a. 急性アルコール中毒

経口摂取されたエタノールは，大部分が胃および上部小腸から吸収される．吸収されたエタノールは，肝臓で 80% がアルコール脱水素酵素による酸化を受けてアセトアルデヒドに代謝され，さらにアルデヒド脱水素酵素によって無害な酢酸に分解される．臨床症状はおおむね血中アルコール濃度と相関する(**表 5・21**)．急性アルコール中毒患者は，けんかや転倒などによる外傷(頭蓋内出血など)や偶発性低体温などの合併症を有するため注意を要する．とくに，意識障害の原因が急性アルコール中毒かそれ以外(外傷など)かの鑑別が重要であるが，臨床症状だけで区別することは不可能である．

表5・21 血中アルコール濃度と臨床症状

血中アルコール濃度 (mg/dl)	症状
20～50	顔面・皮膚の紅潮, 饒舌, 爽快気分, 知覚鈍麻
50～100	脱抑制, 多幸感, 平衡感覚障害, 視覚機能低下, 呼吸数・脈拍数増加
100～150	記憶障害, ふらつき
150～200	言語不明瞭, 悪心・嘔吐, 千鳥足
200～300	認知不能, 独歩・座位保持困難
300～400	意識混濁, 呼吸数減少, 体温低下
400～	昏睡状態, 尿・便失禁, 呼吸抑制による死亡

表5・22 一酸化炭素ヘモグロビン (CO-Hb) 濃度と臨床症状

血中 CO-Hb 濃度 (%)	症状
10～20	軽い頭痛（とくに運動時）, 前頭部頭重感
20～30	拍動性の頭痛, 嘔気, めまい, 動悸, 呼吸促迫
30～40	激しい頭痛（前頭部, 後頭部）, 頻脈, めまい, 視力障害, 意識障害, 失神
40～50	上記症状の増悪, 視力・聴力障害, 筋脱力
50～60	昏睡, 痙攣
60～70	昏睡, 呼吸抑制, 循環抑制
70～	循環不全, 心不全, 死亡

b. 一酸化炭素 (CO) 中毒

COは空気より軽い無色・無臭の気体で, 家屋火災, 閉所での不完全燃焼, 車の排気ガスなどで発生する. COによる中毒死は中毒を原因とする死亡のなかで最も多い. 近年, 練炭を用いたCO中毒死が増加している. COは血液中のヘモグロビンと結合してCO-Hbとなるが, ヘモグロビンとの親和性が酸素よりも約250倍強いため, 組織への酸素運搬が障害されて中毒作用をきたす. CO-Hbは鮮紅色を呈するため, 通常のパルスオキシメータを用いてもSpO_2が低下せず低酸素血症であることが診断できないので注意を要する.

CO-Hb濃度は10%までは無症状であるが, 10%以上になると頭痛が出現する. CO-Hb濃度が増加するにつれ, 頭痛が激しくなり, CO-Hb濃度が30%程度で嘔吐, 50%以上で昏睡, 70%以上で死亡する (**表5・22**). 大気中でのCO-Hbの半減期は約270～360分, 100%酸素吸入では約40～60分となる. また, CO中毒では, 急性期の意識障害からいったん回復しても, 2日から6週間後に失見当識や錐体外路症状などを呈する**間欠型CO中毒**と呼ばれる病態があり, 重篤な後遺症を残すことがある.

c. 睡眠薬中毒

最も多く処方されている催眠鎮静薬・抗不安薬であるベンゾジアゼピン系薬剤による中毒が多い. バルビタールなどの睡眠薬は過量服用により舌根沈下, 呼吸抑制, 循環障害などの重篤な副作用が出現するが, ベンゾジアゼピン系薬剤は一般に安全性が高い. しかし, 抗うつ薬や他の薬剤, アルコールなどと併用している場合があるため注意を要する. 治療の方針は中毒治療の原則

に従って，呼吸・循環などの全身管理，未吸収毒性物質の吸収防止，既吸収毒性物質の排泄促進を行う．

d．タバコ誤食

タバコによる急性中毒は乳幼児に多い．タバコの有毒成分はニコチンで自律神経系に作用する．ニコチンの致死量は成人で 40～60 mg，乳幼児で 10～20 mg とされ，タバコ 1 本に含有されるニコチンの量は平均で約 12 mg である．タバコは刺激性の味のために吐き出すか，ニコチンによる催吐作用により嘔吐をきたすので，摂食により重篤な中毒は起こしにくい．しかし，灰皿に液体が入っていた場合など，タバコを滲出液として摂取した場合は，多量のニコチンが速やかに吸収されて重篤な中毒を引き起こす危険性がある．

8 中毒の情報

急性中毒の場合の症状，応急処置，原因物質に関する情報などについては，**財団法人日本中毒情報センター**が電話による問い合わせに対応している．市民からの電話は無料であるが，医療機関からは有料である．登録会員には専用電話(有料)が利用可能である．また，ホームページ (http://www.j-poison-ic.or.jp)からも情報が入手可能である．

・大阪中毒 110 番：072-727-2499(365 日，24 時間対応)
・つくば中毒 110 番：029-852-9999(365 日，9～21 時対応)
・たばこ専用電話(テープによる情報提供)：072-726-9922(365 日，24 時間対応)

D 侵襲学

侵襲によって過剰に全身的な炎症反応が惹起されている状態．

侵襲とは，生体の内部環境の恒常性を乱すもので，感染，外傷，熱傷，出血，手術など，種々のものがあげられる．これらの侵襲を受けると，生体内では恒常性を維持するための局所反応と，侵襲の種類に依存しない非特異的な全身性の反応が生じる．この反応には，従来重視されてきた神経内分泌反応と，近年注目されている**炎症性サイトカイン**を中心とする炎症性物質による反応がある．

神経内分泌反応には，侵襲局所の疼痛により求心性神経系を介して大脳から視床下部が刺激されホルモンが分泌される反応と，循環血液量減少や低酸素血症などによりそれぞれの受容体を介して視床下部が刺激されホルモンが分泌される反応がある．視床下部から下垂体前葉が刺激され副腎皮質刺激ホルモンと成長ホルモンが分泌される．副腎皮質刺激ホルモンは副腎皮質を刺激し，コルチゾール，アルドステロンなどが分泌される．また下垂体後葉からは利尿ホルモンが分泌される．視床下部から交感神経の刺激で，副腎髄質や交感神経末端からエピネフリン，ノルエピネフリンが分泌される．これらの神経内分泌反応の結果，分泌されたホルモンにより循環動態やエネルギー代謝などの変化が起こる．これらの反応はサイトカインによっても誘発される．

炎症性サイトカインを中心とする炎症性物質の誘発反応は，侵襲局所で単球，好中球，マクロファージなどの免疫担当細胞や血管内皮細胞などが活性化され，それぞれの細胞が炎症性物質を

放出する反応である．サイトカインは細胞間の情報を伝達する糖蛋白物質で，炎症反応のメディエータである．炎症反応を高める炎症性サイトカインと，炎症反応を抑制する抗炎症性サイトカインがある．

1 ●全身性炎症反応症候群（SIRS）

■概念・病態

侵襲によるこれら2つの反応が適度であれば，生体防御的に作用し，生体内の恒常性は維持される．一方，侵襲が過大で過剰な生体反応が惹起されると恒常性は破綻し生命が維持できなくなる．とくに炎症性サイトカインを中心とする炎症性物質の過剰な産生によって生じる生体反応の状態がSIRSである．つまりSIRSの状態は，本来は生体に有益であるはずの炎症反応が過剰となり，局所の炎症反応だけでなく全身的に炎症反応が惹起された状態である．

SIRS（systemic inflammatory response syndrome）はそれまで曖昧であった敗血症と呼ばれる重症感染症に伴う臨床病態をより明確に定義するために1991年に米国胸部疾患学会と集中治療医学会の合同で提唱された症候群である．SIRSの定義により重篤化する重症感染症などを早期に把握できるようになった．

■症　状

生体に侵襲が加わると局所では，疼痛，発赤，腫脹，熱感などの炎症症状が出現する．そして侵襲が大きいと発熱，頻脈，白血球数の増加などの全身症状が出現する．

神経内分泌反応と炎症性物質誘発反応により，体温，循環動態，免疫系，糖代謝，蛋白代謝，脂肪代謝などの変化や，臓器障害が起こる．

体温の調節は，炎症性物質により視床下部におけるプロスタグランジンE_2の分泌を介して体温調節中枢を刺激して発熱がみられる．交感神経の刺激により，頻脈や心拍出量の増加が起こる．

免疫系の変化は，炎症性物質が骨髄に作用し骨髄系細胞の分化，増殖が誘導され，白血球数が増加する．とくに好中球が増加し，同時に活性化されさらに炎症性物質の過剰な状態を増幅させる．しかし，侵襲が過大な場合には，好中球が肺や肝に集積するため白血球数が減少することがある．また，過剰な炎症性サイトカインは，全身の単球，好中球，血管内皮細胞を活性化し，血管内皮細胞傷害を引き起こす．この反応が過大であったり，長期化したりすると結果としてARDSや播種性血管内凝固症候群（DIC）や臓器障害を引き起こし多臓器不全の状態となる．

生体に侵襲が加わると，エネルギー代謝は亢進する．コルチゾールや，エピネフリン，ノルエピネフリンにより，肝臓のグリコーゲンの分解や筋蛋白からの糖新生の促進や，成長ホルモンによる抗インスリン作用により，高血糖と耐糖能の低下が起こる．これに伴って嫌気性代謝が亢進し血中乳酸値が上昇し代謝性アシドーシスの状態になる．蛋白異化亢進により，筋蛋白を分解し筋肉量の減少（骨格筋，心筋），アルブミンなどの蛋白の減少などを引き起こす．この蛋白質の分解により産生されたアミノ酸は，肝臓で糖新生によりグルコースに変換される．また肝臓でCRP，フィブリノーゲンなどの急性相反応蛋白が合成される．脂肪の分解は促進し，遊離脂肪酸はエネルギー源となり，グリセロールは糖新生に用いられる．

呼吸数の増加については，嫌気性代謝による代謝性アシドーシスの代償，低酸素血症の改善，交感神経緊張により頻呼吸がみられる．

■診　断
診断は，①体温＞38℃または＜36℃，②心拍数＞90/分，③呼吸数＞20/分またはPaCO$_2$＜32 mmHg，④末梢血白血球数＞12,000/mm^{3}または＜4,000/mm^{3}これら4項目のうち2項目以上を満たす状態である．

■治　療
SIRSの状態は臓器障害発症の準備状態であるため，早期に脱するための原因治療が重要である．また，感染，ショック，低酸素血症などの合併症としての侵襲を避けることも重要である．

2 ● 敗血症

■概念・病態
感染症によって生じたSIRSである．つまり，感染に対する調節不能な宿主反応により，重篤な臓器障害が引き起こされた状態である．

従来の sepsis という言葉は「重症化した感染症」や「感染巣から血中に細菌やエンドトキシンが侵入した状態」など漠然と表現する言葉であり，血液中に細菌が確認された状態である菌血症との違いは不明瞭であった．このため1991年に米国胸部疾患学会と集中治療医学会が合同で，早期診断と適切な治療の開始を目指しsepsisの定義を発表した．これによりsepsisは感染に対する全身炎症反応と定義され，sepsisを診断するために血液中の細菌の存在を証明する必要がなくなり早期にsepsisと診断できるようになった．

感染により，まず単球，好中球，リンパ球，マクロファージなどの白血球系細胞や，主要臓器を構成するさまざまな細胞や，血管内皮細胞上に存在するToll-like受容体（菌体成分を認識する受容体）を介して，体内への細菌やウイルスの侵入を認識し，炎症性サイトカインを中心とする炎症性物質が産生される自然免疫応答が惹起される．産生される重要な炎症性サイトカインとして，腫瘍壊死因子（TNF-α）やIL-6（インターロイキン-6）などがあげられる．続いて，腫瘍壊死因子受容体（TNF-R）などの炎症性物質の受容体を介してさらに炎症性サイトカインや一酸化窒素（NO）などの炎症性物質が産生され，自らの細胞や，周囲の細胞を活性化し炎症が誘導される．また血管内皮細胞では好中球の接着分子が発現し，好中球が接着する．そこで，好中球が活性化されると活性化好中球は好中球エラスターゼなどの炎症性物質を産生し血管内皮細胞傷害が引き起こされる．血管内皮細胞傷害の結果，血管収縮と血管透過性の亢進による微小循環障害に伴った組織灌流障害が惹起される．主要臓器への白血球の浸潤による直接的な臓器細胞傷害，これらの反応が相まって炎症が進行していく．さらに血管外に活性化好中球が浸潤し炎症性サイトカインによる直接的な組織傷害も引き起こされる．これらの反応は悪循環を形成し，播種性血管内凝固症候群や急性肺損傷などの多臓器不全に進展する．

■症　状
全身所見：発熱，低体温，頻脈，頻呼吸，精神状態の変化，高血糖
炎症所見：白血球上昇，白血球低下，CRP上昇，プロカルシトニン上昇

循環所見：血圧低下，心機能低下

臓器障害所見：低酸素血症，腎不全（乏尿，クレアチニン上昇），凝固異常，イレウス，肝機能障害（総ビリルビン上昇）

組織灌流障害所見：高乳酸血症，毛細血管の再灌流異常もしくは斑状皮膚

■トリアージ

severe sepsis：①斑状皮膚，②毛細血管再灌流時間が3秒以上，③急激な意識障害の出現または異常脳波の検出，④1時間以上の尿量低下（＜0.5 ml/kg）もしくは透析が必要，⑤乳酸が＞2 mmol/l，⑥血小板が＜10万/mm^{3}または播種性血管内凝固症候群，⑦急性肺障害もしくは急性呼吸窮迫症候群，⑧心機能低下，これらのうち1つ以上の症状を認め sepsis を呈するもの．

septic shock：生理食塩水40〜60 ml/kgを投与またはPCWP（肺動脈楔入圧）12〜20 mmHgにもかかわらず収縮期血圧＜60 mmHg，もしくはMAP（平均血圧）＞60 mmHgを維持するのにドパミン＞5μg/kg/分またはノルアドレナリン，アドレナリン＜0.25μg/kg/分が必要な場合．

■治療

2008年に16の学会や組織が参加しsepsisにおける初期蘇生方針，管理指針を示したSSCG2008（Surviving Sepsis Campaign Guideline）が発表された．severe sepsis および septic shock 患者に対し可及的すみやかに組織低灌流を回避し，不全臓器の発症予防や救命目的で行う治療である．適切な治療がなされなければ septic shock，多臓器不全に急速に進行する．

3 ●播種性血管内凝固症候群（DIC）

■概念・病態

感染症，腫瘍，外傷，婦人科疾患などさまざまな重篤な基礎疾患により全身性に微小血栓が形成され臓器不全をきたし，凝固因子の消費や線溶亢進により出血症状を呈する症候群である．

近年，凝固線溶反応と炎症反応の密接な関連が指摘され，炎症性サイトカインが凝固亢進を誘導しDICを引き起こすことが明らかになった．実際に，DICでは過剰な炎症性サイトカイン産生に引き続く白血球の活性化による血管内皮細胞傷害が観察され炎症反応による凝固異常がその本態と考えられている．この炎症性サイトカインの過剰な状態であるSIRSでは，炎症・凝固異常から高率にDICが発症する．DICの基礎疾患は敗血症に関連するものが最多である．ここでは生体侵襲によるSIRSの状態で起こるDICの代表的な疾患である敗血症での凝固異常について述べる．

敗血症に伴うDICはいわゆる凝固優位型DICである．敗血症ではエンドトキシン（グラム陰性桿菌の細胞壁外膜の表層を構成している成分の1つで，リポ多糖体 lipopolysaccharide（LPS））などにより単球，マクロファージや血管内皮細胞を活性化し細胞膜上に組織因子が発現する．組織因子により凝固過程が亢進し，最終的に血栓であるフィブリンが過剰産生され過凝固状態となる．またアンチトロンビン antithrombin（AT），トロンボモジュリン thrombomodulin（TM），活性化プロテインC activated protein C（APC）などの活性低下が引き起こされ，抗凝固作用を減弱させ，凝固亢進はさらに増強される．同時にエンドトキシンや炎症性サイトカインが，線溶

表5・23　急性期 DIC 診断基準＝ SAC の診断基準

スコア	SIRS	血小板数または血小板減少率[*1]	FDP または D ダイマー[*2]	PT 比[*3]
1	3項目以上陽性	12万/μl 未満あるいは 24時間以内に30%以上減少	10μg/ml 以上 （D ダイマーは換算）	1.2 以上
2				
3		8万/μl 未満あるいは 24時間以内に50%以上減少	25μg/ml 以上 （D ダイマーは換算表を参照）	合計 4 点以上を DIC と診断する

[*1] 血小板減少率は，前後いずれかの24時間以内でもよい．
[*2] D ダイマーは，現在数社から測定キットが発売されているため換算表を用いる．
[*3] PT 比は，施設において PT 比1.2に相当する秒数の延長または活性%の低下を用いてもよい．
（射場敏明：SIRS-associate coagulopathy(SAC)の管理．生体侵襲と臓器管理（松田直之編），救急・集中治療 20(9・10)：1361, 2008）

活性化酵素を抑制するプラスミノゲン・アクチベータ・インヒビター（PAI-1）を活性化し線溶系を抑制させる．これらの機序により凝固亢進，抗凝固作用の抑制，線溶系の抑制の状態となり，血栓形成と微小循環障害による臓器不全が目立ち，出血症状は目立たない凝固優位型 DIC となる．また炎症性物質による血管内皮細胞傷害によって血管透過性が亢進し血管外に血漿成分が漏出するため血液が泥状化し，さらに微小循環障害が引き起こされ臓器障害が助長される．

■症　状

凝固亢進の結果生じた微小血栓による微小循環障害による臓器不全がみられる．

凝固亢進による血小板や凝固因子の減少により，皮下出血，下血，血尿，創部からの異常出血などの出血症状がみられる．また線溶亢進が続発するような基礎疾患を有する DIC ではさらに出血症状が顕著となる．

■診　断

急性期 DIC 診断基準（表5・23）が用いられている．

■治　療

原疾患の治療，血小板や凝固因子の補充，抗凝固療法．

4 ●臓器不全・多臓器不全

■概念・病態

全身的な侵襲後に複数の重要臓器が関連性をもって連続的に機能不全に陥る状態である．

SIRS や敗血症などの基礎疾患により引き起こされる終末像である．発症には活性化好中球から産生・放出される炎症性サイトカインを中心とする炎症性物質が重要な役割をもっている．

多臓器不全の初期より急性肺損傷を合併しやすい．これは，肺の気管支上皮細胞や血管内皮細胞などは炎症性物質の受容体を強く発現していることを特徴としているためである．炎症性サイトカインを中心とした各種炎症性物質により血管内皮細胞が活性化されると，細胞表面に接着分子が発現し，同時に好中球をはじめとする免疫担当細胞の活性化と肺毛細血管への集積が誘導される．活性化した好中球は肺胞上皮と内皮の間隙を通過して肺胞内に至り，炎症性物質を放出し組織を傷害させる悪循環を形成する．その結果，肺胞上皮と肺毛細血管内皮細胞が傷害され，肺

透過性が亢進し，肺胞隔壁の浮腫や肺胞内の滲出液の貯留を引き起こし，非心原性の肺水腫となり，**急性肺損傷**やさらに**急性呼吸窮迫症候群**へと進行し低酸素血症となる．

その他の臓器でも，類似の病態による血管内皮細胞傷害がみられる．このため，微小循環不全に起因した組織灌流異常で臓器障害が起こる．

■症　状

急性肺損傷，急性呼吸窮迫症候群による低酸素血症，腎不全による乏尿，凝固異常，イレウス，肝機能障害など各臓器障害所見がみられる．

■トリアージ

代表的な重症度を評価する方法としてAPACHE(acute physiology and chronic health evaluation system)ⅡスコアやSOFA(sequential organ failure assessment)スコアがある．

■治　療

多臓器不全になると予後は不良である．このため原因疾患による侵襲を最小限にし，多臓器不全に進展しないような管理が最も重要である．多臓器不全の治療は，不全臓器の管理をはじめ，呼吸，循環，代謝・栄養などの管理と原因疾患の治療である．

第6章　特殊救急医療

A ● 高齢者救急のポイント

　30歳を超えると，各臓器の機能は急激に下降する（表6・1，図6・1）．そのためちょっとしたきっかけであっても，予備能が低いために病気につながるようになる．ただし，内的要素に加え，喫煙・食事・運動などの外的要素も個人差が大きく，それらが個々の身体の機能低下に関与する．

　血圧は年齢とともに高くなるが，調節機能も低下するので起立性低血圧も生じやすくなる．基礎体温は低下し，感染症に罹患しても発熱しなくなることがある．細菌尿，心室性期外収縮，骨密度の低下，耐糖能低下などは高齢者に一般化してくる．一方で，貧血やうつなど，高齢化とは関係がないのにあると勘違いされているものもある．体のつくりは水分の割合が減って脂肪の割合が増え，少しずつ肝，腎，心，肺，中枢神経の機能が衰えていく．これらは医学的な検査の一部の数値にも影響する．救急外来を受診する高齢者は，若年者にくらべて緊急を要する，多くの検査を要することが多く，確定診断に至ることが難しい．若年者の場合には，よく一元的に考える（問診，身体所見，検査で気づかれる異常が，ある1つの疾患に起因すると考え，それを追求する）ことが行われるが，高齢者の場合には複数の原因を有することもしばしばである．数種類の処方薬を有することが多く，また薬剤の副作用に関連した受診や入院も多いので，こうした服薬歴の確認も重要になってくる．

　あそこがつらい，ここがおかしいと，しっかりと表現したり伝えたりすることが難しい場合でもある．病状そのものが非典型的なことが多く，「いつもと違う」とか「普段はできることができなくなった」などという訴え，周囲の指摘が診断のきっかけになることもしばしばであり，診察する側がそうした困難さを理解して，本人あるいは周囲の者から慎重に情報を集める姿勢が望ましい．高齢者同士の同居や単独生活も増えており，日々の十分な栄養・水分摂取すらいつの間にかおぼつかなくなることさえある．最近まで入院していたという情報が伴えば，その原因となる疾患の再発が生じていたり，そもそも体力の低下が著しいという問題を持っていたりするので注意が必要である．以下に高齢者特有の問題についていくつか解説する．

1　心疾患

　急性心筋梗塞，狭心症といった虚血性疾患は，致死的な疾患として重要である．前胸部の締めつけるような痛みが代表的な症状である．えもいわれぬ感覚があり，冷汗を伴い，あごや左肩・上肢などに放散痛を感じることがある．高血圧や脂質異常症，糖尿病，喫煙歴は危険因子として重要である．しかし，高齢者において重要なことは，他のすべての疾患にもいえることだが，典型的な症状を呈さないことである．心筋梗塞の約3割は無症状といわれている．息切れが主訴のことが多く，胸痛がないことが一般的である．胃が痛いとかだるい，一時的に意識を失った（失

表 6・1 加齢に伴う身体機能の変化

全身	体脂肪の増加 水分量の低下
眼	調節機能の低下（老眼） 水晶体の不透明化
耳	高音域の聴力低下（難聴）
内分泌	血糖調節機能の障害
心・血管	動脈の伸展性の低下 収縮期血圧の上昇 カテコラミンに対する反応性低下
呼吸	咳反射の低下（誤嚥） 肺の弾力性の低下（Pao_2 低下）
消化器	大腸の運動性低下（便秘） 肛門直腸機能低下 肝機能の低下
腎臓	糸球体濾過量の低下 尿の濃縮・希釈能低下
泌尿・生殖器	前立腺肥大 閉経
筋骨格	筋肉量の低下 除脂肪体重の減少 骨密度の低下
免疫機能	細胞性免疫の低下
神経系	脳の萎縮 ドパミンの合成低下 体温調節機能の低下

（救急救命士標準テキスト編集委員会編：救急救命士標準テキスト，下巻，改訂第 7 版，752 頁，へるす出版，2007）

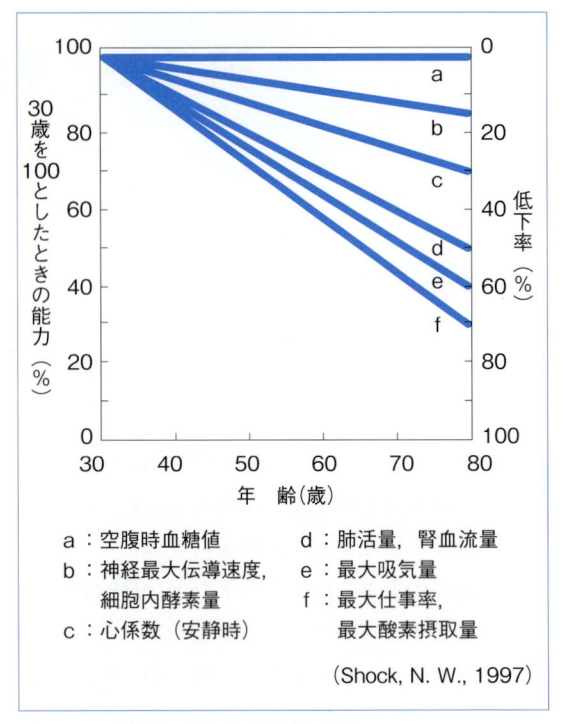

a：空腹時血糖値
b：神経最大伝導速度，細胞内酵素量
c：心係数（安静時）
d：肺活量，腎血流量
e：最大吸気量
f：最大仕事率，最大酸素摂取量

(Shock, N. W., 1997)

図 6・1 加齢に伴う生理機能の低下
（救急救命士標準テキスト編集委員会編：救急救命士標準テキスト，下巻，改訂第 7 版，752 頁，へるす出版，2007）

神を示唆する）というのが主訴のこともある．全体的に症状がはっきりしないことが特徴である．したがって，訴えから循環器系，神経系の疾患を想起したり，下顎から上腹部に何らかの不具合を訴える場合には，積極的に心筋梗塞を疑って心電図検査を施行するのが望ましい．

2 失神，めまい感

　60 歳以上で生じた失神が，死亡や重大な合併症に結びつく確率は約 20％，60 歳以前の 3 倍以上というデータがある．同様に，前失神（失神しかけ）も致死率や合併症率が高いといわれている．高齢者の失神や前失神は，心疾患が原因のことが多いのである．不整脈は高齢者ほど多く，また致命的なものが多い．上室性頻拍が高齢者の心原性失神の原因として最も多く，ときに徐脈性不整脈もみられる．失神のそのほかの原因としては，血管迷走神経反射，起立性低血圧（薬剤関連を含む）などがある（2 章 B-4 参照）．積極的に心原性失神を疑い心電図検査を行う．病歴から心原性失神を否定できない，心電図検査に何らかの異常があるなどの場合には入院や専門医の診察が不可欠である．前失神は失神と同じ病態でありながら完全に意識を失うところまでいかず，脱力やめまい感などで表現されることが多い．痙攣，一過性脳虚血発作，うつ病，耳性めまいなどと鑑別する必要があり，慎重かつ十分な問診が必要である．

3 外傷

 同程度の外傷であっても高齢者の死亡率は若年者に比べて高い．80歳を超える外傷患者の死亡率は，65～80歳の4倍である．動脈硬化や心疾患を抱えている高齢者は，代償不能なショックの状態に陥りやすい．肺気腫に罹患している高齢者が肋骨骨折を負うと，軽度の肺挫傷や疼痛による換気障害のために呼吸不全をきたしうる．脳は年齢とともに萎縮するため，急速減速性外傷において高齢者では頭蓋内で脳が動きやすく，脳と硬膜の間を走っている静脈が断裂して硬膜下血腫を生じやすい．血腫が増大するとやがて頭蓋内圧上昇を生じ脳ヘルニアに至る可能性があるのだが，高齢者では萎縮しているために出血量が増える．心房細動や脳梗塞などの既往症に対して，アスピリンなどの抗血小板薬やワーファリンなどの抗凝固薬を内服している高齢者では，たとえ軽微な頭部外傷で，強い自覚がなかったとしても，少し時間が経って血腫が増大した時点で顕著な症状を呈することがある（慢性硬膜下血腫）．代償不能な状態が直後にやってくるとは限らず，高齢者の場合には軽微な外傷と思われても慎重に経過観察をすることが望ましい．

4 転倒

 高齢者の約3割が，年に一度は転倒し，そのうち2割が医療機関を受診，5％は骨折などで入院が必要となっている．また，施設入所者の約4割は転倒が入所のきっかけになっているといわれている．生理学的には，認知・視覚・前庭・知覚・筋骨格の機能に加齢による衰えをきたすことが危険因子となる．慢性疾患では，脳梗塞・パーキンソン病・正常圧水頭症・認知症その他の神経変性疾患が関連しうる．内服薬の影響（睡眠薬や安定剤がもたらす傾眠，降圧薬によるふらつきなど）も忘れてはいけない要素である．急性疾患では感染症，脳卒中，心疾患（急性心筋梗塞や不整脈）が原因となる．転倒した患者に対して，その原因として治療可能な急性疾患が隠れていないかという視点は大切である．

◆ [コラム] 褥瘡，その成り立ち

 褥瘡は，床ずれともいわれ，寝たきりのお年寄りの専売特許のように思われがちだが，必ずしもそうではない．

 そもそも褥瘡とは，体の表面から圧迫されることにより，皮膚や皮下組織の血流が障害されて生じる圧迫壊死である．私たちは，寝ている間も無意識に体を動かして，同一部位が長時間圧迫されないよう，寝返りをして褥瘡の発生を「防御」している．したがって，寝返りができない患者では，こうした「防御機構」が働かないため，褥瘡ができやすい．

 このことは，集中治療室（ICU）で人工呼吸器につながれている重症患者も同様である．ICUの看護師は，こうした寝返りのできない患者の褥瘡を予防するために，定期的に体の向きを換えている．

 もう1つの重要な防御機構は，知覚である．長時間圧迫されていると，私たちは痛みを感じる．これは，痛みという警告を出して，圧迫による壊死を防ごうとしているのである．何らかの理由で知覚に障害があれば，この痛みを感じにくいため，やはり褥瘡ができやすいといえる．

 たとえば，骨折や種々の四肢外傷の治療では，ギプスを巻くことがあるが，このギプスで褥瘡ができてしまうことがある．ギプスはピッタリ巻かなければその意味をなさないが，外傷や手術により知覚神経が損傷されているときは，ギプスが当たって圧迫を受けていても痛みを感じないため，ギプスをしている間に，本人も気がつかないうちに，ひどい褥瘡ができていることがある．しかも，そういう褥瘡は関節部などにできるため，壊死が深部の組織や関節に及ぶと機能的障害を残す結果になりかねないので，とりわけ注意が必要である．

 褥瘡では，皮下に大きなポケットを形成することがあるが，なぜこのようなことが起こるのだろうか．実は，人体の組織の中で，最も虚血に強いのが皮膚だからである．体表から圧迫され褥瘡ができるとき，虚血に弱い組織から壊死に陥っていくが，皮膚は通常の10％程度の血流があれば生きていけるのに対し，皮下脂肪組織は40％以上の血流がないと生きていけないため，上を覆っている皮膚が壊死を免れていても，その下の皮下組織に広範囲な壊死を生じ，ポケットができてしまうのである．まさに，「皮膚は最後の砦」というわけである．

5 感染症，敗血症

高齢者は各器官の免疫能力や血流の低下，衛生状態の悪化などにより感染症を罹患しやすい．感染症のサインとして一般的な発熱は，高齢者では見られないことが多い（25％は発熱なし）．体温調節能力の低下から，重症感染症において低体温をきたすこともまれではない．発熱・低体温があれば感染症の存在を強く疑う．意識障害や悪心・嘔吐，元気がない・だるいなどが主だった変化で，体温が正常であっても感染症が原因のことがあるので注意が必要である．感染部位として一般的なのは気道（気管支炎，肺炎など），尿路（膀胱炎，前立腺炎，腎盂腎炎など），腹腔臓器（胆嚢炎，消化管穿孔に伴う腹膜炎など），皮膚（蜂窩織炎など）である．発熱と同様，咳の目立たない肺炎や，頻尿や排尿時痛のない尿路感染症，腹痛を強く訴えない腹膜炎が存在する．尿路感染症は若年男性ではまれであるが，前立腺が年齢とともに肥大することにより高齢男性では一般的である．寝たきりの高齢者では褥瘡をいつの間にか生じており，そこに細菌感染を起こすこともある．

B● 小児救急のポイント

1 子どもとの邂逅（出会い）

感性を研ぎ澄ませて，子どもと家族との邂逅（かいこう）に備える心掛けが大切である．はじめて会ったときの子どもの表情，話し方，歩き方，親の表情，親との相互作用等々，病歴聴取と診察を開始する以前の観察点は潤沢にある．

診察をする際に，子どもにとって不快な部位，すなわち疼痛部位や口腔内所見の診察を最後にすることも考慮する．姿勢を子どもの視点に合わせ，全体的視診と呼吸状態の観察から始める．嫌がる子どもを無理矢理に寝かせるのは逆効果である．母親の膝に座らせたままでも評価はできるし，工夫しながら子どもと親の協力を仰ぐ．

2 病歴聴取

幼小児における病歴聴取は，両親あるいは付き添いの者に聞くことから始まる．受診する以上は，親に何らかの不安がある．必ずしも的確な心配ごとでないこともあるが，まずは親が何を心配しているかを汲み取り，その切迫した問題への解決姿勢を見せることが重要である．

活発でない，けだるくしている，いつもと調子がちがう，いつもより痛がっている等々の非特

◆ [コラム] 小児救急に特徴的な状態：発熱

発熱の定義は，腋窩温37.5℃，鼓膜温38℃である．測定部位による正常値の違いと，2歳未満での鼓膜温計測が一般に不正確であることを知っておく．

発熱の程度よりも，全身状態の観察，呼吸状態と循環の観察のほうが大切である．病院の外来において，高熱の軽症例が大騒ぎして来院した陰で，重篤な疾患が微熱でひっそりと来院していることは，日常茶飯事である．ただし，36ヵ月未満の発熱は，細菌感染の可能性が高くなるので，注意が必要であるといわれている．

なお，柔道整復師が遭遇する機会は少ないと思われるが，3ヵ月未満の発熱は相対的入院適応であり，小児科専門医による評価が求められる．鑑別疾患としては，細菌性髄膜炎，尿路感染症，敗血症を疑い，積極的な緊急検査を行う．1ヵ月未満の発熱は絶対的入院適応であり，直ちに小児科専門医が対応する必要がある．

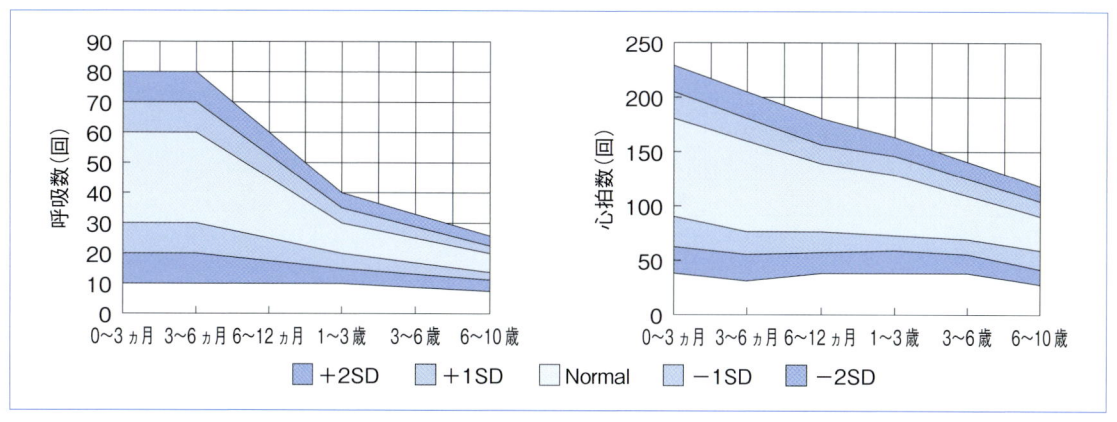

図6・2　年齢別呼吸数・心拍数の正常値

異的な親からの警戒信号は，決して軽んずることなく真摯に受け止め，評価の糸口につなげる．

⟨特別な注意点：虐待⟩

虐待されている子どもは，親を前にして真実を言えないことはよくある．各親の表現に矛盾があることもある．外傷においては，その重症度と受傷機転に整合性があるか，子どもの発達段階からしてありうる受傷機転か考える．時間的余裕があれば受傷現場状況を簡潔に把握していると，諸般の判断に役立つことが多い．

虐待を疑った場合は，率直にその理由とともに所轄の児童相談所へ連絡することをためらわないでほしい．虐待の診断は常に，疑うことから始まるからである．虐待や不適切な養育に対する「気づき」の感性も豊かにし，私たちのケアの主体が「子ども自身」であることを忘れてはならない．

3　病態把握と対応

小児の救急では，多岐にわたる小児特有疾患の正確な鑑別診断よりも，まずは病態の理学的な把握とその緊急性のトリアージ，それに基づく迅速な初期治療の介入が必要とされる．小児が急変時にたどる病態には，呼吸不全とショックという，主たる2つの道筋がある．成人と比較して，心原性心停止の原因となる不整脈の発生は少ない．

迅速な心肺機能評価のためには，意識状態など一般状態の把握から始め，気道(A)，呼吸(B)，循環(C)の理学的評価を系統的に行う．呼吸不全あるいはショックの状態を見つけることが大切であり，その際には小児のバイタルサイン(呼吸数や心拍)の正常値が年齢ごとに異なることを知っておく(図6・2)．

呼吸不全の具体的な症状は，多呼吸，陥没呼吸(胸骨上部，肋間，季肋下)，シーソー呼吸，鼻翼呼吸などである．こうした視診に引き続き呼吸音を耳で聞く．喘鳴があれば，それは吸気性か呼気性か，呻吟ではないか，呼吸状態が悪いのに喘鳴が聞こえないとすればそれはおかしくないか，などと考える習慣が大切である．呼吸状態に異常があり，頻拍や意識障害があれば，それは進行した呼吸不全である．徐拍に至っては心停止直前であり，蘇生の対象である．

ショックが進行してくると，心拍数を増やしたり，末梢血管抵抗を上げたりして血圧を維持し

表 6・2　呼吸不全の年齢・部位別鑑別疾患

喘鳴の鑑別	新生児期	乳児期	幼児期
上気道：吸気性	先天性喘鳴（舌根部囊胞など）	クループ	喉頭蓋炎
中枢：吸気＋呼気	気管狭窄・軟化症・血管輪	気管・気管支異物	縦隔腫瘍
下気道：呼気性		細気管支炎	気管支喘息

表 6・3　ショックの鑑別疾患

ショックの類型分類	原因病態	原因疾患
循環血液量減少性ショック	水分消失	急性胃腸炎(下痢・嘔吐)，熱中症
	血漿消失	腹膜炎，熱傷，低蛋白血症
	血液消失	外傷，消化管出血
血液分布異常性ショック	敗血症性ショック	敗血症
	アナフィラキシーショック	アナフィラキシー
	神経原性ショック	脊髄損傷
心原性ショック		先天性心疾患，心不全，不整脈
閉塞性ショック		緊張性気胸，心タンポナーデ

ようとする生理的代償機構が働く．ショックの具体的な症状としての頻拍，末梢循環不全(毛細血管再充満時間の遅延や末梢冷感)を見落とさない．血圧低下はショックの晩期症状であり，血圧が下がってはじめてショックに気づくのでは遅すぎる．

　各種鑑別診断は年齢ごとに異なるので，病態ごとの鑑別疾患を把握しておく．呼吸不全における年齢ごと病変部位ごとの鑑別疾患(**表 6・2**)，ショックの原因別の鑑別疾患を理解しておく(**表 6・3**)．小児の病態の進行はきわめて早いものが多いため，鑑別診断を進めるにあたっても心肺機能の再評価を怠ってはいけない．

C　精神科救急のポイント

　精神障害があっても，治療を受け症状がコントロールされていれば，特別な対応を必要としない．しかし，時として次の２つのことが起こりうる．１つは，精神障害により診察や病状説明が思うようにいかず対応に苦慮すること．もう１つは，患者の受診目的，つまり主訴が精神症状による場合である．医師であっても，精神科のトレーニングが十分でないと，精神障害者への対応を苦手とすることがある．また，そういった医療従事者により，満足のいく対応を受けられず，困った精神障害者が**ドクターショッピング**の１つとして柔道整復師を訪れる可能性がある．そのような精神障害者への説明では，十分な理解と同意を得られないことが起こる．それは，**病識**(精神医学用語で，患者自らが精神的な病気であるとわかっていること)や**病感**(精神医学用語で，自

表6・4 精神保健及び精神障害者福祉に関する法律（略称：精神保健福祉法）

> **第24条（警察官の通報）**
> 警察官は、職務を執行するに当たり、異常な挙動その他周囲の事情から判断して、精神障害のために自身を傷つけ又は他人に害を及ぼすおそれがあると認められる者を発見したときは、直ちに、その旨を、もよりの保健所長を経て都道府県知事に通報しなければならない。

分はどこかおかしいという漠然とした印象）が乏しいためであり、自分の訴えに精神障害が関与していることに気づきにくいからである。その際には家族や周囲の者を同席させて説明を繰り返し、また複写式の書面で提供、保存することが有効である。以下に精神科救急の特徴、そして多い病態とその対応について述べる。

1 精神科救急の特徴

精神科救急とは、緊急に精神科診療を必要とする傷病者に対する医療のことをいう。通常は既存の精神障害による精神症状を対象とする。精神科の救急医療は各自治体により、身体疾患に対する一般の救急とは別の独自の体制を構築している。そのため、119番通報や消防関連の医療機関案内では精神科の救急対応先を探すのは難しい。平素より、自分の所属する地域の精神科救急医療の受診方法を把握する必要がある。医療では、精神障害が疑われた場合、身体的な問題を否定したうえで精神科受診を勧めるが、精神科受診に際しては「**精神保健及び精神障害者福祉に関する法律（精神保健福祉法）**」が関与しており、本人または家族の精神科受診の同意が必要である。このため、受診の必要があると理解できなければ、法律上、無理やり精神科への紹介はできない。柔道整復師を訪れた理由に精神障害の関与が疑われた場合には、本人または家族に十分な説明をして医療機関受診をアドバイスするか、または自らできることでは問題が解決されない旨を丁寧に説明する。

一方、即時の対応が必要とされる、最も重症な精神科救急患者もいる。それは、精神症状が原因で自らの生命に危険を及ぼすような行動、もしくは他人の身体や財産を壊す行動を行った患者、もしくはこれから行うであろう患者である。柔道整復師の通常業務で、このような患者に遭遇することはきわめてまれである。もし、こういった患者に接した場合は、警察の保護の対象となるので通報する。警察官に保護の後、監視を怠ると再度同様の行為を繰り返す可能性が高く、意味不明の言動や行動から精神障害が疑われる際には、精神保健福祉法の第24条（**表6・4**）に基づき、警察官が都道府県知事に報告し強制的に精神科の受診（精神保健福祉法で指定された、本人や家族の同意の有無を超えて精神科の診察や入院を可能とする医師＝精神保健指定医）をさせることになる。警察への通報は、特別な医療判断を必要としない。暴行や傷害、器物損壊など、一般的な社会通念上のものでよく、精神障害の既往があるかないか、言動が意味不明かどうかを把握してあればよい。

2 救急で多くみられる病態

救急で多くみられる精神障害を**表6・5**に示す。各精神障害とそれらに現れる精神症状は1対1対応ではない。各精神障害の診断や治療は参考文献にある成書に譲り、ここでは柔道整復師も

分類	診断カテゴリー	代表的な障害名
F0	症状性を含む器質性精神障害	せん妄，脳疾患および脳障害，認知症
F1	精神作用物質による精神障害	アルコール依存症，アルコール離脱，覚醒剤精神病
F2	統合失調症，統合失調型障害および妄想性障害	統合失調症，持続性妄想性障害
F3	気分(感情)障害	うつ病，双極性障害(躁うつ病)
F4	神経症性障害，ストレス関連障害および身体表現性障害	解離性障害，パニック障害，恐怖性不安障害，重度ストレス反応
F5	生理的障害および身体的要因に関連した行動症候群	摂食障害(過食症，拒食症)，産褥に関連した精神および行動の障害
F6	パーソナリティ障害	情緒不安定性パーソナリティ障害

表 6・5 救急医療で遭遇する代表的な精神障害
(分類は国際疾患分類第 10 回改訂版〈ICD-10〉による)

遭遇しやすい病態(精神状態)をその対応を含めて述べる．

a. 幻覚妄想状態

幻覚とは眼，耳，鼻などの感覚器に実際の刺激が与えられていないのに，知覚が生じることである．いない人の声が聞こえる幻聴，ありもしないものが見える幻視などが代表的である．**妄想**とは自分自身に関連した事実無根の内容にも関わらず，訂正不能な確信である．「誰かに見張られている」といった被害妄想，「私は神である」などと言い出す誇大妄想は**統合失調症**や**覚醒剤**の使用でみられ，「自分は重い病気にちがいない」といった心気妄想や，「自分がいるせいで皆に迷惑がかかる」などといった罪業妄想はうつ状態が悪化するとみられる．これらの幻覚妄想状態では本人は恐怖や大変な苦痛を感じていることが多く，その結果，興奮につながることがある．患者は自分が周囲に理解されていないと強く思いこんでおり，医療従事者が被害妄想の対象になることがある．自分の体に生じている幻覚を解決するために真剣な気持ちで柔道整復師を訪れることが考えられる．明らかにおかしい内容であっても，興奮を増強させないために，相手の話を否定も肯定もせず穏やかな態度で傾聴し「そんなことが，あったのですね」「それは，大変ですね」と苦しんでいることに理解を示し，信頼関係を構築する．自分たちは味方であることを態度と口調で伝える．興奮している患者に接する際は，興奮に巻き込まれないように落ち着いた態度をとる．質問は簡潔にそして話を傾聴する態度を示す．挑発的な態度や威圧した口調は相手をさらに興奮させるため注意する．最終的にはひととおりの診察のうえ，自らでは解決困難であることをやんわりと伝える．本人もしくは周囲に精神科医療の必要性を伝えられれば最もよい．

b. うつ状態

気分の状態が抑制的に働くのがうつ状態である．気分が憂うつで何もかもつまらない，何をするにも億劫となる．喜怒哀楽が感じられなくなり，また，外出を避け，閉じこもりがちになる．「頭がうまく働かない」「物事がおぼえられない」などと話し，日常生活や仕事がうまくこなせなくなる．身体的にも不眠や早朝に目が覚め，眠れなくなり，食欲不振や自律神経症状がみられる．慢性的な体の疼痛や何となく体がだるい重い感じとして表現する場合がある．しまいには，「自分はだめで役にたたない」「こんなことなら生きていても仕方がない」などと言い出す．うつ病

が疑われる患者では，休養が大切であることを伝える．頭がうまく働かず，話の内容が理解しにくいため，患者への説明はより具体的にわかりやすく繰り返す．生真面目なタイプが多く，自己評価を低くしているため，「頑張れ」などと励ますと，重荷に感じてかえって病状を悪化させるので気をつける．自殺をほのめかすような発言がある場合には，家族に連絡するなど，独りにさせないようにする．うつ病は本人や周囲がそれと理解できず，医師以外のところでさまざまな症状を相談しているケースも多い．実際に柔道整復師が対応可能な症状が並存している場合もあるが，精神科治療で改善する病気であり，同時に精神科への相談が遅れないように方向づける．

c. 不　安

不安とは漠然とした恐れの感情で，現実の危険に比べると不釣合いに強く反復して現れると病的であるとされる．**パニック障害**などでみられるが，不安発作は不安以外にも動悸や息切れ，めまい，胸部や腹部の不快感などとして表現されることがある．症状は短時間で消失することが多く，症状が出現している最中でなければ対応に苦慮することは少ない．発作中は死を感じるほどの恐ろしさであることもあるため，安全であることと安心であることを話しかけにより伝え，また実際の体の症状に対して救急車を呼ぶなどの現実的な対応も同時に行う．精神障害であるが，身体症状が顕著であれば実際は内科で処置を受けることが多い．

第 7 章　救急医事安全管理

A ● 総　論

1　救急医事安全管理とは

　高齢社会の現代ではどのような救急事態が起こっても不思議ではない．柔道整復師が関係しているフィールドではとくにその頻度は高いと予想される．たとえば，施術所では内因性疾患による救急事態だけでなく，転んだ，ぶつけたなどによる外傷も少なくない．トレーナーとしてスポーツ現場に出る場合には，当然のことながら外傷が多いが，内因性疾患による救急事態が起こることも少なくない．これらを予防するためには，平素よりかかりつけ医による綿密なフォローとその確認が重要であるが，いくら厳密に管理されていたとしても，救急事態は起こる．救急事態は生命に直接関わることが多いだけに，事前にその対応方法を身につけ，体制を整えておくことが重要となる．現場での救急対応では，救命の連鎖（**図 3・2**）の考えに基づいて，可及的速やかに地域の救急医療体制に引き継ぐことを第 1 に，さらに，それぞれの状況を勘案したシステムを組み上げることが，助かる命を助けるために重要であり，これはリスクマネジメントとして医事安全管理の基本となる．

　トライアスロン競技中の死亡事故に関する判例（1991 年）で，「高度の医療器具を用いる医療行為を要する場合には，医師を現場に配置させることよりも，設備の整った病院への搬送体制を整えることで対応すべきであり，いくら医療従事者の待機する救護室を配置しても，適切な搬送体制を確立していなければ管理者（主催者）の安全配置義務を果たしたことにはならない」という管理者の**安全配慮義務**が示された．これは現場でのリスクマネジメントの一環として医事安全管理が検討された点で大変重要であり，スポーツ現場で活動する場合には十分に注意しなければならない．つまり，救急事態発生時には，早期に認識し，可能なら緊急度を判断し，迅速に連絡（119 番通報を含む応援要請）しつつ，生命危機回避のための必要最低限の応急処置（含 1 次救命処置）を行う．そして，地域救急医療体制，消防と連携して速やかに搬送するという，一連の流れをより効率的に進める．

　柔道整復師は医療従事者として，本書で取り上げられている，起こる可能性が高い急性病態の最低限の知識をもっていることが望ましい．

2　情報伝達（119 番通報）

　目撃者が現場で対応しながら応援を要請するのが大原則である．応援に駆けつけた人の役割は，目撃者の応援のほか，各種の情報伝達を含めて，全体統括と現場統括とに担当を分担し進行する．緊急時には情報が錯綜することが常であり，その結果として現場は混乱することが多い．これを避けるためにも，明瞭，正確な情報伝達が必要である．

表7・1 救急時に必要な情報

【GUMBA（グンバ）】	【MIST（ミスト）】	
G：原因	M：Mechanism	受傷機転
U：訴え	I：Injury	受傷部位
M：めし	S：Sign	症状・所見
B：病気・病歴	T：Treatment	処置
A：アレルギー	Time	時間

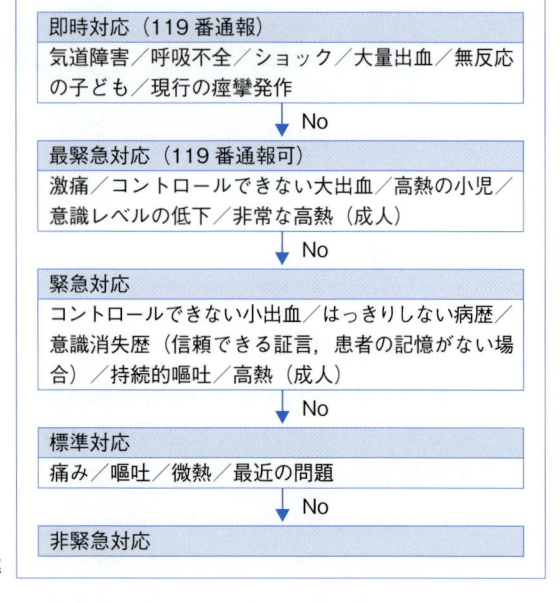

```
即時対応（119番通報）
気道障害／呼吸不全／ショック／大量出血／無反応
の子ども／現行の痙攣発作
          ↓ No
最緊急対応（119番通報可）
激痛／コントロールできない大出血／高熱の小児／
意識レベルの低下／非常な高熱（成人）
          ↓ No
緊急対応
コントロールできない小出血／はっきりしない病歴／
意識消失歴（信頼できる証言，患者の記憶がない場
合）／持続的嘔吐／高熱（成人）
          ↓ No
標準対応
痛み／嘔吐／微熱／最近の問題
          ↓ No
非緊急対応
```

図7・1 基本的な重症度・緊急度判断基準

　救急時に必要な情報は，傷病者自身や目撃者からは**GUMBA**（グンバ），救急隊や医療機関などへは**MIST**（ミスト）などである（**表7・1**）．とくに119番通報では正確な場所，目安を早く，わかりやすく伝えることが重要である．目安になる建物や目標物との関係で伝えるとわかりやすい．傷病者の意識の有無，バイタルサインや重症度などの情報をMISTに沿って伝える．通報者の氏名や通報している電話の番号などを簡潔に伝えるとともに，救急隊の質問に答える．傷病者のかかりつけ医，既往歴，常用薬などがわかっている場合には合わせて伝える．また，救急隊とどこで引き継ぐか，誰が案内するかを決めておくことも有用である．

3 観察・応急手当・1次救命処置

　起こりやすい疾病，外傷とそれについての症状，とくに生命に危機を及ぼす急ぐべきものについて，重症度・緊急度（**図7・1**），1次救命処置，とくにAED（自動体外式除細動器）を用いたCPR（**図3・4**）などについての知識を身につけておくことが望ましい．**図7・1**の緊急性が高い病態の1つにショックがある（**表7・2**）．とくに，AEDを用いたCPRはいつでも行えるようにしておくべきである．AEDは配置しただけでは意味がなく，いざという時に早く正しく使用されるようにしておくことが最も重要である．AEDが普及した昨今，管理者に蘇生法習得は義務といっても過言ではないので，講習は極力定期的に受けておくことが望ましい．

4 PAD

　PAD（public access to defibrillation）とは，多くの人が集まる，あるいは心停止が発生しやすい場所にAEDを設置し，非医療従事者が除細動を行うことである．2004年7月からわが国でも非医療従事者が除細動を行えるようになった．米国心臓協会/米国スポーツ医学会 American Heart Association/American College of Sports Medicine（AHA/ACSM）は，2,500人以上集まる運動施設で，119番通報から救急隊到着まで5分以上かかるところではAEDを設置し，PAD体

表7・2 ショックの病態

ショック：全身の血液循環不全状態
血圧：90 mmHg 未満
脈拍数：50 回/分未満または 120 回/分以上
ショックの 5P：蒼白・虚脱・冷汗・呼吸不全・脈拍触知不能

制を整えるべきであると強調している．AED は設置するだけでなく，施設内でのコンセンサス形成，設置場所の選定と配備，管理運用方法（含メンテナンス），使用後の事後検証システム，教育など広く検討し，いつでもどこでも効果的に使用できるようにしておく．これらもマニュアル化し，定期的なシミュレーションが大切である．AED は使用すると音声や心電図波形などが記録されるので，事後検証の際にはしかるべき専門家に解析を依頼することにより，さらに効果的な事後検証ができる．これは必要に応じて消防や医療機関と共有することも救命率向上のためには有用であるので配慮する．

けが（外傷）への対応では，止血と RICE が重要である．

救急事態の流れを以下にまとめる．

❶状況評価：概要把握，応援要請，資器材準備，感染防御，安全確保

❷初期評価：意識確認，気道確保，呼吸確認

❸必要に応じた処置，手当：1 次救命処置＝心肺蘇生法（CPR：人工呼吸，胸骨圧迫），窒息への対応，けがへの応急手当（止血，固定ほか）

❹体位管理・搬送：回復体位，他の体位，安全な場所への搬送

◆ [コラム] トリアージ

本来はフランス語で農産物（コーヒー豆・ブドウ）を品質に応じて選別するという意味であるが，軍事医学用語として，戦時中に，その特殊事情のなかで，戦傷者の最大多数の最大幸福を得るという概念に基づいて行う，治療や戦地からの搬送のための戦傷者の評価と格づけという意味で用いられた．選別は診断ではなく，その優先度は予後（社会復帰）に重点が置かれる．つまり，戦線に復帰できる人が優先されるということである．災害時には，多数の傷病者に対し，限られた医療資源を有効に用いて最大限の効果を得るために行われ，通常の救急医療では，多数の傷病者の中から，生命に危機の及ぶ危険性の高い人に対してより優先的に医療資源を用いるために行われる（図 7・2）．

その要点は，

(1) 今すぐの治療不要な軽症傷病者を除外する．⇒歩ければ軽症と見なしひとまず除外する．

(2) 救命不可能な傷病者に時間，医療資源を費やさない．⇒黒タッグ（搬送を待機する）群がある．

(3) 緊急性の高い（赤タッグ）傷病者を選別し，搬送・治療の優先順位を決める．⇒同じ赤タッグの中でも搬送順位を決めるなど繰り返し評価する．

(4) 以下の災害弱者はトリアージレベルを 1 ランク高くする．

子ども child，妊婦 pregnant woman，高齢者 elderly people，障害者 handicapped，慢性疾患 chronically ill，旅行者 tourists．

図7・2 スタートプラス方式トリアージ

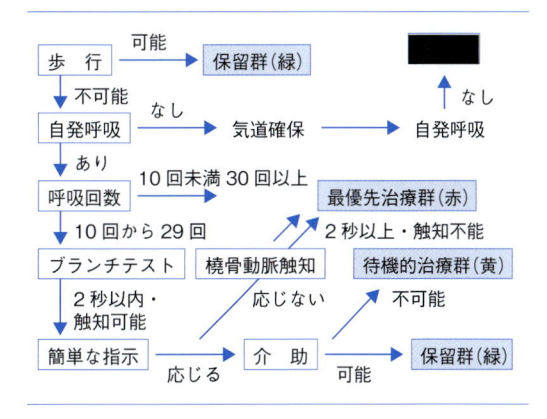

❺引き継ぎ(情報伝達)：MIST(受傷・発症機転,受傷・発症部位,症状,処置・時間)を救急隊に迅速に適切に伝える

B● 医療安全(リスクマネジメント)とは

1 リスクマネジメントの実際

危険管理 risk management と**危機管理** crisis management 2つがある(**図7・3**)。

病院の中には,医療事故のみならず,いろいろなリスク(危険)が存在する.自然災害(火災や地震など),設備の事故,労務上の事故,環境事故,情報漏洩,盗難,誘拐,職員の不祥事など,患者の安全を守るためには,常に考慮すべきリスクである.リスクマネジメントの管理は,発生した事故の範囲と程度,その影響度によって対応する人や方法が異なる.危険管理は,現場の安全管理者が主に対応する未然防止と事故発生直後の対応である.これに対して危機管理は,組織のトップに近い安全管理者を中心として対応する管理であり,事故などが発生し危険管理を行ったにもかかわらず事象が拡大(深刻化)し組織の危機に発展したまたは発展する可能性がある場合に組織として対応することである(**表7・3**).

2 医療安全(リスクマネジメント)とは

リスクを伴わない仕事はどこの世界にも存在しない.そのなかでも,医療におけるリスクは,人の生命に直結することから,失敗は許されない.その意味で,医療者にとっては「絶対まちがえてはいけない」という思想が心のどこかに存在する.ところが,医療は非常にリスキーな現場である.対人を基礎とし機械化できない問題,さらに医療行為はすべて標準化できないという問題がある.同じ医療行為を実施しても個人の身体の反応によって異なる結果が生じることがある.このように医療は不確実性が高くリスキーな職種である.

医療安全とは,究極,医療事故を起こさないことである(**図7・4**).

しかしリスクは,組織にとって好ましくないことがいつ発生するかわからない.医療安全管理の目的は,医療行為によって患者へ医療事故などの不利益を発生させないための安全な環境を構築することである.具体的には,日々の業務の中にある潜在的な危険要因(問題)を把握し,事故につながる危険な現象を排除するための,対策を構築することである.また,不幸にして事故が起きた場合でも,事故の被害拡大の低減や防止のために活動することである.質の高い医療が安

◆ [コラム] CSCATTT

災害時に体系的かつ効率的な対応をするために重要とされていることに,CSCAがあるといわれている.これは,指揮・統制 command and control,安全 safety,情報伝達 communication,評価 assessment の頭文字をとったものである.その後,トリアージ triage,治療 treatment,搬送 transport といった現場での医療に引き継がれる.これらは救急事態発生時にも当てはまる.まず第1に,指揮命令(統制)系統を確立し遵守することである.指揮 command とは組織内の縦の命令系統を意味し,統制 control とは組織間の横の権限構成を示す.この観点からも,施設内は当然のこと,施設外の消防,医療機関その他との連携およびその方法を検討することが重要である.安全は2次災害を防ぐためにもまず救助者が自分自身の安全を確保する.次いで,傷病者,現場全体の安全を確認する.

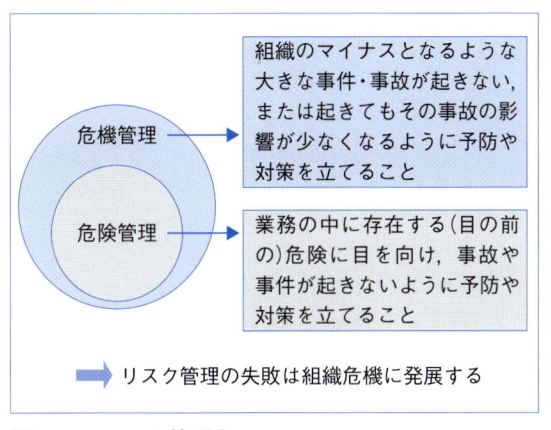

図 7・3 リスク管理とは

- 危機管理 → 組織のマイナスとなるような大きな事件・事故が起きない,または起きてもその事故の影響が少なくなるように予防や対策を立てること
- 危険管理 → 業務の中に存在する(目の前の)危険に目を向け,事故や事件が起きないように予防や対策を立てること

➡ リスク管理の失敗は組織危機に発展する

表 7・3 病院の危機管理のいろいろ

1. 災害としての危機
    大地震,建物の倒壊,火災,落雷,暴風,豪雪,異常な自然現象など
2. 設備に関わる危機
    電気・ガス・水道の供給障害・停止,通信手段の障害,ネットワークシステムのダウンなど
3. 事件として発生する危機
    院内での盗難,誘拐,劇薬の紛失,不審者の侵入,自殺企図など
4. 医療に伴って発生する危機(過失の有無を問わない)
    医療事故,院内感染,給食による食中毒,医療廃棄物の不適切な処理など
5. その他の危機
    経営の悪化,職員による不祥事,個人情報の漏えい,マスコミなどとの関係など

全に提供できるシステムを構築し,人々が安心して医療を受けられるように**未然防止**と**事後対応**の両者を管理(マネジメント＝コントロール)することである.

また,医療安全は,患者のみが対象ではなく,その医療機関を利用するすべての人々(患者の家族や面会者,出入りする業者,地域住民,職員など)の安全確保も管理の対象となる(**図 7・5, 6**).

米国でのリスクマネジメントは,あくまでも組織の損失を防止することであり,医療安全や患者安全管理とは区別されている.これに対して,日本の医療現場では,医療事故の紛争問題への対応(病院の損害防止)も含まれていることがある.日本の医療界に医療安全思考が導入された当初の背景は,**医療事故に対するリスク管理**であったことを考えるとやむをえない事情であるが,それだけに,安全管理者は,患者のために役立っているのか,ということを常に考え(患者視点で)行動することが重要である.患者の安全という点を強調する呼び方としては,**患者安全**(ペイシェントセーフティ patient's safety)または**医療安全管理**(セーフティマネジメント safety management)などがある.組織によって呼称が異なることがある(**表 7・4, 5**).

3 医療安全の考え方の基本

長い間,医療職者はすべての医療行為において「絶対間違ってはいけない」という教育が行われた.そのためミスを起こした場合,個人の問題として責任を追及された.

ところが,1999 年に,米国医学研究所 Institute of Medicine(IOM)が刊行した,『TO ERR IS HUMAN(邦訳：人は誰でも間違える)』が発売され,全世界の医療職者に新鮮でかつ衝撃を与えた.

これまで,「間違いは絶対起こしてはいけない,間違いを起こすのは個人の努力が不足している」という思考にとらわれていた医療職者に,①人間は間違いを起こすものであり,間違いを起こすことを前提とした予防対策が何より重要であること,②医療事故の背景には,**ヒューマンエ**

図7・4 病院危機管理の目的

- ●第1：医療事故を起こさない．患者・医療者自身が事故に遭遇しない，させない
- ●第2：発生した事故を拡大化(深刻化)させない
  - これに対処する方策を構築することで組織的な危機管理をすることである
  - ⬇ 深刻化
- ●第3：クライシス・コミュニケーション活動
  - 社会問題となり ➡ 組織的被害が発生
  - 目に見えない風評被害重大

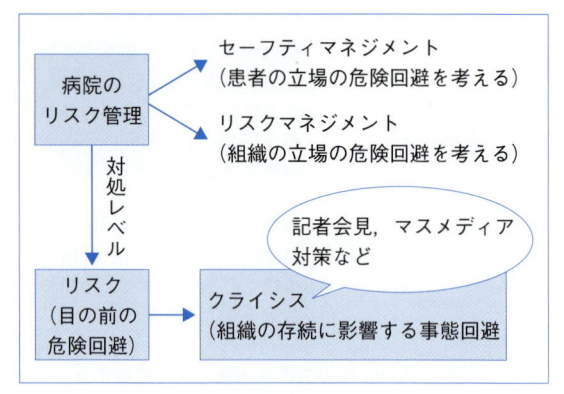

図7・5 病院内のリスク管理

病院のリスク管理
→ セーフティマネジメント（患者の立場の危険回避を考える）
→ リスクマネジメント（組織の立場の危険回避を考える）

対処レベル
↓
リスク（目の前の危険回避）→ クライシス（組織の存続に影響する事態回避）

記者会見，マスメディア対策など

図7・6 危機管理

安全管理の対象は患者のみではない
- ・患者にとっての安全
- ・医療者にとっての安全
- ・地域の安全
- ・不特定多数の安全

すべての人が対象

表7・4 安全管理者の呼称

安全管理者	病院長などの管理者
統括安全管理者	病院長，または副院長
医療安全推進者	安全管理者を支援する現場の安全管理者
ジェネラルリスクマネージャー	専従の安全管理者
セフティーマネージャー	専従の安全管理者
リスクマネージャー	現場の安全管理者

組織によって権限・立場・役割が異なっている．

表7・5 危機を回避するために重要なこと

- ・人に起こることは自分にも起こる
  - 危機管理意識をもつ
- ・個人の能力には限界がある
  - チーム医療，報告・連絡・相談は重要
- ・情報の共有(他者から学ぶ姿勢)
  - 医師・看護師ほか，同じ情報をもつ
- ・人の行動に"絶対大丈夫"ということはない
  - 間違えを起こす可能性を前提にシステムを考える
- ◎常に医療安全，患者の安全を優先し行動する！

ラーが深く関与しており，ヒューマンエラーは周囲の環境やシステムなどの問題の結果引き起こされるものであること，③医療安全事故防止対策にとって重要なことは個人を責めることではなく組織的に問題を解決することが重要であることを強調した．この思考は，医療安全管理の考え方に大きな影響を及ぼした．

4 安全管理室，医療安全管理者(リスクマネージャー)の役割

　安全管理室が日本全国で設置されたのは，2002年の厚生労働省の医療安全推進政策によるものである．

表7・6　医療安全事故防止対策制度の推移

2000年 (平成12年)	・特定機能病院安全管理体制制度	①医療安全に関する指針整備 ②医療事故の報告制度 ③委員会の開催 ④職員研修
2001年 (平成13年)	・医療事故報告制度 　(特定機能病院義務)	ヒヤリ・ハット収集事業 3ヵ月に1回報告する(定点報告)
2003年 (平成15年)	・特定機能病院安全管理体制制度の強化	⑤専任の安全管理者の設置 ⑥医療安全管理担当部門の設置 ⑦患者相談窓口の設置(病院内および各都道府県に)
2004年 (平成16年)	・医療品安全情報報告 　薬事法第77条の4の2第2項 ・新研修医制度導入	医薬品や医療機器使用によって発生する健康被害情報収集制度 (副作用・感染・不具合)
2006年 (平成18年)	・診療報酬加算 ・重大医療事故報告制度	専従の安全管理者配置に対し，保険点数50点加算(減算から) 2週間以内に届け義務(無届けは法律違反となる)

a. 日本の医療安全推進の背景

　日本における医療安全は1999年に始まったといっても過言ではない．高度最先端の医療を誇る大病院で重大な医療事故が1999年の1月と2月に相次いで発生した．安全と思われていた大病院であったことから社会的関心が高まった．このことによりわが国でははじめて医療安全管理対策(事故防止のための政策)が立案された．主な対策内容について**表7・6，7**を参照．

b. 報告制度の構築

　立案された数々の医療安全政策はすべてが重要である．なかでも軸になりかつ重要な政策は，報告制度の構築である．

　2001年4月からスタートした，**ヒヤリ・ハット収集事業**と2006年10月にスタートした重大医療事故報告制度がある．前者は比較的軽微なインシデントといわれるような事故の報告システムであり，後者は事故発生から14日以内に報告の義務が課せられるアクシデント事例(患者に実害がある)報告である．

　第3者機関に報告された事例は，分析後，安全情報または急告情報として報告した医療機関にフィードバックされる．同時に報道機関や行政機関などに公開され，情報の共有や医療機関での再発防止対策，「透明化」に役立てられている．

c. 患者相談窓口

　この制度は，病院利用者や患者の声に耳を傾ける制度として報告制度と同様に重要な政策である．

　10年前に比べ，医療事故訴訟は増加している．なかでも，感情の問題とされる民事事件のトラブル(訴訟)が約10倍にも増加した．その背景には，人々の権利意識の高まり，自己決定意欲の高まり，医療者や医療機関に対する不満の高まり，質の高い医療への期待の高まりなどがあるといわれている．しかし，通常，不満や苦情があっても，多くの患者や家族は，お世話になっているという心理的な状態から医療機関の医師や職員に対してストレートにはなかなか訴えること

表7・7　医療安全事故防止対策

○対策が必要	特定機能病院	臨床研修病院	一般病院	有床診療所	無床診療所
安全管理指針	○	○	○	○	○
院内報告制度	○	○	○	○	○
安全管理委員会	○	○	○	○	×
職員研修の実施	○	○	○	○	○
医療安全管理者	専従者	○	×	×	×
医療安全管理部門	○	○	×	×	×
患者相談窓口	○	○	×	×	×
医薬品管理者・医療機器管理者	兼任可	兼任可	×	×	○
院内感染対策管理確保	専従者	兼任可	×	×	×
医療機能情報提供制度 平成20年〜	○	○	○	×	×

（桑原博道：Q＆A「医療トラブル」対策ハンドブック，21頁，セルバ出版，2006一部改変）

ができない．このように我慢した不満の感情が募り頂点に達し，医療者と患者・家族の間に感情的な溝ができ，些細なことで医療裁判（民事）に至る事例が増加している．そこで，厚生労働省は，各都道府県に患者支援相談センターを設けさらに，医療機関に対しても**患者相談窓口**の設置を求めた．また，相談者を配置し，いつでも患者・家族の相談に応じる体制構築を求めた．医療者と患者・家族のコミュニケーションを図ることが目的である．

d．安全管理室の組織的位置づけ

　　国の安全政策では，特定機能病院に対して安全管理を担う者の仕事場として安全管理室の設置を求め，さらに，安全管理に関わる部門や人間には，既存の医師部門，看護部門，事務部門などの組織に拘束されず，それぞれの壁を自由に越えて医療安全に関する意見や業務を行うことが可能な体制構築（組織横断的システム）を求めた．医療安全管理では，重要な案件発生時には，人材配置の問題や予算（化）の配分など迅速な判断と指示（トップダウン）が必要であることなどから，病院長直轄管理の体制構築が望ましいことを示した．そのため，多くの病院組織では，安全管理に関する部門は病院長または副院長クラスなどの責任と権限を有した管理者の下に設置されている（**図7・7**）．これにより，医療安全管理部門は，組織の長が決定した安全対策を実行する部門であることを明確にした．

e．リスクマネージャーの役割

　　2006年3月に厚生労働省により，「医療安全管理者の業務指針および養成のための研修プログラム作成指針」が公表された．

　　その中の，医療機関における医療安全管理者の位置づけの項では，「医療安全管理者とは，各医療機関の管理者から安全管理のために必要な権限の委譲と，人材，予算およびインフラなど必要な資源を付与されて，管理者の指示に基づいて，その業務を行う者」と明記されている．

　　さらに，安全管理者の業務の項では，「医療安全管理者は，医療機関の管理者から委譲された権限に基づいて，安全管理に関する医療機関内の体制の構築に参画し，委員会などの各種活動の

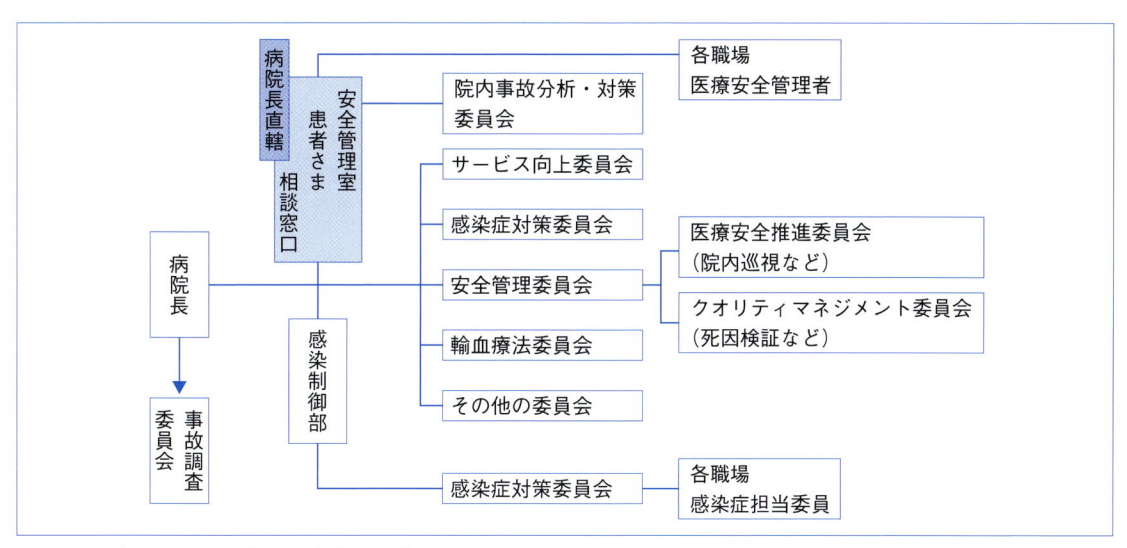

図7・7 東京医科大学病院の安全管理体制の1例

円滑な運営を支援する」．また，「医療安全に関する職員への教育・研修，情報の収集と分析，対策の立案，事故発生時の初動対応，再発防止対策立案，発生予防および発生した事故の影響拡大の防止などに努める」．そして，これらを通し，安全管理体制を組織内に根づかせ，機能させることで，医療機関における医療安全文化の醸成を促進することなどが示されている．

具体的には，以下の5項目が役割として明記されているが，日々実践していることを行動レベルで紹介する

1. 安全管理体制の構築

それぞれの医療機関によって，医療安全管理体制の内容が異なるが，重要なことは，現場のリスクマネージャーと安全管理室の安全管理者が常に連携ができるシステムを構築することである．

リスクマネージャーは，特定機能病院では専従者(医療安全管理の業務を専従として行う者)であることが条件である．それ以外の医療機関では必ずしも専従である必要はない．本来の業務と兼任して行ってもよい(医師が診療科の診察などの業務を行う，その合間に安全管理業務を行う)．

2. 医療安全に関する職員への教育・研修

医療安全管理に関する教育に関して厚生労働省から，年2回の医療法で定める研修をすべての従業員(職員のみでなく臨時職員なども含む)に実施し，研修に参加したことの報告を求められる．また，感染に関する研修や医療機器・医薬品などの研修を行うことや中途採用者のための安全教育の研修の実施と報告を求められている．

3. 医療事故を防止するための情報収集，分析，対策立案，フィードバック，評価

毎日報告されるインシデント・アクシデントレポートの収集と分析を行い問題の対策とその評価を行う．具体的には，報告された中から重大事故の発生につながる可能性のある事例や，これ

までに経験したことのない危険事例などを抽出し，現場確認などの調査などから，未然防止対策を講じる．その対策を全職員に周知，その対策の効果や問題を継続的にモニターし見直す活動である．周知の方法は電子媒体や紙ベースなどで「医療安全ニュースや急告情報」などの情報発信または，委員会や会議などの方法で周知する．医療安全を効果的に実施するためには，情報収集とその周知が重要である．すべての職員が共有した情報をもち行動することが最も医療安全では重要視される．

4. 医療事故の対応

重大事故発生時は報告を受け，現場に出向き，職員や家族からの聞き取りや発生時の詳細な状況を把握するなどの調査活動に加え，証拠の確保や診療録や画像などのあらゆる記録情報の管理を行うとともに職員指導を行う．時には患者・家族への説明に立ち会い，相談に応じるなどの患者・家族へのケアも役割である．また，より深刻な状況であれば，管理者への連絡などや警察や管轄する行政への連絡なども行う．また，院内の調査委員会の開催に関する業務を行う．

5. 医療安全文化の醸成

医療安全の文化の醸成とは，「質の高い安全な医療を提供する」という目標を，働く全職員が意識する風土を構築することである．そのために必要なことは，自由に意見を言い合える風通しのよい病院づくりである．自由な意見交換は組織のコミュニケーションエラーを防止し，良好な人間関係の構築となる．良好なコミュニケーションは安全にとって重要なキーワードである．

5 医療過誤の実際

a. 注意義務違反と結果予見義務，結果回避義務

医療事故とは，医療に関わる場所で，医療の全過程において発生するすべての「人身」事故をいい，医療従事者の過失の有無は問わない．医療側に明らかな過失（ミス）がある場合と，全く過失がない場合がある．医療過誤とは，医療従事者が医療の遂行において，不注意により患者に被害を発生させた人身事故である（表7・8）．

過失は**注意義務違反**ともいわれる．行った医療行為やケアの内容が医療水準に達していたか否かで判断される．医療水準に達しない場合は注意義務を果たさなかった注意義務違反，すなわち過失が認定される．また，過失（注意義務違反）の場合，結果予見義務と結果回避義務の違反を重要視して判断する傾向が，最近の医療裁判では一般的といわれている．**結果予見義務**とは，医療行為を行う際に，目の前の患者の状態を観察し，事故の発生または発生の可能性を認知または予見することであり，**結果回避義務**とは，危険を認知・予見した場合，その危険な状況（事故）が発生しないように予防対策を講じることである．これらの義務を怠ると注意義務違反となり過失が認定される．ただし，結果予見義務も結果回避義務も，その専門領域における知識・技術があってなしうることであり，その意味で過失の場合，**医療水準**の判断が問題となるのである．医療水準に求められるものは，慣習や風習などのように科学的根拠のないものではなく，またとくに優れた知識，突出した技術を示すものではない．平均的な医療行為を基準にするものである．

b. どのようなことが過失といわれるか

医療現場での実際のインシデント事例から注意義務の問題を考える．

表7・8 医療事故とは adverse events health care
（加藤済仁，蒔田 覚編著：看護師の注意義務と責任，37頁，新日本法規出版，2006）

> 1：医療事故とは，医療に関わる場所で，医療の全過程において発生するすべての「人身事故」で，医療従事者の過失の有無は問わない
> ①患者の死亡・生命の危険・病状の悪化などの身体的被害，ならびに苦痛，不安などの精神的被害が生じた場合
> ②患者が廊下で転倒し負傷した事例のように，医療行為とは直接関係しない場合
> ③患者についてだけでなく，注射針の誤刺のように，医療従事者に被害が生じた場合
> 2：インシデント，ヒヤリハットとは，患者に被害は発生していないが，日常診療の現場で，"ヒヤリ"としたり"ハット"とした経験を有する事象
> ①患者には実施されなかったが，仮に実施されたとすれば，何らかの被害が予測される場合
> ②患者には実施されたが，結果的に被害がなく，またその後の観察も不要であった場合
> 3：アクシデントとは，医療行為によって患者に何らかの健康被害が出ること
> 4：医療過誤とは，医療従事者が医療の遂行において，不注意により患者に被害を発生させた人身事故
> 　　過失を判定するには医療（看護）水準と照らし合わせて判断する必要がある

1. 転倒・転落事例

　85歳で高齢の患者が下痢・発熱が数日持続し，家族付き添いで精査目的で緊急入院した．入院時足元がふらついていた．病室に案内しベッドに横になったことを確認，家族がいたため，片側のベッド柵を実施せず病室から離れた．30分後，訪問したところベッドから患者が転げ落ちていた．患者は「家族が帰った後トイレ（排便）に行こうとしてベッドから落ちた」ということであった．医師の診察を受けたがけがはなかった．

■問題点
(1)下痢と発熱で入院したにも関わらず，入院時の説明でトイレについての説明が十分されていない．
(2)入院初日であり，環境が変わったストレスが考えられる．また，トイレやベッド昇降時の問題が十分理解されているとはいえない．
(3)ナースコールの使用方法についても説明をしていなかったため，排便時慌てたことが予測される．
(4)家族が在室ということで，ベッド柵も上げずに，ベッド転落の危険性などについての説明も行っていない．
(5)さらに，家族に対して，帰宅する際にベッド柵を上げることや看護師に帰宅を知らせることなどの依頼も行っていない．

■結　果
　けがはなかったことは幸いであったが，転落，骨折，脳内出血などの傷害が発生した場合，看護師は，結果予見義務および結果回避義務を怠った注意義務違反を問われるケースである．看護水準として，高齢者で発熱と下痢症状がある場合には，意識がもうろうとする状態や頻回のトイレのためベッドから降りて歩行する可能性や発熱と下痢の衰弱などから，下肢筋力の低下があり

転倒・転落の危険性が高いことを予測することは一般的に可能である．その意味で看護水準に照らしても注意義務を払ったとはいえない．また，回避対策としては，独歩での行動はせず，症状が安定するまで看護師がトイレ誘導をする，または，トイレを催した場合にはナースコールを鳴らすことについて十分に説明を行っておく必要があった．さらにベッド転落の危険性についても説明を行い，ベッド柵を上げ安全を確保することが必要であった．家族に対しても患者と同様の内容を説明し，帰宅時には連絡をいただくなどの，安全に対しての協力を要請する配慮が必要であったことから，回避義務をとったとはいえない．以上から，看護師の注意義務違反，入院中の患者の管理責任を問われるケースである．

ただし，意識が明確であり，ベッド柵を上げ，ナースコールの説明やトイレの誘導などについて説明を繰り返していたにも関わらず，患者が看護師の目をすり抜けて歩行し転倒した場合などでは，十分注意義務を払った上でのできごとであり不可抗力事例として注意義務違反は問われない．しかし，病院内での転倒・転落事故は，明らかな医療者側の過失行為（ミス）がなくても，ケースによっては療養上の管理責任が問われることもある．

2．湯たんぽによる低温熱傷事例

50歳の男性，糖尿病性の左下肢末梢神経障害で入院中の患者．左下肢は末梢神経障害のため，知覚異常（痛みや触感覚がないなど）と血行不良の状態であった．そのため，下肢の冷感が強く湯たんぽを使用し保温していた．ある日の夕方，検査後，倦怠感があることから看護師に湯たんぽを準備してもらい左下肢の足元に置いてもらい，その後入眠した．朝，湯たんぽを交換しようとしたところ，踵部に発赤と水疱の形成を認めた．診察の結果，低温熱傷であることが判明した．看護師は，湯たんぽに湯を注入する際に，瞬間湯沸かし器の温度（最高100〜90℃）を確認せず，自分は手袋を装着し行った．その後，患者の下肢に入れる際には，湯たんぽカバーに入れバスタオルで巻き，患者の足が冷たかったので早く温めてあげたいと思って患者の足に密着させた．その後，巡視で訪問したが，患者が熟睡していたこともあり湯たんぽの位置は変更しなかった．

■問題点
(1) 糖尿病性の末梢神経障害があることを看護師は理解も意識もしていなかった．
(2) 患者に依頼され，湯たんぽに湯を注入して渡したところ，患者は「何もいわず寝てしまったので苦痛はないと判断した」．
(3) 湯たんぽの温度確認をしていない（一般的には60℃以下）．
(4) 巡回時に湯たんぽの位置などを確認していない．

■結果
本事例は，看護師の疾患に対する知識不足，観察・管理不足で，注意義務違反を問題にされるケースである．糖尿病患者の末梢神経障害は，血行障害と知覚異常から，患部の痛みなどの症状を知覚することができない．それにも関わらず看護師は，湯たんぽを患者の下肢に密着させ，検査で疲れ熟睡していたことを理由に，湯たんぽの位置変更を行っていない．

一般的な看護水準では，糖尿病の末梢神経障害における知覚異常については，糖尿病の看護をする者は当然知っておくべき基礎知識である．またそのような状態の患者に使用する湯たんぽのお湯の注入温度を確認しないなどの基本的なミス（過失）がある．基本的知識がないことにより，

結果の予見もできず，結果回避のための予防対策がとれなかった．看護師の注意義務違反が問題となるケースである．

医療は今後も，ますます高度・複雑化する．それに伴って常に新たなリスクも発生する．トラブルに巻き込まれないためのポイントは，情報開示と共有，十分な説明と同意そして，良好なコミュニケーション構築である．

C● 接（整）骨院での実際

柔道整復師は本来，外傷急性期に施術することを業としている．この観点から，運動器の救急事例を取り扱うことが柔道整復師の本来業務と考えることができる．その意味で，「柔道整復学＝外傷救急医学」といっても過言ではなく，柔道整復師に求められているものは少なくない．

たとえば，高齢者が転倒し手をついて受傷するコーレス（Colles）骨折を，その受傷機転や所見から，骨折が疑わしいかを判断し，転位の方向や程度を推定し，応急的に整復・固定するのは当然のこととして，全身の生理的な機能，とくに生命維持に重要な，気道，呼吸，循環，意識などを確認することも求められているのである．さらに，接骨院に通院する患者も高齢化しており，慢性的な疾病による急変の可能性は高まっている．

関東北部のある県で2008年3月に接（整）骨院を開業している柔道整復師434人へのアンケート調査（回収率50％）結果によると，柔道整復師の26％が救急車を要請したことがあるという（表7・9）．なかには複数回要請していた．このうちの約30％は業務に関連して救急対応として転院が要請されたものと推測される．残りは柔道整復業務には直接関連しない突発的な原因であったと推測される．一方，回答の12％は，実際に119番通報はしなかったものの，患者の急激な状態の変化のため，必要性を感じたとしている．

この調査から，柔道整復の現場では業務以外にも予期しない患者の状態変化が，かなりの頻度で起こっていることが推測された．

また，具体的な内容が判明している搬送例64件の40％が男性で，平均年齢は74.4歳（男性68.8歳，女性78.1歳）であった．119番通報の原因の症状出現時に患者が何をしていたかについては，約30％が治療中，そのなかでも電気治療機器治療中がほとんどで，次に整復操作中，マッサージ中であった．残りの70％は待合室を含めた治療以外である．また，患者本人の身体的状況によるものばかりでなく，接（整）骨院の階段からの転落や駐車場の段差につまずくなど，施設内での事故もあった．217人中5人がAEDを設置しているが，使用経験はなかった．

以下に柔道整復の現場で起こった救急事例20例を救急医のコメントとともにまとめた．

1. 鎖骨骨折・硬膜下血腫

87歳男性．エスカレーターを利用中に誤って転倒，転落して，左鎖骨部の疼痛を訴え来院した．患者の意識は清明であったが，問診しているうちに頭痛，嘔気を訴えた．左側頭部に打撲痕を認めたため，119番通報した．呼吸は正常，頸動脈触知可能であったので，左半身を上にした回復体位で救急車の到着を待った．救急隊員に受傷状況と来院後経過を報告，総合病院外科へ搬

表 7・9 柔道整復師による救急車の出動要請

救急車出動要請の経験者		57/217	26.3%	全回答者中
救急車出動必要性経験者		27/217	12.4%	全回答者中
業務に関連した搬送		20/60	31.3%	骨折などの転送
症状出現時の状態	治療中全数	19/64	29.7%	治療中/全数
	電気治療中	13 件		
	整復操作中	4 件		
	マッサージ中	2 件		
被搬送者の性別		26/38	男性/女性	不明 6 件
被搬送者男性の平均年齢		68.8 歳	45〜93 歳	不明を除く
被搬送者女性の平均年齢		78.1 歳	23〜92 歳	不明を除く

送された．鎖骨骨折のほか，硬膜下血腫が認められたと報告があった．

■コメント　頭痛，嘔気を脳圧亢進症状と捉え，頭部に打撲痕を観察し迅速に対応できた．外傷の場合には頸髄損傷が否定できないため頸部を安静に保つ．外傷が疑われる場合には，回復体位にしなくてもよい．

2. 橈尺骨開放性骨折・神経損傷

65 歳女性．作業中，機械に左手部から前腕部を巻き込まれ受傷，来院した．前腕背側末梢部に開放創があり創部から骨が露出していた．拍動性ではないが多量の出血があり，手関節以下が軟部組織でかろうじてつながってぶら下がっている状態であった．顔面が蒼白で浅く速い呼吸をしていた．右橈骨動脈は触知可能であった．直ちに 119 番通報，上腕部にサラシを巻き，きつく締めて止血した．骨露出部はガーゼで厚く覆い，左前腕から手部まで副木を用いて包帯で固定し救急車の到着を待った．救急隊員に受傷状況，応急処置，現在の状況を報告，地域中核病院である総合病院の救急センターへ搬送された．

■コメント　創部の安静を保つためにガーゼで厚く覆い，軽く副木で安静を保つのはよい．止血は圧迫止血（直接，間接）が第 1 選択で，緊縛法は組織の挫滅がある場合には考慮される．

3. 整復操作中に意識が消失（前腕骨骨折）

90 歳の女性．転倒して手をつき右前腕遠位部を負傷して家族に連れられ来院した．右前腕遠位端部が著明に変形している．受傷の状況および患部の所見から橈骨遠位端部骨折と判断できた．患者は同部の強い疼痛を訴えていたが，橈骨遠位端部の骨折で整復の必要があることを患者と家族に説明して，整復操作を実施した．患者に座位をとらせ助手に前腕中枢部を把持させて，末梢部を牽引する整復操作を開始したところ急に患者の意識レベルが低下した．直ちに整復操作を中止，助手とともに患者の体を支え，施術室の床にそのまま寝かせた．意識状態を確認するために大声で呼びかけたが，そのときには覚醒するが，再び眠ってしまうので 119 番通報した．患者の顔面は蒼白だが呼吸状態はほぼ正常で，頸動脈部で拍動も触知できたので回復体位にして様子をみた．その後，救急車が到着し，柔道整復師が救急隊員に聴取した受傷の原因，処置および経過の概要を報告，患者は外科病院に搬送された．

■コメント　強い疼痛を訴える患者の整復操作は，神経原性ショックの発生を考慮し転落などに

よる二次的損傷の危険性が少ない臥位で行うべきである．

4. 整復操作中に胸痛を訴える（肩関節脱臼）

　72歳の女性．転倒して手をつき右肩関節部を負傷して来院した．肩関節に著明な弾発性固定を認め，その他の所見からも右肩関節前方脱臼と判断できた．患者に肩関節の脱臼で徒手整復の必要があることを説明して，整復操作を実施した．整復には座位で行うコッヘル(Kocher)法を用いた．助手に健側側方から患者を抱えるように，患側腋窩で手を組ませ肩甲部を固定させた．整復操作に手間取り3回目に強力に行った整復操作中に患者が強い胸痛を訴えた．直ちに整復操作を中止，助手とともに患者の体を支え，施術室の床にそのまま寝かせ安静にさせた．呼吸状態を確認したところやや浅いが呼吸数はほとんど正常であった．左橈骨動脈の拍動数，強さともにほぼ正常であり，意識も清明で問いかけに対しては正確に応答した．しかし，胸痛の訴えが強くなってきたので119番通報した．救急車が到着後，柔道整復師が救急隊員に脱臼の徒手整復操作の途中に胸痛を訴えたなどの経過と現在の状態の概要を報告，患者は総合病院へ搬送された．

■**コメント**　痛みや精神的ストレスで誘発された心筋梗塞の可能性を考慮し，直ちに119番通報をしなければならない．また，高齢者の整復操作では，骨粗鬆症による骨折などを考慮し2次的損傷の危険が少ない整復法や体位を選択すべきである．

5. 電気治療中に意識が消失した

　84歳の女性．電気治療を実施中に突然意識がなくなった．大声での呼びかけに対して応答はないが，鎖骨下部を拳で圧迫し痛み刺激を加えると反応する．呼吸を確認したところ，呼吸運動は確認できたので，嘔吐による気道閉塞が起こらない体位にして患者を床に寝かせた．顔面は蒼白で口唇は青紫色を呈していた．呼吸はやや浅くて速い呼吸であった．頸動脈で確認した脈拍も速くやや弱かった．15分ほど様子をみていたところ，意識が回復，診察用のベッドに移して，しばらく安静にさせていたが，患者が「大丈夫です」といって帰宅しようと立ち上がったところ，めまいを起こし転倒した．このときは意識があったので患者を楽な体位にさせ，直ちに119番通報した．到着した救急隊員に柔道整復師が患者の状態と経過の概要を報告，患者は総合病院に搬送された．後日，患者の知人からの報告により低栄養に伴う貧血と判明した．

■**コメント**　意識消失に対して嘔吐による気道閉塞を予防したことはよいが，この時点で119通報をするのがよい．

6. 来院時，呼吸状態不良から胸痛

　年齢不詳の女性．激しい胸痛を訴え来院した．階段から転落して胸部を強打したとのことで，右側胸部に打撲痕がみられ，肋骨骨折および胸腔内臓器の合併損傷が疑われた．異常な胸痛を訴えるため，ベッド上で半座位をとらせ安静を指示するとともに，助手に命じて119番通報した．救急車の到着を待つうち胸部の疼痛が徐々に増強していると訴えていた．意識は清明であるが呼吸が浅く減弱し呼吸困難を訴えた．また，頸動脈部で触知した脈拍も弱く頻脈であった．救急車の到着を待って救急隊員に柔道整復師が患者から聴取した原因や損傷時の状況および来院後の経過の概要を報告，直ちに総合病院救急部へ搬送された．後日，肋骨骨折に伴う胸腔内臓器損傷により，翌日に搬送先で死亡したとの報告を受けた．

■**コメント**　胸部損傷に伴う激しい疼痛や呼吸困難は，外観上の変化にかかわらず胸腔内臓器の

損傷を疑う．緊急を要するので直ちに119番通報する．

7. トイレ内で意識が薄れた

　78歳の女性．来院し待合室で順番を待っている間に尿意を催し，トイレを使った．10分程度経過しても出てこないので受付事務の女性が様子を見に行くと，トイレ内で崩れるように倒れ，意識がもうろうとした状態でいるところを発見した．患者は全身に発汗がみられ，ふるえていて，ぼんやりとして意識が薄れるなかで不安そうな表情がみられた．意識状態を確認するために呼びかけをしたところ，応答はあるものの言葉での返事ははっきりと聞き取れなかった．直ちに119番通報した後，待合室の床に寝かせ，嘔吐による気道の閉鎖を予防する目的で顔面を横に向かせた．患者には毛布を掛け保温に努めた．顔面は蒼白で口唇は乾燥していた．呼吸状態を確認したところやや浅くて速い呼吸であった．到着した救急隊員に受付事務員と柔道整復師が発見時の状況を報告，総合病院へ搬送された．後に患者は糖尿病の治療中でインスリンの自己注射を行っていて，低血糖による障害と判明した．

■コメント　日常の業務のなかで患者の既往症などに関する情報を収集しておくことが重要で，インスリン自己注射を行っている場合には低血糖症状の発生に注意する．

8. 待合い中に意識が消失した（急性心不全）

　83歳の女性．来院後待合室で順番待ちをしているとき，胸部圧迫感を訴え急に激しい咳と痰をした後に，意識が消失した．柔道整復師は患者が心臓疾患の治療中であることを知っていたので，直ちに受付事務員に119番通報を依頼した．患者は激しい咳に伴う呼吸困難状態にあり，半座位をとらせることで呼吸困難は軽減した．口唇は青紫色でチアノーゼを呈しており，四肢とくに手部および足部は冷たく，全身に冷汗がみられた．橈骨動脈の拍動を触知したところ頻脈であった．時間の経過とともに全身状態は悪化する傾向がみられた．呼吸は保たれていたので人工呼吸は行わなかった．5分ほど経過して救急車が到着，柔道整復師が救急隊員に来院からの経過の概要を報告，総合病院へ搬送された．後に家族から急性心筋梗塞を原因とする急性心不全との報告を受けた．

■コメント　半座位で呼吸困難が軽減できた．呼吸停止に備え，救急車到着までの間にAEDを用いた心肺蘇生を行えるようにしておきたい．

9. 低周波治療中，倒れた（低血圧）

　80歳の女性．低周波治療器による治療中にめまいを訴えその後意識が混濁した．直ちに施術室の床に寝かせ119番通報した．意識状態を確認するために大声で呼びかけをしたところ，呼びかけに応答がなかったので，鎖骨下を強く拳で圧迫し痛み刺激を加えたところ反応がみられるが覚醒には至らなかった．顔面は蒼白であり，呼吸運動の確認ではほぼ正常な運動が確認できたので，橈骨動脈で脈を確認したところ，弱い拍動を触知できた．嘔吐はみられなかったが顔面を横に向かせ嘔吐による気道閉塞を予防した．救急車の到着後，柔道整復師が救急隊員に発症時からの経過を報告，内科病院へ搬送された．後日の家族からの報告で低血圧症によるものと判明した．

■コメント　脈拍などから低血圧による意識障害が疑われる場合は患者を背臥位にして足部を高くするとよい．体温の低下があれば毛布を掛けるなどして保温に努める．早期に119番通報をし

たことはよい．

10. 初診の待合い中，呼吸が荒くなり意識が消失した

23歳の女性．足関節部の損傷で初診に訪れた患者．受付後に待合室で順番待ちをしていて，急に呼吸が荒くなり呼吸困難を訴えた．直ちに，待合室の床に寝かせるとともに，呼吸状態を確認したところ，深く速い呼吸運動で四肢に痙攣様の運動がみられた．患者は指先と口唇周囲にしびれ感を訴え興奮状態にあり，2次的な損傷を予防する意味で静かに待合室の中央に患者を移動させた．意識混濁が出現してきたので，居合わせた患者に依頼して119番通報した．救急隊員に発症時の状況を報告し，総合病院へ搬送された．後日，来院した本人から過換気症候群の発作であったとの報告を受けた．

■コメント　2次的損傷の予防を目的に部屋の中央に患者を移動させたのはよい．過換気症候群では顔色不良や血圧低下は出現せず，脈拍の緊張も良好である．

11. マイクロ波治療中，意識が消失した

45歳の男性．マイクロ波治療器を使い座位で腰部の治療中，急に体が硬直して意識が消失した．患者は直前まで一緒に治療を受けていた他の患者と話をしていて，ほとんど普段と変わった様子はなかった．直ちに施術室の床に寝かせて，顔面を横に向かせ嘔吐による気道閉塞を起こさない体位を保持させたうえで119番通報した．意識状態を確認するため大声で呼びかけたが声には反応するものの，体と四肢に間代性の痙攣が始まった．顔面は蒼白であり，呼吸はほぼ正常で，橈骨動脈で拍動を触知できた．嘔吐はなかった．救急車の到着時には患者の痙攣も治まり意識は回復していて，柔道整復師が救急隊員に発症時の状況および経過を報告していたところ，徐々に意識がはっきりしてきた患者が「てんかんの治療中で今日は普段服用している薬の服用を忘れた」と救急隊員に申告し，病院への搬送を断った．

■コメント　てんかん発作では気道確保し，呼吸を観察する．痙攣による2次的損傷に注意する．

12. 待合い中，意識消失

80歳の男性．待合室で順番待ちをしていて，激しい頭痛を訴え意識を失った．助手とともに患者を待合室の床に寝かせ，直ちに助手に119番通報するよう指示した．意識の確認をするため患者に呼びかけたが応答はなく，肩の部分をやや強く叩きながら大声で呼びかけると反応がみられた．顔面を鼻部に近づけ呼吸を確認したところ，呼吸はあるものの徐呼吸であった．頸動脈で微弱で遅い拍動が触知できた．嘔吐が1回あったので顔面を横に向かせた．5分ほど経過して救急車が到着，柔道整復師が救急隊員に発症時の状況など，経過の概要を報告し，総合病院へ搬送された．後に家族から急性硬膜下血腫であったとの報告を受けた．

■コメント　激しい頭痛，意識障害が脳血管障害（出血）に伴う脳圧亢進症状が疑われる．嘔吐による気道閉塞への対応は必要である．気道確保とともに心肺蘇生の準備をする必要がある．

13. 低周波通電治療中，視線が定まらなくなった

50歳の女性．椅子に腰掛けた姿勢で低周波治療器の通電治療を実施中，患者の視線が定まらなくなって崩れるように倒れた．意識状態を確認するために呼びかけたところ，普通の声での呼びかけで応答はあるものの，返事がはっきりしなく傾眠状態であった．顔面は蒼白であり，橈骨動脈で脈を確認したところ，弱く速い脈拍であった．椅子から下ろし施術室の床に寝かせた．直

ちに，居合わせた患者に依頼して119番通報した．到着した救急隊員に柔道整復師が発症時の状況および経過の概要を報告，患者は内科病院へ搬送された．後日，患者本人から貧血であったと報告を受けた．

14. 低周波治療器で治療中，意識消失

69歳の男性．椅子に腰掛けた状態で右上肢に低周波治療器を使い治療中，左上下肢にしびれ感とともに力が入らないと訴え崩れるように倒れた．低周波治療を中止し患者を診察室の床面に寝かせ，患者から現在の状態について聴取している間に応答する言葉が不明瞭になってきて，徐々に話せなくなった．続いて意識レベルも低下してきて呼びかけに対して反応しなくなった．直ちに，居合わせた他の患者に119番通報するよう指示し，患者の呼吸と頸動脈での脈拍はほぼ正常であった．救急車が到着するまでに患者の意識レベルはさらに低下し，大きないびきをかいて眠り込んでしまったので気道確保した．到着した救急隊員に柔道整復師が状況を報告後，総合病院救急外来へ搬送された．

■コメント　片麻痺や言語不明瞭，意識混濁などから脳血管障害（塞栓）を疑い，素早く対応ができた．心房細動などの既往のある人では注意する．

15. 激しい腰腹部痛

45歳の男性．初診の受付を済ませ待合室での順番待ちをしているときに，急に腰部から側腹部にかけて激しい疼痛を訴えた．直ちに，待合室の床に寝かせるとともに，受付事務員に119番通報させた．患者は呻き声を上げながら，体を丸めるようにして側臥位をとった．顔面は蒼白で冷汗をかいていた．呻き声を上げているので呼吸運動は確保されていることが推測された．橈骨動脈を触れたところ弱い拍動が触知できた．救急車が到着するまでに1回嘔吐があり，気道閉塞を予防する意味で側臥位を続けさせた．救急車が到着，柔道整復師が発症からの経過と現在の状況を救急隊員に報告し，内科病院へ搬送された．後日，本人が来院し，尿路結石による発作で，数日前から腰部の鈍痛と違和感があり，腰痛の治療の目的で来院したとの報告を受けた．

■コメント　柔道整復施術所に来院する患者のなかには，内臓疾患に随伴する運動器症状を訴えることがあるので注意する．

16. 治療後，施術所玄関先で倒れる

80歳の男性．頸部痛で来院2回目．頸部に10分間，低周波治療器を用いた治療と同時に温罨法を実施，その後，軽擦法および軽い揉捏法を併用した柔整手技療法を行った．施術を終了して患者が施術所を出ようとしたとき玄関先で崩れるように倒れた．直ちに，待合室の床に患者を寝かせたが意識状態で見識障害はみられずほぼ正常であるようにみえた．問いかけに対して応答する言葉はやや不明瞭であるが，物が二重に見えると訴えていた．呼吸運動はほぼ正常で，橈骨動脈では拍動を触知できた．右半身の運動麻痺があり，119番通報した．5分ほどして到着した救急隊員に状況を報告し，内科病院へ搬送された．

■コメント　言語不明瞭，二重視，片麻痺から脳血管障害（血栓）を疑い119番通報をした．脳血栓では一過性虚血発作を前駆とするものが多いので，動脈硬化症がある場合には普段の会話や初診時の既往歴を通して情報収集に努めることが重要である．

17. 治療中，激烈な腰痛が出現

60歳の男性．自宅で物を蹴飛ばしたところ腰痛が出現したので来院した．問診のうえ，腰部の筋に起因する腰痛と判断し施術を開始した．軽擦法および軽い揉捏法を併用した柔整手技療法を10分間ほど行ったところ，施術途中から患者が「腰痛が増強している」と訴えたので施術を中止して楽な姿勢をとらせた．しばらく様子をみても症状が軽快しないので，整形外科への転送をするためにベッドから降りて立ち上がったが歩行は不能であった．顔面は蒼白だが意識状態，呼吸状態はほぼ正常であった．重症と判断し119番通報，総合病院整形外科へ搬送された．後日の本人が来院しての報告では，腰部筋筋膜症であったとのことであった．

■**コメント** 問診，臨床所見，理学的検査のみで疾病の確定診断をすることはできない．このようななか，柔道整復の現場では内科的および外科的な疾患に伴う運動器症状もみられるので，激しい疼痛などは重症度，緊急度が高いと判断し，119番通報すべきである．

18. 脱水症状

84歳の女性．8月中旬の午後4時ごろ来院し，待合室内で口腔内の乾燥および頭痛，嘔気を訴え，意識レベルがJCS-20-Rに低下した．患者を待合室の床に寝かせて顔面は横に向かせ，吐物による気道閉塞を起こさない体位を保持させた．助手に119番通報を指示した．呼吸はほぼ正常で，頸動脈では弱く速い拍動が触知できた．5分ほどして到着した救急隊員に柔道整復師が発症からの状況を報告し，内科の病院へ搬送された．

■**コメント** 高齢者は脱水症状に陥りやすい．とくに，夏期の外出は注意を要する．熱中症に伴う脱水症状では，涼しいところに移動して体温を下げることが大切で，その後，水分がとれそうであれば電解質を含むスポーツドリンクなどで補給する．高齢者や乳幼児，子どもでは死に至るものがあり，反応が乏しいときは119番通報する．

19. 施術所の玄関先の階段で転倒

81歳の女性．施術が終了し施術所玄関前の3段の階段で足を滑らせ転倒，後頭部をコンクリート製の階段で強打した．その場に居合わせた患者の知らせを受けた柔道整復師は他の患者の協力を得て，患者を待合室に運び込み床に寝かせた．患者は後頭部痛を訴えるとともに意識が混濁した．柔道整復師は受付事務員に119番通報を指示した．意識状態を確認するために場所，時間などを質問したところ見当識障害があり，呼吸はほぼ正常で，橈骨動脈で脈拍も触知できた．後頭部に血腫を認めた．意識状態は時間とともに悪化し，傾眠状態となった．10分ほどで到着した救急隊員に，柔道整復師が発生時の状況などと経過の概要を報告し，総合病院の外科へ搬送された．後日，家族から外傷性の急性硬膜下血腫との報告を受けた．

■**コメント** 頭部を強打した後，頭痛，意識レベルの低下が脳圧亢進を原因とする症状と捉え迅速に対応できた．頭部を強打していることから頸髄損傷を伴うことも考慮し頸部を安静に保つ処置も重要である．また，高齢者や障害をもつ人に配慮した施設の改良も考慮する必要がある．

20. 会食中，意識消失

48歳の男性．午後11時すぎ，柔道整復師の仲間と会食中，突然意識が消失し昏睡および呼吸停止した．

発作発生前の1週間ほど，地域のお祭りの役員として準備など，夜遅くまでかかわっていて寝

不足と疲労があったと思われる．特記すべき既往歴はなく，喫煙，飲酒はしている．

その場に居合わせた6人の柔道整復師が心肺蘇生法，119番通報など分担し行動した．6人の柔道整復師は心肺蘇生法およびAED操作講習の受講経験者であった．

胸骨圧迫と人工呼吸による心肺蘇生法を実施している間，嘔吐が2回あり，気管への誤嚥の対策として一時的に顔面を側方に向けた．蘇生法を継続したが意識は回復しなかった．5分ほど経過して救急隊が到着，救急隊員がその場でAEDを2回実施し，総合病院に搬送された．搬送中，救急車内で行った二度目のAEDで心臓の拍動が再開したようである．総合病院までは3分程度で，翌日になって意識が回復した．

■コメント　柔道整復師が心肺蘇生法の訓練を受けており，迅速に行動できたことが救命につながった．さらに，継続して講習を受け，いざというときに備えることが重要である．

D● スポーツ現場での実際

近年，スポーツを取り巻く環境は大きく変化してきている．インターネットや衛星放送などのメディアの普及により24時間いつでもさまざまなスポーツを見ることができたり，運動をする用意がなくても仕事帰りにスポーツを楽しむことができる施設などが増えたりしているなど，スポーツがさらに身近なものになってきた．子どもから大人まで年齢を問わずスポーツをする人が増加しつつあり，同じ種目でもアマチュアからセミプロまでクラスが分けられ，年齢や実力を問わず多くの人がスポーツに関わるようになってきている．さらにスポーツ外科やスポーツ内科という専門の診療科が注目されてきており，日本整形外科学会が認定する「スポーツ医」や日本体育協会が公認する「スポーツドクター」の資格をもつ医師も増えてきている．

それらの資格をもった医師の中には通常の外来で一般の人を診察・治療する以外に各スポーツ団体の依頼を受け，プロスポーツ選手の診察や治療にあたる医師がいる．たとえば日本サッカー協会の中にスポーツ医学委員会（他の競技にもある）という医療従事者で構成される組織がある．その委員会が主催するサッカードクターセミナーに参加し，ある一定の講習を受け，委員会の選定により，選ばれた医師が日本代表チームへ帯同する．なかには地元のプロチームと契約をし，チームドクターとして通常業務でも活躍する医師もいる．

a. 帯同ドクターの仕事（サッカーを例として）

サッカー日本代表は「A代表」と呼ばれる選手たちから下は13歳以下まで年齢ごとに代表チームがあり，女子代表も「なでしこジャパン」と呼ばれるトップチーム以外にも13歳以下から始まる女子の年齢別の代表チームが存在している．それらに加えオリンピック代表やフットサル代表，ビーチサッカー代表まで含めて数十人から数百人の日本代表選手がいる．当然，1人のドクターで各代表チームの試合や遠征に帯同できるわけはなく，数十人のサッカーを専門とするスポーツドクターが交代で帯同しているのが現況である．

こうしたチームドクターがスポーツで生計を立てている選手や国を代表して参加している選手に対して現場で行う判断や処置，治療は通常の外来業務で行うものとは多少違ってくる．それが

たとえ風邪や打撲などの日常よく目にする疾患であったとしても違ってくるのである．通常の外来であればまずは安静を指示することが多く，運動をよくする人であってもしばらくは運動を禁止する．安静期間や全治までの期間も大まかに設定することが多く，大体，週単位や月単位で設定する．その後，外来で経過観察をしていき全身状態や痛みの程度を診て運動を再開する時期をゆっくり決めていくのが普通である．無理にスポーツに復帰させたりすることはほとんどなく，ある程度完治した状態から運動許可を与える．これは一般市民においては運動をしなくても精神的なストレスや不満はあるにせよ，スポーツをすることで生計を立てている訳でもなく，また，日本代表選手のように国を代表してそのスポーツをしている訳でもないので運動を一定期間休んだとしてもその人の人生や周りに対してそれほど影響がないからである．

　しかし，スポーツ現場ではそうはいかない．試合中であればその選手が試合続行できるかどうかを瞬時に判断しなければならない．続行できなければ交代の選手の準備をベンチにさせなければならないし，できたとしてもすぐ復帰できるのかあるいはパフォーマンスが落ちた状態での復帰なのか，最後までもつかどうかなどをベンチに伝えなければならない．選手は試合中，興奮状態にあり，痛みに対し鈍くなっていることが多く，また，試合を続行したいという気持ちが強いので，正常な判断を下すことができないことが多い．けがの状態や症状を診て，冷静で的確な判断を下さなければ結果として最悪その選手の選手生命を脅かすことにもなりかねない．試合を続行させた場合は何割のプレーができるのか，あと何分プレーできるのか，続行させたことによるダメージは回復するのかなど，いろいろな情報を監督に伝える必要がある．その情報をもとに監督やコーチなどが最終的に判断し，決定を下す．

b．遠征・合宿時の救急体制

　一般市民に対し1週間安静にしておくように指示をすると，大抵の人はその通りにしてくれる．しかし，スポーツ現場では，監督や選手に1週間安静にするよう指示をしたら，なぜ5日間では駄目なのかという質問や5日後の試合に間に合うようにどうにかしてくださいというような言葉が返ってくることがある．1週間という期間自体が大まかなものであって明確な根拠に基づいて設定している訳ではない．通常，打撲であれば約1週間，捻挫であれば約2週間などとりあえず安静にさせて経過を見て期間を延ばしたり徐々に運動を始めさせたりするものである．スポーツ現場においてもシーズンオフや比較的時間に余裕がある場合は通常外来と同じように経過をみたり，リハビリテーションを行ったりする場合もある．しかし，日本代表の合宿や遠征などの現場では帯同ドクターはまず事前チェックを行い，監督にその報告をする．監督の判断にもよるが，けがをしている選手は合宿・遠征に参加させず，その選手のチームに返すだけである．代表チームに参加して治療をすることはほとんどなく，けがをしていたら代表チームに召集もされないのである．

　事前にけがをしている場合は上記のように召集しないということができるが，これが試合中や合宿・遠征中となると多少，対処方法が変わってくる．骨折や靭帯断裂など明らかに戦線離脱しなければいけない状態であれば，合宿や遠征がまだ続いたとしても途中でその選手は返すことになる．その場合，帯同ドクターはある程度のけがの状況などを記した情報提供書をその選手の主治医宛にもたせる必要がある．

そしてその後の治療は選手の主治医にお任せするかたちとなる．海外遠征などで長時間の移動ができないと判断した場合は，地元の病院で手術を受けなければならないときもあり，その場合は，言葉や設備，医療水準などの問題があるが現地の医師や日本の委託を受けた団体などと密に話をし，最善の方法をとる必要がある．

国内における合宿や試合であっても，その期間中は何かあった場合は受け入れてもらえるように直近の病院と事前に連絡をとり，緊急時に備えなければならない．

長期間の遠征や合宿をしていると，戦線離脱をするほどではないが打撲や捻挫，腱炎，筋肉痛などを訴える選手も出てくる．通常の外来であれば安静を促し，経過観察をする疾患でもこういう場合はそうはいかず，短期間のうちに痛みを取ったり，症状を和らげる必要がある．帯同ドクターはトレーナーと協力し，毎日夜中まで選手に付きっきりで治療にあたることもある．外用薬や内服治療，マッサージなどはもちろん，けがによっては超音波治療器や鍼治療，最終的には痛み止めの注射薬を使う場合もある．その場でできる最大限の治療やケアを行い，選手に最高のパフォーマンスを発揮してもらうよう努めなければならない．

医師やトレーナーが選手と密に交流を持ち，選手の信頼を得ることはとても重要なことである．いくら腕のよい医師やトレーナーでも選手との信頼関係がない場合は治療もうまく行かないときがある．選手が最高のパフォーマンスを発揮するときは，その選手の実力ももちろん必要だが周りを固めるスタッフへの信頼感や安心感などがベースとなり，よい結果につながることができる．そのためにも選手と日頃からコミュニケーションをとり，けがや疾病だけを診るのではなく，その選手の人を診ることを心がける必要がある．そうすれば選手は医師やトレーナーに心を開き，ちょっとした痛みや違和感などを日常会話の中で訴えることがあるので，その後の重大なけがやパフォーマンスの低下につながる原因に対し早期にケアをすることができるのである．こうしたコミュニケーションは選手だけでなく監督やコーチとも必ず取らなければならない．選手の状態や治療状況，完治までの期間などを逐一，報告する．そうすることにより医療スタッフへの信頼感が高まり，チームとしてもまとまりができてくる．広義のメディカルコントロール（MC）体制が必要である．

c．帯同ドクターとしての準備

通常，遠征時には所属している協会からドクターバッグといわれる遠征時に必要な一通りの資器材を持っていくことが普通である．中身は湿布や軟膏などの外用薬から消炎鎮痛薬や下痢止めなどの内服薬，点滴セットおよび局所麻酔薬，縫合セットまである程度の症状やけがに対応できる器材が揃っている．帯同ドクターはこの基本セットをもとに遠征先の環境や状況から，薬剤の増量や資器材を補充し対応する．また，トレーナーも日数や選手への事前調査からテーピングの種類や数を予測し，不足がないように準備を行わなければならない．

サッカー日本代表チームの場合，帯同するときは，代表の中でもトップクラスだと医師が1人か2人つき，トレーナーも数人つく場合が多い．しかし，日本代表とはいえその他のカテゴリーでは，医師1人，トレーナー1人でつくことがほとんどである．ときには医師1人でトレーナーがつかないときもある．そんなときは医師1人でいろいろなことをしなければならない．選手の体調管理からテーピング巻きや試合中のドリンクづくりまで1人で何役もしなければならない．

医師の仕事だけしていれば済む現場はほとんどないといっていいくらいである．また，日本代表クラスでない場合，たとえば，高校，大学の部活動やクラブチームなどでは医師がおらず，トレーナーのみ帯同する場合も少なくない．そのような場合の帯同トレーナーの苦労は計り知れない．前述の体調管理や身の回りの世話はもちろん，選手が負傷した場合は必要があれば医療機関への受診を促さなければならないからである．薬剤や注射が使えるわけではないのでアイシングや固定などの応急処置を施し，できる限り，選手の疼痛を和らげ速やかに医療機関へ受診させなければならない．そのためには日頃から医師とトレーナーは密に連絡を取り合ったり，情報交換をする必要がある．なぜなら，医療スタッフ間の連携や信頼関係は直接選手に関わることであり，それはチームにも影響を与えることにつながるからである．

選手の中には今までにトレーナーによるマッサージを受けたことがなく，ただ物珍しいだけでマッサージをお願いしてくる者もいる．その際，トレーナーはただ選手の要望に応えるのではなく，筋肉の張りや状態を見てから必要がなければ帯同ドクターと相談し，施術ではなく休養をとらせることも選手に指導しなければならない．

選手の中には，帯同ドクターには話さないようなこともトレーナーには雑談の中で話すこともあるので，トレーナーは自己判断せず医師と情報を密に共有し，選手のコンディションづくりのために密に医師に報告し，治療方針を立てることが重要である．

このような医療スタッフ同士の申し送りや信頼関係が十分なされているチームは，それがどんな競技であれ安定しているチームといえる．

d. 今後のスポーツ現場において

実際のスポーツ現場であれば，相手にする人数はせいぜい十数人なので1人ひとりに合わせた体調管理からけがの治療計画を立てるのはそう難しいことではない．

しかし，同じことを通常の外来で実践されている先生方は大勢いると思われるが，日に何十人，何百人もの患者を前にすると，どうしても時間の制約があり，なかなか実践できないことが多いのが現実である．こうした現実をなるべく回避するために，多くの先生方は外来を通常外来とスポーツ外来に分けて診察，治療されている．

それでも細かな練習方法やケアの仕方など行き届かない部分があるものであり，そんなときにトレーナーが適切な助言なり，フォローができる体制が今後ますます必要となってくる．けがをした際の医師の診断はなくてはならないものであり，もちろん治療が必要な場合も医師の判断が必要不可欠である．しかし，けがをさせない予防や日々のコンディションづくりなどケアの面でトレーナーの役割も今後スポーツをする人が増えることによりますます重要になってくるであろう．

e. 緊急時の対応，救急体制について

スポーツ現場は新記録更新や逆転勝ちなど観衆を魅了する場面が多々生まれる場である一方で，選手生命が絶たれる外傷や命までも奪ってしまうできごとが生じる場でもある．

通常，大きな大会になると医務室や救護室などが設置されており，ある程度の外傷や症状には対応できる体制が整えられている．マラソンのような競技であれば，医療ボランティアなどを導入し，沿道に配置もしくは伴走させることにより不測の事態に対応している現場もある．大きな

大会になればなるほど医師が常駐する救護本部の設置や重症症例に対する搬送病院の手配などが事前に決められており，医師の指示の下，傷病者に対し応急処置や必要であれば病院搬送が行われているのである．

しかし，中・小規模の大会では医師が常駐することはまれであり，緊急時に搬送する病院も決められていないことも少なくない．医師以外の者がスタッフとして救護にあたった場合は，現場での処置は必要最小限に留めるべきであろう．出血があるのであれば圧迫止血をし，打撲や捻挫などであればRICE処置と固定を行い，速やかに医療機関への受診を促すべきである．必要と判断したら，119番通報を躊躇することなく行い，医療機関へ引き継ぐことも大事である．

さらに，救護にあたる人間は最低限，心肺停止の傷病者に対する対応を習得すべきである．胸骨圧迫や人工呼吸，AEDを含めた1次救命処置の習得は医師や看護師だけでなく，今では一般の人でも習得している技術や知識である．ましてスポーツ現場でトレーナーや救護スタッフとして活躍する柔道整復師にとって知っていなければならない当然の技術・知識である．

救護スタッフにあたるときには基礎疾患のない若者であっても球技やコンタクトスポーツにおいて心臓振盪を起こして，心肺停止に陥ることや，気温や湿度，脱水などが身体へどのような影響を及ぼすかを熟知し，不測の事態に適応できるように常日ごろから講習会や勉強会などに参加し，緊急時の技術や知識を習得すべきである．

◆ [コラム] スポーツ現場と多様化する医療の実際

帯同ドクターやトレーナーをはじめ他のスタッフの中でただ単に仕事だからという気持ちでスポーツ現場に関わる人は少ないと思われる．実際，現場では仕事をするので一見，矛盾しているように思われるが，仕事としてスポーツに関わったとすると，遠征中は24時間拘束され，試合中でも選手交代に関わる判断をしなければならず，精神的にも肉体的にも非常に苛酷な仕事場である．では，なぜやるのかというとこれは私見だが，名誉欲とかそういうものではなくただ単に好きだからとしか言い表せない．実際，海外へ長期間遠征に行ったり，日本の試合でも期間中は拘束されるので自分の本来の仕事に影響が出てくる場合もあり，同僚にも負担をかけてしまうこともある．しかし，スポーツ現場での活動を経験した人はできる限りまたその現場に戻って来たいと思うし，そのくらい魅力があるものなのである．これは通常の外来や仕事を否定するものでは全くない．逆に，帯同するようになってから通常の外来の場において，受診する患者に対しての言動や処置が変化してきており，よい影響になっているのではないかと思われる．

最近，通常外来でもプロではないがセミプロ級やアマチュアの中でもトップクラスの方が受診することが多い．こういった患者に対し，従来通りの安静重視の治療方法を安易にとると，かえって安静を守らず，けがが悪化したり，患部をかばって運動するため悪影響を及ぼすことがある．もちろん安静の必要性があることを患者に話をしていたとしてもそういう結果になることがある．これは安静が悪いということではない．どんなけがや疾病であれ，安静は必要不可欠なものであり，絶対に指示しなければならない．ただ，個々のけがや疾病はそれぞれであり，1つとして同じものがないので，個々のけがや疾病の具合だけでなく，患者の背景や環境に合わせ，治療計画を立てなければならなくなってきている．たとえば，捻挫の患者に対し，以前であれば湿布なり固定などをして1週間後に再診としていたものを，来週の運動会に合わせて5日間は最低安静にさせ，運動会前にもう一度診察をして，テーピングをさせて出場させるか，もしくは欠場させるかの判断をしてあげるなどの配慮をしてあげると，無断で運動会に出てけががひどくなったりすることもなく，また十分ではないとはいえ，出場できたことで精神的にも患者の満足を得ることができる．

スポーツをする人が増え，スポーツを取り巻く環境が変わり，スポーツにおける障害の種類や程度もさまざまになってきた現代において，それらを診る医療者側も変化に応じて対応していかなければならないのである．

参考文献

1) 総務省消防庁：平成19年度　救急・救助の現況，2007
2) 総務省消防庁：平成20年度　救急・救助の現況，2008
3) 厚生省救急救命士教育委員会編：第1章救急医学総論C．病院前救護体制（プレホスピタルケア）．救急救命士標準テキスト，246-252頁，へるす出版，東京，1998
4) 国分正一，鳥巣岳彦監修，中村利孝，松尾丈夫，内田淳正編：標準整形外科学，第10版，医学書院，東京，2008
5) 日本救急医学会専門医認定委員会編：救急診療指針，第3版，へるす出版，東京，2008
6) 救急救命士の業務のあり方等に関する検討会報告書，2002
7) 病院前救護体制のあり方に関する検討会報告書，2000
8) 救急業務高度化推進委員会報告書，201
9) 橋本雄太郎：救急業務をめぐる法律問題．杏林社会科学研究 19(1)：83-123，2003
10) 日本外傷学会初期診療ガイドライン改訂第3版編集委員会：外傷初期診療ガイドライン，改訂第3版，へるす出版，東京，2008
11) 日本臨床救急医学会監修：PSLSコースガイドブック，へるす出版，東京，2006
12) 日本救急医学会・日本神経救急医学会監修：ISLSコースガイドブック，へるす出版，東京，2007
13) Kwan J, Hand P, Sandercock P：A systemic review of barrier to delivery of thrombolysis for acute stroke. Age Aging 33：116-121, 2004
14) 日本救急医療財団心肺蘇生法委員会監修：救急蘇生法の指針2005（医療従事者用），改訂第3版，へるす出版，東京，2007
15) 日本救急医学会ACLSコース企画運営委員会　ICLSコースガイドブック作成ワーキング編：日本救急医学会　ICLSコースガイドブック，羊土社，東京，2007
16) 精神保健福祉研究会監修：三訂 精神保健福祉法詳解，中央法規出版，東京，2007年
17) 中根允文，岡崎祐士，藤原妙子ほか訳：ICD-10 精神および行動の障害，新訂版，医学書院，東京，2008
18) 山本保博監修：救急医療の基本と実際　精神・中毒・災害，荘道社，2008
19) 上條吉人，宮岡　等：精神障害のある救急患者対応マニュアル—必須薬10と治療パターン，医学書院，東京，2007
20) 三宅康史，有賀　徹：熱中症の病態と対策．綜合臨牀，55(7)：1970-1975，2006
21) 環境省：熱中症環境保健マニュアル　2009年6月改訂
22) 三宅康史，有賀　徹，井上健一郎ほか：熱中症の実態調査— Headstroke STUDY 2006 最終報告—日本救急医学会雑誌，19：309-321，2008
23) American Burn Association：Advanced Burn Life Support Course Provider Manual, American Burn Association, Chicago, 2005
24) 上山昌史：Ⅱ-7-B 広範囲熱傷・電撃傷．救急医療指針，第2版（日本救急医学会認定医認定委員会編）302-307頁，へるす出版，東京，2003
25) 瀧野昌也：Ⅱ-7-D 環境に起因する急性疾患．救急医療指針，第2版（日本救急医学会認定医認定委員会編）319頁，へるす出版，東京，2003
26) 日本外傷学会外傷研修コース開発委員会編：初期診療総論　改訂外傷初期診療ガイドラインJATEC．外傷初期診療ガイドライン，第2版，1-21頁，へるす出版，東京，2004
27) Ulrich A. S. et al.：Hypothermia and localized cold injuries. Emerg. Med. Clin. North Am. 22：281-298, 2004
28) Biem J. et al.：Out of cold：management of hypothermia and frostbite. CMAJ 168(3)：305-311, 2003
29) コーン L，コリガン J，ドナルドソン M・米国医療の質委員会・医学研究所編著：人は誰でも間違える　よ

り安全な医療システムを目指して(医学ジャーナリスト協会訳),日本評論社,東京,2000
30) 加藤済仁　蒔田　覚編著:看護師の注意義務と責任―Q&Aと事故事例の解説,新日本法規出版,東京,2006
31) 桑原博道:Q&A「医療トラブル」対策ハンドブック,セルパ出版,東京,2006
32) 飯田修平,飯塚悦功,棟近雅彦監修:医療の質用語事典,日本規格協会,東京,2005
33) 日本医療マネジメント学会監修・医療安全管理委員会編集:第1特集 医療安全管理者の専門性と業務の実際 他,医療安全,第13号,2007
34) 日本医療マネジメント学会監修・医療 安全管理委員会編集:特集 医療安全から考える「もの」の改善・開発,医療安全,第4号,エルゼビア・ジャパン,2005

略語一覧

ACEI	アンジオテンシン変換酵素阻害薬	angiotensin converting enzyme inhibitor
ACSM	米国スポーツ医学会	American College of Sports Medicine
ACS	急性冠症候群	acute coronary syndrome
ACS	腹部コンパートメント症候群	abdominal compartment syndrome
ADH	抗利尿ホルモン	antidiuretic hormone
AED	自動体外式除細動器	automated external defibrillator
AHA	米国心臓協会	American Heart Association
AHCPR	米国医療政策研究機構	Agency for Health Care Policy and Research
ALI	急性肺損傷	acute lung injury
ALP	アルカリホスファターゼ	alkaline phosphatase
ALS	2次救命処置	advanced life support
ALT	アラニンアミノトランスフェラーゼ	alanine aminotransferase
AMPLE	アレルギー歴，服用中の薬，既往歴・妊娠，最終の食事摂取時間，受傷機転と受傷現場の状況 allergy, medication, past history & pregnancy, last meal, event & environment	
ANCA	抗好中球細胞質抗体	antineutrophil cytoplasmic antibody
ANP	心房性ナトリウム利尿ペプチド	atrial natriuretic peptide
APACHE	急性生理学的異常および慢性度による重症度評価システム acute physiology and chronic health evaluation system	
APC	活性化プロテインC	activated protein C
APTT	活性化部分トロンボプラスチン時間	activated partial thromboplastin time
ARDS	急性呼吸窮迫症候群	acute respiratory distress syndrome
ASA	米国麻酔学会	American Society of Anesthesiologists
AST	アスパラギン酸アミノトランスフェラーゼ	asparate aminotransferase
AT	アンチトロンビン	antithrombin
ATP	アデノシン三リン酸	adenosine triphosphate
BAL	気管支肺洗浄	bronchoalveolar lavage
BAL	ジメルカプロール	British anti-Lewisite
BI	熱傷指数	burn index
BLS	1次救命処置	basic life support
BNP	B型ナトリウム利尿ペプチド	B-type natriuretic peptide
BPPV	良性発作性頭位めまい症	benign paroxysmal positional vertigo
BUN	尿素窒素	blood urea nitrogen
BVM	バッグ・バルブ・マスク	bag valve mask
CCU	冠疾患集中治療室	coronary care unit
cfu	コロニー形成単位	colony forming unit
CHDF	持続的血液濾過透析	continuous hemodiafiltration
CK(CPK)	クレアチンキナーゼ	creatine kinase

CKD	慢性腎臓病●	chronic kidney disease
CK-MB	クレアチンキナーゼ-MB型●	creatine kinase-MB type
CO-Hb	一酸化炭素ヘモグロビン●	carboxy hemoglobin
COPD	慢性閉塞性肺疾患●	chronic obstructive pulmonary disease
CPA	心肺停止●	cardiopulmonary arrest
CPCR	心肺脳蘇生●	cardiopulmonary-cerebral resuscitation
CPR	心肺蘇生●	cardiopulmonary resuscitation
CPSS	シンシナティ病院前脳卒中スケール●	Cincinnati Prehospital Stroke Scale
CRP	C反応性蛋白●	C reactive protein
CRTNN(Cr)	クレアチニン●	creatinine
CSCATTT	指揮・統制,安全,情報伝達,評価,トリアージ,治療,搬送	
	command & control, safety, communication, assessment, triage, treatment, transport	
CT	コンピュータ断層撮影●	computed tomography
CVA	肋骨脊柱角●	costvertebral
DB	Ⅲ度熱傷●	deep burn
D-BIL	直接ビリルビン●	direct bilirubin
DCS	Damage Control Surgery	
DDB	深Ⅱ度熱傷●	deep dermal burn
DIC	播種性血管内血液凝固症候群●	disseminated intravascular coagulation
DMAT	災害派遣医療チーム●	Disaster Medical Assistance Team
EB	Ⅰ度熱傷●	epidermal burn
EBM	根拠に基づく医療●	evidence based medicine
ECS	Emergency Coma Scale	
EDTA	エチレンジアミン四酢酸●	ethylenediaminetetraacetic acid
ER	救急室●	emergency room
FAST	緊急超音波検査●	forced assessment with sonography for trauma
FDP	フィブリン分解産物●	fibrin degradation product
FEV_1	努力性呼吸1秒量●	forced expiratory volume in one second
FFP	新鮮凍結血漿●	fresh frozen plasma
FiO_2	吸入気酸素濃度●	fractional concentration of inspiratory gas
FVC	努力性肺活量●	forced vital capacity
GCS	グラスゴー・コーマ・スケール●	Glasgow Coma Scale
GFR	糸球体濾過率●	glomerular filtration rate
GIK	ブドウ糖・インスリン・カリウム●	glucose-insulin-Kalium
GOT	グルタミン酸オキサロ酢酸トランスアミナーゼ●	glutamic oxaloacetic transaminase
GPT	グルタミン酸ピルビン酸トランスアミナーゼ●	glutamic pyruvic transaminase
γ-GTP	γ-グルタミルトランスペプチダーゼ●	γ-glutamyl transpeptidase
GUMBA	原因(G),訴え(U),めし(M),病気・病歴(B),アレルギー(A)	
Hb	ヘモグロビン●	hemoglobin
HbA_{1C}	ヘモグロビンA_{1C}●	hemoglobin A_{1C}
HBV	B型肝炎ウイルス●	hepatitis B virus
HCV	C型肝炎ウイルス●	hepatitis C virus

HDL	高比重リポ蛋白●	high density lipoprotein
H-FABP	心臓型脂肪酸結合蛋白●	heart type fatty acid-binding protein
HIV	ヒト免疫不全ウイルス●	human immunodeficiency virus
HPF	高倍率視野●	high power field
HR	心拍数●	heart rate
Ht	ヘマトクリット●	hematocrit
ICD	埋め込み式除細動器●	implantable cardioverter defibrillator
ICD-10	疾病及び関連保健問題の国際統計分類第10回改訂版●	International Classification of Disease
ICLS		Immediate Cardiac Life Support
ICU	集中治療室●	intensive care unit
IL-6	インターロイキン-6●	interleukin-6
ILCOR	国際蘇生法連絡協議会●	International Liaison Committee On Resuscitation
IOM	米国医学研究所●	Institute of Medicine
ISLS		Immediate Stroke Life Support
IVP	経静脈的腎盂造影●	intravenous pyelography
JATEC™	外傷初期診療ガイドライン●	Japan Advanced Trauma Evaluation and Care
JCS	ジャパン・コーマ・スケール●	Japan Coma Scale
JNTEC™	外傷初期看護ガイドライン●	Japan Nursing for Trauma Evaluation and Care
JPTEC™	外傷病院前救護ガイドライン●	Japan Prehospital Trauma Evaluation and Care
KPSS	倉敷病院前脳卒中スケール●	Kurashiki Prehospital Stroke Scale
KUB	腎膀胱単純撮影●	kidney, ureter and bladder X-ray
LDH(LD)	乳酸脱水素酵素●	lactate dehydrogenase
LPS	リポ多糖体●	lipopolysaccharide
LVRS	肺容量減量手術●	lung volume reduction surgery
MAP	平均血圧●	mean arterial pressure
MC	メディカルコントロール●	Medical Control
MCV	平均赤血球容積●	mean corpuscular volume
MDCT	多列検出器CT●	multidetector row CT
MET		Medical Emergency Team
MIST	受傷機転，受傷部位，症状・所見，処置と時間●	mechanism of injury, injury site, signs, treatment & time
MODS	多臓器機能障害症候群●	multiple organ dysfunction syndrome
MOF	多臓器不全●	multiple organ failure
MPR	多断面再構成画像●	multiplanar reformation
MRA	磁気共鳴血管造影●	magnetic resonance angiography
MRI	磁気共鳴撮像●	magnetic resonance imaging
MRSA	メチシリン耐性黄色ブドウ球菌●	methicillin-resistant *Staphylococcus aureus*
NBC	核，生物剤，化学剤●	nuclear, biological, chemical
NOS	一酸化窒素合成酵素●	nitric oxide synthase
NPPV	非侵襲的陽圧換気●	noninvasive positive pressure ventilation
NYHA	ニューヨーク心臓協会●	New York Heart Association
OGTT	経口ブドウ糖負荷試験●	oral glucose tolerance test

Osm	オスモル	osmolar concentration
PA	消防車，救急車	pump, ambulance
PaCO₂	動脈血二酸化炭素分圧	partial pressure of arterial carbon dioxide
PAD		Public Access Defibrillation
PAI-1	プラスミノゲンアクチベータインヒビター1	plasminogen activator inhibitor-1
PAM	ヨウ化プラリドキシム	2-pyrydine aldoxime methiodide
PaO₂	動脈血酸素分圧	partial pressure of arterial oxygen
PBI	熱傷予後指数	prognostic burn index
PCWP	肺動脈楔入圧	pulmonary capillary wedge pressure
PEA	無脈性電気活動	pulseless electrical activity
PEEP	呼気終末陽圧	positive end-expiratory pressure
PLT	血小板数	platelet count
POC		Point-of-Care Testing
PPE	個人防護衣	personal protective equipment
PSA	前立腺特異抗原	prostate specific antigen
PSLS		Prehospital Stroke Life Support
PT	プロトロンビン時間	prothrombine tim
PTD	防ぎえる外傷死亡	preventable trauma death
PTSD	外傷後ストレス障害	post traumatic stress disordere
QOL	生活の質	quality of life
RBC	赤血球数	red blood cell count
RICE	安静，冷却，圧迫，挙上	rest, icing, compression, elevation
RRT		Rapid Response Team
SaO₂	動脈血酸素飽和度	oxygen saturation of arterial blood
SB	センクスターケン・ブレイクモア	Sengstaken-Blakemore
SDB	浅II度熱傷	superficial dermal burn
SIRS	全身性炎症反応症候群	systemic inflammatory response syndrome
SLE	全身性エリテマトーデス	systemic lupus erythematosus
SMO	包括的医療活動基準	standard medical order
SOFA	臓器不全の重症度評価	sequential organ failure assessment
SpO₂	経皮的動脈血酸素飽和度	oxygen saturation of arterial blood measured by pulse oximaeter
SSCG		Surviving Sepsis Campaign Guideline
SSP		silver spike point
START		simple triage and rapid treatment
TAE	経カテーテル的動脈塞栓術	transcatheter arterial embolization
T-BIL	総ビリルビン	total bilirubin
T-Chol	総コレステロール	total cholesterol
TEAS	経皮通電経穴刺激法	transcutaneous electrical acupuncture point stimulation
TENS	経皮末梢神経通電刺激法	transcutaneous electrical nerve stimulation
TG	中性脂肪	triglyceride
TIA	一過性脳虚血発作	transient ischemic attack
TM	トロンボモジュリン	thrombomodulin

TNF	腫瘍壊死因子	tumor necrosis factor
TNF-R	腫瘍壊死因子受容体	tumor necrosis factor receptor
t-PA	組織プラスミノゲン・アクチベータ	tissue plasminogen activator
TnT	心筋トロポニンT	troponin T
TURP	経尿道的前立腺切除術	transurethral resection of the prostate
VF	心室細動	ventricular fibrillation
VT	心室頻拍	ventricular tachycardia
WBC	白血球数	white blood cell count
WBGT	湿球黒球温度	wet-bulb globe temperature
WHO	世界保健機関	World Health Organization

索 引

●和文索引はカタカナ，ひらがな，漢字の順に，漢字は字画数順に配列した．

【和文索引】

[あ]

アイウエオチップス 76
アキレス腱反射 180
アクシデントレポート 279
アジソン病 181, 183
アテローム性脳梗塞 91
アナフィラキシー 50, 66
アミロイド沈着 92
アルツの基準 241
アルテプラーゼ 92
アルドステロン血症 181
アルブミン濃度 40
アレルギー 166
アンダートリアージ 222
悪性高熱 88
安静肢位 57
安全管理室 276
安全管理者 275
安全配置義務 271
安定労作性狭心症 97, 160

[い]

5つのP 166
イレウス 101
インシデントレポート 279
インスリン依存性糖尿病 190
インスリン非依存性糖尿病 190
インフルエンザワクチン 172
インフルエンザ菌 168
医療安全 274
医療安全管理 275
医療安全管理者 276
医療安全文化 280
医療過誤 280
医療事故 280
胃潰瘍 101, 176
胃洗浄 251
異化亢進 22, 185
異状死体 16
異常可動性 216
意識 50
意識レベルの判定 76
意識の観察 116
意識消失 108
意識障害 75, 78, 168

小児の—— 126
意識清明 75
痛みの治療 47
1次トリアージ 27
1次救命処置 113
——水没傷病者 149
1次止血 134
1次性頭痛 93
1次性脳損傷 197
1秒率 171
一過性意識障害 83
一酸化炭素ヘモグロビン（CO-Hb） 253
一酸化炭素中毒 52, 239, 248
逸脱酵素 38
咽頭異物 148
院外心停止（小児の） 72
院内救急体制 231
院内肺炎 168

[う]

ウィージング 51
ウィルヒョウの3徴 99
ウェルニッケ脳症 180
うっ血性心不全 87
うつ状態 268
右心不全 162
植え込み型除細動器 67
運動療法 172, 179

[え]

エンテロバクター 168
英雄期（被災者の心理） 29
栄養管理 21
栄養状態 40
炎症性サイトカイン 254
嚥下（機能）障害 145, 168

[お]

オーバートリアージ 222
オズボーン波 244
オットセイ様咳嗽 68
オフラインメディカルコントロール（MC） 4, 10
オンラインメディカルコントロール（MC） 4, 10

悪心 97
黄色ブドウ球菌 168
黄疸 42
嘔気 109
嘔吐 109
横紋筋融解症 185, 237

[か]

カーリング潰瘍 238
カウザルギー 47
ガスティロの分類 213
下顎挙上法 77
下気道閉塞 68, 145
——乳児 148
下腿浮腫 163
下部消化管出血 176
火山ガス 24
化学性肺炎 145
化学療法 169
化膿性椎間板炎 104
家族対応 235
過換気症候群 88, 170, 184, 287
過呼吸症候群 88
過失 280
回復体位 71, 120, 150
開頭クリッピング術 91
開放性気胸 205
開放性骨折 139, 212
開放性頭部外傷 197
解剖学的評価 30
潰瘍性大腸炎 177
外出血 131, 234
外傷（高齢者の） 263
外傷センター 222
外傷トレーニングコース 222
外傷後ストレス障害 29
外傷初期看護ガイドライン 232
外傷初期診療ガイドライン 227
外傷初療教育プログラム 221
外傷性くも膜下出血 93
外傷性てんかん 96, 199
外傷性気胸 87
外傷性頸部症候群 92
外傷病院前救護ガイドライン 221
外傷予防 222
拡張不全 163
核心温度 244
覚醒剤 268

肩関節脱臼　285
活性型ビタミンD　186
活性炭　251
脚気　180
脚気心　180
褐色細胞腫　179
肝移植　95
肝硬変（止血に影響する疾患）　134
肝障害　42
肝不全（痙攣の原因）　95
冠インターベンション　98
冠動脈バイパス手術　162
冠動脈狭窄　160
冠動脈形成術　161
冠攣縮性狭心症　160
患者安全　275
患者相談窓口　277
間接圧迫止血法　136
間代性痙攣　95
感染症　159
　　緊急検査——　40
　　高齢者——　264
陥没呼吸　68
関連痛　100
簡易検査法　44
乾性溺水　148
寒冷刺激　244
換気血流シンチグラフィー　99
換気／血流不均衡　99
換気障害（蘇生のABC）　15
緩下剤　251
環境温度　235
眼振　108
癌性疼痛　47

[き]

9の法則　239
ギラン-バレー症候群　88
危機管理　274
危険な主訴　63
危険管理　274
気管支喘息　66, 87, 166, 171
気管支喘息発作　167
気管支肺洗浄（BAL）　173
気管切開　19, 87
気管挿管　19, 86
　　乳児——　147
気管損傷　202
気胸　87, 204
気道異物　66, 145
気道異物除去（小児の）　128
気道確保　60, 116, 229
　　乳児——　147
　　用手的——　18
気道管理（集中治療）　18

気道緊急　18
気道障害　15
気道熱傷　239, 242
気道閉塞　57, 60, 166
奇異性運動　204
基幹災害拠点病院　28
基礎体温　88
器質的頭痛　93
機能性頭痛　93
機能性腰痛　104
喫煙　170
逆流性食道炎　99
虐待　265
吸引性肺炎　149
吸気時喘鳴　68, 86
吸収不良症候群　185
吸入ステロイド　168
吸入麻酔　45
急性アルコール中毒　252
急性間質性腎炎　187
急性冠症候群（ACS）　161
急性呼吸窮迫症候群（ARDS）　172, 207, 259
急性喉頭蓋炎　86
急性硬膜下血腫　198
急性硬膜外血腫　198
急性細菌性腸炎　101
急性循環不全　20
急性心筋梗塞　161
急性心不全　162
急性腎盂腎炎　193
急性腎炎　187
急性腎不全　149, 186, 188
急性膵炎　101, 103
急性単純型膀胱炎　192
急性虫垂炎　101
急性中毒　247
急性動脈閉塞症　166, 212
急性難治性低酸素血症　173
急性尿路感染症　192
急性肺損傷（ALI）　172, 259
急性腹症　110, 173
急性腹膜炎　174
急速進行性糸球体腎炎　187, 189
救急のABC　49
救急医事安全管理　271
救急医療体制　1
救急看護　29
救急救命士　3, 7
救急初期診療の流れ　64
救急蘇生ガイドライン　115
救命の連鎖　5, 79, 114
　　小児の——　72
　　成人の——　70
虚血性胸痛　97
虚血性心疾患　160

虚血性大腸炎　101, 177
狭心症　96, 160
強心薬　164
強制利尿　251
胸郭圧迫法　87
胸腔ドレナージ　205, 206
胸腔穿刺　66
胸骨圧迫　65, 70, 122, 147
胸痛　96, 160
胸部突き上げ法　146
胸膜炎　99
胸膜摩擦音　168
鏡面形成　101
凝固系　134
凝固障害　175
局所麻酔　45
筋区画症候群　132, 140
筋性防御　101, 210
筋肉内出血　132
緊急検査　38
　　基準値——　41
緊急止血法　135
緊急地震速報　22
緊急消防援助隊　27
緊急脱気　205
緊急治療　63
緊急度　12, 30, 55
緊張型頭痛　93
緊張性気胸　65, 69, 87, 205

[く]

クエン酸ナトリウム　38
クエン酸中毒　184
クッシング症候群　181
クラッシュ症候群　44
クラミジア・ニューモニエ　168
クラミドフィラ・ニューモニエ　168
グラスゴー・コーマ・スケール（GCS）　78
グラム陰性桿菌　168
グリーフケア　32
クレアチニン　186
クレブシエラ　168
クローン病　101, 177
クロスマッチ　38
グンバ　272
くも膜下出血　91, 158
空気飢餓感　170
空腹時血糖　178
口すぼめ呼吸　19
口対口人工呼吸　120
倉敷病院前脳卒中スケール（KPSS）　81
群発性頭痛　93

索引 305

[け]

下血 109, 176
下痢 109
解毒薬 252
経カテーテル的動脈塞栓術（TAE） 218
経管栄養 22
経口ブドウ糖負荷試験 178
経腸栄養 22
経尿道的前立腺切除術（TURP） 195
傾眠 76
痙攣 94
　鑑別診断—— 96
　再発予防—— 96
頸静脈損傷 203
頸静脈怒張 207
頸髄損傷 149
頸椎損傷 120
頸椎捻挫 138
頸椎保護 54, 230
頸動脈の観察 119
頸動脈損傷 203
頸動脈洞過敏 84
頸部外傷 201
警戒期（被災者の心理） 28
警報 22
血圧 50
血液型検査 38
血液凝固の仕組み 133
血液凝固検査 38
血液検査 38
血液浄化法（毒性物質の排泄） 251
血液透析 189
血液分布異常性ショック 70, 73
血管の透過性亢進 65
血管内血液凝固症候群（DIC） 43
血管迷走神経性失神 84
血気胸 138
血胸 132, 206
血小板凝集 134
血小板数 38
血小板輸血 43
血漿交換 95
血清学検査 38
血清前立腺特異抗原（PSA） 195
血栓症（緊急検査） 43
血栓溶解療法 98, 161
血便 176
血友病 134
血流分布不均衡 66
結果回避義務違反 280
結果予見義務違反 280
結膜充血 93
見当識 75
検案 16

検視 16
検体検査 38
健忘症 92, 108
嫌気性菌 168
幻覚 268
幻滅期（被災者の心理） 29
減張切開 239, 242

[こ]

5の法則 239
コイル塞栓術 91
ゴールデンアワー 222
コミュニケーション技術 30
コルサコフ症候群 180
コンパートメント症候群 132, 140, 214
コンピュータ断層撮影（CT） 33
呼気延長 167
呼気終末陽圧（PEEP） 19
呼気吹き込み人工呼吸 120
呼吸の観察 118, 230
呼吸回数 51
呼吸管理 18, 19
呼吸機能検査 167
呼吸原性心停止 67
　小児の—— 127
呼吸困難 85, 97, 99
　気道異物による—— 145
　急性心筋梗塞—— 161
　心不全—— 163
呼吸障害（緊急検査） 43
呼吸障害による心停止 67
呼吸障害のタイプ 68
呼吸性アシドーシス 171
呼吸性アルカローシス 170, 184
呼吸不全 57, 172
　小児の—— 126, 265
呼吸リハビリテーション 172
誤嚥 67
誤嚥性肺炎 168
口腔温 88
広範囲熱傷 238
交差適合試験 38
交通災害 24
甲状腺機能亢進症 178
甲状腺中毒症 179
抗基底膜抗体 189
抗菌薬 169
抗痙攣薬 95
抗好中球細胞質抗体 189
抗利尿ホルモン分泌不全症候群 181, 183
洪水 24
後腹膜出血 218
高エネルギー外傷 55, 212, 228

高カリウム血症 182
高カリウム血症性四肢麻痺 183
高カルシウム血症 184
高カロリー輸液 22, 180
高クロール血症 184
高ナトリウム血症 181
高リン血症 185
高血圧性脳出血 157
高血圧性脳症 92
高血糖 42, 177
高浸透圧性非ケトン性昏睡 179
高体温 88
高度意識障害 57
高二酸化炭素血症 171
高齢者救急 261
絞扼性イレウス 174
項部硬直 91
降圧薬 164
喉頭痙攣 148
喉頭損傷 202
喉頭浮腫 148
硬直性痙攣 95
硬膜外（麻酔）ブロック 45, 204
膠原病 189
骨化性筋炎 138
骨腫瘍（転移性） 104
骨髄抑制 96
骨折 138
　——合併症 142
骨代謝 186
骨盤損傷 212
骨盤輪骨折 218
昏睡 76, 179, 289
　非ケトン性高浸透圧性—— 42
昏迷 76

[さ]

3辺テーピング法 205
サーファクタント 148
サイトカイン 254
左心不全 162
鎖骨骨折 283
座位 151
挫滅症候群 214
再灌流療法 161
再建期 23
再生不良性貧血 135
災害 22
災害サイクル 22
災害の種類 23
災害医療 27
災害救助法 29
災害拠点病院 28
災害警告期 22
災害準備期 22

災害対応　26
災害対策基本法　29
災害派遣チーム（DMAT）　28
採血管　38
採血検査　62
細菌学的検査　40
細菌性肺炎　149
細胞外液　186
最低核心温度　244
催吐　250
在宅酸素療法　172
三角巾　143
三叉神経　90
三叉神経痛　47
産業災害　24
酸素投与（心不全）　164
酸素投与と器具　61
酸素濃度の目安　60

[し]

12誘導心電図　62,161
シーツラッピング　218
シバリング　237,244
ジャパン・コーマ・スケール（JCS）　78
ショック　50,57,73,186
　　原因別治療——　75
　　小児の——　126,265
ショック体位　150
ショック徴候　206
シンシナティ病院前脳卒中スケール（CPSS）　80
しもやけ　243
止血機構　133
止血帯法　136
止血点止血法　136
四肢関節構成体の損傷　212
四肢切断　217
四肢麻痺　183
市中肺炎　168
糸球体濾過率（GFR）　186
自然気胸　87
自然災害　23
自動体外式除細動器　70,124
死戦期呼吸　119
死体検案書　16
死亡時の対応　32
死亡診断書　16
刺創　132
視野障害　92
視力低下　92
脂質異常症（緊急検査）　43
脂肪塞栓症　140,214
脂肪滴　217
耳性めまい　108

時間外診療　11
事後検証会　231
地震　23
持続的血液濾過透析（CHDF）　237
失神　83
　　急性心筋梗塞——　161
　　高齢者——　262
　　不整脈——　164
　　薬剤誘発性——　84
疾患確率　62
湿球黒球温度（WBGT）　238
湿性溺水　148
若年性頭部外傷症候群　201
手掌法　239
収縮不全　163
集学的治療　11
集中治療　18
十二指腸潰瘍　101,176
十二指腸潰瘍穿孔　103
重症外傷の転帰　222
重症外傷時の検査　43
重症筋無力症　88
重症度　12,30,55
重症肺塞栓症　65
重大医療事故報告制度　277
縦隔拡大　208
縦隔偏位　66
出血　131
出血傾向（緊急検査）　43
出血性ショック　206
　　骨折の合併症——　139
　　多発外傷による——　55
出血性膀胱炎　193
循環管理　20,233
循環血液量減少（心肺停止の原因）　65
循環血液量減少性ショック　50,69,73
循環障害（蘇生のABC）　15
初期救急医療機関　1
初期救急医療体制　5
初期診療　55
　　ショック——　74
　　めまいの——　108
初期評価　57
　　ショック——　74
暑熱環境　235
助産婦肢位　88
徐脈　165
除染　248
小児のBLS　125
小児心肺蘇生の手順　72
小児用電極パッド　128
消化管出血　176
消化管穿孔　174
症候性頭痛　93

症候性てんかん　94
傷害　267
衝撃期　23
　　被災者の心理——　28
衝心脚気　180
上気道閉塞　66,145
　　乳児——　147
上腸間膜動脈閉塞症　101
上部消化管出血　176
状況失神　84
情報収集　60,233
情報伝達　271
静脈性出血　132
静脈内区域麻酔　45
静脈麻酔　45
静脈路確保　60
植皮術　243
食事指導（高血糖）　179
食事療法（腎不全）　189
食道炎　99
食道痙攣　99
食道静脈瘤破裂　176
食道損傷　203
褥瘡　263
心タンポナーデ　65,69,165,207
心外閉塞性ショック　65,69
心悸亢進　180
心筋虚血　163
心筋梗塞　50,160
心筋症　50
心筋傷害　42,98
心筋特異的トロポニンT　161
心原性ショック　50,69,73
心原性失神　84
心原性心肺停止　64
心原性脳塞栓　91
心室細動（VF）　65,165
心室頻拍（VT）　65,165
心静止　65
心臓振盪　67
心臓性突然死　67,84,161
心臓超音波検査　161
心損傷　207
心電図モニター　60
心内膜炎　91
心嚢ドレナージ　207
心嚢液　207
心嚢穿刺　66
心破裂　207
心肺機能評価　265
心肺蘇生（CPR）　64,70,113
　　小児——　72,124
　　中止時期——　124
　　手順——　116,126
　　溺水——　149
　　乳児——　147

心肺停止(CPA) 63, 113, 126
心拍数 164
心不全 50, 162
心房細動 165
身体機能の温存 56
神経ブロック療法 47
神経・骨病変を示唆する要注意所見 106
神経損傷 214
神経調節性失神 84
真性てんかん 94, 96
診断書 15
浸潤麻酔 45
浸透圧 186
浸透圧利尿 178
新鮮凍結血漿(FFP) 43
深部体温 235
人為災害 23
人工肝 95
人工呼吸 70, 120
　溺水── 149
腎移植 185
腎盂腎炎 193
腎後性急性腎不全 187
腎後性腎不全 195
腎梗塞 102
腎硬化症 186
腎障害の緊急検査 42
腎性急性腎不全 187
腎前性急性腎不全 187
腎前性腎不全 188
腎不全 186
腎膀胱単純撮影(KUB) 193

[す]

スキルステーション 233
スクウィージング 87
スタートプラス式トリアージ 31, 273
ステロイド 148, 189
ストライダー 52, 86
スパイロメトリー 167, 171
スポーツドクター 290
頭蓋骨骨折 198
頭痛 90
　鑑別診断── 93
水疱形成 239
睡眠薬中毒 253
膵炎 42
髄膜炎 89, 91, 95, 159

[せ]

セーフティマネジメント 275
セカンダリ・サーベイ 229, 232

生化学マーカー 161
生化学検査 38
生活指導(慢性腎不全) 189
生命維持のサイクル 56
生命維持の仕組み 228
生命徴候 30, 55, 229
生理学的評価 30
生理機能検査 38
正球性貧血 40
正常圧水頭症 91
成人のBLS 113
成人の救命の連鎖 70
精神科救急 266
精神障害 266
精神保健福祉法 267
整骨院 283
赤沈亢進 168
赤血球数 38
脊髄くも膜下麻酔 45
脊髄性ショック 50
脊髄損傷 66, 141
脊髄麻酔 45
脊柱周囲膿瘍 104
脊椎圧迫骨折 139
脊椎麻酔 45
切迫破裂(大動脈瘤) 166
説明と同意 283
接骨院 283
舌咽神経 90
舌根沈下 67
仙腸関節 218
疝痛 100
洗浄(創面の) 219
閃輝暗点 93
線溶 134
穿刺液検査 40
穿通性外傷 205
穿通性頭部外傷 197
全周性熱傷 242
全静脈麻酔 45
全身倦怠感 163
全身性炎症反応症候群(SIRS) 255
全身麻酔 45
全脊椎固定 224
全脳虚血 83
前立腺炎 195
前立腺癌 195
前立腺肥大症 188, 194
喘息発作の重症度 167
喘鳴 51, 86

[そ]

阻血性壊死 212
蘇生のABC 15
蘇生行為 228

蘇生中止 129
早期死 23
早期除細動 116
早朝空腹時血糖 178
創外固定 218
創処置 131
創面清掃 219
即死 23

[た]

タール便 109, 176
タバコ誤食 254
ダンピング症候群 178
多臓器機能障害症候群(MODS) 172
多臓器不全(MOF) 190, 236, 258
多断面再構成画像 34
多尿 191
多発外傷 54
多発長管骨骨折 217
多列検出器CT 34
打撲 138
台風 24
代謝障害 43
代謝性アシドーシス 175, 178, 184
代償性災害 26
体位管理 150
体位変換するときの注意点 151
体温 52
体温調節機能 244
体温保護 231
体腔内出血 132
体性痛 100, 174
帯状疱疹 47
帯状疱疹後神経痛 47
大量出血 60
大腸炎 177
大腸菌 193
大腸憩室 177
大動脈バルーンパンピング 21
大動脈解離 98, 102, 165
大動脈損傷 208
大動脈瘤 166
大動脈瘤切迫破裂 104
第2次救急医療機関 1
第2次救急医療体制 5
第3次救急医療機関 2
第3次救急医療体制 5
脱衣 231
脱臼 221
脱水 69, 89, 109, 184, 186
担架法 152
胆汁うっ滞 42
胆石 101, 103
胆道感染 103
淡水溺水 148

単純X線撮影　33
単純災害　25
断層心臓超音波検査　161

[ち]

チアノーゼ　65, 168
チーム医療　14
チーム蘇生　129
致死性不整脈　65
遅発死　24
窒息　145, 148
　　乳児――　147
窒息のサイン　145
中耳炎　91
中心加温　246
中毒　110, 150
中毒物質　248
　　――摂取経路　248
注意義務違反　280
超音波装置(US)　36, 62
超急性期血栓溶解療法　156
腸間膜血管閉塞症　174
腸洗浄　251
腸閉塞　101
直撃損傷(脳損傷)　197
直後てんかん　96
直接圧迫止血法　135

[つ]

ツルゴール　178
津波警報システム　24
椎骨動脈損傷　203

[て]

テタニー　170, 184
デブリードマン　137, 219, 243
デブリーフィング　32
テロ災害　25
テント状T　183
てんかん　94, 287
低カリウム血症　182
低カルシウム血症　170, 184
低クロール血症　183
低ナトリウム血症　181
低リン血症　185
低血糖　42, 95, 179
低酸素血症　67, 99, 167, 170
　　急性難治性――　173
　　溺水による――　148
低酸素脳症　149
低周波治療　286
低体温　134, 149, 175, 231, 243
低二酸化炭素血症　167

低容量換気　173
溺死　24, 148
溺水　148
点状出血　90
転移性骨腫瘍　104
転倒　83, 263
伝達麻酔　45
電解質異常　43, 69, 187
電気ショック　165
電気刺激治療法　48
電気治療　285
電気的除細動　65

[と]

トキシドローム　249
ドクターカー　9
ドクターショッピング　266
ドクターヘリシステム　10
トリアージ　12, 27, 222
トリアージタッグ　27
吐血　176
徒手整復　141
努力性呼吸　145
投射痛　100
投薬歴　61
疼痛疾患　47
凍傷　243
凍瘡　243
透析療法　187, 189
統合失調症　268
頭部外傷　92, 149, 197
頭部後屈あご先挙上法　117
糖尿病　181, 190
糖尿病性ケトアシドーシス　42, 88, 178, 185
糖尿病性腎症　186, 190
橈骨遠位端部骨折　284
橈尺骨開放性骨折　284
洞不全症候群　165
動悸　164
動物咬傷　249
動脈管依存性先天性心疾患　69
動脈血ガス分析　39, 99, 167
動脈血酸素飽和度(SpO$_2$)　49, 52
動脈性出血　131, 135
動脈閉塞症　166
動脈瘤破裂　175
瞳孔不同　157
特発性血小板減少紫斑病　135
毒物の排除　250
突然死(心臓性)　67

[な]

内固定　204

内出血　131
内臓痛　100, 174

[に]

ニコチン　254
ニトログリセリン　161, 162
ニューロレプト麻酔　45
2型糖尿病　190
2次トリアージ　27
2次救命処置　113, 128
2次止血　134
2次性頭痛　93
2次脳損傷　197
日射病　181
日本中毒情報センター　248, 254
日本版救急蘇生ガイドライン　115
乳酸性アシドーシス　185
尿管結石　101
尿検査　40
尿毒症　95, 191
尿閉　195
尿崩症　181
尿路感染症　192
尿路結核　194
尿路結石　103, 288

[ね]

ネフローゼ症候群　190
熱痙攣　235
熱失神　235
熱射病　181, 236
熱傷　238
熱傷指数(BI)　240
熱傷重症度　240
熱傷深度分類　240
熱傷面積　239
熱傷予後指数　241
熱中症　235
熱疲労　236
熱放散　237
捻挫　138

[の]

脳ヘルニア　157
脳の活動＋ABC　56
脳炎　89, 91, 95, 159
脳血管障害　95, 155, 168
脳血管攣縮　91
脳梗塞　91, 155
脳挫傷　198
脳出血　92, 157
脳腫瘍　92
脳振盪　92, 199

脳蘇生　64
脳卒中救命の連鎖　79
脳卒中初期診療　81
脳損傷　197
脳動静脈奇形　92
脳膿瘍　91, 95, 160
膿尿　194

[は]

パーキンソン病　168
パークランドの公式　242
バージャー病　166
バイスタンダー　6, 72
バイタルサイン　12, 30, 50, 57, 228
　　──パニック値　59
ハイムリック法　146
バクスター公式　242
バッグ・バルブ・マスク　60, 123
バトル徴候　198
パニック障害　269
ハネムーン期(被災者の心理)　29
パルスオキシメータ　19, 49, 52
ハンズオンリーCPR　71
パンダの眼徴候　198
破傷風　137
播種性血管内凝固症候群(DIC)　149, 257
肺うっ血　87, 163
肺炎　87, 168
　吸引性──　149
　細菌性──　149
肺炎球菌　168
肺血管造影検査　99
肺挫傷　138, 204, 206
肺雑音　168
肺水腫　149
肺塞栓症　65, 85, 96, 99
肺膿瘍　91
肺容量減量手術(LVRS)　172
排泄性尿路造影検査　193
排尿痛　192
背臥位　150
背部叩打法　146
敗血症　66, 194, 209, 256
　高齢者──　264
敗血症性ショック　50
白血球数　38
拍動性出血　131
発熱　88
鍼治療　48
半昏睡　76
半座位　150
反射性交感神経性萎縮症　47
反衝損傷(脳損傷)　197
反跳痛　210

搬送時の注意点　153
搬送法　151
汎発性腹膜炎　101, 174

[ひ]

119番通報　271
B型ナトリウム利尿ペプチド(BNP)　164
ピークフロー値　167
ピーナッツ誤嚥　146
ビタミンB_1欠乏症　180
ヒヤリ・ハット収集事業　277
ヒューマンエラー　275
びまん性脳損傷　198
皮下気腫　204
皮下出血　132, 216
皮疹　90
非ケトン性高浸透圧性昏睡　42
非心原性心肺停止　65
非侵襲的陽圧換気(NPPV)　172
非穿通性頭部外傷　198
非代償性災害　26
疲労骨折　139
被虐待児頭部外傷　201
被災者心理　28
避難　22
鼻腔異物　147
鼻汁　93
鼻閉　93
鼻翼呼吸　68
膝屈曲　150
左側臥位　150
表面加温　246
表面張力　148
表面麻酔　45
病院前外傷観察・処置教育プログラム　221
病院前救護　4, 10, 222
病原微生物　169
病的骨折　139
病歴聴取　62
貧血　288
　緊急検査──　40
頻呼吸　68, 99
頻尿　192
頻脈　165

[ふ]

ファウラー位　150
ファンコニ症候群　185
フィジカルアセスメント　30, 233
プラーク　160
プライマリ・サーベイ　229
プラチナの10分　224

ブラックアイ　198
フラッシュバック　29
フラミンガム基準　163
ブルガダ症候群　65, 165
フレイルチェスト　204
プレホスピタル・ケア　4
不安　269
不安定狭心症　97, 160
不整脈　65, 113, 164
不慮の事故　67
副甲状腺機能亢進症　185
副甲状腺機能低下症　179, 184, 186
副鼻腔炎　91
復興期　23
複合災害　25
腹腔内圧　175
腹腔内遊離ガス　174
腹痛　99
　──部位による鑑別診断　55
腹部コンパートメント症候群　175
腹部出血　209
腹部大動脈瘤　102
腹部大動脈瘤破裂　101
腹部突き上げ法　146
腹膜炎　90, 173
腹膜刺激徴候　101, 174
腹膜透析　189
防ぎえる外傷死亡　221
分配性ショック　50

[へ]

ペインクリニック　47
ペイシェントセーフティー　275
ペースメーカー　165
ベックの3徴　207
ヘッドの知覚過敏帯　100
ペプトストレプトコッカス　168
ヘマトクリット(緊急検査)　40
ヘモグロビン(緊急検査)　40
ヘリカルCT　34
平均赤血球容積(MCV)　40
米国医学研究所　275
米国麻酔学会の全身状態分類　46
閉鎖性骨折　139
閉鎖性頭部外傷　198
閉塞性ショック　15, 50, 55
閉塞性血栓血管炎　166
片頭痛　93
便検査　40

[ほ]

ホルツクネヒト徴候　146
ポンプ失調　65
保温　245

放散痛 100
放射線画像検査 62
蜂窩織炎 90
房室ブロック 165, 188
暴行 267
膀胱炎 192
発作性上室性頻拍 165

[ま]

マイクロ波治療 287
マイコプラズマ 168
マスギャザリング 25
マロリー・ワイス症候群 176
麻酔前の準備 46
末梢壊死 137
末梢性めまい 108
慢性硬膜下血腫 92, 138, 200
慢性糸球体腎炎 186
慢性心不全 162
慢性腎盂腎炎 193
慢性腎不全 186, 189
慢性膵炎 103
慢性尿路感染症 192
慢性閉塞性肺疾患(COPD) 167, 170

[み]

ミスト 272
未吸収毒性物質 250
脈拍 51
脈拍の観察 119

[む]

むち打ち症 92
矛盾脱衣 245
無菌性膿尿 194
無脈性電気活動(PEA) 65

[め]

メタボリック・シンドローム 162
メチシリン耐性黄色ブドウ球菌(MRSA) 168
メディカルコントロール(MC) 1, 4, 10
メトヘモグロビン血症 52
メニエール病 108
めまい 107, 262
迷走神経 90
迷走神経反射 84
免疫抑制薬 189

[も]

モニタリング 17
毛細管性出血 132
毛布法 152
妄想 268

[や]

薬剤管理手帳 61
薬剤性肝障害 96
薬剤誘発性失神 84
薬物中毒(緊急検査) 43
薬物中毒(痙攣) 96

[ゆ]

輸血関連急性肺障害 173
揺さぶられっこ症候群 201

[よ]

用手的気道確保 18
陽圧換気 204
腰椎穿刺 91
腰痛 102
腰背部痛 102
腰部筋筋膜症 289

[ら]

ラクナ梗塞 91
ランドとブラウダーの図表 239

[り]

リザーバー付きフェイスマスク 60
リスクマネージャー 278
リスクマネジメント 274
流涙 93
良肢位 143
良性発作性頭位めまい症 108
両心不全 162
緑内障 92
緑膿菌 168
臨床推論 61

[れ・ろ]

レジオネラ 168
ロード&ゴー 224
ログロール 226, 234
労作性呼吸困難 170
肋骨固定術 204
肋骨骨折 203, 285

【欧文索引】

[A]

ABCDE アプローチ 228
abdominal compapartment syndrome (ACS) 175
acute coronary syndrome (ACS) 161
acute lung injury 172
acute respiratory distress syndrome (ARDS) 149, 172
Addison 病 181
ADH 分泌症候群 181, 183
AED 70, 124
ALS 113, 128
antineutrophil cytoplasmic antibody (ANCA) 189
Artz の基準 241
ASA の全身状態分類 46
asystole 65

[B]

β 刺激薬 148
Battle 徴候 198
Baxter formula 242
Beck の 3 徴 207
beri-beri 180
BLS 117, 125
Brugada 症候群 165
Buerger 病 166
burn index (BI) 240
bystander CPR 114
B-type natriuretic peptide 164

[C]

C reactive protein 40, 168
cardiopulmonary arrest 63
cardiopulmonary resuscitation 64
cardiopulmonary-cerebral resuscitation 64
chain of survival 5
Chrohn 病 101, 177
chronic obstructive pulmonary disease 167, 170
Cinsinnati Prehospital Stroke Scale 80
circumferential burn 242
CKD 187
CO_2 ナルコーシス 171
continuous hemodiafiltration 237
CPA 63
CPK 161
CPR の中止時期 124

Cr（CRTNN） 186
CSCATTT 274
Curling 潰瘍 238
Cushing 症候群 181
C 反応性タンパク 40, 168

[D]

D ダイマー 43
damage control surgery（DCS） 175
disaster medical assistance team （DMAT） 28
disseminated intravascular coagulation（DIC） 43

[E・F]

E-C 法 123
Fanconi 症候群 185
FAST 234
FEV_1 171
% FEV_1 171
FVC 171

[G]

GIK 療法 183
Glasgow Coma Scale（GCS） 78, 234
grief care 32
Guillain-Barré 症候群 88
GUMBA 272
Gustilo の分類 213

[H]

Head の知覚過敏帯 100
Holzknecht 徴候 146

[I]

ICU 症候群 17
IgE 抗体 167
Immediate Cardiac Life Support （ICLS） 128
Immediate Stroke Life Support （ISLS） 80

[J]

J 波 246

Japan Advanced Trauma Evaluation and Care（JATEC™） 227
Japan Coma Scale（JCS） 78
Japan Nursing for Trauma Evaluation and Care（JNTEC™） 232
Japan Prehospital Trauma Evaluation and Care（JPTEC™） 221

[K・L]

Korsakoff 症候群 180
Kurashiki Prehospital Stroke Scale （KPSS） 81
lung volume reduction surgery 172

[M]

Mallory-Weiss 症候群 176
mass gathering 25
mean corpuscular volume 40
Medical Control 1
methicillin-resistant *Staphylococcus aureus* 168
MIST 233, 272
MRI 34
multiple organ dysfunction syndrome （MODF） 172
multiple organ failure（MOF） 190
Ménière 病 108

[N・O・P]

NBC 災害 26
noninvasive positive pressure ventilation（NPPV） 172
Osborn 波 244
Parkinson 病 168
Parkland の公式 242
patient's safety 275
pH 186
post traumatic stress disorder （PTSD） 29
Prehospital Stroke Life Support （PSLS） 80
prognostic burn index（PBI） 241
pssitive end-expiratory pressure （PEEP） 19

Public Acess Defibrillation（PAD） 272
pulseless electrical activity 65

[Q・R]

QT 延長症候群 65, 165
3Rs 222
refilling 現象 239
rescue breath 127
RICE 31, 136

[S]

safety management 275
SB チューブ 177
semi-closed question 61
sepsis 256
simple triage and treatment （START） 27
SpO_2 49, 52, 60
stridor 52
ST 上昇型心筋梗塞 98
systemic inflammatory response syndrome（SIRS） 255

[T]

transcatheter arterial embolization （TAE） 177, 218
tissue plasminogen activator（t-PA） 92

[V]

ventricular fibrillation（VF） 65, 165
ventricular tachycardia（VT） 65, 165
Virchow の 3 徴 94

[W]

warm shock 50
Wernicke 脳症 180
wet-bulb globe temperature （WBGT） 238
wheezing 51, 167

柔道整復師のための　救急医学

2010 年 5 月 5 日　第1刷発行	編集者　太田祥一
2021 年 2 月 20 日　第3刷発行	発行者　小立健太
	発行所　株式会社　南江堂
	〒113-8410　東京都文京区本郷三丁目42番6号
	☎(出版)03-3811-7235　(営業)03-3811-7239
	ホームページ　http://www.nankodo.co.jp/
	振替口座　00120-1-149
	印刷・製本　日本制作センター

Emergency Medicine
© Shoichi Ohta

定価はカバーに表示してあります．
落丁・乱丁の場合はお取り替えいたします．

Printed and Bound in Japan
ISBN978-4-524-25098-1

本書の無断複写を禁じます．
JCOPY〈出版者著作権管理機構　委託出版物〉

本書の無断複写は，著作権法上での例外を除き禁じられています．複写される場合は，そのつど事前に，出版者著作権管理機構（電話 03-5244-5088, FAX 03-5244-5089, e-mail: info@jcopy.or.jp）の許諾を得てください．

本書をスキャン，デジタルデータ化するなどの複製を無許諾で行う行為は，著作権法上での限られた例外（「私的使用のための複製」など）を除き禁じられています．大学，病院，企業などにおいて，内部的に業務上使用する目的で上記の行為を行うことは私的使用には該当せず違法です．また私的使用のためであっても，代行業者等の第三者に依頼して上記の行為を行うことは違法です．